U0228329

生物数学丛书 32

多菌株传染病建模理论与方法

杨俊元　李学志　王晓燕　狄根虎　著

科学出版社

北　京

内 容 简 介

作者从 2003 年起一直从事多菌株传染病的建模与理论分析. 本书是在学习和研究基础上完成的, 凝结了作者及合作者近期大量的研究成果. 全书共 6 章, 第 1 章主要介绍要用到的基础理论工具——算子半群、积分半群理论、分支理论及解的适定性; 第 2 章系统阐述多菌株传染病传播的建模框架、研究理论及方法; 第 3 章主要介绍计算传染病模型基本再生数和侵入再生数的基本理论及方法; 第 4 章系统介绍年龄结构多菌株传染病模型的建模方法及理论分析工具; 第 5 章系统介绍多菌株传染病网络建模框架和理论分析工具; 第 6 章系统给出多菌株免疫–传染病模型的建模框架和理论分析方法.

本书主要以多菌株传染病传播发展为切入点, 帮助读者系统深入掌握多菌株传染病建模思想, 掌握分析高维动力学模型的研究理论及方法, 了解疾病防控的关键因素和防控手段. 本书重点介绍多菌株传染病模型理论分析方法、竞争排斥原理及共生机制的生物学解释, 可供生物数学、统计物理、公共卫生等方向研究生使用, 也可供从事传染病动力学和生态数学的科研工作者使用.

图书在版编目(CIP)数据

多菌株传染病建模理论与方法/杨俊元等著. —北京: 科学出版社, 2024.1
(生物数学丛书; 32)
ISBN 978-7-03-076755-4

Ⅰ. ①多… Ⅱ. ①杨… Ⅲ. ①传染病–生物数学–数学模型 Ⅳ. ①R51

中国国家版本馆 CIP 数据核字(2023) 第 202021 号

责任编辑: 胡庆家 范培培 / 责任校对: 杨聪敏
责任印制: 张 伟 / 封面设计: 陈 敬

科学出版社 出版
北京东黄城根北街 16 号
邮政编码: 100717
http://www.sciencep.com
天津市新科印刷有限公司 印刷
科学出版社发行 各地新华书店经销
*
2024 年 1 月第 一 版 开本: 720×1000 1/16
2024 年 1 月第一次印刷 印张: 20 1/4
字数: 408 000
定价: 148.00 元
(如有印装质量问题, 我社负责调换)

《生物数学丛书》序

传统的概念：数学、物理、化学、生物学，人们都认定是独立的学科，然而在20世纪后半叶开始，这些学科间的相互渗透、许多边缘性学科的产生，各学科之间的分界已渐渐变得模糊了，学科的交叉更有利于各学科的发展，正是在这个时候数学与计算机科学逐渐地形成生物现象建模，模式识别，特别是在分析人类基因组项目等这类拥有大量数据的研究中，数学与计算机科学成为必不可少的工具。到今天，生命科学领域中的每一项重要进展，几乎都离不开严密的数学方法和计算机的利用，数学对生命科学的渗透使生物系统的刻画越来越精细，生物系统的数学建模正在演变成生物实验中必不可少的组成部分。

生物数学是生命科学与数学之间的边缘学科，早在1974年就被联合国教科文组织的学科分类目录中作为与 "生物化学" "生物物理" 等并列的一级学科。"生物数学" 是应用数学理论与计算机技术研究生命科学中数量性质、空间结构形式，分析复杂的生物系统的内在特性，揭示在大量生物实验数据中所隐含的生物信息。在众多的生命科学领域，从 "系统生态学" "种群生物学" "分子生物学" 到 "人类基因组与蛋白质组即系统生物学" 的研究中，生物数学正在发挥巨大的作用，2004年 *Science* 杂志在线出了一期特辑，刊登了题为 "科学下一个浪潮——生物数学" 的特辑，其中英国皇家学会院士 Lan Stewart 教授预测，21世纪最令人兴奋、最有进展的科学领域之一必将是 "生物数学"。

回顾 "生物数学" 我们知道已有近百年的历史：从1798年 Malthus 人口增长模型，1908年遗传学的 Hardy-Weinberg "平衡原理"，1925年 Volterra 捕食模型，1927年 Kermack-McKendrick 传染病模型到今天令人注目的 "生物信息论" "生物数学" 经历了百年迅速的发展，特别是20世纪后半叶，从那时期连续出版的杂志和书籍就足以反映出这个兴旺景象；1973年左右，国际上许多著名的生物数学杂志相继创刊，其中包括 Math. Biosci., J. Math. Biol. 和 Bull. Math. Biol.；1974年左右，由 Springer-Verlag 出版社开始出版两套生物数学丛书：*Lecture Notes in Biomathematics* (二十多年共出书100部) 和 *Biomathematics* (共出书20册)；新加坡世界科学出版社正在出版 *Book Series in Mathematical Biology and Medicine* 丛书。

"丛书" 的出版，既反映了当时 "生物数学" 发展的兴旺，又促进了 "生物数学" 的发展，加强了同行间的交流，加强了数学家与生物学家的交流，加强了生物数学学科内部不同分支间的交流, 方便了对年轻工作者的培养.

从 20 世纪 80 年代初开始, 国内对 "生物数学" 发生兴趣的人越来越多, 他 (她) 们有来自数学、生物学、医学、农学等多方面的科研工作者和高校教师, 并且从这时开始, 关于 "生物数学" 的硕士生、博士生不断培养出来, 从事这方面研究、学习的人数之多已居世界之首. 为了加强交流, 为了提高我国生物数学的研究水平, 我们十分需要有计划、有目的地出版一套 "生物数学丛书", 其内容应该包括专著、教材、科普以及译丛, 例如: ① 生物数学、生物统计教材; ② 数学在生物学中的应用方法; ③ 生物建模; ④ 生物数学的研究生教材; ⑤ 生态学中数学模型的研究与使用等.

中国数学会生物数学学会与科学出版社经过很长时间的商讨, 促成了 "生物数学丛书" 的问世, 同时也希望得到各界的支持, 出好这套丛书, 为发展 "生物数学" 研究, 为培养人才作出贡献.

陈兰荪

2008 年 2 月

前　　言

纵观传染病史长河, 从早期的雅典大瘟疫、伤寒、天花、麻疹、黑死病到近现代流行的疟疾、艾滋病、严重急性呼吸综合征 (传染性非典型肺炎, SARS)、甲型 H1N1 流感、禽流感亚型病毒 H5N1 等类型的传染病, 传染性流行病一直是威胁人类健康和社会经济的大敌. 随着全球经济一体化、交通网络现代化, 以及世界旅游业高速发展, 流行病传播的广度和速度都有了大幅度的提升, 因而也增加了此类疾病的防控难度. 截至 2003 年 8 月 7 日, 全球累计非典型肺炎病例共 8422 例, 死亡 919 人, 死亡率近 11%, 涉及 32 个国家和地区. 非典型肺炎传播速度之快, 死亡率之高超出了人们的想象. 据报道非典型肺炎导致全球经济损失达 300 亿美元, 使亚洲经济增长下降 6%. 其他流行性疾病也都不同程度地给人类健康带来巨大危险和经济发展造成巨大损失. 为了有效预防、控制此类传染性疾病的传播, 人们迫切需要对它们的传染规律、发展趋势和防治策略做深入研究. 这是当今世界需要亟待解决的一个共同问题.

已有的研究表明, 引起疾病病原体的菌株 (细菌或病毒) 表现形式呈现出多样性, 如登革热病毒有 4 种不同表现形式; 已测得的引起细菌性肺炎的肺炎球菌有 60 多种形式; 每年都有新的流感病毒被发现; 等等. 2014 年第 20 届全球艾滋病大会报告指出, 33% 的艾滋病毒携带者同时感染结核杆菌, 25% 的艾滋病患者直接死因是感染结核杆菌. 全球艾滋病主要在异性间传播, 这就增加了丙型肝炎 (HCV)、乙肝 (HBV)、疟疾和人体梅毒以及艾滋病毒共同感染的机会. 高致病性禽流感亚型病毒 H5N1 是从低致病性亚型禽流感病毒演化而来, 其中的演化过程通过交叉免疫实现. 由于对结核病治疗不彻底而产生结核耐药菌株和药物敏感菌株之间的重叠感染, 这些不同菌株之间的各种相互作用形式为共同感染 (coinfection)、交叉免疫 (cross-immunity)、重叠感染 (super-infection) 及变异 (mutation) 等.

由于传染病传播实验的不可重复性, 因此对传染病传播的研究主要利用统计和描述性方法, 再经过定性和定量分析研究其传播机理和流行规律, 以及通过数值模拟的方法预测流行趋势. 近年来, 传染病动力学是定性和定量分析研究传染病传播规律的一种重要理论和方法. 有众多学者用该理论揭示传染病的传播规律, 预测流行趋势, 分析影响疾病传播的主要因素, 设计控制策略.

在自然环境中, 不同种群能稳定地相互作用或相互制约而共存. 多菌株传染性疾病在生物学和公共卫生领域都引起了广泛的关注. 多菌株传染病研究的核心问题包括竞争排斥原理及何种机制导致菌株共存. 菌株间的竞争是指多种菌株竞争同一资源 (易感细胞或个体), 最终结果是只有其中一种菌株存活, 其他菌株都灭绝. 已有论著表明共同感染、交叉免疫、重叠感染及变异是不同菌株共生的主要机制, 往往能导致多菌株疾病产生复杂的动力学性态.

　　本书的出版得到中国数学会生物数学学会名誉理事长陈兰荪教授和科学出版社胡庆家编辑的鼎力支持, 同时也得到国家自然科学基金 (No. 61570316, No. 12001339 和 No. 12271143)、教育部人文社会科学基金 (No. 22YJAZH129)、山西省自然科学基金面上基金 (No. 20210302123454)、山西省自然科学基金青年基金 (No. 201901D211413)、山西省研究生教育教学改革优秀教材改革项目 (No. 2022YJJG036)、山西省回国留学人员教研教学项目 (No. 2023-024)、疾病防控的数学技术与大数据分析山西省重点实验室、山西省科技创新团队、山西大学数学重点学科的资助, 在此一并致谢!

　　由于作者水平有限, 书中难免有疏漏和不妥之处, 所引结论和文献难免有遗漏, 不足之处恳请读者批评指正.

作　者

2022 年 5 月于山西大学

目　　录

《生物数学丛书》序

前言

第 1 章　预备知识 ··· 1

　　1.1　算子半群基本理论 ·· 1

　　1.2　Cauchy 问题和算子半群的关系 ······························ 11

　　1.3　积分半群 ··· 16

　　　　1.3.1　基本定义 ··· 16

　　　　1.3.2　解的适定性 ·· 23

　　　　1.3.3　积分半群的应用 ·· 28

　　1.4　年龄结构传染病模型解的适定性 ······························ 36

　　1.5　后向分支 ··· 44

　　　　1.5.1　敏感性分析方法 ·· 44

　　　　1.5.2　中心流形定理 ··· 56

　　　　1.5.3　Lyapunov-Schmidt 方法 ·································· 61

　　1.6　本章小结 ··· 68

第 2 章　传染病模型基本再生数和侵入再生数 ······················· 70

　　2.1　基本再生数的定义 ·· 70

　　2.2　平衡点的性质 ··· 71

　　　　2.2.1　利用最终规模计算基本再生数 ························· 71

　　　　2.2.2　地方病平衡点存在性 ····································· 72

　　　　2.2.3　无病平衡点稳定性判定法 ······························ 75

　　2.3　下一代矩阵方法 ·· 77

　　2.4　下一代矩阵近似方法 ··· 79

　　2.5　更新方程 ··· 80

　　2.6　路径基本再生数 ·· 89

　　2.7　侵入再生数 ·· 92

　　2.8　本章小结 ··· 97

第 3 章　多菌株传染病模型建模框架 ·································· 99

　　3.1　传染病基本定义 ·· 99

3.2　Kermack-McKendrick 仓室模型 ··101
3.3　多菌株传染病模型 ···103
3.4　其他多菌株作用机制 ···117
3.5　具有重叠感染两菌株模型的数学分析 ··································124
　　3.5.1　系统的边界平衡点 ···125
　　3.5.2　系统的共存平衡点 ···127
3.6　最优控制 ···129
3.7　本章小结 ···134

第 4 章　年龄结构多菌株传染病模型 ··135
4.1　竞争排斥原理 ···135
4.2　年龄结构传染病模型竞争排斥原理 ······································137
　　4.2.1　模型 ···137
　　4.2.2　边界平衡点稳定性 ···138
　　4.2.3　系统的一致持续性 ···144
4.3　年龄结构重叠感染 SIS 传染病模型 ·······································147
　　4.3.1　模型 ···147
　　4.3.2　边界平衡点的存在性及稳定性 ······································149
　　4.3.3　地方病平衡点的存在性 ···151
4.4　多菌株交叉感染模型 ···157
　　4.4.1　模型 ···157
　　4.4.2　无病平衡点的稳定性 ···166
　　4.4.3　地方病平衡点的存在性及稳定性 ····································170
4.5　两病共同感染模型 ···177
　　4.5.1　模型 ···177
　　4.5.2　平衡点的存在性 ···182
　　4.5.3　无病平衡点的稳定性 ···186
　　4.5.4　肺结核占优平衡点的稳定性 ··190
　　4.5.5　艾滋病占优平衡点的稳定性 ··195
　　4.5.6　系统的一致持续性 ···198
　　4.5.7　后向分支 ···199
　　4.5.8　数值模拟 ···207
4.6　本章小结 ···210

第 5 章　多菌株传染病网络模型 ···211
5.1　含非 Markov 过程的平均场网络模型 ·····································216
　　5.1.1　含非 Markov 过程的两菌株 SIS 模型 ·································216

　　　　5.1.2　多菌株竞争排斥网络模型 ·· 222

　　　　5.1.3　具有变异的平均场网络模型 ······································ 229

　　　　5.1.4　重叠感染复杂网络模型 ··· 236

　　5.2　两菌株对逼近网络模型 ·· 243

　　5.3　多菌株边仓室网络模型 ·· 247

　　5.4　本章小结 ··· 252

第 6 章　多菌株免疫-传染病模型 ·· 253

　　6.1　免疫流行病基本建模框架 ·· 254

　　　　6.1.1　宿主内建模框架 ··· 254

　　　　6.1.2　宿主间模型框架 ··· 258

　　6.2　具有共同感染的免疫-传染病模型 ······································ 259

　　　　6.2.1　宿主内模型 ··· 259

　　　　6.2.2　宿主间模型 ··· 267

　　　　6.2.3　共存平衡点存在性 ··· 276

　　　　6.2.4　数值模拟 ··· 282

　　6.3　多尺度竞争排斥免疫-禽流感模型 ······································ 283

　　　　6.3.1　宿主内竞争排斥模型 ··· 283

　　　　6.3.2　宿主间竞争排斥模型 ··· 284

　　　　6.3.3　半群性质 ··· 287

　　　　6.3.4　宿主内病毒载量对宿主间疾病传播的影响 ···················· 298

　　6.4　本章小结 ··· 300

参考文献 ··· 301

《生物数学丛书》已出版书目 ·· 311

第 1 章 预 备 知 识

1.1 算子半群基本理论

算子半群中 C_0 半群理论已经成为解决偏微分方程、随机过程、无穷维控制理论及泛函微分方程的重要工具. 20 世纪 30 年代数学家采用单参数半群理论研究偏微分方程、Markov 过程和遍历性理论的特征 [44]. 随后算子半群得到了蓬勃的发展. 算子半群主要关注半群的正则性、预解算子族、正算子理论及偏微分方程解的适定性等 [61,122,134,162]. 本章主要介绍 C_0 半群的基本理论及其在偏微分方程中的应用. 本章一些概念和理论来源于专著 [1,7,122,162].

定义 1.1.1 如果 Banach 空间 X 上的有界线性算子族 $\{T(t)\}_{t \geqslant 0}$ 满足如下三个条件:

(1) $T(0) = I$;

(2) 对于任意的 $s, t \geqslant 0$, $T(t+s) = T(t)T(s)$;

(3) 对于任意 $t \geqslant 0$ 及 $x \in X$, $T(t)x$ 强连续,

则称 $T(t)$ 为强连续半群或 C_0 半群.

定义 1.1.2 若对于任意 $x \in X$, 极限

$$\lim_{t \to 0} \frac{T(t)x - x}{t}$$

存在, 那么定义

$$D(A) = \left\{ x \in X \,\middle|\, \lim_{t \to 0} \frac{T(t)x - x}{t} \ 存在 \right\}.$$

对于任意 $x \in D(A)$,

$$Ax = \lim_{t \to 0} \frac{T(t)x - x}{t}$$

称为强连续半群 $T(t)$ 的无穷小生成元.

定理 1.1.1 设 $T(t)$ 为强连续半群, 则存在常数 ω 和 M 使得

$$\|T(t)\| \leqslant M e^{\omega t}, \quad \forall t \geqslant 0.$$

C_0 半群 $T(t)$ 的无限小生成元 A 具有如下性质.

对于任意 $x \in X$, $\int_0^t T(s)xds$, $T(t)x \in D(A)$,

(1) $\lim\limits_{h \to 0} \dfrac{1}{h} \displaystyle\int_t^{t+h} T(s)xds = T(t)x$;

(2) $A\left(\displaystyle\int_0^t T(s)xds\right) = T(t)x - x$;

(3) $\dfrac{d}{dt}T(t)x = AT(t)x = T(t)Ax$;

(4) $T(t)x - T(s)x = \displaystyle\int_s^t T(\tau)Axd\tau = \int_s^t AT(\tau)xd\tau$.

推论 1.1.1 如果 A 是 C_0 半群 $T(t)$ 的无限小生成元, 则定义域 $D(A)$ 在 X 中稠定且 A 是一个闭算子.

证明 对于任意 $x \in X$, 定义 $x_h = \dfrac{1}{h}\displaystyle\int_0^h T(s)xds \in D(A)$. 由性质 (1) 不难发现 $x_h \to x$, 因此 $\overline{D(A)} = X$.

接着证明算子 A 的闭性. 令 $x_n \in D(A)$ 且当 $n \to \infty$ 时, $x_n \to x$, $Ax_n = y$. 注意到

$$T(t)x_n - x_n = \int_0^t T(\tau)Ax_n d\tau.$$

对上式两边取极限得

$$T(t)x - x = \int_0^t T(\tau)yd\tau.$$

两边同时除以 t, 再令 $t \to 0$ 得

$$Ax = y. \qquad\qquad \square$$

定义 1.1.3 设 A 是一个线性算子, 则集合 $\rho(A) = \{\lambda \in \mathbb{C} | (\lambda I - A)^{-1}$存在$\}$ 为算子 A 的预解集且 $(\lambda I - A)^{-1}$ 是一个有界线性算子.

定理 1.1.2 若算子 A 生成一个 C_0 半群且存在两个常数 M 及 ω_0 使得 $\|T(t)\| \leqslant Me^{\omega_0 t}$, 则 $(\omega_0, +\infty) \in \rho(A)$, 且

$$(\lambda I - A)^{-1}x = \int_0^{+\infty} e^{-\lambda t}T(t)xdt, \quad \forall x \in X.$$

定理 1.1.3 (Hille-Yosida 定理) 线性算子 A 是一个压缩 C_0 半群的无限小生成元的充要条件是

(1) A 是闭算子且稠定, 即 $\overline{D(A)} = X$;

(2) $\rho(A) \subset \mathbb{R}_+$ 且对于任意 $\lambda > 0$,

$$\|(\lambda I - A)^{-1}\| \leqslant \frac{1}{\lambda}.$$

证明 假设 A 是 C_0 半群 $T(t)$ 的无限小生成元, 则预解集

$$(\lambda I - A)^{-1}x = \int_0^{+\infty} e^{-\lambda t} T(t) x dt.$$

由 $T(t)$ 的连续和一致有界性得

$$\|(\lambda I - A)^{-1}x\| \leqslant \int_0^{+\infty} e^{-\lambda t} \|T(t)x\| dt \leqslant \frac{1}{\lambda} \|x\|.$$

另外, 对于任意 $h > 0$,

$$\begin{aligned}
\frac{T(h) - I}{h} (\lambda I - A)^{-1} x &= \frac{1}{h} \int_0^{+\infty} e^{-\lambda t} (T(t+h)x - T(t)x) dt \\
&= \frac{1}{h} \left(e^{\lambda h} \int_h^{+\infty} e^{-\lambda t} T(t) x dt - \int_0^{+\infty} e^{-\lambda t} T(t) x dt \right) \\
&= \frac{e^{\lambda h} - 1}{h} \int_0^{+\infty} e^{-\lambda t} T(t) x dt - \frac{e^{\lambda h}}{h} \int_0^h e^{-\lambda t} T(t) x dt.
\end{aligned}$$

$$(1.1.1)$$

因此,

$$\lim_{h \to 0} \frac{T(h) - I}{h} (\lambda I - A)^{-1} x = \lambda (\lambda I - A)^{-1} x - x.$$

从而 $(\lambda I - A)^{-1} x \in D(A)$, 且 $(\lambda I - A)(\lambda I - A)^{-1} = I$.

另一方面,

$$\begin{aligned}
(\lambda I - A)^{-1}(\lambda I - A)x &= \lambda(\lambda I - A)^{-1}x - (\lambda I - A)^{-1}Ax \\
&= \lambda(\lambda I - A)^{-1}x - \int_0^{+\infty} e^{-\lambda t} T(t) Ax dt \\
&= \lambda(\lambda I - A)^{-1}x - A(\lambda I - A)^{-1}x \\
&= (\lambda I - A)(\lambda I - A)^{-1}x = x,
\end{aligned}$$

$$(1.1.2)$$

因此 $\lambda I - A$ 是可逆的. $\qquad\square$

定义 1.1.4 算子 A 的 Yosida 渐近表示定义为

$$A_\lambda = \lambda A R(\lambda, A) = \lambda^2 R(\lambda, A) - \lambda I, \quad \forall\, \lambda > 0,$$

其中 $R(\lambda, A) = (\lambda I - A)^{-1}$.

定义 1.1.4 中 Yosida 渐近表示算子 A_λ 有如下性质: 对于任意 $x \in X$,

(1) $\lim\limits_{\lambda \to +\infty} A_\lambda x = Ax$;

(2) $T(t)x = \lim\limits_{\lambda \to +\infty} e^{tA_\lambda} x$.

设函数

$$F(x) = \{x^* \in X^* | \langle x^*, x \rangle = \|x\|^2 = \|x^*\|^2\},$$

其中 X^* 是 X 的对偶空间.

定义 1.1.5 如果对于任意 $x \in D(A)$, 存在一个 $x^* \in F(x)$ 使得 $\Re\langle Ax, x^* \rangle \leqslant 0$, 那么称算子 A 是耗散的.[①]

定理 1.1.4(Lumer-Phillips 定理) 假设 A 是一个线性算子且 $\overline{D(A)} = X$, 那么如下结论成立:

(1) 如果 A 是耗散的且存在一个正常数 λ_0 使得 $R(\lambda_0 I - A) = X$, 则 A 在 X 上生成一个压缩 C_0 半群;

(2) 如果 A 在 X 上生成一个压缩 C_0 半群, 则 $R(\lambda_0 I - A) = X$ 且 A 是耗散的.

定义 1.1.6 设 A 是闭算子, 称

$$s(A) = \sup\{\Re\lambda | \lambda \in \sigma(A)\}$$

为 A 的谱界;

$$r(A) = \sup\{|A| | \lambda \in \sigma(A)\}$$

为 A 的谱半径.

定义 1.1.7 称

$$\omega_0 = \inf\{\omega \in \mathbb{R} | \exists M \geqslant 1 \text{ 使得 } \|T(t)\| \leqslant Me^{\omega t}, \,\forall\, t \geqslant 0\}$$

为半群 $T(t)$ 的增长界或型数.

---

① $\Re$ 表示实部, $\langle\cdot,\cdot\rangle$ 表示内积运算.

例 1.1.1 设 $-\infty < a < b < +\infty$, 取 $X = L^2(a,b)$, v 为正常数. 定义算子

$$Af = -vf', \quad f \in D(A) := \{f \in X | f' \in X, f(a) = 0\},$$

其中导数 f' 为弱导数. 证明 A 生成一个 C_0 半群.

证明 由于 $C_0^\infty[a,b] \subset D(A)$ 且 $\overline{C_0^\infty[a,b]} = L^2[a,b]$, 故算子 A 稠定.

对于任意 $g \in X$,

$$(\lambda I - A)f = g \Leftrightarrow f' + \frac{\lambda}{v}f = \frac{1}{v}g, \quad f(a) = 0.$$

求解得

$$f(x) = \frac{1}{v}\int_a^x e^{-\frac{\lambda}{v}(x-y)}g(y)dy,$$

从而

$$|f(x)|^2 = \frac{1}{v^2}\left(\int_a^x e^{-\frac{|\lambda|}{v}(x-y)}|g(y)|dy\right)^2 \leqslant \frac{1}{v^2}\int_a^x e^{-\frac{|\lambda|}{v}(x-y)}dy\|g\|_2^2.$$

因此,

$$\|f\|_2 = \sqrt{\langle f, \bar{f}\rangle} = \sqrt{\int_a^b |f(x)|^2 dx} \leqslant \frac{1}{v}\int_a^b\int_a^x e^{-\frac{|\lambda|}{v}(x-y)}dydx\|g\|_2 \tag{1.1.3}$$

$$\leqslant \begin{cases} \frac{1}{|\lambda|}\left(1 - e^{-\frac{|\lambda|}{v}(b-a)}\right)\|g\|_2, & \Re\lambda \neq 0, \\ \frac{b-a}{v}\|g\|_2, & \Re\lambda = 0. \end{cases} \tag{1.1.4}$$

所以 $\rho(A) = \mathbb{C}$, 且

$$\|(\lambda I - A)^{-1}g\| \leqslant \frac{1}{\Re\lambda}\|g\|_2, \quad \forall g \in X, \quad \Re\lambda > 0.$$

因此算子 A 生成一个压缩半群. □

例 1.1.2 设 k 为常数, 定义算子

$$Af = kf'', \quad f \in D(A) := \{f \in X | f'' \in X, f(a) = f(b) = 0\},$$

则 A 是一个自伴算子, 其谱集为

$$\sigma(A) = \left\{\lambda_n \middle| \lambda_n = -\frac{k\pi^2 n^2}{(b-a)^2}, n \in \mathbb{N}_+\right\},$$

且 A 生成一个压缩半群.

证明　由 $C_0^\infty[a,b] \subset D(A)$ 且 $\overline{C_0^\infty[a,b]} = L^2[a,b]$, 故算子 A 稠定. 对于任意 $f, g \in D(A)$,

$$(Af, g) = k \int_a^b f''(x)\overline{g(x)}dx = -k \int_a^b f'(x)\overline{g'(x)}dx = (f, Ag),$$

所以 A 是稠定的对称算子. 对于任意 $g \in X$, 求解 $Af = g$ 得

$$f(x) = \frac{1}{k}\left[\int_a^x \int_a^y g(s)dsdy - \frac{x-a}{b-a}\int_a^b dy \int_a^y g(s)ds\right],$$

从而 $f \in D(A)$, 故 A 自伴且 $0 \in \rho(A)$.

假设对于任意 $f \in D(A)$ 满足

$$(\lambda I - A)f = 0,$$

则

$$\lambda f - k f'' = 0.$$

从而其特征方程为

$$k\mu^2 - \lambda = 0,$$

即当 $\lambda > 0$ 时, $\mu = \pm\sqrt{\lambda/k}$. 所以方程有解

$$f(x) = C_1 e^{\mu x} + C_2 e^{-\mu x}.$$

将边界代入得

$$e^{2\mu(b-a)} = 1.$$

由于 $b \neq a$, μ 不可能是实数. 故 $\lambda < 0$, $\mu = \pm i\sqrt{-\lambda/k}$,

$$\lambda_n = -\frac{k\pi^2 n^2}{(b-a)^2}, \quad n \in \mathbb{N}_+.$$

故解为

$$f_n(x) = C_n\left(e^{\frac{\pi n i x}{b-a}} - e^{\frac{\pi n i(2a-x)}{b-a}}\right),$$

因此 $f_n \in D(A)$ 且

$$\|f_0\| = 0, \quad \|f_n\|_2 \neq 0, \quad n \in \mathbb{N}_+.$$

于是

$$\left\{\lambda_n \,\middle|\, \lambda_n = -\frac{k\pi^2 n^2}{(b-a)^2}, n \in \mathbb{R}_+\right\} \subset \sigma_p(A).$$

另外, $\forall g \in X, \lambda \neq \lambda_n$, 由 $(\lambda I - A)f = g$, 即

$$
\begin{cases}
f'' - \dfrac{\lambda}{k} = -\dfrac{1}{k}g, & a < x < b, \\
f(a) = f(b) = 0,
\end{cases}
\tag{1.1.5}
$$

得到

$$
f(x) = \frac{1}{2k\mu\Delta(\mu)}(B_1(\mu)g + B_2(\mu)g),
$$

其中 $\mu \neq \sqrt{\lambda_n/k}$, 且

$$
B_1(\mu)g = -\int_a^b \left[e^{\mu(b+a-x-y)} + e^{-\mu(b+a-x-y)} \right] g(y)dy,
$$

$$
B_2(\mu)g = -\int_a^b \left[e^{\mu(b-a-|x-y|)} + e^{-\mu(b-a-|x-y|)} \right] g(y)dy.
$$

于是, $f \in D(A)$, 且对任意 $g \in X$ 及 $\mu \neq \sqrt{\lambda/k}$ 有

$$
\|f\|_2 \leqslant \frac{1}{2k|\mu||\Delta(\mu)|}(\|B_1(\mu)\| + \|B_2(\mu)\|)\|g\|_2 < \infty.
$$

从而, 对于任意 $g \in X$ 与 $\mu \neq \sqrt{\lambda_n/k}$,

$$
\|(\lambda I - A)^{-1}g\| \leqslant \frac{1}{2k|\mu||\Delta(\mu)|}(\|B_1(\mu)\| + \|B_2(\mu)\|)\|g\|_2 < \infty.
$$

因此, $0 \in \rho(A)$.

对于 $f \in D(A)$ 有 $f(x) = \displaystyle\int_0^x f'(y)dy$, 故

$$
\|f\|_2^2 = \int_a^b \|f\|_2 dx \leqslant \int_a^b (x-a)dx\|f'\|_2^2 = \frac{(b-a)^2}{2}\|f'\|_2^2.
\tag{1.1.6}
$$

当 $f \in D(A)$ 时, 有

$$
((\lambda I - A)f, f) = \lambda\|f\|_2^2 - k\int_a^b f''(x)\bar{f}(x)dx = \lambda\|f\|_2^2 + k\|f'\|_2^2.
$$

对于任意非零 $g \in X$, 存在唯一的 $f \in D(A)$ 满足 $(\lambda I - A)f = g$, 且

$$
\|g\|_2\|f\|_2 \geqslant |(g, f)| \geqslant \Re((\lambda I - A)f, f) = \alpha\|f\|_2^2 + k\|f'\|_2^2 \geqslant \left(\alpha + \frac{2k}{(b-a)^2} \right)\|f\|_2^2.
$$

因此, 当 $\alpha + \dfrac{2k}{(b-a)^2} > 0$ 时,

$$\|(\lambda I - A)^{-1}g\|_2 = \|f\|_2 \leqslant \left(\alpha + \frac{2k}{(b-a)^2}\right)^{-1}\|g\|_2. \qquad \square$$

引理 1.1.1   假设 A 是一个线性算子, $(0, \infty) \subset \rho(A)$, 且 $\|\lambda^n(\lambda I - A)^{-n}\| \leqslant M, n = 1, 2, \cdots, \lambda > 0$, 则 X 上存在等价范数

$$\|x\| \leqslant |x| \leqslant M\|x\|, \quad \forall x \in X,$$

且

$$|\lambda(\lambda I - A)^{-1}x| \leqslant |x|, \quad \forall \lambda > 0.$$

证明   设 $\mu > 0$, 且

$$\|x\|_\mu = \sup_{n \geqslant 0}\|\mu^n(\lambda I - A)^{-n}x\|.$$

那么

$$\|x\| \leqslant \|x\|_\mu \leqslant M\|x\|$$

且 $\|\mu(\lambda I - A)^{-1}\|_\mu \leqslant 1$. 接下来证明当 $\lambda \leqslant \mu$ 时, $\|\lambda(\lambda I - A)^{-1}\|_\mu \leqslant 1$.

如果 $y = (\lambda I - A)^{-1}Ax$, 则 $y = (\lambda I - A)^{-1}(x - (\mu - \lambda)y)$ 且

$$\|y\|_\mu \leqslant \frac{1}{\mu}\|x\|_\mu + \left(1 - \frac{\lambda}{\mu}\right)\|y\|_\mu.$$

故 $\forall 0 < \lambda < \mu$, 有

$$\|\lambda^n(\lambda I - A)^{-n}x\| \leqslant \|\lambda^n(\lambda I - A)^n x\| \leqslant \|x\|_\mu. \qquad (1.1.7)$$

方程 (1.1.7) 两边关于 n 求上极限, 得 $\|x\|_\lambda \leqslant \|x\|_\mu$. 定义 $|x| = \lim\limits_{\mu \to \infty}\|x\|_\mu$. 取 $n = 1$ 结论得证. $\qquad \square$

定理 1.1.5   线性算子 A 是一个 C_0 半群 $T(t)$ 无限小生成元的充要条件是
(i) A 是闭算子且 $\overline{D(A)} = X$;
(ii) $(0, +\infty) \subset \rho(A)$ 且

$$\|(\lambda I - A)^{-n}\| \leqslant \frac{M}{\lambda^n}, \quad \forall \lambda > 0, \quad n = 1, 2, \cdots.$$

证明 设 A 是 C_0 半群的无限小生成元且满足 $\|T(t)\| \leqslant M$. 定义 $|x| = \sup_{t \geqslant 0} \|T(t)x\|$, 则

$$\|x\| \leqslant |x| \leqslant M\|x\|. \tag{1.1.8}$$

另一方面

$$|T(t)x| = \sup_{s \geqslant 0} \|T(s)T(t)x\| \leqslant \sup_{s \geqslant 0} \|T(s)x\| = |x|. \tag{1.1.9}$$

从而在范数 $|\cdot|$ 下 $T(t)$ 在 X 上是一个压缩 C_0 半群. 由 Hille-Yosida 定理知 A 闭稠定且 $|(\lambda I - A)^{-1}| \leqslant 1/\lambda$. 由 (1.1.8) 和 (1.1.9) 得

$$\|(\lambda - A)^{-n}x\| \leqslant |(\lambda I - A)^{-n}x| \leqslant \lambda^{-n}|x| \leqslant M\lambda^{-n}\|x\|.$$

必要性得证.

由引理 1.1.1 和 Hille-Yosida 定理知, 在 $|\cdot|$ 意义下算子 A 生成一个 C_0 压缩半群. 由范数意义, 算子 A 是半群 $T(t)$ 的无穷小生成元且满足

$$\|T(t)x\| \leqslant |T(t)x| \leqslant |x| \leqslant M\|x\|. \qquad \square$$

定理 1.1.6 线性算子 A 是一个 C_0 半群 $\|T(t)\| \leqslant Me^{\omega t}$ 无穷小生成元的充要条件是

(1) A 闭稠定;

(2) $(\omega, +\infty) \subset \rho(A)$ 且

$$\|(\lambda I - A)^{-n}\| \leqslant \frac{M}{(\lambda - \omega)^n}, \quad \forall \lambda > \omega, \quad n = 1, 2, \cdots.$$

证明 由于 $\|T(t)\| \leqslant Me^{\omega t}$, 当 $\lambda > \omega$ 时定义

$$R(\lambda, A)x = \int_0^\infty e^{-\lambda t}T(t)x\,dt.$$

设 $\Re\lambda > \omega$, 那么

$$\frac{d}{d\lambda}R(\lambda, A)x = \frac{d}{d\lambda}\int_0^\infty e^{-\lambda t}T(t)x\,dt = -\int_0^\infty te^{-\lambda t}T(t)x\,dt.$$

由数学归纳法得

$$\frac{d^n}{d\lambda^n}R(\lambda, A)x = (-1)^n \int_0^\infty t^n e^{-\lambda t}T(t)x\,dt. \tag{1.1.10}$$

另一方面
$$R(\lambda, A) - R(\mu, A) = (\mu - \lambda) R(\lambda, A) R(\mu, A).$$

因此当 $\lambda \in \rho(A)$ 时,
$$\frac{d}{d\lambda} R(\lambda, A) = -R(\lambda, A)^2. \tag{1.1.11}$$

由数学归纳法知
$$\frac{d^n}{d\lambda^n} R(\lambda, A) = (-1)^n n! R(\lambda, A)^{n+1}. \tag{1.1.12}$$

结合公式 (1.1.10) 和 (1.1.12) 有

$$R(\lambda, A)^n x = \frac{1}{(n-1)!} \int_0^\infty t^{n-1} e^{-\lambda t} T(t) x \, dt. \tag{1.1.13}$$

故

$$\|R(\lambda, A)^n x\| \leqslant \frac{M}{(n-1)!} \int_0^\infty t^{n-1} e^{\omega - \Re \lambda t} \|x\| dt = \frac{M}{(\Re \lambda - \omega)^n} \|x\|. \qquad \square$$

定理 1.1.7 假设 A 在 X 上生成一个 C_0 半群, 且 $A_\lambda = \lambda A(\lambda I - A)^{-1}$, 则

$$T(t)x = \lim_{\lambda \to +\infty} e^{t A_\lambda} x.$$

证明 注意到 $A_\lambda = \lambda A(\lambda I - A)^{-1} = \lambda^2 (\lambda I - A)^{-1} - \lambda I$,

$$\|e^{t A_\lambda}\| = e^{-\lambda t} \|e^{\lambda^2 (\lambda I - A)^{-1} t}\| \leqslant e^{-\lambda t} \sum_{k=0}^{+\infty} \frac{\lambda^{2k} t^k \|(\lambda I - A)^{-k}\|}{k!} \leqslant M. \tag{1.1.14}$$

另外

$$T(t)x = \lim_{\lambda \to +\infty} e^{t(A - \omega I)_\lambda + \omega t} x, \quad x \in X.$$

易得

$$(A - \omega I)_\lambda + \omega I = A_{\lambda + \omega} + H(\lambda),$$

其中

$$H(\lambda) = 2\omega I - \omega(\omega + 2\lambda)((\lambda + \omega)I - A)^{-1}$$

$$= \omega[\omega((\lambda + \omega)I - A)^{-1} - 2A((\lambda + \omega)I - A)^{-1}]$$

且

$$\|H(\lambda)\| \leqslant 2\omega + (2\omega + \lambda^{-1} \omega^2) M.$$

对于任意 $x \in D(A)$,

$$\|H(\lambda)x\| \leqslant M\lambda^{-1}(\omega^2\|x\| + 2\omega\|Ax\|),$$

故当 $\lambda \to +\infty$ 时, $H(\lambda) \to 0$. 由于

$$\|e^{tH(\lambda)}x - x\| \leqslant te^{t\|H(\lambda)\|}\|H(\lambda)x\|,$$

有

$$\lim_{\lambda \to +\infty} e^{tH(\lambda)}x = x, \quad \forall x \in X.$$

再由 $H(\lambda)$ 和 $A_{\lambda+\omega}$ 满足交换律, 有

$$\|e^{tA_\lambda}x - T(t)x\| \leqslant \|e^{tA_\lambda + tH(\lambda-\omega)}x - T(t)x\| + \|e^{tA_\lambda}\|\|e^{tH(\lambda-\omega)}x - x\|.$$

因此

$$T(t)x = \lim_{\lambda \to +\infty} e^{tA_\lambda}x. \qquad \square$$

1.2 Cauchy 问题和算子半群的关系

本节主要讲述抽象 Cauchy 问题和算子半群的关系. 一般来说, 一个时变的物理系统用常微分或偏微分方程初值问题或混合初边值问题描述.

设 $u(t)$ 为某一物理系统在 t 时刻的状态, 且其变化率和函数 A 有关, 初始状态 $u(0)$ 已知, 则问题归结为如下初值问题

$$\frac{du(t)}{dt} = A[u](t), \quad t > 0,$$
$$u(0) = g, \tag{1.2.1}$$

其中 A 是其定义在 X 上的算子, 即 $u \in D(A)$ 且

$$\lim_{h \to 0} \left\|\frac{u(t+h) - u(t)}{h} - A[u](t)\right\|_X = 0.$$

下面举几个将实际问题转化成抽象 Cauchy 问题的实例.

例 1.2.1 设 Ω 是 $\mathbb{R}^n$ 上的有界区域, $\partial\Omega$ 表示 Ω 的边界, 则 $\bar{\Omega} = \Omega \cup \partial\Omega$. 定义 $\Delta = \sum_{j=1}^n \dfrac{\partial^2}{\partial x^2}$ 表示 Laplace 算子. 考虑如下热传导方程

$$\frac{\partial\omega}{\partial t} = \Delta\omega, \quad (t,x) \in \mathbb{R}_+ \times \Omega,$$
$$\omega(0,x) = g(x), \quad x \in \Omega, \tag{1.2.2}$$
$$\omega(t,x) = 0, \quad (t,x) \in \mathbb{R}_+ \times \partial\Omega.$$

解 定义 $u(t) = \omega(t, \cdot)$, 取 $X = L^p$, $p \geqslant 1$. 定义

$$D(A) = \{v \in C(\bar{\Omega}) : v \text{ 二次可微}, \Delta v \in C(\Omega), v|_{\partial\Omega} = 0\}.$$

对于任意 $v \in D(A)$, 定义算子 $Av = \Delta v$, 则方程 (1.2.2) 可以写成 (1.2.1).

例 1.2.2 *考虑波动方程的初值问题*

$$\frac{\partial^2 \omega}{\partial t^2} = \Delta\omega, \quad (t, x) \in \mathbb{R}_+ \times \Omega,$$

$$\omega(0, x) = g_1(x), \quad x \in \Omega, \tag{1.2.3}$$

$$\frac{\partial \omega}{\partial t}(0, x) = g_2(x), \quad x \in \Omega.$$

解 定义 X 为 $\mathbb{R}^n$ 的函数组成的空间, 且

$$u(t) = \begin{pmatrix} \omega(t, \cdot) \\ \dfrac{\partial \omega}{\partial t}(t, \cdot) \end{pmatrix} = \begin{pmatrix} u_1 \\ u_2 \end{pmatrix}, \quad g = \begin{pmatrix} g_1 \\ g_2 \end{pmatrix}, \quad A = \begin{pmatrix} 0 & I \\ \Delta & 0 \end{pmatrix},$$

其中 I 为单位算子. 那么有

$$A\begin{pmatrix} u_1 \\ u_2 \end{pmatrix} = \begin{pmatrix} u_2 \\ \Delta u_1 \end{pmatrix},$$

则 (1.2.3) 可以写成 (1.2.1). 例 1.2.1 和例 1.2.2 具有现实来源和实际背景.

在物理系统中首先要讨论系统的适定性.

定义 1.2.1 若给定系统的初值和参数, 系统在 t 时刻的状态 $u(t)$ 总是存在、唯一且稳定的, 则称其为适定的.

为了方便, 假设 A 是 X 上的稠定线性算子, X 是一个 Banach 空间.

定义 1.2.2 函数 $u(t)$ 如果满足:

(i) 对于任意 $t \in \mathbb{R}_+$, $u(t)$ 连续, 且当 $t > 0$ 时连续可微;

(ii) $u(t) \in D(A)$ 且满足 (1.2.1) 中的方程和初值, 则称 $u(t)$ 为古典解.

若 $\rho(A) \neq \varnothing$, 且 $\forall g \in D(A)$, 问题 (1.2.1) 有唯一的古典解, 那么问题 (1.2.1) 是适定的.

定理 1.2.1 Cauchy 问题 (1.2.1) 是适定的充要条件是算子 A 生成一个 C_0 半群, 且对于任意 $g > 0$, 其解为 $u(t) = T(t)g$.

定义 1.2.3 若 A 生成一个 C_0 半群, 但此半群不可微, 或者说 $g \notin D(A)$, 则 Cauchy 问题 (1.2.1) 不存在古典解. 函数 $T(t)g$ 是 Cauchy 问题 (1.2.1) 的广义解或适度解 (mild solution).

例 1.2.3 考虑出生、死亡和移民三方面对人口发展的影响,

$$\frac{\partial p(a,t)}{\partial a} + \frac{\partial p(a,t)}{\partial t} = -\mu(a,t)p(a,t) + g(a,t),$$

$$p(a,0) = p_0(a), \qquad\qquad (1.2.4)$$

$$p(0,t) = \phi(t) = \beta(t)\int_{a_1}^{a_2} k(a,t)h(a,t)p(a,t)da,$$

其中 a 为年龄, t 为时间, $p(a,t)$ 为人口密度函数, $\displaystyle\int_{a_1}^{a_2} p(a,t)da$ 表示年龄在 a_1 和 a_2 间的人口总数, $\mu(a,t)$ 为相对死亡率, $\beta(t)$ 为妇女平均生育率, $k(a,t)$ 为女性比例函数, $h(a,t)$ 为妇女生育模式, $[a_1,a_2]$ 为妇女育龄区间, $g(a,t)$ 为移民率, $\phi(t)$ 为 t 时刻的生育率. 为了简单, 假设 $b(a) = \beta(t)k(a,t)h(a,t)$, $\mu(a,t) = \mu(a)$, $a_1 = 0, a_2 = 1$, $\mu(a), b(a)$ 为非负有界函数. 证明问题 (1.2.4) 解的适定性.

首先定义算子

$$Av = -\frac{dv}{dt} - \mu(a)v(a),$$

$$D(A) = \left\{ v \in L^2[0,1] \bigg| Av \in L^2[0,1], v(0) = \int_0^1 b(a)v(a)ds \right\},$$

则方程 (1.2.4) 可写成如下抽象系统

$$\frac{dP}{dt} = AP(t), \quad P(0) = p_0(\cdot). \qquad\qquad (1.2.5)$$

引理 1.2.1 算子 A 是一个闭算子.

证明 对于任意 $\phi \in D(A)$,

$$(A\phi,\phi) + (\phi,A\phi) = -\int_0^1 [(\phi' + \mu\phi)\bar\phi + \phi(\overline{\phi' + \mu\phi})]da$$

$$= -\int_0^1 [\phi'\bar\phi + \phi\bar\phi']da - 2\mu\int_0^1 \phi\bar\phi da$$

$$= -\phi\bar\phi\Big|_0^1 - 2\mu\int_0^1 |\phi|^2 da$$

$$\leqslant |\phi(0)|^2 = \left(\int_0^1 b(a)\phi(a)da\right)^2 \leqslant \|b\|_2^2 + \|\phi\|^2.$$

从而, 对于任意 $\lambda > \|b\|_2$,

$$\|(A - \lambda I)u\|^2 = (Au - \lambda u, Au - \lambda u) = \|Au\|^2 - \lambda[(Au, u) + (u, Au)] + \lambda^2\|u\|^2$$
$$\geqslant -\lambda\|b\|_2 + \lambda^2\|u\| \geqslant (\lambda - \omega)^2\|\phi\|^2.$$

故 A 是闭算子.   □

引理 1.2.2 算子 A 是稠定算子.

考虑算子

$$A^*u = \frac{du}{da} - \mu(a)u + b(a)u(0),$$
$$D(A^*) = \{u \in L^2[0,1] | A^*u \in L^2[0,1], u(1) = 0\}.$$

显然 A^* 是闭算子, 且对于任意 $u \in D(A)$, $v \in D(A^*)$, 容易验证 $(Au, v) = (u, A^*v)$. 因此, A^* 是 A 的共轭算子, 从而 A 稠定.

定理 1.2.2 算子 A 生成压缩 C_0 半群 $T(t)$, 且当 $p_0(a) \in D(A)$ 时, 人口方程 (1.2.4) 的解 $p(a,t) = T(t)p_0(a)$.

由于算子 A 闭稠定, 且当 $\lambda > \|b\|_2$ 时,

$$\|(\lambda I - A)^{-1}\| \leqslant \frac{1}{\lambda - \|b\|_2}.$$

故 A 生成 C_0 半群 $T(t)$ 且满足对于任意 $t > 0$, $\|T(t)\| \leqslant e^{\omega t}$.

对于非齐次线性问题

$$\frac{du(t)}{dt} = Au(t) + f(t), \quad t > 0,$$
$$u(0) = g. \tag{1.2.6}$$

定理 1.2.3 设 A 在 X 上生成一个 C_0 半群 $T(t)$, 对于 $g \in D(A)$ 且 $f \in C^1(\mathbb{R}_+, X)$, 则非齐次线性 Cauchy 问题 (1.2.6) 有如下唯一解

$$u(t) = T(t)g + \int_0^t T(t-s)f(s)ds$$

且 $u \in C^1(\mathbb{R}_+, X) \cap D(A)$.

定理 1.2.3 对初值和函数 f 的要求比较高, 现实中难以满足. 于是我们考虑如下情形的解.

定义 1.2.4 设 A 生成一个 C_0 半群, $g \in X$, $f \in L^1([0,T], X)$, 函数 $u \in C([0,T], X)$ 且满足

$$u(t) = T(t)g + \int_0^t T(t-s)f(s)ds, \quad 0 \leqslant t \leqslant T,$$

则称 $u(t)$ 为非齐次 Cauchy 问题 (1.2.6) 的适度解.

定义 1.2.5 设函数 $u(t)$ 在 $[0,T]$ 上几乎处处可微, 且 $u' \in L^1([0,T), X)$. 如果 u 在 $[0,T]$ 上几乎处处满足方程 (1.2.6), 则称 u 为初值问题 (1.2.6) 的一个强解.

定理 1.2.4 设 A 生成一个 C_0 半群. 若 f 在 $\mathbb{R}_+$ 上几乎处处可微, 且 $f' \in L^1(\mathbb{R}_+, X)$, 则对于任意 $g \in D(A)$, 初值问题 (1.2.1) 有唯一强解.

对于非线性 Cauchy 问题

$$\begin{aligned} \frac{du(t)}{dt} &= Au(t) + f(t, u(t)), \quad t > 0, \\ u(0) &= g. \end{aligned} \tag{1.2.7}$$

定义 1.2.6 称

$$u(t) = T(t)g + \int_0^t T(t-s)f(s, u(s))ds \tag{1.2.8}$$

为初值问题 (1.2.7) 的适度解.

定理 1.2.5 (局部存在性) 设 $V \subset X$ 为一开集, $g \in V$, 若 $f \in C(\mathbb{R}_+ \times V, X)$ 满足如下 Lipschitz 条件: 对于任意 $\tau \in \mathbb{R}_+$, 存在一个 $L(\tau)$ 使得对于任意 $t \in [0, \tau]$, $u, v \in V$,

$$\|f(t, u) - f(t, v)\| \leqslant L\|u - v\|,$$

对于充分小的 $\tau > 0$, 则非线性 Cauchy 问题 (1.2.7) 存在唯一适度解.

定理 1.2.6 (全局存在性) 设 $g \in X$, 若 $f : \mathbb{R}_+ \times X \to X$ 满足对于任意 $\tau > 0$, 存在 $L = L(\tau)$ 使得

$$\|f(t, u) - f(t, v)\| \leqslant L\|u - v\|, \quad \forall u, v \in X, \quad t \in [0, \tau],$$

则初值问题 (1.2.7) 在 $\mathbb{R}_+$ 上存在唯一适度解.

1.3 积 分 半 群

1.3.1 基本定义

算子半群主要讨论算子 A 在空间 X 上是稠定的情况, 即 $\overline{D(A)} = X$. 另外, 要求 A 是 X 上一个闭算子且存在正常数 ω, 对于任意 $n \in \mathbb{N}$ 及 $\lambda > \omega$,

$$\|(\lambda I - A)^{-n}\| \leqslant \frac{M}{(\lambda - \omega)^n}.$$

因此, 算子 A 满足 Hille-Yosida 定理, 那么抽象 Cauchy 问题 (1.2.7) 有形如 (1.2.8) 的解. 但当 $u(t)$ 不可微或者 $u \notin D(A)$ 时, 则不能得到形如 (1.2.8) 的解.

为此, 引入积分解的定义.

定义 1.3.1 连续函数 $u : \mathbb{R}_+ \to X$ 是系统 (1.2.7) 积分解的充要条件是当 $t \geqslant t_0$ 时,

$$u(t) = u_0 + A \int_0^t u(s)ds + \int_0^t f(s, u(s))ds. \tag{1.3.1}$$

取空间 $X_0 \subset X$ 且 $\overline{D(A)} = X_0$, 引入限制算子

$$A_0 = A_{X_0}, \quad D(A_0) = \{x \in D(A) | Ax \in X_0\}. \tag{1.3.2}$$

故 A_0 满足 Hille-Yosida 定理. 设 A_0 生成一个 C_0 半群 $T_0(t)$. 当 $f(u_0) \in X_0$ 时, 抽象 Cauchy 问题 (1.2.7) 的解可写成

$$u(t) = T_0(t)u_0 + \int_0^t T_0(t-s) \lim_{\lambda \to \infty} \lambda(\lambda I - A)^{-1} f(s, u(s))ds$$

或

$$u(t) = T_0(t)u_0 + \lim_{\lambda \to \infty} \int_0^t T_0(t-s)\lambda(\lambda I - A)^{-1} f(s, u(s))ds. \tag{1.3.3}$$

事实上, 在空间 X_0 上解 (1.3.3) 和解 (1.3.1) 等价. 令

$$u_\lambda(t) = \lambda(\lambda I - A)^{-1}u(t), \quad f_\lambda(t) = \lambda(\lambda I - A)^{-1}f(t), \quad u_{\lambda 0} = \lambda(\lambda I - A)^{-1}u_0.$$

方程 (1.3.1) 两边用算子 $\lambda(\lambda I - A)^{-1}$ 作用得

$$u_\lambda(t) = u_{\lambda 0} + A_0 \int_0^t u_\lambda(s)ds + \int_0^t f_\lambda(s)ds.$$

由预解算子的光滑性知, $\dfrac{d}{dt}u_\lambda(t)$ 和 $A_0 u_\lambda(t)$ 连续且满足

$$\frac{du_\lambda(t)}{dt} = A_0 u_\lambda(t) + f_\lambda(t), \quad u_\lambda(0) = u_{\lambda 0}. \qquad (1.3.4)$$

由标准的半群理论 (引理 4.2.2, [122]), 问题 (1.3.4) 可写成

$$u_\lambda(t) = T_0(t)u_{\lambda 0} + \int_0^t T_0(t-s)f_\lambda(s)ds.$$

由于 $u(t)x_0 \in X_0$, 则

$$\lim_{\lambda \to \infty} u_\lambda(t) = u(t), \quad \lim_{\lambda \to \infty} T_0(t)u_{\lambda 0} = T_0(t)u_0.$$

故公式 (1.3.3) 成立.

特别地, 当 $u_0 = 0$ 且 $f(t) \equiv x$ 时, 对于任意 $x \in X$, $t \in \mathbb{R}_+$, (1.3.3) 可写成

$$S(t)x = \lim_{\lambda \to \infty} \int_0^t T_0(s)\lambda(\lambda I - A)^{-1}x(t-s)ds. \qquad (1.3.5)$$

求解 (1.3.5) 得

$$S(t)x = A\int_0^t S(r)x dr + tx. \qquad (1.3.6)$$

事实上, 算子 A 生成的积分半群为 $S(t)$, 即对于任意 $x \in D(A)$,

$$y = Ax \Leftrightarrow \frac{d}{dt}S(t)x = x + S(t)y, \quad t > 0. \qquad (1.3.7)$$

为此, 需要了解积分半群的定义及性质 [82,100,135,137].

定义 1.3.2 设 $\{S(t)\}_{t \geqslant 0}$ 是 Banach 空间 $(X, \|\cdot\|)$ 上的有界算子族. 如果在空间 X 上算子族 $\{S(t)\}_{t \geqslant 0}$ 满足

(1) $S(0) = 0$;

(2) 对于任意 $x \in X$ 及 $t \in \mathbb{R}_+$, $S(t)x$ 是连续的;

(3) $S(t)$ 满足

$$S(t)S(r) = \int_0^t [S(\eta + r) - S(\eta)]d\eta, \quad \forall\, t, r \in \mathbb{R}_+,$$

则称其为积分半群.

事实上, 若 $\{T_t\}_{t\geqslant 0}$ 是 Banach 空间 X 上的 C_0 半群, 则 $\{S_t\}_{t\geqslant 0}$ 是定义在 X 上的积分半群, 如 $\cos(t)$ 是定义在 $\mathbb{R}$ 上的 Banach 空间. 由于 $\sin(t) = \int_0^t \cos(s)ds$, 那么

$$S_t = \begin{pmatrix} \sin(t) & \int_0^t \sin(a)da \\ \cos(t) - I & \sin(t) \end{pmatrix} \tag{1.3.8}$$

是定义在 $\mathbb{R} \times \mathbb{R}$ 上的积分半群.

例 1.3.1　定义 $X = l^2$, $a_n := n + 2^{n^2}\pi i$,

$$S_t : x_n \to \int_0^t e^{a_n s}ds x_n.$$

证明 $\{S_t\}_{t\geqslant 0}$ 生成一个积分半群.

证明　不难发现, S_t 是一个线性算子且满足

$$\left| \int_0^t e^{a_n s}ds \right| = \frac{|e^{a_n t} - 1|}{|a_n|} \leqslant \frac{e^{nt} + 1}{e^{n^2 \ln 2}}$$

$$\leqslant \frac{2e^{nt}}{e^{n^2 \ln 2}} = 2e^{nt - n^2 \ln 2} \leqslant 2e^{t^2} 4 \ln 2.$$

注意到 $e_n = \delta_{in}$, 因此, $t \to S_t e_n$ 是连续的. 另外, 对于空间 l^2, $\{e_n\}_{n\in\mathbb{N}}$ 是完全的, 则 $\{S_t\}_{t\geqslant 0}$ 在任意紧的与时间 t 有关的区间上是一致有界的. 故 $\{S_t\}$ 是强连续的.

对于 $\forall\, t, r \in \mathbb{R}_+$,

$$\int_0^t [S(\eta + r) - S(\eta)]d\eta = \int_0^t \left[e^{a_n(\eta+r)} - e^{a_n\eta} \right] d\eta$$

$$= \int_0^t \left[\int_0^{\eta+r} e^{a_n(s)}ds - \int_0^\eta e^{a_n s}ds \right] d\eta$$

$$= \frac{1}{a_n} \int_0^t \left[e^{a_n(\eta+r)} - e^{a_n\eta} \right] d\eta$$

$$= \frac{1}{a_n^2} \left[(e^{a_n t} - 1)(e^{a_n r} - 1) \right] = S_t S_r$$

且 $S_0 = 0$. 故 $\{S_t\}_{t\geqslant 0}$ 生成一个积分半群.　　　　　　　　　　　　　□

定义 1.3.3 一个积分半群是指数有界的当且仅当存在两个正常数 M 和 ω 使得

$$\|S(t)\| \leqslant Me^{\omega t}, \quad \forall t \geqslant 0.$$

定义 1.3.4 若

$$S(t)x = 0, \quad \forall t \geqslant 0 \Rightarrow x = 0,$$

则称 $\{S(t)\}_{t \geqslant 0}$ 是非退化的.

由定义 1.3.3 知当 $\Re\lambda \geqslant \omega$ 时, Laplace 积分算子 $R_\lambda := \lambda \int_0^\infty e^{-\lambda t} S_t dt$ 存在, 且当 S_t 非退化时, R_λ 是一个双射[13]. 从而当 $(\omega, +\infty) \subset \rho(A)$ 时, 定义预解算子

$$R_\lambda = (\lambda I - A)^{-1}, \quad \lambda > \omega.$$

一个线性算子 $A : D(A) \subset X \to X$ 是一个积分半群 $S(t)$ 的生成元当且仅当

$$y = Ax \Leftrightarrow S(t)x = tx + \int_0^t S(r)y dr, \quad \forall\, t \geqslant 0, \quad x \in D(A).$$

引理 1.3.1 设 A 是非退化积分半群 $S(t)$ 的生成元, 则对于任意 $x \in X$ 及 $t \geqslant 0$,

$$\int_0^t S(r)x dr \in D(A), \quad S(t)x = A\int_0^t S(r)x dr + tx.$$

定理 1.3.1 ([14], 命题 3.3) 设 A 是非退化积分半群 $S(t)$ 的生成元, τ 是一个正常数, $u : [0, \tau) \to X$ 连续且满足

$$\int_0^t u(r)dr \in D(A), \quad u(t) = A\int_0^t u(r)dr, \quad \forall t \in [0, \tau),$$

则对于任意 $t \in [0, \tau), u(t) = 0$.

对于非齐次 Cauchy 问题

$$\frac{du}{dt} = Au(t) + f(t),$$
$$u(0) = x \in \overline{D(A)}, \tag{1.3.9}$$

这里 $f \in L^1_{\text{Loc}}((0, \tau), X)$. 对于任意 $t \in [0, \tau)$, 对 (1.3.9) 的第一个方程积分两次得

$$\int_0^t u(a)da - tx = A\int_0^t \int_0^s u(a)dads + \int_0^t (t-s)f(s)ds. \tag{1.3.10}$$

定义 $v(t) = \int_0^t u(t)dr$, 若 $v : [0, \tau) \to X$ 满足

$$\int_0^t v(t)dr \in D(A),$$

$$v(t) - tx = A \int_0^t v(r)dr + \int_0^t (t-s)f(s)ds, \tag{1.3.11}$$

则 $v(t)$ 为问题 (1.3.9) 的积分解. 利用变分公式 (1.3.9) 的解可写成

$$v(t) = S(t)x + \int_0^t S(t-s)f(s)ds.$$

对问题 (1.3.9) 积分一次, 得如下解的存在定理.

定理 1.3.2[41,82] 设 A 是非退化积分半群 $\{S(t)\}_{t \geqslant 0}$ 的生成元, 则 Cauchy 问题 (1.3.9) 至多有一个积分解, 即至多存在一个连续函数 $u : [0, \tau) \to X$ 使得

$$\int_0^t u(r)dr \in D(A), \quad \forall\, t \in [0, \tau),$$

且

$$u(t) = x + A \int_0^t u(r)dr + \int_0^t f(r)dr, \quad \forall\, t \in [0, \tau).$$

定理 1.3.3 设 $\{S(t)\}_{t \geqslant 0}$ 是 Banach 空间有界线性算子族, A 是一个闭算子, 则算子 A 生成一个非退化积分半群 $S(t)$ 的充要条件是

(1) 对于任意 $x \in D(A)$ 及 $t > 0$, $S(t)x \in D(A)$ 且 $AS(t)x = S(t)Ax$;

(2) 对于任意 $x \in X$ 及 $t > 0$, $\int_0^t S(r)xdr \in D(A)$ 且 $A \int_0^t S(r)xdr = S(t)x - tx$.

证明 首先, 由 (2) 得 $S(0) = 0$. 对 (2) 式求导得

$$S'(t)x = x + AS(t)x = x + S(t)Ax, \quad \forall t \geqslant 0.$$

为了证明 $S(t)S(r) = \int_0^t [S(r+l) - S(l)]dl$, 定义

$$v_1(t) := S(t)S(r), \quad v_2(t) = \int_0^t [S(r+l) - S(l)]dl.$$

再次利用条件 (2) 得

$$A \int_0^t v_1(l)dl = A \int_0^t S(l)S(r)xdl$$
$$= S(t)S(r) - tS(r)x = v_1(t) - tS(r)x.$$

同理

$$Av_2(t)x = S(t+r)x - S(t)x - S(r)x.$$

两边关于 t 积分得

$$A \int_0^t v_2(l)dl = \int_0^t [S(l+r) - S(l)]xdl - tS(r)x = v_2(t) - tS(r)x.$$

定义 $u = v_1 - v_2$, 由定理 1.3.1 知 $u = 0$, 即 $S(t)S(r) = \int_0^t [S(r+l) - S(l)]dl$. 对于任意 $t \in \mathbb{R}_+$, 将 $S(t)x = 0$ 代入条件 (2) 得

$$0 = A0 = -tx,$$

因此, $x = 0$. 从而 A 生成一个非退化的积分半群.

最后证明 A 生成半群 $S(t)$. 存在性直接由条件 (2) 获得. 只需证明算子 A 的唯一性. 假设存在一个算子 B 生成半群 $S(t)$, 则对于任意 $t \in \mathbb{R}_+$,

$$S(t)x = tx + \int_0^t S(r)Bxdr.$$

因此

$$A \int_0^t S(r)xdr = \int_0^t S(r)Bxdr,$$

即

$$S(t)x \in D(A), \quad AS(t)x = S(t)Bx.$$

注意到

$$tAx = AS(t)x - A \int_0^t S(r)Bxdr = AS(t)x - S(t)Bx + tBx.$$

故, 对于任意 $x \in X$,

$$Ax = Bx.$$

如果 A 是一个闭算子且生成一个非退化的积分半群 $S(t)$, 则条件 (1) 和 (2) 显然成立. $\qquad \square$

定理 1.3.4 若算子 A 是指数增长有界且非退化的积分半群 $\{S(t)\}_{t \geqslant 0}$, 则当 $\lambda > \omega$ 时, $\lambda I - A$ 可逆且

$$(\lambda I - A)^{-1} x = \lambda \int_0^\infty e^{-\lambda t} S(t) x dt, \quad x \in X.$$

证明 对于任意 $x \in X, t \in \mathbb{R}_+$, 定义

$$(\lambda I - A)^{-1} x := R_\lambda x = \lambda \int_0^\infty e^{-\lambda t} S(t) dt.$$

由分部积分法得

$$R_\lambda x = \lambda e^{-\lambda t} \int_0^t S(r) dr \bigg|_{t=0}^\infty + \lambda^2 \int_0^\infty e^{-\lambda t} \int_0^t S(r) x dr dt$$

$$= \lambda^2 \int_0^\infty e^{-\lambda t} \int_0^t S(r) x dr dt.$$

由算子 A 的闭性知 $R_\lambda x \in D(A)$ 且

$$A R_\lambda x = \lambda^2 \int_0^\infty e^{-\lambda t} A \int_0^t S(r) x dr dt$$

$$= \lambda^2 \int_0^\infty e^{-\lambda t} S(t) x dt - \lambda^2 \int_0^\infty t e^{-\lambda t} x dt = \lambda R_\lambda x - x.$$

因此

$$(\lambda I - A) R_\lambda x = x, \quad \forall x \in X.$$

对于任意 $x \in D(A)$, 由算子 A 和 $S(t)$ 的交换性可得 $R_\lambda A x = A R_\lambda x$. 故

$$R_\lambda (\lambda I - A) x = x, \quad \forall x \in D(A). \qquad \square$$

例 1.3.2 定义算子 $A(t) = \cos(t)$ 及

$$\mathcal{A} = \begin{pmatrix} 0 & I \\ A & 0 \end{pmatrix},$$

证明 $\mathcal{A}$ 生成一个积分半群.

证明 首先易证存在适当的 M 和 ω 使得对于任意 $t \in \mathbb{R}_+$, $\|S_t\| \leqslant M e^{\omega t}$. 另外

$$\lambda \int_0^\infty e^{-\lambda t} S_t dt = \begin{pmatrix} \lambda & 1 \\ \cos(t) - I & \lambda \end{pmatrix} (\lambda^2 - A)^{-1} = (\lambda - \mathcal{A})^{-1}, \quad \lambda > \omega.$$

故, 由定理 1.3.4 知 $\mathcal{A}$ 生成一个积分半群 $\{S_t\}_{t \geqslant 0}$. $\qquad \square$

定理 1.3.5 (Arendt-Thieme) 若 $\{S(t)\}_{t\geqslant 0}$ 是在 Banach 空间 $(X, \|\cdot\|)$ 上指数有界的强连续半群, A 是一个线性算子, 那么算子 A 生成一个非退化的积分半群的充要条件是存在两个正常数 ω 和 M 使得

(1) $(\omega, +\infty) \subset \rho(A)$;

(2) $\|S(t)\| \leqslant Me^{\omega t}, \forall t \geqslant 0$;

(3) $(\lambda I - A)^{-1}x = \lambda \int_0^\infty e^{-\lambda r}S(r)x dr, \forall \lambda > \omega$.

引理 1.3.2 如果算子 A 满足定理 1.3.4 中条件, 那么对于任意 $\mu \in \mathbb{R}$, 扰动算子 $A + \mu I$ 生成一个指数有界且非退化的积分半群 $\{S_{A+\mu I}(t)\}_{t\geqslant 0}$, 且

$$S_{A+\mu I}(t) = e^{\mu t}S_A(t) - \mu \int_0^t e^{\mu r}S_A(r)dr.$$

其他有关积分半群的扰动性质及正则性可参见 [40, 41, 53, 82, 114].

1.3.2 解的适定性

为了研究 Cauchy 问题解的适定性, 令 $X_0 = D(A), A_0 = A|_{X_0}$ 且

$$A_0 x = Ax, \quad \forall x \in D(A_0) := \{y \in D(A) : Ay \in X_0\}.$$

对于齐次 Cauchy 问题, 即

$$\frac{du(t)}{dt} = Au(t), \quad u(0) = x. \tag{1.3.12}$$

设齐次 Cauchy 问题 (1.3.12) 的解为

$$u(t) = A\int_0^t u(s)ds + x, \quad t \geqslant 0. \tag{1.3.13}$$

方程 (1.3.13) 意味着 $\int_0^t u(s)ds \in D(A)$ 且当 $x \in C^1, u(t) = S'(t)x$. 对方程 (1.3.13) 两边积分得

$$v(t) = A\int_0^t v(s)ds + tx, \quad t \in \mathbb{R}_+. \tag{1.3.14}$$

由文献 [137] 中引理 3.5 和定理 3.7 知如下结论成立.

定理 1.3.6 对于任意 $x \in X, v(t) = S(t)x$ 是问题 (1.3.14) 的唯一解.

定理 1.3.7　一个线性算子 A 生成一个非退化积分半群的充要条件是

(1) 当 $x = 0$ 时, 那么 $v(t) = 0$ 是方程 (1.3.14) 的唯一连续解.

(2) 对于任意 $x \in X$, 方程 (1.3.14) 有唯一的连续解 v 使得

$$\|v(t)\| \leqslant c(t)\|x\|,$$

其中 $c(t) > 0$ 且不依赖于 x.

假设 1.3.1　假设 Banach 空间上的算子 A 满足如下性质:

(1) 存在两个常数 $\omega_A \in \mathbb{R}$ 和 $M_A \geqslant 1$ 使得 $(\omega_A, +\infty) \subset \rho(A)$ 且当 $\lambda > \omega_A$, $n \geqslant 1$ 时,

$$\|(\lambda I - A_0)^{-n}\|_{\mathcal{L}(\overline{D(A)})} = \|(\lambda I - A)^{-n}\|_{\mathcal{L}(\overline{D(A)})} \leqslant \frac{M_A}{(\lambda - \omega_A)^n};$$

(2) $\lim\limits_{\lambda \to +\infty} (\lambda I - A)^{-1} x = 0, \; \forall x \in X.$

引理 1.3.3　若假设 1.3.1 成立, 那么算子 A 生成唯一指数增长有界且非退化的积分半群 $\{S(t)\}_{t \geqslant 0}$. 对于任意 $x \in X$, $t \geqslant 0$, 当 $\mu > \omega_A$ 时,

$$S_A(t) = (\mu I - A_0) \int_0^t T_{A_0}(r) dr (\mu I - A)^{-1}$$

或

$$S_A(t)x = \mu \int_0^t T_{A_0}(r)(\mu I - A)^{-1} x dr + [I - T_{A_0}(t)](\mu I - A)^{-1} x.$$

另外, 当 $\gamma > \max(0, \omega_A)$ 时, 存在正常数 M_γ 使得

$$\|S_A(t)\| \leqslant M_\gamma e^{\gamma t}, \quad \forall t \geqslant 0.$$

证明　对于任意 $\mu > \omega_A$, $\lambda > \max(0, \omega_A)$, 定义

$$S_A(t) = (\mu I - A_0) \int_0^t T_{A_0}(r) dr (\mu I - A)^{-1},$$

由分部积分法得

$$\lambda \int_0^\infty e^{-\lambda t} S_\mu(t) dt = (\lambda I - A)^{-1}.$$

由定理 1.3.5 可知算子 A 生成一个非退化的积分半群 $\{S_\mu(t)\}_{t \geqslant 0}$. 由积分半群的唯一性可得 $S_\mu(t)$ 和参数 μ 无关.　□

引理 1.3.4 若算子 A 满足假设 1.3.1 中条件, 固定 $\tau_0 > 0$, 则对于任意 $f \in C^1([0, \tau_0], X)$, 令

$$(S_A * f)(t) = \int_0^t S_A(\eta) f(t - \eta) d\eta, \quad \forall t \in [0, \tau_0],$$

如下结论成立:

(1) 映射 $t \to (S_A * f)(t)$ 连续可微且

$$\frac{d}{dt}(S_A * f)(t) = S_A(t)f(0) + \int_0^t S_A(r)f'(t - r)dr;$$

(2) $(S_A * f)(t) \in D(A)$;

(3) 令 $u(t) = (S_A * f)(t)$,

$$u(t) = A \int_0^t u(s)ds + \int_0^t f(s)ds;$$

(4) 当 $\lambda \in (\omega, +\infty)$ 时,

$$(\lambda I - A)^{-1}\frac{d}{dt}(S_A * f)(t) = \int_0^t T_{A_0}(t - s)(\lambda I - A)^{-1}f(s)ds.$$

证明 由于 $f \in C^1$, 对卷积 $(S_A * f)$ 直接求导得

$$\frac{d}{dt}(S_A * f)(t) = S_A(t)f(0) + \int_0^t S_A(r)f'(t - r)dr. \tag{1.3.15}$$

对 (1.3.15) 积分

$$
\begin{aligned}
(S_A * f)(t) &= \int_0^t S_A(t)f(0)dt + \int_0^t \int_0^a S_A(r)f'(a - r)drda \\
&= \int_0^t S_A(t)f(0)dt + \int_0^t \int_r^t S_A(r)f'(a - r)dadr \\
&= \int_0^t S_A(t)f(0)dt + \int_0^t S_A(r)\left(\int_0^{t-r} f'(a)da\right)dr \\
&= \int_0^t S_A(t)f(0)dt + \int_0^t \left(\int_0^{t-a} S_A(r)f'(a)\right)drda. \tag{1.3.16}
\end{aligned}
$$

因此

$$(S_A * f)(t) \in D(A).$$

注意到对于任意 $x \in X$,

$$S_A x = A \int_0^t S_A(r)x dr + tx.$$

用算子 A 作用公式 (1.3.16) 两边得

$$A[(S_A * f)](t) = A \int_0^t S_A(t)f(0)dt + A \int_0^t \left(\int_0^{t-a} S_A(r)f'(a)dr \right) da$$

$$= S_A(t)f(0) - tf(0) + \int_0^t [S_A(t-a)f'(a) - (t-a)f'(a)]da$$

$$= \frac{d}{dt}(S_A * f)(t) - tf(0) - \int_0^t (t-a)f'(a)da$$

$$= \frac{d}{dt}(S_A * f)(t) - \int_0^t f(a)da. \tag{1.3.17}$$

若令 $u(t) = \frac{d}{dt}(S_A * f)(t)$, 则

$$u(t) = A \int_0^t u(s)ds + \int_0^t f(s)ds.$$

当 $\lambda \in (\omega, +\infty)$ 时,

$$(\lambda I - A)^{-1}(S_A * f)(t) = \int_0^t S_A(t-s)(\lambda I - A)^{-1}f(s)ds$$

$$= \int_0^t \int_0^{t-s} T_{A_0}(a)(\lambda I - A)^{-1}f(s)dads. \tag{1.3.18}$$

因此

$$\frac{d}{dt}(\lambda I - A)^{-1}(S_A * f)(t) = \int_0^t T_{A_0}(t-s)(\lambda I - A)^{-1}f(s)ds. \qquad \square$$

引理 1.3.5　若 $v \in C([0,\tau_0], X_0), f \in L^1([0,\tau_0), X)$ 且 $\lambda \in (\omega_A, +\infty)$,

(1) $(\lambda I - A)^{-1}v \in W^{1,1}([0,\tau_0], X)$,

$$\frac{d}{dt}(\lambda I - A)^{-1}v(t) = \lambda(\lambda I - A)^{-1}v(t) - v(t) + (\lambda I - A)^{-1}f(t);$$

(2) $(S_A * f)(t)$ 在 $[0,\tau_0]$ 上连续可微.

则 v 是 Cauchy 问题 (1.3.9) 的积分解且满足

$$v(t) = T_{A_0}(t)v(0) + \frac{d}{dt}(S_A * f)(t), \quad \forall t \in [0,\tau_0].$$

证明　对于 a.e. $t \in [0, \tau_0]$, 由条件 (1) 得

$$\frac{d}{dt}(\lambda I - A)^{-1}v(t)$$

$$= \lambda(\lambda I - A)^{-1}v(t) - (\lambda I - A)(\lambda I - A)^{-1}v(t) + (\lambda I - A)^{-1}f(t)$$

$$= A_0(\lambda I - A)^{-1}v(t) + (\lambda I - A)^{-1}f(t). \tag{1.3.19}$$

求解 (1.3.19) 得

$$(\lambda I - A)^{-1}v(t) = T_{A_0}(\lambda I - A)^{-1}v(0) + \int_0^t T_{A_0}(t - s)(\lambda I - A)^{-1}f(s)ds.$$

由条件 (2) 和引理 1.3.4 中结论 (4) 知

$$(\lambda I - A)^{-1}\frac{d}{dt}(S_A * f) = \int_0^t T_{A_0}(t - s)(\lambda I - A)^{-1}f(s)ds.$$

因此

$$(\lambda I - A)^{-1}v(t) = (\lambda I - A)^{-1}\left[T_{A_0}v(0) + \frac{d}{dt}(S_A * f)(t)\right].$$

故结论成立.　　　　　　　　　　　　　　　　　　　　　　　　　□

为了得出适度解的存在性, 仍需做如下假设.

假设 1.3.2　对于任意固定的 $\tau_0 > 0$, 令 $Z \subset L^1((0, \tau_0), X)$ 是具有范数 $\|\cdot\|_Z$ 的 Banach 空间. 假设 $\overline{C^1([0, \tau_0], X) \cap Z} = Z$, 且存在一个连续映射 $\Gamma : [0, \tau_0] \times Z \to [0, +\infty)$ 使得

(i) $\Gamma(t, 0) = 0$ 且映射 $\Gamma(t, f)$ 关于 t 一致连续;

(ii) $\forall t \in [0, \tau_0], f \in C^1([0, \tau_0], X) \cap Z$,

$$\left\|\frac{d}{dt}(S_A * f)(t)\right\| \leqslant \Gamma(t, f).$$

定理 1.3.8　*如果假设 1.3.1 和假设 1.3.2 成立, 那么对于 $x \in X_0$ 且 $f \in Z$, Cauchy 问题 (1.3.9) 有唯一弱解 $u \in C([0, \tau_0], X_0)$ 且满足*

$$u(t) = T_{A_0}(t)x + \frac{d}{dt}(S_A * f)(t), \quad \forall t \in [0, \tau_0]$$

和

$$\|u(t)\| \leqslant M_A e^{\omega t}\|x\| + \Gamma(t, f), \quad \forall t \in [0, \tau_0].$$

假设 1.3.3 假设 $A : D(A) \subset X \to X$ 是 Banach 空间 X 上的线性算子, 且存在两个常数 $\omega \in \mathbb{R}$ 和 $M_A \geqslant 1$, 使得 $(\omega_A, +\infty) \subset \rho(A)$,

$$\left\|(\lambda I - A)^{-k}\right\| \leqslant \frac{M_A}{(\lambda - \omega_A)^k}, \quad \forall \lambda > \omega_A, \quad k \geqslant 1.$$

定理 1.3.9 (Kellermann-Hieber) 若假设 1.3.3 成立且 $\tau_0 > 0$ 固定, 则对于 $\forall f \in L^1((0, \tau_0), X)$, 映射 $(S_A * f)$ 连续可微; 若 $(S_A * f)(t) \in D(A)$, $u(t) = \frac{d}{dt}(S_A * f)(t)$, 则

$$u(t) = A \int_0^t u(r)dr + \int_0^t f(r)dr, \quad \forall t \in [0, \tau_0],$$

且

$$\|u(t)\| \leqslant M_A \int_0^t e^{\omega_A(t-r)}\|f(r)\|dr, \quad \forall t \in [0, \tau_0].$$

若 $\lambda \in (\omega_A, +\infty)$,

$$(\lambda I - A)^{-1}\frac{d}{dt}(S_A * f)(t) = \int_0^t T_{A_0}(t-s)(\lambda I - A)^{-1}f(s)ds.$$

推论 1.3.1 若假设 1.3.3 成立, 那么对于每一个 $x \in X_0$, $f \in L^1((0, \tau_0), X)$, Cauchy 问题 (1.3.9) 有唯一积分解 $u \in C([0, \tau_0), X_0)$ 且满足

$$u(t) = T_{A_0}(t)x + \frac{d}{dt}(S_A * f)(t), \quad \forall t \in [0, \tau_0]$$

和

$$\|u(t)\| \leqslant M_A e^{\omega_A t} + M_A \int_0^t e^{\omega_A(t-r)}\|f(r)\|dr, \quad \forall t \in [0, \tau_0].$$

1.3.3 积分半群的应用

本节利用积分半群理论解决两类不同模型解的适定性问题. 首先, 考虑一般的齐次波动方程, 即对于任意 $x \in \mathbb{R}^m, t \in \mathbb{R}_+$,

$$\left(\frac{\partial^2}{\partial t^2} - \Delta_z\right)w(t, x) = 0,$$
$$\frac{\partial w(0, x)}{\partial t} = u_{20}(x), \quad w(0, x) = u_{10}(x). \tag{1.3.20}$$

令 $u_1 = w, u_2 = \partial_t w$, 系统 (1.3.20) 等价于

$$\partial_t(u_1, u_2) = (u_2, \Delta u_1) =: A(u_1, u_2),$$
$$(u_1, u_2)(0) = (u_{10}, u_{20}). \tag{1.3.21}$$

定义泛函空间

$$X = L^2(\mathbb{R}^m) \times L^2(\mathbb{R}^m)$$

及定义域

$$D(A) = H_2^2(\mathbb{R}^m) \times H_2^2(\mathbb{R}^m).$$

定义

$$X_\omega = H_2^1(\mathbb{R}^m) \times L^2(\mathbb{R}^m)$$

及限制算子 A_ω 的定义域

$$D(A_\omega) = H_2^1(\mathbb{R}^m) \times H_2^1(\mathbb{R}^m).$$

易得 A_ω 在 X_ω 上生成一个强连续半群 T_ω 且 A 在 X 上生成一个指数有界的非退化半群 $S(t)$. 由文献 [122] 中的推论 7.4.6 得

$$(u_1(t), u_2(t)) = T_\omega(t)(u_{10}, u_{20})$$

是如下问题的解

$$\frac{d}{dt}(u_1, u_2) = (u_2, \Delta u_1),$$
$$u_1(0) = u_{10}, \quad u_2(0) = u_{20}.$$

对于 $u_{10} \in H_2^2, u_{20} \in H_2^1$,

$$S(t)(u_{10}, u_{20}) = \left(\int_0^t u_1(s) ds, u_1(t) - u_{10} \right).$$

记

$$v(t) = (v_1(t), v_2(t)) = S(t)(u_{10}, u_{20}).$$

由定理 1.3.7 知

$$v(t) - tx = A \int_0^t v(s) ds, \quad x = (u_{10}, u_{20}), \tag{1.3.22}$$

即

$$v_1(t) - tu_{10} = \int_0^t v_2(s)ds, \tag{1.3.23}$$

$$v_2(t) - tu_{20} = \Delta \int_0^t v_1(s)ds, \tag{1.3.24}$$

将 (1.3.23) 代入 (1.3.24) 得

$$v_2(t) - tu_{20} = \Delta \int_0^t (t-s)(v_2(s) + u_{10})ds. \tag{1.3.25}$$

令

$$w(t) = v_2(t) + u_{10},$$

则

$$w(t) - u_{10} - tu_{20} = \Delta \int_0^t (t-s)w(s)dr. \tag{1.3.26}$$

对于任意 $u^* \in H_2^2$, 那么

$$\frac{d^2}{dt^2}\langle w(t), u^* \rangle = \langle w(t), \Delta u^* \rangle,$$

$$\frac{d}{dt}\langle w(t), u^* \rangle \bigg|_{t=0} = \langle u_{20}, u^* \rangle, \tag{1.3.27}$$

$$w(0) = u_{10},$$

其中 $\langle \cdot, \cdot \rangle$ 表示 L^2 空间中的内积. 对 (1.3.27) 积分两次得

$$\langle w(t), u^* \rangle - \langle u_{10}, u^* \rangle - \langle tu_{20}, u^* \rangle = \left\langle \int_0^t (t-s)w(s)ds, \Delta u^* \right\rangle, \quad u^* \in H_2^2.$$
$$\tag{1.3.28}$$

由于 Δ 是 L^2 空间上的自伴算子, 故

$$\int_0^t (t-s)w(s)ds \in H_2^2(\mathbb{R}^m)$$

且等式 (1.3.26) 成立. 令

$$v_2(t) = w(t) - u_{10}, \quad v_1(t) = \int_0^t w(s)ds,$$

则 $v(t) = (v_1(t), v_2(t))$ 且使得等式 (1.3.22) 成立. 因此, 由定理 1.3.7 知

$$v(t) = S(t)(u_{10}, u_{20}).$$

定理 1.3.10 对于任意 $u_{10}, u_{20} \in L^2(\mathbb{R}^m)$, 存在唯一的连续函数 $w: \mathbb{R}_+ \to L^2(\mathbb{R}^m)$ 使得对于任意 $u^* \in H_2^2(\mathbb{R}^m)$, $\langle w(t), u^* \rangle$ 是二阶可微的且满足等式 (1.3.27). 另外, 问题 (1.3.20) 在空间 $L^2(\mathbb{R}^m) \times L^2(\mathbb{R}^m)$ 上生成一个非退化的积分半群

$$S(t)(u_{10}, u_{20}) = \left(\int_0^t w(s)ds, w(t) - u_{10} \right).$$

利用定理 1.3.10 我们可以处理非齐次波动方程

$$\left(\frac{\partial^2}{\partial t^2} - \Delta \right) w(t, x) = f_2(t, x) + \Delta_2 \int_0^t f_1(s, x)ds,$$
$$\frac{\partial w(0, x)}{\partial t} = u_{20}, \quad w(0, x) = u_{10}. \tag{1.3.29}$$

假设

$$f_j : \mathbb{R}_+ \to L^2(\mathbb{R}^m), \quad j = 1, 2$$

连续且令

$$F(t) = (f_1(t), f_2(t)).$$

定义

$$(v_1(t), v_2(t)) = S(t)(u_{10}, u_{20}) + \int_0^t S(t - s)F(s)ds, \tag{1.3.30}$$

其中 $S(t)$ 是定理 1.3.10 中生成的积分半群.

定理 1.3.11 假设 $f_j : \mathbb{R}_+ \to L^2(\mathbb{R}^m)(j = 1, 2)$ 连续, 则对于任意 $u_{j0} \in L^2(\mathbb{R}^m)$ $(j = 1, 2)$, (1.3.30) 是非齐次波动方程的唯一弱解, 即 $w(t)$ 是如下问题的连续解:

$$w(0) = u_{10},$$
$$\frac{d}{dt} \langle w(t), u^* \rangle \Big|_{t=0} = \langle u_{20}, u^* \rangle,$$
$$\frac{d^2}{dt^2} \langle w(t), u^* \rangle = \langle w(t), \Delta u^* \rangle + \langle f_2(t), u^* \rangle + \left\langle \int_0^t f_1(s)ds, \Delta u^* \right\rangle,$$

其中 $u^* \in H_2^2(\mathbb{R}^m)$.

令 $p \in [1, +\infty), a_0 \in (0, +\infty]$, 考虑年龄结构问题

$$
\begin{cases}
\dfrac{\partial v}{\partial t} + \dfrac{\partial v}{\partial a} = A(a)v(t,a) + g(t,a), & a \in (0, a_0), \\[2mm]
v(t, 0) = h(t), \\[2mm]
v(0, \cdot) = \phi(\cdot) \in L^p((0, a_0), Y),
\end{cases}
\tag{1.3.31}
$$

其中 $h \in L^p((0, \tau_0), Y)$ 且 $g \in L^1((0, \tau_0), L^p((0, a_0), Y))$.

定义 1.3.5　如果条件

(1) $U(a, a) = Id, \ \forall a \in [0, a_0]$;

(2) $U(a, r)U(r, s) = U(a, s), \ \forall 0 \leqslant s \leqslant r \leqslant a \leqslant a_0$;

(3) $U(a, s)$ 是连续的;

(4) 存在常数 $M \geqslant 1$ 和 $\omega \in \mathbb{R}$ 使得当 $0 \leqslant s \leqslant a < a_0$ 时, $\|U(a, s)\| \leqslant Me^{\omega(a-s)}$ 成立, 定义 $U(a, s)$ 为指数增长演化算子族.

定义泛函空间

$$
X = Y \times L^p((0, a_0), Y), \quad X_0 = \{0_Y\} \times L^p((0, a_0), Y)
$$

且具有如下范数格式

$$
\left\| \begin{pmatrix} y \\ \psi \end{pmatrix} \right\| = \|y\|_Y + \|\psi\|_{L^p}.
$$

定义线性参数算子 $R_\lambda : X \to X_0$,

$$
R_\lambda \begin{pmatrix} y \\ \psi \end{pmatrix} = \begin{pmatrix} 0_Y \\ \phi \end{pmatrix} \Leftrightarrow
$$

$$
\phi(a) = e^{-\lambda a} U(a, 0)y + \int_0^a e^{-\lambda(a-s)} U(a, s)\psi(s)ds, \quad a \in (0, a_0).
$$

引理 1.3.6　假设 $A(a)$ 生成一个指数增长演化族 $\{U(a, s)\}_{0 \leqslant s \leqslant a < a_0}$, 存在唯一闭线性算子 $L : D(L) \subset X \to X$ 使得当 $\lambda > \omega$ 时,

$$
(\omega, +\infty) \subset \rho(L), \quad R_\lambda = (\lambda I - L)^{-1}, \quad \overline{D(L)} = X_0.
$$

证明　注意到, 当 $\lambda, \mu > \omega$ 时,

$$
(R_\lambda - R_\mu)x = (\mu - \lambda)R_\lambda R_\mu x,
$$

因此, R_λ 在 $(\omega, +\infty)$ 是伪预解算子且 $\mathrm{Range}(R_\lambda) \subset X_0$. 令 $x = (y, \psi)^\mathrm{T} \in X$, 且 $R_\lambda x = 0$, 则 $y = 0$. 故 $N(R_\lambda) \subset X_0$. 当 $y = 0$ 时,

$$\|R_\lambda x\| = \left(\int_0^{a_0} \left(\int_0^a e^{-\lambda(a-s)} U(a, s)\psi(s)ds\right)^p da\right)^{\frac{1}{p}}$$

$$\leqslant M \left(\int_0^{a_0} \left(\int_0^a e^{-(\lambda-\omega)(a-s)} \psi(s)ds\right)^p da\right)^{\frac{1}{p}}$$

$$= M\|e^{-(\lambda-\omega)} * \psi\|_{L^p} \leqslant M\|e^{-(\lambda-\omega)\cdot}\|\|\psi\|_{L^p} = \frac{M}{\lambda-\omega}\|\psi\|_{L^p}.$$

当 $\psi \in C_c^0((0, a_0), Y)$ 时,

$$\lim_{\lambda \to +\infty} \lambda R_\lambda x = x.$$

故 $\overline{D(L)} = X_0$. □

考虑如下 Cauchy 问题

$$\frac{du}{dt} = Lu(t) + f(t), \tag{1.3.32}$$
$$u(0) = x \in X_0,$$

其中 $f \in L^p((0, \tau_0), X)$.

引理 1.3.7 设 $\{A(a)\}_{0 \leqslant s \leqslant a < a_0}$ 生成一个指数增长有界演化半群 $\{U(a, s)\}_{0 \leqslant s \leqslant a < a_0}$, 那么 L 满足假设 1.3.1.

证明 利用 Cauchy-Schwarz 不等式

$$\left\|(\lambda I - A)^{-1}\begin{pmatrix} y \\ 0 \end{pmatrix}\right\| \leqslant M\left(\int_0^{a_0}(e^{-(\lambda-\omega)s}y(s))^p ds\right)^{\frac{1}{p}}$$

$$\leqslant M\|e^{-(\lambda-\omega)\cdot}\|_{L^p}\|y\|_{L^p} = \frac{M}{p^{1/p}(\lambda-\omega)^{1/p}}\|y\|_{L^p}.$$

利用 Young 不等式可得

$$\left\|(\lambda I - A)^{-1}\begin{pmatrix} 0 \\ \psi \end{pmatrix}\right\| \leqslant \frac{M}{(\lambda-\omega)^k}\|\psi\|_{L^p}. \qquad □$$

引理 1.3.8 定义 $L_0 = L|_{X_0}$ 或者当 $x \in X_0$, $L_0 x = Lx$, 且引理 1.3.7 中条件成立时, 则 L_0 生成一个 C_0 半群且满足

$$T_{L_0}[(0, \phi)^\mathrm{T}](t) = \begin{pmatrix} 0 \\ \hat{T}_{L_0}[\phi](t) \end{pmatrix},$$

这里

$$\hat{T}_{L_0}[\phi](t) = \begin{cases} 0, & a \in [0,t], \\ U(a,a-t)\phi(a-t), & a > t. \end{cases}$$

另外, 算子 L 生成一个积分半群 $\{S_L(t)\}_{t \geqslant 0}$,

$$S_L[(y,\phi)^{\mathrm{T}}](t) = \begin{pmatrix} 0 \\ W[y](t) + \int_0^t \hat{T}_{L_0}(s)\phi ds \end{pmatrix},$$

其中

$$W[y](t) = \begin{cases} U(a,0)y, & a \leqslant t, \\ 0, & a > t. \end{cases}$$

证明 由 T_{B_0} 和 S_B 的定义, 容易验证

$$\frac{d}{dt}(\lambda I - L)^{-1}T_{L_0}(t)x = \lambda(\lambda I - L)^{-1}T_{L_0}(t)x,$$

$$\frac{d}{dt}(\lambda I - L)^{-1}S_L(t)x = \lambda(\lambda I - L)^{-1}S_L(t)x - S_L(t)x + (\lambda I - L)^{-1}x. \qquad \square$$

定义算子 $P: X \to X$,

$$P\begin{pmatrix} y \\ \phi \end{pmatrix} = \begin{pmatrix} y \\ 0_{L^p} \end{pmatrix},$$

令 $X_1 = Y \times \{0_{L^p}\}$.

定理 1.3.12 假设引理 1.3.7 中条件成立, 则对于任意 $x \in \overline{D(L)}$ 及

$$f \in L^p((0,\tau_0), X_1) \oplus L^1((0,\tau_0), X_0),$$

存在 $u \in C([0,\tau_0], \overline{D(L)})$ 满足

$$u'(t) = Lu(t) + f(t), \quad u(0) = x,$$

且

$$u(t) = T_{L_0}(t)x + \frac{d}{dt}(S_B * f)(t), \quad \forall t \in [0,\tau_0].$$

存在一个与 τ_0 无关的正常数 $\widehat{M}$ 使得

$$\|u(t)\| \leqslant Me^{\omega t}\|x\| + \widehat{M}\left(\int_0^t \left(e^{\omega(t-s)}\|Pf(s)\|\right)^p\right)^{1/p}$$

$$+ M \int_0^t e^{\omega(t-s)} \|(I-P)f(s)\| ds, \quad \forall t \in [0, \tau_0],$$

或者

$$u(t) = T_{L_0}(t)x + \begin{pmatrix} 0 \\ w(t) \end{pmatrix}, \quad \forall t \in [0, \tau_0]$$

且

$$w(t)(a) = \begin{cases} U(a,0)Pf(t-a) + \left(\int_0^t \hat{T}_0(t-s)(I-P)f(s)ds \right)(a), & a \in [0,t], \\ \left(\int_0^t \hat{T}_0(t-s)(I-P)f(s)ds \right)(a), & a > t. \end{cases}$$

证明 固定 $\psi \in C_c^\infty((0,a_0),Y^*)$, 对于任意 $x^* \in X_0^*$, 定义线性泛函

$$x^* \begin{pmatrix} 0 \\ \phi \end{pmatrix} = \int_0^{a_0} \psi(s)(\phi(s))ds.$$

对于任意 $x \in X$,

$$x^*((\lambda I - L)^{-1}x) = x^*((\lambda I - B)^{-1}Px) + x^*((\lambda I - B)^{-1}(I-P)x)$$

且

$$x^*(\lambda I - L)^{-1}(I-P)x = \int_0^\infty e^{-(\lambda-\omega)t} x^*(e^{-\omega t}T_{L_0}(t)(I-P)x)dt,$$

同理

$$x^*(\lambda I - L)^{-1}Px = \int_0^{a_0} e^{-\lambda a} \psi(a)(U(a,0)y)da = \int_0^\infty e^{-(\lambda-\omega)t} W_{x^*}(t)(y)dt,$$

这里

$$W_{x^*}(t)y = \begin{cases} e^{-\omega t}\psi(t)U(t,0)y, & t \in [0,a_0], \\ 0, & t > a_0. \end{cases}$$

进一步得

$$x^*((\lambda I - L)^{-1}Px) = \frac{(-1)^{n-1}}{(n-1)!} \frac{d^{n-1}}{d\lambda^{n-1}} x^*((\lambda I - L)^{-1}Px)$$

$$= \frac{1}{(n-1)!} \int_0^\infty t^{n-1}e^{-(\lambda-\omega)t} W_{x^*}(t)ydt.$$

因此

$$\left| x^*((\lambda I - L)^{-1} P x) \right| \leqslant \frac{1}{(n-1)!} \int_0^\infty t^{n-1} e^{-\lambda t} \chi_{x^*}(t) dt \|y\|_Y,$$

其中

$$\chi_{x^*} = \begin{cases} M\|\psi(t)\|_{Y^*}, & t \in (0, a_0), \\ 0, & \text{其他}. \end{cases} \qquad \square$$

1.4　年龄结构传染病模型解的适定性

本节将给出几个证明经典模型解适定性的定理, 并给出几个具体的实例.

引理 1.4.1 ([149], 命题 4.16)　在 Banach 空间 X 上, 假设无限小生成元 A 生成半群 $\{T(t)\}_{t \geqslant 0}$, $f : X \to X$ Fréchet 可微, 则如下结论成立:

(1) 对于任意 $x \in X$, 存在 $T_{\max} > 0$ 使得

$$u(t, x) = T(t)x + \int_0^t T(t-s) f(u(s, x)) ds, \quad t \in [0, T_{\max}),$$

且 $T_{\max} = \infty$ 或者 $\lim\limits_{t \to T_{\max}^-} \sup \|u(t, x)\| = \infty$.

(2) 对于任意的 $x \in X$ 和 $t \in [0, T_{\max})$, 存在正常数 C 和 ϵ 使得对于 $\hat{x} \in X$, 当 $\|x - \hat{x}\| < \epsilon$ 时, 则对于任意 $0 \leqslant s \leqslant t < T_{\max}$, $\|u(s, x) - u(s, \hat{x})\| \leqslant C\|x - \hat{x}\|$.

(3) 若 $x \in D(A)$, 那么对于任意 $t \in [0, T_{\max})$, $u(t, x) \in D(A)$. 对于 $x \in X$ 及 $t \in [0, T_{\max})$, $u(t, x)$ 是连续可微的且

$$\frac{d}{dt} u(t, x) = A u(t, x) + f[u](t, x).$$

文献 [79] 考虑一类年龄结构的 SIR 模型

$$\left(\frac{\partial}{\partial t} + \frac{\partial}{\partial a} \right) S(t, a) = -(\mu(a) + \theta(a) + \lambda(t, a)) S(t, a),$$

$$\left(\frac{\partial}{\partial t} + \frac{\partial}{\partial a} \right) I(t, a) = \lambda(t, a) S(t, a) - (\mu(a) + \gamma(a)) I(t, a),$$

$$\left(\frac{\partial}{\partial t} + \frac{\partial}{\partial a} \right) R(t, a) = \theta(a) S(t, a) + \gamma(a) I(t, a) - \mu(a) R(t, a),$$

$$S(t, 0) = \int_0^\omega b(a)(S(t, a) + (1-q) I(t, a) + R(t, a)) da,$$

$$I(t, 0) = q \int_0^\omega m(a) I(t, a) da, \quad R(t, 0) = 0,$$

$$S(0,a) = S_0(a), \quad I(0,a) = I_0(a), \quad R(0,a) = R_0(a).$$

这里 S, I, R 分别表示易感人群、染病人群及康复人群的密度. ω 表示人的最大生理年龄, $b(a), \mu(a)$ 分别表示年龄依赖的出生率及死亡率; $\gamma(a)$ 表示年龄依赖的康复率; $q \in [0,1]$ 表示垂直传播率; $\theta(a)$ 表示接种率. 发生率满足

$$\lambda(t,a) := \frac{1}{N(t)} \int_0^\omega \beta(a,\sigma) I(t,\sigma) d\sigma, \quad N(t) = \int_0^\omega P(t,a) da,$$

其中, $P(t,a) = S(t,a) + I(t,a) + R(t,a)$ 表示年龄依赖的总人口. $\beta(a,\sigma)$ 表示年龄为 a 的易感者和年龄为 σ 的染病者之间的传播系数. 总人口方程满足

$$\left(\frac{\partial}{\partial t} + \frac{\partial}{\partial a} \right) P(t,a) = -\mu(a) P(t,a),$$

$$P(t,0) = \int_0^\omega b(a) P(t,a) da,$$

$$P(0,a) = P_0(a) = S_0(a) + I_0(a) + R_0(a).$$

定义

$$s(t,a) = \frac{S(t,a)}{P(t,a)}, \quad i(t,a) = \frac{I(t,a)}{P(t,a)}, \quad r(t,a) = \frac{R(t,a)}{P(t,a)},$$

则得到如下正规化系统

$$\begin{aligned}
&\left(\frac{\partial}{\partial t} + \frac{\partial}{\partial a} \right) s(t,a) = -(\theta(a) + \lambda(t,a)) s(t,a), \\
&\left(\frac{\partial}{\partial t} + \frac{\partial}{\partial a} \right) i(t,a) = \lambda(t,a) s(t,a) - \gamma(a) i(t,a), \\
&\left(\frac{\partial}{\partial t} + \frac{\partial}{\partial a} \right) r(t,a) = \theta(a) s(t,a) + \gamma(a) i(t,a), \\
&s(t,0) = 1 - q \int_0^\omega b(a) \phi(t,a) i(t,a) da, \\
&i(t,0) = q \int_0^\omega b(a) \phi(t,a) da, \quad r(t,0) = 0, \\
&\lambda(t,a) = \int_0^\omega \beta(a,\sigma) \psi(t,\sigma) i(t,\sigma) ds,
\end{aligned} \tag{1.4.1}$$

其中

$$\phi(t,a) = \frac{b(a) P(t,a)}{\displaystyle\int_0^\omega b(a) P(t,a) da}, \quad \psi(t,a) = \frac{P(t,a)}{\displaystyle\int_0^\omega P(t,a) da}.$$

实际上, $P(t,a)$ 和变量 (s,i,r) 无关, 从而 $\lim\limits_{t\to+\infty} P(t,a) = P_\infty(a)$. 因此

$$\lim_{t\to+\infty} \phi(t,a) = c_1(a) = \frac{e^{-r_0 a}b(a)\pi(a)}{\displaystyle\int_0^\omega e^{-r_0 a}b(a)\pi(a)da} = e^{-r_0 a}b(a)\pi(a),$$

$$\lim_{t\to+\infty} \psi(t,a) = c_2(a) = \frac{e^{-r_0 a}\pi(a)}{\displaystyle\int_0^\omega e^{-r_0 a}\pi(a)da} = b_0 e^{-r_0 a}b(a)\pi(a),$$

其中 r_0 为内禀增长率且满足方程 $\displaystyle\int_0^\omega e^{-r_0 a}b(a)\pi(a)da = 1$, $\pi(a) = e^{-\int_0^a \mu(s)ds}$ 且

$b_0 = \dfrac{1}{\displaystyle\int_0^\omega e^{-r_0 a}\pi(a)da}$. 因此, 极限系统满足

$$\begin{aligned}
&\left(\frac{\partial}{\partial t} + \frac{\partial}{\partial a}\right)s(t,a) = -(\theta(a) + \lambda(t,a))s(t,a),\\[2mm]
&\left(\frac{\partial}{\partial t} + \frac{\partial}{\partial a}\right)i(t,a) = \lambda(t,a)s(t,a) - \gamma(a)i(t,a),\\[2mm]
&\left(\frac{\partial}{\partial t} + \frac{\partial}{\partial a}\right)r(t,a) = \theta(a)s(t,a) + \gamma(a)i(t,a),\\[2mm]
&s(t,0) = 1 - q\int_0^\omega c_1(a)i(t,a)da,\\[2mm]
&i(t,0) = q\int_0^\omega c_1(a)i(t,a)da, \quad r(t,0) = 0,\\[2mm]
&\lambda(t,a) = \int_0^\omega \beta(a,\sigma)c_2(\sigma)i(t,\sigma)d\sigma,
\end{aligned} \tag{1.4.2}$$

状态变量 (1.4.2) 满足

$$\Omega = \{(s,i,r) \in (L_+^1(0,\omega))^3 | s + i + r = 1\}.$$

从而, 考虑如下系统

$$\begin{aligned}
&\left(\frac{\partial}{\partial t} + \frac{\partial}{\partial a}\right)i(t,a) = \lambda(t,a)(1 - i(t,a) - r(t,a)) - \gamma(a)i(t,a),\\[2mm]
&\left(\frac{\partial}{\partial t} + \frac{\partial}{\partial a}\right)r(t,a) = \theta(a)(1 - i(t,a) - r(t,a)) + \gamma(a)i(t,a),
\end{aligned}$$

$$s(t,0) = 1 - q \int_0^\omega c_1(a)i(t,a)da, \tag{1.4.3}$$

$$i(t,0) = q \int_0^\omega c_1(a)i(t,a)da, \quad r(t,0) = 0,$$

$$\lambda(t,a) = \int_0^\omega \beta(a,\sigma)c_2(\sigma)i(t,\sigma)d\sigma,$$

系统 (1.4.3) 状态变量满足

$$\Omega = \{(i,r) \in (L_+^1(0,\omega))^2 | 0 \leqslant i + r \leqslant 1\}.$$

定义泛函空间 $E = L^1(0,\omega) \times L^1(0,\omega)$. 定义线性算子

$$A[\phi](a) = \begin{pmatrix} -\dfrac{d}{da} & 0 \\ 0 & -\dfrac{d}{da} \end{pmatrix} \begin{pmatrix} \phi_1(a) \\ \phi_2(a) \end{pmatrix},$$

$$D(A) = \left\{ \phi \in E \middle| \phi_j \in W^{1,1}(0,\omega), \phi(0) = \begin{pmatrix} q \displaystyle\int_0^\omega c_1(a)\phi_1(a)da \\ 0 \end{pmatrix} \right\}$$

和非线性算子

$$F[\phi](a) = \begin{pmatrix} \lambda[a|\phi_1](1 - \phi_1(a) - \phi_2(a)) - \gamma(a)\phi(a) \\ \theta(1 - \phi_1(a) - \phi_2(a)) + \gamma(a)\phi_1(a) \end{pmatrix}.$$

令 $u = (i,r)^{\mathrm{T}} \in E$, 系统 (1.4.3) 简化为抽象 Cauchy 问题

$$\frac{du(t)}{dt} = Au(t) + F[u](t), \quad u(0) = u_0. \tag{1.4.4}$$

容易发现算子 A 生成如下半群

$$e^{tA}[\phi](a) = \begin{pmatrix} e^{tA_1}[\phi_1](a) \\ e^{tA_2}[\phi_2](a) \end{pmatrix},$$

其中

$$e^{tA_1}[\phi_1](a) = \begin{cases} B(t-a), & t \geqslant a, \\ \phi_1(a-t), & t < a, \end{cases} \tag{1.4.5}$$

$$e^{tA_2}[\phi_2](a) = \begin{cases} 0, & t \geqslant a, \\ \phi_2(a-t), & t < a. \end{cases} \tag{1.4.6}$$

$B(t)$ 满足如下更新方程

$$B(t) = G(t) + q\int_0^t c_1(a)B(t-a)da, \quad G(t) = q\int_{t\wedge\omega}^{\omega} c_1(a)\phi_1(a-t)da,$$

其中 $t\wedge\omega := \min\{t,\omega\}$.

引理 1.4.2 非线性算子 F 是 Fréchet 可微的.

证明 对于任意的 $\phi,\psi \in E$, 由 Fréchet 微分定义可得

$$F'[\phi]\psi$$
$$= \begin{pmatrix} \lambda[a|\phi_1](1-\psi_1(a)-\psi_2(a)) + \lambda[a|\psi_1](1-\phi_1(a)-\phi_2(a)) - \gamma(a)\psi(a) \\ \theta(1-\psi_1(a)-\psi_2(a)) + \gamma(a)\psi_1(a) \end{pmatrix}. \square$$

由引理 1.4.2 和定理 1.2.5 得系统 (1.4.3) 解的存在性.

定理 1.4.1 存在一个正常数 $T_{\max}$ 使得对于任意 $u \in E$,

$$u(t,\phi) = e^{tA}\phi + \int_0^t e^{(t-s)A}F[u](s)ds, \quad t \in [0, T_{\max}),$$

且 $T_{\max} = \infty$ 或者 $\limsup\limits_{t\to T_{\max}^-} \|u(t,x)\| = \infty$.

令 X 是具有范数 $\|\cdot\|_X$ 的 Banach 空间, A 是最大年龄. 令 $Y = (L^1(0,A))^m$ 和 $X = \mathbb{R}^n \times Y$. 假设 $v \in C([0,T],\mathbb{R}^n)$ 及 $u \in C([0,T],Y)$, $D \geqslant 0$ 是一个 m 维的对角矩阵. 考虑如下系统

$$\begin{aligned} v' &= G(t;v,u), \\ u_t + u_a &= F(t,a;v,u) - Du, \\ v(0) &= v_0, \\ u(0,t) &= B(t;v,u), \\ u(a,0) &= u_0, \end{aligned} \tag{1.4.7}$$

其中 $G, B : [0,T]\times[0,A]\times X \to \mathbb{R}^n$, $F : [0,T]\times[0,A]\times X \to Y$ 是非线性算子.

定理 1.4.2(定理 2.1, [88])　令 X_+ 表示 X 的正锥,$(v_0, u_0) \in X_+$,且 $\Omega \subset X_+$ 是系统 (1.4.7) 的有界集. 另外, 若如下假设成立:

(1) G, B, F 是 Lipschitz 连续的, 即对于任意 $v, \hat{v} \in \mathbb{R}^n$ 及 $u, \hat{u} \in Y$ $((u,v) \in \Omega, (\bar{v}, \bar{u}) \in \Omega)$, 当 $t \in [0, T]$ 时,

$$|G(t; v, u) - G(t; \bar{v}, \bar{u})|_{\mathbb{R}^n} \leqslant K_G(|v - \bar{v}|_{\mathbb{R}^n} + \|u - \bar{u}\|_Y),$$

$$|B(t; v, u) - B(t; \bar{v}, \bar{u})|_{\mathbb{R}^n} \leqslant K_B(|v - \bar{v}|_{\mathbb{R}^n} + \|u - \bar{u}\|_Y),$$

$$\|F(t; v, u) - F(t; \bar{v}, \bar{u})\|_Y \leqslant K_F(|v - \bar{v}|_{\mathbb{R}^n} + \|u - \bar{u}\|_Y).$$

(2) 对于 $(t, a) \in [0, T] \times [0, A]$ 及 $v \in \mathbb{R}_+^n, u \in Y_+$, 存在 $F_j \geqslant 0$ $(j = 1, 2)$ 使得 $F(t, a; v, u) = F_1(t, a; v, u) - F_2(t, a; v, u)u$ 且 $|F_2(t, a; v, u)|_{\mathbb{R}^m} \leqslant K_2$.

(3) 对于 $t \in [0, T]$ 及 $v \in \mathbb{R}_+^n, u \in Y_+$, 存在 $G_j \geqslant 0$ $(j = 1, 2)$ 使得 $G(t, a; v, u) = G_1(t; v, u) - G_2(t; v, u)v$ 且 $|G_2(t, a; v, u)|_{\mathbb{R}^m} \leqslant K_2$.

(4) 对于 $t \in [0, T]$ 及 $v \in \mathbb{R}_+^n, u \in Y_+$, $B(t; v, u) \geqslant 0$.

(5) 算子 $|G(t; 0, 0)|_{\mathbb{R}^n}, \|F(t; 0, 0)\|_Y, B(t; 0, 0)$ 有界, 则对于任意 $(v_0, u_0) \in X_+$ 或 $(v_0, u_0) \in \Omega$, 系统 (1.4.7) 在 $[0, T]$ 上存在一个非负解.

引理 1.4.3(命题 2.10, [135])　假设 Ω 是 X 上的闭子集, 若如下条件成立:

(1) A 是 Banach 空间 X 上的闭算子. $\lambda I - A$ 在空间 X 上有界且可逆, 即存在两个正常数 M, ω 使得对于 $n \in \mathbb{N}$, 当 $\lambda > \omega$ 时,

$$\|(\lambda I - A)^{-n}\| \leqslant \frac{M}{(\lambda - \omega)^n}.$$

(2) $f : \Omega \subset X$ 有界且局部 Lipschitz 连续, 即存在 $C > 0$ 和 $\epsilon > 0$ 使得当 $y, z \in \Omega$ 且 $\|y - z\| \leqslant \epsilon$ 时,

$$\|f(y) - f(z)\| \leqslant C\|y - z\|.$$

(3) $\lambda > \omega$ 充分大且满足 $\lambda(\lambda - A)^{-1}(\Omega) \to \Omega$.

(4) 对于任意 $u \in \Omega$, 当 $h \to 0$ 时,

$$\frac{1}{h}\mathrm{dist}(u + hf(u), \Omega) \to 0.$$

则存在 $T_{\max} > 0$, 系统 (1.2.6) 在 $[0, T_{\max})$ 上存在一个非负的连续解.

例 1.4.1　将总人口分成三类: 易感类 $S(t)$, 染病类 $I(t)$ 及康复类 $R(t, a)$.

由于菌株的变异康复者不具有永久免疫. 考虑一类具有暂时免疫的 SIRS 模型

$$
\frac{dS(t)}{dt} = \Lambda - \beta SI - \mu S + \int_0^\infty \delta(a) R(t,a) da,
$$

$$
\frac{dI(t)}{dt} = \beta SI - (\mu + \nu + \gamma) I(t),
$$

$$
\frac{\partial R(t,a)}{\partial t} + \frac{\partial R(t,a)}{\partial a} = -(\mu + \delta(a)) R(t,a), \qquad (1.4.8)
$$

$$
R(t,0) = \gamma I(t),
$$

$$
S(0) = S_0, \quad I(0) = I_0, \quad R(0,a) = R_0(a) \in L_+^1(\mathbb{R}_+),
$$

其中 $\Lambda, \mu, \gamma, \beta$ 分别表示出生率、自然死亡率、治疗率及传染率; ν 表示因病死亡率; $\delta(a)$ 表示不同个体的免疫丧失率. 令 $Y = \mathbb{R} \times L^1(\mathbb{R}_+)$ 及 $X = \mathbb{R}^2 \times Y$ 且具有如下形式范数

$$
\|\phi\| = \sum_{k=1}^3 |\phi_k| + \int_0^\infty |\phi_4(a)| da, \quad \phi = (\phi_1, \phi_2, \phi_3, \phi_4)^{\mathrm{T}} \in X,
$$

则其正锥定义为

$$
X_+ = \mathbb{R}_+^3 \times L_+^1(\mathbb{R}_+).
$$

定义 $Y_0 = \{0\} \times L^1(\mathbb{R}_+)$ 及 $X_0 = \mathbb{R}^3 \times Y_0$, 那么

$$
Y_{0+} = Y_+ \cap Y_0, \quad X_{0+} = X_0 \cap X_+.
$$

定义线性算子 $A_1 : Y_0 \to Y$ 满足

$$
A_1 \begin{pmatrix} 0 \\ \phi_3 \end{pmatrix} = \begin{pmatrix} -\phi_3(0) \\ -\phi_3' - (\mu + \delta(a))\phi_3 \end{pmatrix},
$$

且

$$
D(A_1) = \{0\} \times W^{1,1}(\mathbb{R}_+) \subset Y_0.
$$

定义 $A = \mathrm{diag}(-\mu, -(\mu + \nu + \gamma), A_1)$ 且

$$
D(A) = \mathbb{R}^2 \times D(A_1).
$$

对于任意 $\phi \in X_0$, 定义非线性算子 $F : \overline{D(A)} \to X$,

$$F[\phi] = \begin{pmatrix} \Lambda - \beta\phi_1\phi_2 + \displaystyle\int_0^\infty \delta(a)\phi_4(t,a)da \\ \beta\phi_1\phi_2 \\ \gamma\phi_2 \\ 0 \end{pmatrix}.$$

令 $u = (S, I, 0, R) \in X_0$, 则系统 (1.4.8) 可写成如下抽象形式

$$\frac{du}{dt} = Au + f(u), \quad u(0) = u_0. \tag{1.4.9}$$

现在验证引理 1.4.3 中的条件, 由于 $\overline{D(A)} = X_0$, 因此 A 是一个闭稠定算子. 令 $\psi = (\psi_1, \psi_2, \psi_3, \psi_4)^{\mathrm{T}} \in X$ 那么求解 $(\lambda I - A)u = \psi$,

$$u = (\lambda I - L)^{-1}\psi$$
$$= \begin{pmatrix} \dfrac{\psi_1}{\lambda + \mu} \\ \dfrac{\psi_2}{\lambda + \mu + \nu + \gamma} \\ 0 \\ \psi_3 e^{-\lambda a}\pi(a) + \displaystyle\int_0^a \psi_4(s)e^{-\lambda(a-s)}\dfrac{\pi(a)}{\pi(s)}ds \end{pmatrix}, \quad \pi(a) = e^{-\int_0^a(\mu+\delta(s))ds},$$

那么, 当 $\lambda > -\mu$ 时,

$$\|(\lambda I - A)^{-1}\| \leqslant \frac{1}{\lambda + \mu}.$$

为了验证条件 (2), 若 $\mathrm{ess.}\sup\limits_{a\in\mathbb{R}_+} \delta(a) \leqslant \bar{\delta}$, 显然 F 有界. 接下来证明 F 的 Lipschitz 连续性, 对于任意 $\phi, \bar{\phi} \in X_0$, 则

$$F[\phi] - F[\bar{\phi}] = \begin{pmatrix} \beta\bar{\phi}_2(\bar{\phi}_1 - \phi_1) + \beta\phi_1(\bar{\phi}_2 - \phi_2) - \displaystyle\int_0^\infty \delta(a)(\bar{\phi}_3(a,\cdot) - \phi_3(a,\cdot))da \\ -\beta\bar{\phi}_2(\bar{\phi}_1 - \phi_1) - \beta\phi_1(\bar{\phi}_2 - \phi_2) \\ \gamma(\phi_2 - \bar{\phi}_2) \\ 0 \end{pmatrix}$$

$$\leqslant C\|\phi - \bar{\phi}\|_X.$$

对于任意 $\psi \in \Omega$, 那么 $\lambda(\lambda I - A)^{-1}\psi \leqslant \|\psi\|_X$. 从而 $\lambda(\lambda I - A)^{-1}(\Omega) \subset \Omega$.

对于任意 $u \in \Omega$, 定义 $\hat{F} = F(u) + \epsilon u$, 其中 $\epsilon > \beta\dfrac{\Lambda}{\mu}$. 那么对于任意充分小 $h > 0$, $u - h\epsilon u \in \Omega$, $h\hat{F}[u] \in \Omega$, 当 $u \in \Omega$ 时,

$$\frac{1}{h}\text{dist}(u + hF(u), \Omega) = \frac{1}{h}\text{dist}(u - \epsilon hu + h\hat{F}[u], \Omega) = 0.$$

从而, 引理 1.4.3 中条件 (1)—(4) 成立. 那么, 当 δ 本性有界时, 存在 $T_{\max} > 0$, 系统 (1.4.8) 在 $[0, T_{\max})$ 上存在唯一非负解.

1.5 后 向 分 支

后向分支是一类非常特殊的局部分支, 当传染病系统的基本再生数 $\mathcal{R}_0$ 在 1 附近变化时, 系统由一个稳定的不动点演化出两个正平衡点, 即, 一个稳定的较大平衡点 E^*, 一个不稳定较小平衡点 E_*. 这种现象意味着当基本再生数 $\mathcal{R}_0 < 1$ 时, 疾病有可能暴发. 疾病是否暴发取决于初始时刻染病者的数量, 若初始染病者数小于不稳定 E_*, 则疾病灭绝; 当初始染病者数量大于 E_* 时, 则疾病暴发. 判定一个传染病模型是否存在后向分支对于疾病的控制至关重要. 下面主要介绍三种求解传染病模型产生后向分支的方法.

1.5.1 敏感性分析方法

考虑如下系统

$$\begin{aligned} x' &= f(x, y), \\ y' &= g(x, y), \end{aligned} \tag{1.5.1}$$

其中 $x \in \mathbb{R}^n, y \in \mathbb{R}^m$. 从而系统 (1.5.1) 平衡点满足

$$\begin{aligned} 0 &= f(x, y), \\ 0 &= g(x, y). \end{aligned} \tag{1.5.2}$$

考察系统 (1.5.1) 是否存在后向分支, 需要遵循以下八步:

(1) 假设所有变量都依赖于系统 (1.5.1) 的某个参数 p. 若系统 (1.5.1) 是一个传染病模型, 那么我们假设感染的变量为 y_1. 重新考虑新系统

$$\begin{aligned} 0 &= f(x, y), \\ 0 &= g(x, y), \\ 0 &= \hat{g}(x, y, z, p) = g(x, y, p)/y_1, \end{aligned} \tag{1.5.3}$$

其中 $z \in \mathbb{R}^{m-1}$ 且 $z_k = y_k/y_1, k = 2, \cdots, m$.

(2) 求解系统 (1.5.3) 得无病平衡点 $y_1 = 0$ 及其他非平凡平衡点 $z_k = y_k/y_1$.

(3) 对系统 (1.5.3) 关于 p 求偏导数, 得敏感性方程:

$$0 = \frac{\partial f(x, y, p)}{\partial p} + \sum_j \frac{\partial f(x, y, p)}{\partial x_j} \frac{\partial x_j}{\partial p} + \sum_k \frac{\partial f(x, y, p)}{\partial y_k} \frac{\partial y_k}{\partial p}, \tag{1.5.4}$$

$$0 = \frac{\partial g(x, y, p)}{\partial p} + \sum_j \frac{\partial g(x, y, p)}{\partial x_j} \frac{\partial x_j}{\partial p} + \sum_k \frac{\partial g(x, y, p)}{\partial y_k} \frac{\partial y_k}{\partial p}, \tag{1.5.5}$$

$$0 = \frac{\partial \hat{g}(x, y, z, p)}{\partial p} + \sum_j \frac{\partial \hat{g}(x, y, z, p)}{\partial x_j} \frac{\partial x_j}{\partial p} + \sum_k \frac{\partial \hat{g}(x, y, z, p)}{\partial y_k} \frac{\partial y_k}{\partial p}$$

$$+ \sum_k \frac{\partial \hat{g}(x, y, z, p)}{\partial z_k} \frac{\partial z_k}{\partial p}, \tag{1.5.6}$$

(4) 在无病平衡点 E_0 处求临界阈值参数 p^*.

(5) 假定方程 (1.5.6) 对应变量 y_1 为主方程, 利用 (1.5.6) 中其他变量消去 $\partial z_k/\partial p, k = 2, \cdots, m$.

(6) 求解前 $m+n$ 个方程得

$$\frac{\partial x_k}{\partial p} = f_1 \left(\frac{\partial y_1}{\partial p} \right), \quad \frac{\partial y_k}{\partial p} = g_1 \left(\frac{\partial y_1}{\partial p} \right).$$

(7) 将第六步中 $\partial x_k/\partial p$ 和 $\partial y_k/\partial p$ 代入 (1.5.6) 得关于 $\partial y_1/\partial p$ 的等式.

(8) 求第七步所得产生后向分支条件为: 当 $\dfrac{\partial \mathcal{R}}{\partial p} > 0$ 时,

$$\left. \frac{\partial y_1}{\partial p} \right|_{y_1=0, p=p^*} < 0. \tag{1.5.7}$$

例 1.5.1 考虑霍乱传染病模型, 总人口分为易感类、染病类、康复类及接种疫苗类, 分别用 $S(t), I(t), R(t)$ 和 $V(t)$ 表示, $B(t)$ 表示环境中霍乱弧菌的浓度. 霍乱主要通过人体摄取环境中霍乱弧菌而传播. 故传播模型为

$$S'(t) = \Lambda - \beta \frac{SB}{B+D} - (\mu + \psi)S + wR,$$

$$V'(t) = \psi S - \sigma\beta \frac{VB}{B+D} - \mu V,$$

$$I'(t) = \beta \frac{SB}{B+D} + \sigma\beta \frac{VB}{B+D} - (\mu + \gamma)I, \tag{1.5.8}$$

$$R'(t) = \gamma I - (\mu + w)R,$$

$$B'(t) = \eta I - \delta B,$$

其中参数 Λ 表示输入率, μ 表示自然死亡率, ψ 表示接种率, w 表示免疫丧失率, β 表示传染率, $1 - \sigma$ 表示疫苗保护率, γ 表示康复率. 系统 (1.5.8) 存在一个无病平衡点 $E_0 = (S^0, V^0, 0, 0, 0)$, 其中

$$S^0 = \frac{\Lambda}{\mu + \psi}, \quad V^0 = \frac{\psi}{\mu}S^0.$$

定义基本再生数

$$\mathcal{R}(\psi) = \frac{\eta}{\delta}\frac{\beta(S^0 + \sigma V^0)}{D(\mu + \gamma)}.$$

假设 β 为分支参数 p, 感染变量 $y_1 = B$, 那么对于霍乱模型 (1.5.8) 的平衡点满足

$$0 = \Lambda - \beta\frac{SB}{B+D} - (\mu + \psi)S + wR,$$

$$0 = \psi S - \sigma\beta\frac{VB}{B+D} - \mu V,$$

$$0 = \beta\frac{SB}{B+D} + \sigma\beta\frac{VB}{B+D} - (\mu + \gamma)I,$$

$$0 = \gamma I - (\mu + w)R, \tag{1.5.9}$$

$$0 = \eta I - \delta B,$$

$$0 = \beta\frac{S}{B+D} + \sigma\beta\frac{V}{B+D} - (\mu + \gamma)\frac{I}{B},$$

$$0 = \eta\frac{I}{B} - \delta,$$

故 $z = I/B$. 注意到原系统有唯一无病平衡点 $E_0 = (S^0, V^0, 0, 0, 0, \delta/\eta)$. 对 (1.5.9) 在无病平衡点处关于 β 求偏导数得

$$0 = -\beta\frac{S^0}{D}B' - (\mu + \psi)S' + wR',$$

$$0 = \psi S' - \sigma\beta\frac{V^0 B'}{D} - \mu V',$$

$$0 = \beta\frac{S^0 B'}{D} + \sigma\beta\frac{V^0 B'}{D} - (\mu + \gamma)I',$$

$$0 = \gamma I' - (\mu + w)R', \tag{1.5.10}$$

$$0 = \eta I' - \delta B',$$

$$0 = \frac{S^0 + \sigma V^0}{D} + \beta \frac{S' + \sigma V'}{D} - \beta \frac{S^0 + \sigma V^0}{D^2} B' - (\mu + \gamma) \left(\frac{I}{B} \right)',$$

$$0 = \left(\eta \frac{I}{B} \right)',$$

由 (1.5.10) 的最后两个方程得

$$0 = \frac{S^0 + \sigma V^0}{D} + \beta \frac{S' + \sigma V'}{D} - \beta \frac{S^0 + \sigma V^0}{D^2} B'. \tag{1.5.11}$$

由 $\mathcal{R}(\psi) = \dfrac{\beta(S^0 + \sigma V^0)}{D(\mu + \gamma)} = 1$, 求得 $\beta^* = \dfrac{D(\mu + \gamma)}{S^0 + \sigma V^0}$. 故 (1.5.10) 的第三个方程恒

成立. 求解 (1.5.10) 的前五个方程得

$$S' = \frac{1}{\mu + \psi} \left(-\beta^* \frac{S^0}{D} + q \right) B', \tag{1.5.12}$$

$$V' = \frac{\psi}{\mu} S' - \frac{\sigma \beta^*}{\mu} \frac{V^0}{D} B', \tag{1.5.13}$$

其中 $q = \dfrac{\gamma w}{\mu + w} \dfrac{\delta}{\eta}$. 因此

$$S' + \sigma V' = \left(1 + \sigma \frac{\psi}{\mu} \right) S' - \frac{\sigma^2 \beta^*}{\mu} \frac{V^0}{D} B'.$$

将其代入方程 (1.5.11) 得

$$\frac{S^0 + \sigma V^0}{D} + \frac{\beta^*}{D} \left(1 + \sigma \frac{\psi}{\mu} \right) \frac{1}{\mu + \psi} \left(-\beta^* \frac{S^0}{D} + q \right) B' - \frac{\beta^*}{D} \frac{\sigma^2 \beta^*}{\mu} \frac{V^0}{D} B'$$

$$- \beta^* \frac{S^0 + \sigma V^0}{D^2} B' = 0. \tag{1.5.14}$$

求解 (1.5.14) 得

$$B' = \frac{\dfrac{S^0 + \sigma V^0}{D}}{-\dfrac{\beta^*}{D} \left(1 + \sigma \dfrac{\psi}{\mu} \right) \dfrac{1}{\mu + \psi} \left(-\beta^* \dfrac{S^0}{D} + q \right) + \dfrac{\beta^*}{D} \dfrac{\sigma^2 \beta^*}{\mu} \dfrac{V^0}{D} + \beta^* \dfrac{S^0 + \sigma V^0}{D^2}}. \tag{1.5.15}$$

定义

$$Q = 1 + \frac{\sigma \psi}{\mu}.$$

当

$$\frac{S^0}{D}Q + \frac{\beta^* V^0}{D}\frac{\sigma^2}{\mu} + \frac{\beta^* S^0}{D(\mu + \psi)}Q - \frac{q}{\mu + \psi}Q < 0,$$

$B'|_{B=0,\beta=\beta^*} < 0$, 即系统 (1.5.9) 产生后向分支.

例 1.5.2 疾病传播过程并不一定满足指数分布, 考虑将模型 (1.5.9) 引入非马尔可夫传播和康复过程. 该模型可改写为

$$S' = \Lambda - \frac{S}{B+D}\int_0^\infty \beta(\theta)u(\theta,t)d\theta - (\mu + \psi)S + wR,$$

$$V' = \psi S - \sigma \frac{V}{B+D}\int_0^\infty \beta(\theta)u(\theta,t)d\theta - \mu V,$$

$$i_t + i_\tau = -(\mu + \gamma(\tau))i,$$

$$i(0,t) = \frac{S + \sigma V}{B+D}\int_0^\infty \beta(\theta)u(\theta,t)d\theta, \qquad (1.5.16)$$

$$R' = \int_0^\infty \gamma(\tau)i(\tau,t)d\tau - (\mu + w)R,$$

$$u_\theta + u_t = -\delta(\theta)u,$$

$$u(0,t) = \int_0^\infty \eta(\tau)i(\tau,t)d\tau.$$

为了方便定义

$$B(t) = \int_0^\infty u(\theta,t)d\theta.$$

模型 (1.5.16) 有唯一无病平衡点 $E_0 = (S^0, V^0, 0, 0, 0)$, 其中

$$S^0 = \frac{\Lambda}{\mu + \psi}, \quad V^0 = \frac{\psi}{\mu}S^0.$$

引入染病个体及环境中霍乱弧菌的存活概率

$$\pi(\tau) = e^{-\mu\tau + \int_0^\tau \gamma(s)ds}, \quad \pi_d(\theta) = e^{-\int_0^\theta \delta(s)ds}.$$

定义基本再生数为

$$\mathcal{R}(\psi) = \frac{S^0 + \sigma V^0}{D}\int_0^\infty \beta(\theta)\pi_d(\theta)d\theta \int_0^\infty \eta(\tau)\pi(\tau)d\tau.$$

定义 $\beta = \bar{\beta}\beta_0(\theta)$ 且 $\sup\beta_0(\theta) = 1$. 系统 (1.5.16) 的平衡点满足

$$0 = \Lambda - \frac{S}{B+D}\int_0^\infty \beta(\theta)u(\theta)d\theta - (\mu+\psi)S + wR,$$

$$0 = \psi S - \sigma\frac{V}{B+D}\int_0^\infty \beta(\theta)u(\theta)d\theta - \mu V,$$

$$i_\tau = -(\mu+\gamma(\tau))i,$$

$$i(0) = \frac{S+\sigma V}{B+D}\int_0^\infty \beta(\theta)u(\theta)d\theta, \tag{1.5.17}$$

$$0 = \int_0^\infty \gamma(\tau)i(\tau)d\tau - (\mu+w)R,$$

$$u_\theta = -\delta(\theta)u,$$

$$u(0) = \int_0^\infty \eta(\tau)i(\tau)d\tau.$$

直接求解 (1.5.17) 中的两个常微分方程得

$$i(\tau) = i(0)\pi(\tau), \quad u(\theta) = u(0)\pi_d(\theta). \tag{1.5.18}$$

将 (1.5.18) 代入 (1.5.17) 中其他方程得

$$0 = \Lambda - \frac{S\bar{\beta}u(0)\mathcal{B}}{u(0)\Pi+D} - (\mu+\psi)S + wR,$$

$$0 = \psi S - \sigma\frac{S\bar{\beta}u(0)\mathcal{B}}{u(0)\Pi+D} - \mu V,$$

$$i(0) = \bar{\beta}u(0)\frac{S+\sigma V}{u(0)\Pi+D}\mathcal{B}, \tag{1.5.19}$$

$$0 = i(0)\Gamma - (\mu+w)R,$$

$$u(0) = i(0)\Sigma,$$

其中

$$\Pi = \int_0^\infty \pi_d(\tau)d\tau, \quad \mathcal{B} = \int_0^\infty \beta_0(\theta)\pi_d(\theta)d\theta, \quad \Sigma = \int_0^\infty \eta(\tau)\pi(\tau)d\tau,$$

$$\Gamma = \int_0^\infty \gamma(\tau)\pi(\tau)d\tau.$$

模型 (1.5.19) 染病变量为 $i(0)$ 和 $u(0)$, 选取 $u(0)$ 为主变量, 则对系统 (1.5.17) 进行敏感性分析得

$$0 = \Lambda - \frac{S\bar{\beta}u(0)\mathcal{B}}{u(0)\Pi + D} - (\mu + \psi)S + wR,$$

$$0 = \psi S - \sigma\frac{S\bar{\beta}u(0)\mathcal{B}}{u(0)\Pi + D} - \mu V,$$

$$i(0) = \bar{\beta}u(0)\frac{S + \sigma V}{u(0)\Pi + D}\mathcal{B},$$

$$0 = i(0)\Gamma - (\mu + w)R, \qquad\qquad (1.5.20)$$

$$u(0) = i(0)\Sigma,$$

$$\frac{i(0)}{u(0)} = \bar{\beta}\frac{S + \sigma V}{u(0)\Pi + D}\mathcal{B},$$

$$1 = \frac{i(0)}{u(0)}\Sigma.$$

定义 $z = i(0)/u(0)$, 则 (1.5.20) 有无病平衡点 $\bar{E}_0 = (S^0, V^0, 0, 0, 0, 1/\Sigma)$. 对系统 (1.5.20) 在无病平衡点处关于 $\bar{\beta}$ 求偏导数得

$$0 = -\frac{S^0\bar{\beta}u'(0)\mathcal{B}}{D} - (\mu + \psi)S' + wR',$$

$$0 = \psi S' - \sigma\frac{S^0\bar{\beta}u'(0)\mathcal{B}}{D} - \mu V',$$

$$i'(0) = \bar{\beta}u'(0)\frac{S^0 + \sigma V^0}{D}\mathcal{B},$$

$$0 = i'(0)\Gamma - (\mu + w)R', \qquad\qquad (1.5.21)$$

$$u'(0) = i'(0)\Sigma,$$

$$\left(\frac{i(0)}{u(0)}\right)' = \frac{S^0 + \sigma V^0}{D}\mathcal{B} + \bar{\beta}\frac{S' + \sigma V'}{D}\mathcal{B} - \bar{\beta}\Pi\frac{S^0 + \sigma V^0}{D^2}u'(0)\mathcal{B},$$

$$0 = \left(\frac{i(0)}{u(0)}\right)'\Sigma.$$

由方程 (1.5.21) 的最后两个方程得

$$\frac{S^0 + \sigma V^0}{D} + \bar{\beta}\frac{S' + \sigma V'}{D} - \bar{\beta}\Pi\frac{S^0 + \sigma V^0}{D^2}u'(0) = 0. \qquad (1.5.22)$$

定义 $q = w\Gamma/(\Sigma(\mu + w))$, 求解 (1.5.21) 得

$$S' = \left(\frac{q}{\mu + \psi} - \frac{\bar{\beta} S^0 \mathcal{B}}{D(\mu + \psi)} \right) u'(0),$$

$$V' = \frac{\psi}{\mu} S' - \frac{\sigma \bar{\beta} V^0 \mathcal{B}}{D\mu} u'(0).$$

故

$$S' + \sigma V' = Q S' - \frac{\sigma^2 \bar{\beta} V^0 \mathcal{B}}{D\mu} u'(0)$$

$$= Q \left(\frac{q}{\mu + \psi} - \frac{\bar{\beta} S^0 \mathcal{B}}{D(\mu + \psi)} \right) u'(0) - \frac{\sigma^2 \bar{\beta} V^0 \mathcal{B}}{D\mu} u'(0), \qquad (1.5.23)$$

其中 $Q = 1 + \sigma\psi/\mu$. 将 (1.5.23) 代入方程 (1.5.22) 得

$$u'(0) = \frac{S^0 + \sigma V^0}{-\bar{\beta} Q \left(\dfrac{q}{\mu + \psi} - \dfrac{\bar{\beta} S^0 \mathcal{B}}{D(\mu + \psi)} \right) + \dfrac{\sigma^2 \bar{\beta}^2 V^0 \mathcal{B}}{D\mu} + \bar{\beta} \Pi \dfrac{S^0 + \sigma V^0}{D}}.$$

后向分支发生的充要条件为 $u'(0) < 0$, 即

$$Q \left(\frac{q}{\mu + \psi} - \frac{\bar{\beta} S^0 \mathcal{B}}{D(\mu + \psi)} \right) - \frac{\sigma^2 \bar{\beta} V^0 \mathcal{B}}{D\mu} - \Pi \frac{S^0 + \sigma V^0}{D} > 0. \qquad (1.5.24)$$

例 1.5.3 文献 [58] 考虑一类虫媒传染病模型. 将总人口分为易感类、潜伏类、染病类、康复类及接种疫苗类, 分别用 S_H, E_H, I_H, R_H 及 P_H 表示; 媒介种群主要分为易感类、潜伏类和染病类, 分别用 S_V, E_V 和 I_V 表示. 其传播过程由如下方程表达

$$\begin{aligned}
S_H' &= \Pi_H + \omega P_H - \xi S_H - \lambda_H S_H - \mu_H S_H := f_1, \\
P_H' &= \xi S_H - \lambda_H (1 - \epsilon) P_H - (\omega + \mu_H) P_H := f_2, \\
E_H' &= \lambda_H [S_H + (1 - \epsilon) P_H] - (\sigma_H + \mu_H) E_H := f_3, \\
I_H' &= \sigma_H E_H - (\tau_H + \mu_H + \delta_H) I_H := f_4, \\
R_H' &= \tau_H I_H - \mu_H R_H := f_5, \\
S_V' &= \Pi_V - \lambda_V S_V - \mu_V S_V := f_6, \\
E_V' &= \lambda_V S_V - (\sigma_V + \mu_V) E_V := f_7, \\
I_V' &= \sigma_V E_V - (\mu_V + \delta_V) I_V := f_8,
\end{aligned} \qquad (1.5.25)$$

其中 $\Pi_j\ (j=H,V)$ 表示输入率, $\mu_j\ (j=H,V)$ 表示自然死亡率, C_{HV} 表示传染率, $1-\epsilon$ 表示疫苗有效率, τ_H 表示康复率, δ_H 表示因病死亡率, ω 表示免疫丧失率, ξ 表示接种率, $1/\sigma_j\ (j=H,V)$ 表示潜伏期. 模型 (1.5.25) 发生率为

$$\lambda_H = \frac{C_{HV}}{N_H}(\eta_V E_V + I_V), \quad \lambda_V = \frac{C_{VH}}{N_H}(\eta_H E_H + I_H),$$

$\eta_j\ (j=H,V)$ 表示潜伏者传染效率. 模型 (1.5.25) 有一个无病平衡点 $E_0 = (S_H^0, P_H^0, 0, 0, 0, S_V^0, 0, 0)$, 其中

$$S_H^0 = \frac{\Pi_H(\mu+\omega)}{\mu_H(\mu_H+\omega+\xi)}, \quad P_H^0 = \frac{\Pi_H\xi}{\mu_H(\mu_H+\omega+\xi)}, \quad S_V^0 = \frac{\Pi_V}{\mu_V}.$$

定义

$$f_H = \frac{F_H}{N_H}, \quad f=s,p,e,i,r; \quad F=S,P,E,I,R,$$

$$g_V = \frac{G_V}{N_V}, \quad g=s,e,i; \quad G=S,E,I.$$

总人口平衡点方程满足

$$\Pi_H - \mu_H N_H - \delta_H I_H = 0,$$

从而

$$\frac{\Pi_H}{N_H} = \mu_H + \delta_H i_H.$$

同理可得

$$\frac{\Pi_V}{N_V} = \mu_V + \delta_V i_V.$$

那么

$$\lambda_H = \frac{C_{HV} N_V}{N_H}(\eta_H e_H + i_V)$$

$$= \frac{C_{HV}\Pi_V}{\Pi_H}\frac{\mu_H+\delta_H i_H}{\mu_V+\delta_V i_V}(\eta_V e_V + i_V), \quad \lambda_V = C_{HV}(\eta_H e_H + i_H).$$

正规化系统 (1.5.25), 则其平衡点方程满足

$$0 = \mu_H + \delta_H i_H + \omega p_H - \xi s_H - \lambda_H s_H - \mu_H s_H,$$

$$0 = \xi s_H - \lambda_H(1-\epsilon)p_H - (\omega+\mu_H)p_H,$$

$$0 = \lambda_H[s_H + (1-\epsilon)p_H] - (\sigma_H + \mu_H)e_H,$$

$$0 = \sigma_H e_H - (\tau_H + \mu_H + \delta_H)i_H,$$

$$0 = \tau_H i_H - \mu_H r_H, \qquad\qquad (1.5.26)$$

$$0 = \mu_V + \delta_V i_V - \lambda_V s_V - \mu_V s_V,$$

$$0 = \lambda_V s_V - (\sigma_V + \mu_V)e_V,$$

$$0 = \sigma_V e_V - (\mu_V + \delta_V)i_V,$$

不难发现, $e_j(H,V)$ 可以由 $i_j\ (j=H,V)$ 表达, 即

$$e_j = \Sigma_j i_j, \quad j = H,V, \quad \Sigma_H = \frac{\tau_H + \mu_H + \delta_H}{\sigma_H}, \quad \Sigma_V = \frac{\mu_V + \delta_V}{\sigma_V}.$$

将其代入平衡点方程 (1.5.26) 中得

$$0 = \mu_H + \delta_H i_H + \omega p_H - \xi s_H - \lambda_H s_H - \mu_H s_H,$$

$$0 = \xi s_H - \lambda_H(1-\epsilon)p_H - (\omega + \mu_H)p_H,$$

$$0 = \lambda_H[s_H + (1-\epsilon)p_H] - (\sigma_H + \mu_H)\Sigma_H i_H,$$

$$0 = \tau_H i_H - \mu_H r_H, \qquad\qquad (1.5.27)$$

$$0 = \mu_V + \delta_V i_V - \lambda_V s_V - \mu_V s_V,$$

$$0 = \lambda_V s_V - (\sigma_V + \mu_V)\Sigma_V i_V,$$

这里

$$\lambda_H = \frac{C_{HV}\Pi_V}{\Pi_H} \frac{\mu_H + \delta_H i_H}{\mu_V + \delta_V i_V}(\eta_V \Sigma_V + 1)i_V,$$

$$\lambda_V = C_{HV}(\eta_H \Sigma_H + 1)i_H.$$

我们将 i_H 作为主要感染变量, C_{HV} 作为分支参数. 将感染变量 i_H 和 i_V 表达出来, 同时引入新变量 $z = \dfrac{i_V}{i_H}$ 得

$$0 = \mu_H + \delta_H i_H + \omega p_H - \frac{C_{HV}\Pi_V}{\Pi_H} \frac{\mu_H + \delta_H i_H}{\mu_V + \delta_V i_V}(\eta_V \Sigma_V + 1)s_H i_V - (\mu_H + \xi_H)s_H,$$

$$0 = \xi s_H - \frac{C_{HV}\Pi_V}{\Pi_H} \frac{\mu_H + \delta_H i_H}{\mu_V + \delta_V i_V}(\eta_V \Sigma_V + 1)(1-\epsilon)i_V p_H - (\omega + \mu_H)p_H,$$

$$i_H = C_{HV}A\frac{\mu_H + \delta_H i_H}{\mu_V + \delta_V i_V}(\eta_V\Sigma_V + 1)i_V[s_H + (1-\epsilon)p_H],$$

$$0 = \mu_V + \delta_V i_V - C_{HV}(\eta_H\Sigma_H + 1)i_H s_V - \mu_V s_V, \qquad (1.5.28)$$

$$i_V = C_{HV}B i_H s_V,$$

$$1 = C_{HV}A\frac{\mu_H + \delta_H i_H}{\mu_V + \delta_V i_V}[s_H + (1-\epsilon)p_H]\frac{i_V}{i_H},$$

$$\frac{i_V}{i_H} = C_{HV}B s_V,$$

其中

$$A = \frac{\Pi_V}{\Pi_H}\frac{\eta_V\Sigma_V + 1}{(\sigma_H + \mu_H)\Sigma_H}, \quad B = \frac{\eta_H\Sigma_H + 1}{(\sigma_V + \mu_V)\Sigma_V}.$$

模型 (1.5.25) 的基本再生数为

$$\mathcal{R}(\xi) = C_{HV}^2 AB\frac{\mu_H}{\mu_V}s_V^0[s_H^0 + (1-\epsilon)p_H^0],$$

$$s_V^0 = \frac{S_V^0}{N_V} = 1, \quad f_H^0 = \frac{F_H}{N_H}, \quad f = s, p; \quad F = S, P.$$

在无病平衡点处求系统 (1.5.28) 关于 C_{HV} 的敏感性系统为

$$0 = \delta_H i_H' + \omega p_H' - \frac{C_{HV}\Pi_V}{\Pi_H}\frac{\mu_H + \delta_H i_H}{\mu_V + \delta_V i_V}(\eta_V\Sigma_V + 1)s_H i_V' - (\mu_H + \xi_H)s_H',$$

$$0 = \xi s_H' - \frac{C_{HV}\Pi_V}{\Pi_H}\frac{\mu_H + \delta_H i_H}{\mu_V + \delta_V i_V}(\eta_V\Sigma_V + 1)(1-\epsilon)i_V' p_H - (\omega + \mu_H)p_H',$$

$$i_H' = C_{HV}A\frac{\mu_H + \delta_H i_H}{\mu_V + \delta_V i_V}i_V'[s_H + (1-\epsilon)p_H],$$

$$0 = \delta_V i_V' - C_{HV}(\eta_H\Sigma_H + 1)i_H' s_V - \mu_V s_V', \qquad (1.5.29)$$

$$i_V' = C_{HV}B i_H' s_V,$$

$$0 = \frac{\partial}{\partial C_{HV}}\left(C_{HV}A\frac{\mu_H + \delta_H i_H}{\mu_V + \delta_V i_V}[s_H + (1-\epsilon)p_H]\frac{i_V}{i_H}\right),$$

$$\left(\frac{i_V}{i_H}\right)' = B s_V + C_{HV}B s_V',$$

事实上

$$\frac{\partial}{\partial C_{HV}}\left(C_{HV}A\frac{\mu_H + \delta_H i_H}{\mu_V + \delta_V i_V}[s_H + (1-\epsilon)p_H]\frac{i_V}{i_H}\right)$$

$$= A\frac{\mu_H}{\mu_V}C_{HV}Bs_V^0[s_H^0 + (1-\epsilon)p_H^0] + C_{HV}A\frac{\delta_H}{\mu_V}i_V'C_{HV}^0Bs_V^0(s_H^0 + (1-\epsilon)p_H^0)$$

$$- C_{HV}A\frac{\mu_H\delta_V}{\mu_V^2}i_V'C_{HV}Bs_V^0(s_H^0 + (1-\epsilon)p_H^0)$$

$$+ C_{HV}A\frac{\mu_H}{\mu_V}(Bs_V^0 + C_{HV}Bs_V')(s_H^0 + (1-\epsilon)p_H^0)$$

$$+ C_{HV}A\frac{\mu_H}{\mu_V}C_{HV}Bs_V^0(s_H' + (1-\epsilon)p_H'). \tag{1.5.30}$$

当 $\mathcal{R}(\xi) = 1$ 时, 即

$$C_{HV}^2 AB\frac{\mu_H}{\mu_V}s_V^0(s_H^0 + (1-\epsilon)p_H^0) = 1.$$

从而方程 (1.5.30) 化简为

$$\frac{\partial}{\partial C_{HV}}\left(C_{HV}A\frac{\mu_H + \delta_H i_H}{\mu_V + \delta_V i_V}[s_H + (1-\epsilon)p_H]\frac{i_V}{i_H}\right)$$

$$= 2A\frac{\mu_H}{\mu_V}C_{HV}Bs_V^0[s_H^0 + (1-\epsilon)p_H^0]$$

$$+ \frac{\delta_H}{\mu_H}i_H' - \frac{\delta_V}{\mu_V}i_V' + s_V' + \frac{s_H' + (1-\epsilon)p_H'}{s_H^0 + (1-\epsilon)p_H^0}. \tag{1.5.31}$$

前两个方程求和得

$$s_H' + p_H' = \kappa i_H', \tag{1.5.32}$$

其中

$$\kappa = \frac{\delta_H - (\mu_H + \sigma_H)\Sigma_H}{\mu}.$$

利用方程 (1.5.32) 得

$$s_V' = \frac{i_H'}{\mu_V}(\delta_V C_{HV}Bs_V^0 - C_{HV}(\eta_H\Sigma_H + 1)s_V^0), \tag{1.5.33}$$

$$s_H' = \frac{\kappa(\omega + \mu_H) + Q}{\omega + \mu_H + \xi}i_H', \tag{1.5.34}$$

$$p_H' = \frac{\kappa\xi - Q}{\omega + \mu_H + \xi}i_H', \tag{1.5.35}$$

且

$$s_H' + (1-\epsilon)p_H' = \frac{\kappa(\omega + \mu_H + (1-\epsilon)\xi) + \epsilon Q}{\omega + \mu_H + \xi}i_H',$$

这里

$$Q = (\mu_H + \sigma_H)\Sigma_H \frac{(1-\epsilon)\xi}{\omega + \mu_H + (1-\epsilon)\xi}.$$

注意到方程 (1.5.30) 中常数项恒正, 故 $i'_H < 0$ 当且仅当

$$\frac{\delta_H}{\mu_H} - \frac{\delta_V}{\mu_V} C_{HV} B s_V^0 + \frac{1}{\mu_V}(\delta_V C_{HV} B s_V^0 - C_{HV}(\eta_H \Sigma_H + 1)s_V^0) + \kappa$$

$$+ \frac{\epsilon Q}{\omega + \mu_H + (1-\epsilon)\xi} > 0. \tag{1.5.36}$$

将 κ 代入并化简不等式 (1.5.36) 得

$$\frac{2\delta_H}{\mu_H} - \frac{(\mu_H + \sigma_H)\Sigma_H}{\mu_H} - \frac{1}{\mu_V} C_{HV}(\eta_H\Sigma_H+1) + \frac{\epsilon_H Q}{\omega_H + \mu_H + (1-\epsilon)\xi_H} > 0. \tag{1.5.37}$$

注 1.5.1　当 $\delta_H = 0$ 时, 条件 (1.5.37) 不成立, 则系统 (1.5.25) 不存在后向分支; 当 $\xi = 0$ 时, 条件 (1.5.37) 可能仍成立, 接种疫苗不能直接导致系统 (1.5.25) 产生后向分支.

1.5.2　中心流形定理

定理 1.5.1　考虑如下常微分方程系统

$$\frac{dx}{dt} = f(x,\phi), \quad f: \mathbb{R}^n \times \mathbb{R} \to \mathbb{R}^n, \quad f \in C^2(\mathbb{R}^n \times \mathbb{R}), \tag{1.5.38}$$

且对于任意 $\phi \in \mathbb{R}$, $f(0,\phi) = 0$. 另外, 假设如下条件成立:

(1) 矩阵 $\mathcal{A} = D_x\left(\dfrac{\partial f_j}{\partial x_j}(0,0)\right)$ 表示系统 (1.5.38) 在 $(0,0)$ 点处的 Jacobian 矩阵. 矩阵 $\mathcal{A}$ 仅有一个孤立 0 特征根, 其他特征根都具有负实部.

(2) 矩阵 $\mathcal{A}$ 的 0 特征根具有非负的右特征向量 w 和左特征向量 v.

定义

$$a = \sum_{k,i,j=1}^{n} v_k w_i w_j \frac{\partial^2 f_k}{\partial x_i \partial x_j}(0,0), \tag{1.5.39}$$

$$b = \sum_{k,i}^{n} v_k w_i \frac{\partial^2 f_k}{\partial x_i \partial \phi}(0,0), \tag{1.5.40}$$

系统 (1.5.38) 的局部动力学性质完全由 a 和 b 的符号决定.

(1) $a > 0, b > 0$. 当 $\phi < 0$ 且 $|\phi| \ll 1$ 时, 0 是局部渐近稳定的且存在一个正的不稳定平衡点; 当 $0 < \phi \ll 1$ 时, 0 是不稳定的且存在一个局部渐近稳定的负平衡点.

(2) $a < 0, b < 0$. 当 $\phi < 0$ 且 $|\phi| \ll 1$ 时, 0 是不稳定的; 当 $0 < \phi \ll 1$ 时, 0 是局部渐近稳定的且存在一个局部渐近稳定的正平衡点.

(3) $a > 0, b < 0$. 当 $\phi < 0$ 且 $|\phi| \ll 1$ 时, 0 是不稳定的且存在一个局部渐近稳定负平衡点; 当 $0 < \phi \ll 1$ 时, 0 是不稳定的且存在一个不稳定的正平衡点.

(4) $a < 0, b > 0$. 当 ϕ 由负变为正时, 0 由稳定变为不稳定. 相应的一个不稳定平衡点变为正的且局部渐近稳定.

特别地, 当 $a > 0, b > 0$ 时, 系统 (1.5.38) 产生后向分支.

例 1.5.4 利用定理 2.5.1 判定系统 (1.5.8) 是否存在后向分支. 在无病平衡点 E_0 处计算其 Jacobian 矩阵为

$$
J = \begin{pmatrix}
-(\mu + \psi) & 0 & 0 & w & -\beta^* \dfrac{S^0}{D} \\[2mm]
\psi & -\mu & 0 & 0 & -\sigma \beta^* \dfrac{S^0}{D} \\[2mm]
0 & 0 & -(\mu + \psi) & 0 & -\beta^* \dfrac{S^0 + \sigma V^0}{D} \\[2mm]
0 & 0 & \gamma & -(\mu + w) & 0 \\[2mm]
0 & 0 & \eta & 0 & -\delta
\end{pmatrix}, \qquad (1.5.41)
$$

其中 β^* 是 $\mathcal{R}(\psi) = 1$ 的解. 不难发现, J 满足定理 1.5.1 条件 (1). 分别计算 $Jw = 0$ 和 $vJ = 0$ 得

$$
w_1 = \frac{q}{\mu + \psi} - \beta^* \frac{S^0}{D(\mu + \psi)},
$$

$$
w_2 = \frac{q\psi}{\mu(\mu + \psi)} - \beta^* \psi \frac{S^0}{D\mu(\mu + \psi)} - \sigma \beta^* \frac{V^0}{D\mu},
$$

$$
w_3 = \frac{\delta}{\eta},
$$

$$
w_4 = \frac{\gamma \delta}{\eta(\mu + \omega)},
$$

$$
w_5 = 1
$$

和 $v = (0, 0, \eta/(\mu + \gamma), 0, 1)$. 注意到计算 a 和 b 时只当 $k = 3, 5$ 时才有非零项,

$$
f_3 = \beta \frac{SB}{B + D} + \sigma \beta \frac{VB}{B + D} - (\mu + \gamma)I,
$$

$$f_5 = \eta I - \delta B.$$

f_5 是关于 I 和 B 的线性表示, 因此, f_5 关于状态变量的二阶偏导数恒为零. 故只需计算

$$\frac{\partial^2 f_3}{\partial S \partial B} = \frac{\beta^*}{D}, \quad \frac{\partial^2 f_3}{\partial V \partial B} = \sigma \frac{\beta^*}{D}, \tag{1.5.42}$$

$$\frac{\partial^2 f_3}{\partial B^2} = -\frac{2\beta^* S^0}{D^2} - \sigma \frac{2\beta^* V^0}{D^2}, \quad \frac{\partial^2 f_3}{\partial \beta \partial B} = \frac{S^0 + \sigma V^0}{D}. \tag{1.5.43}$$

那么, $b = v_3 w_5 \dfrac{\partial^2 f_3}{\partial \beta \partial B} = \dfrac{\eta}{\mu + \gamma} \dfrac{S^0 + \sigma V^0}{D} > 0,$

$$a = 2v_3 w_5 \left(w_1 \frac{\partial^2 f_3}{\partial S \partial B} + w_2 \frac{\partial^2 f_3}{\partial V \partial B} + w_5 \frac{\partial^2 f_3}{\partial B^2} \right)$$

$$= 2v_3 w_5 \left(\frac{q}{\mu + \psi} Q - \frac{\beta^* S^0}{D(\mu + \psi)} Q - \frac{\sigma^2 \beta^* V^0}{D\mu} - \frac{S^0}{D} Q \right).$$

当 $a > 0$ 时, 系统 (1.5.8) 产生后向分支, 即

$$\frac{q}{\mu + \psi} Q - \frac{\beta^* S^0}{D(\mu + \psi)} Q - \frac{\sigma^2 \beta^* V^0}{D\mu} - \frac{S^0}{D} Q > 0.$$

例 1.5.5　利用定理重新证明例 1.5.3 中模型 (1.5.25) 后向分支的存在性. 为了方便, 记

$$\frac{dx}{dt} = f(x), \tag{1.5.44}$$

其中 $x = (S_H, P_H, E_H, I_H, R_H, S_V, E_V, I_V)^{\mathrm{T}}$, $f = (f_1, f_2, f_3, f_4, f_5, f_6, f_7, f_8)^{\mathrm{T}}$. 系统 (1.5.25) 在无病平衡点 E_0 处的 Jacobian 矩阵为

$$J = \begin{pmatrix} -K_1 & \omega & 0 & 0 & 0 & 0 & -\dfrac{C_{HV} S_H^0 \eta_V}{S_H^0 + P_H^0} & -\dfrac{C_{HV} S_H^0}{S_H^0 + P_H^0} \\ \xi & -K_2 & 0 & 0 & 0 & 0 & M_{27} & M_{28} \\ 0 & 0 & -K_3 & 0 & 0 & 0 & M_{37} & M_{38} \\ 0 & 0 & \sigma_H & -K_4 & 0 & 0 & 0 & 0 \\ 0 & 0 & 0 & \tau_H & -\mu_H & 0 & 0 & 0 \\ 0 & 0 & -\dfrac{C_{HV} S_V^0 \eta_H}{S_H^0 + P_H^0} & -\dfrac{C_{HV} S_V^0}{S_H^0 + P_H^0} & 0 & -\mu_V & 0 & 0 \\ 0 & 0 & \dfrac{C_{HV} \eta_H S_V^0}{S_H^0 + P_H^0} & \dfrac{C_{HV} S_V^0}{S_H^0 + P_H^0} & 0 & 0 & -K_5 & 0 \\ 0 & 0 & 0 & 0 & 0 & 0 & \sigma_V & -K_6 \end{pmatrix},$$

其中

$$M_{27} = -\frac{C_{HV} \eta_V (1 - \epsilon) P_H^0}{S_H^0 + P_H^0}, \quad M_{28} = -\frac{C_{HV} (1 - \epsilon) P_H^0}{S_H^0 + P_H^0},$$

$$M_{37} = \frac{C_{HV}\eta_V[S_H^0 + (1-\epsilon)P_H^0]}{S_H^0 + P_H^0}, \quad M_{38} = \frac{C_{HV}[S_H^0 + (1-\epsilon)P_H^0]}{S_H^0 + P_H^0},$$

$$K_1 = \mu_H + \xi, \quad K_2 = \mu_H + \omega, \quad K_3 = \mu_H + \sigma_H, \quad K_4 = \mu_H + \delta_H + \tau_H,$$

$$K_5 = \sigma_V + \mu_V, \quad K_6 = \mu_V + \delta_V.$$

当 $\mathcal{R}(\xi) = 1$ 时, J 的特征方程有唯一零特征根, 其他特征值只有负实部. 0 特征值对应一个右特征向量 $w = (w_1, \cdots, w_8)^T$,

$$w_1 = w_1, \quad w_2 = \frac{w_1}{K_1} + \frac{C_{HV}S_H^0(w_7\eta_V + w_8)}{K_1(S_H^0 + P_H^0)}, \quad w_3 = \frac{K_4}{\sigma_H}w_4,$$

$$w_4 = \frac{\mu_H}{\tau_H}w_5, \quad w_5 = w_5, \quad w_6 = -\frac{C_{HV}S_V^0}{\mu_V(S_H^0 + P_H^0)}(w_3\eta_H + w_4),$$

$$w_7 = \frac{C_{HV}S_V^0}{K_5(S_H^0 + P_H^0)}(w_3\eta_H + w_4), \quad w_8 = \frac{\sigma_V}{K_6}w_7.$$

求解 $vJ = 0$, 可得 J 的左特征向量 $v = (v_1, \cdots, v_8)$,

$$v_1 = 0, \quad v_2 = 0, \quad v_3 = \frac{C_{HV}S_V^0(K_4\eta_H + \sigma_H)}{K_3K_4(S_H^0 + P_H^0)}v_7,$$

$$v_4 = \frac{C_{HV}S_V^0}{K_4(S_H^0 + P_H^0)}v_7, \quad v_5 = v_6 = 0,$$

$$v_7 = v_7, \quad v_8 = \frac{C_{HV}[S_H^0 + P_H^0(1-\epsilon)]v_3}{K_6(S_H^0 + P_H^0)}.$$

注意到计算 b 时只有当 $k = 3, 7$ 时才有非零项,

$$\frac{\partial f_3}{\partial E_V \partial C_{HV}} = \frac{\eta_V[S_H^0 + (1-\epsilon)P_H^0]}{S_H^0 + P_H^0}, \quad \frac{\partial f_3}{\partial I_V \partial C_{HV}} = \frac{S_H^0 + (1-\epsilon)P_H^0}{S_H^0 + P_H^0}, \quad (1.5.45)$$

$$\frac{\partial f_7}{\partial E_H \partial C_{HV}} = \frac{\eta_H S_V^0}{S_H^0 + P_H^0}, \quad \frac{\partial f_7}{\partial I_V \partial C_{HV}} = \frac{S_V^0}{S_H^0 + P_H^0}, \quad (1.5.46)$$

且

$$\frac{\partial f_3}{\partial E_V \partial S_H} = -\frac{C_{HV}\eta_V[S_H^0 + (1-\epsilon)P_H^0]}{(S_H^0 + P_H^0)^2} + \frac{C_{HV}\eta_V}{S_H^0 + P_H^0},$$

$$\frac{\partial f_3}{\partial I_V \partial S_H} = -\frac{C_{HV}[S_H^0 + (1-\epsilon)P_H^0]}{(S_H^0 + P_H^0)^2} + \frac{C_{HV}}{S_H^0 + P_H^0},$$

$$\frac{\partial f_3}{\partial E_V \partial P_H} = -\frac{C_{HV}\eta_V[S_H^0 + (1-\epsilon)P_H^0]}{(S_H^0 + P_H^0)^2} + \frac{C_{HV}\eta_V(1-\epsilon)}{S_H^0 + P_H^0},$$

$$\frac{\partial f_3}{\partial I_V \partial P_H} = -\frac{C_{HV}[S_H^0 + (1-\epsilon)P_H^0]}{(S_H^0 + P_H^0)^2} + \frac{C_{HV}(1-\epsilon)}{S_H^0 + P_H^0},$$

$$\frac{\partial f_3}{\partial E_V \partial l_H} = -\frac{C_{HV}\eta_V[S_H^0 + (1-\epsilon)P_H^0]}{(S_H^0 + P_H^0)^2}, \quad l = E_H, I_H, R_H,$$

$$\frac{\partial f_3}{\partial I_V \partial l_H} = -\frac{C_{HV}[S_H^0 + (1-\epsilon)P_H^0]}{(S_H^0 + P_H^0)^2}, \quad l = E_H, I_H, R_H,$$

$$\frac{\partial f_7}{\partial E_H \partial l_H} = -\frac{C_{HV}\eta_H S_V^0}{(S_H^0 + P_H^0)^2}, \quad l = S, P, R,$$

$$\frac{\partial f_7}{\partial I_H \partial l_H} = -\frac{C_{HV}S_V^0}{(S_H^0 + P_H^0)^2}, \quad l = S, P, R,$$

$$\frac{\partial f_7}{\partial E_H \partial E_H} = -\frac{2C_{HV}\eta_H S_V^0}{(S_H^0 + P_H^0)^2}, \quad \frac{\partial f_7}{\partial I_H \partial I_H} = -\frac{2C_{HV}S_V^0}{(S_H^0 + P_H^0)^2},$$

$$\frac{\partial f_7}{\partial E_H \partial I_H} = -\frac{C_{HV}\eta_H S_V^0}{(S_H^0 + P_H^0)^2} - \frac{C_{HV}S_V^0}{(S_H^0 + P_H^0)^2},$$

$$\frac{\partial f_7}{\partial E_H \partial S_V} = \frac{C_{HV}\eta_H}{S_H^0 + P_H^0}, \quad \frac{\partial f_7}{\partial I_H \partial S_V} = \frac{C_{HV}}{S_H^0 + P_H^0}.$$

从而

$$b = v_3\left(w_7\frac{\partial f_3}{\partial E_V \partial C_{HV}} + w_8\frac{\partial f_3}{\partial I_V \partial C_{HV}}\right) + v_7\left(w_3\frac{\partial f_3}{\partial E_V \partial C_{HV}} + w_4\frac{\partial f_3}{\partial I_V \partial C_{HV}}\right)$$

$$= v_3\frac{S_H^0 + (1-\epsilon)P_H^0}{S_H^0 + P_H^0}(\eta_V w_7 + w_8) + v_7\frac{S_V^0}{S_H^0 + P_H^0}(\eta_H w_3 + w_4) > 0.$$

$$a = 2v_3\left[w_7\left(w_1\frac{\partial f_3}{\partial E_V \partial S_H} + w_2\frac{\partial f_3}{\partial E_V \partial P_H} + w_3\frac{\partial f_3}{\partial E_V \partial E_H}\right.\right.$$

$$\left. + w_4\frac{\partial f_3}{\partial E_V \partial I_H} + w_5\frac{\partial f_3}{\partial E_V \partial R_H}\right)$$

$$+ w_8\left(w_1\frac{\partial f_3}{\partial I_V \partial S_H} + w_2\frac{\partial f_3}{\partial I_V \partial P_H} + w_3\frac{\partial f_3}{\partial I_V \partial E_H}\right.$$

$$\left.\left. + w_4\frac{\partial f_3}{\partial I_V \partial I_H} + w_5\frac{\partial f_3}{\partial I_V \partial R_H}\right)\right]$$

$$+ 2v_7\left[w_3\left(w_1\frac{\partial f_7}{\partial E_H \partial S_H} + w_2\frac{\partial f_7}{\partial E_H \partial P_H} + w_3\frac{\partial f_7}{\partial E_H \partial E_H}\right.\right.$$

$$\left. + w_4\frac{\partial f_7}{\partial E_H \partial I_H} + w_5\frac{\partial f_3}{\partial E_H \partial R_H}\right)$$

$$+ w_6 \left(w_1 \frac{\partial f_7}{\partial I_H \partial S_H} + w_2 \frac{\partial f_7}{\partial I_H \partial P_H} + w_3 \frac{\partial f_7}{\partial I_H \partial E_H} \right.$$

$$\left. + w_4 \frac{\partial f_3}{\partial I_H \partial I_H} + w_5 \frac{\partial f_7}{\partial I_H \partial R_H} \right) \bigg]$$

$$+ 2 v_7 w_3 w_6 \frac{\partial f_7}{\partial E_H \partial S_V} + 2 v_7 w_4 w_6 \frac{\partial f_7}{\partial I_H \partial S_V}$$

$$= \frac{2 C_{HV}}{S_H^0 + P_H^0} \left\{ v_3 (\eta_V w_7 + w_8) \left[w_1 + (1 - \epsilon) w_2 - \frac{S_H^0 + (1 - \epsilon) P_H^0}{S_H^0 + P_H^0} \sum_{k=1}^{5} w_k \right] \right.$$

$$\left. + v_7 (\eta_H w_3 + w_4) \left[w_6 - \frac{S_V^0}{S_H^0 + P_H^0} \sum_{k=1}^{5} w_k \right] \right\}.$$

因此, 只要 $a > 0$, 那么系统 (1.5.25) 产生后向分支.

1.5.3 Lyapunov-Schmidt 方法

假设 X 和 Z 是两个 Banach 空间. 考虑如下抽象泛函微分方程

$$\frac{dx}{dt} = F(x, p), \quad F : X \times \mathbb{R} \to Z, \tag{1.5.47}$$

其中 $x \in X$, $p \in \mathbb{R}$ 是模型 (1.5.47) 的参数. 假设 0 是系统 (1.5.47) 的平衡点, 即对于任意 $p \in \mathbb{R}$, $F(0, p) = 0$.

定理 1.5.2 *假设如下条件成立:*

(1) 当 $p = p^*$ 时, $\mathcal{A} = D_x F(0, p^*)$ 表示系统 (1.5.47) 在 0 平衡点处的线性化算子. $\mathcal{A}$ 是一个闭算子且其具有孤立零特征根, 其他特征根都只有负实部. 假设 $\hat{v}_0$ 是方程 $\mathcal{A}\hat{v}_0 = 0$ 的唯一正解.

(2) 存在邻域 $U_0(0)$ 和邻域 $I_0(p^*)$ 使得 $F(x, \alpha) \in C^2(U_0 \times I_0, Z)$.

(3) Z^* 表示 Z 的对偶空间, $\langle \cdot, \cdot \rangle$ 表示内积. $\hat{v}_0^* \in Z^*$ 是方程 $\langle \mathcal{A}x, \hat{v}_0^* \rangle = 0$ 唯一的正解.

(4) $\langle D_{xp}^2 F(0, p^*)\hat{v}_0, \hat{v}_0^* \rangle \neq 0$, 其中 $D_{xp} F(0, p^*)$ 表示 F 关于 x 和 p 的二阶偏导数.

定义

$$a = \langle D_{xx}^2 F(0, p^*)[\hat{v}_0, \hat{v}_0], \hat{v}_0^* \rangle, \quad b = \langle D_{xp}^2 F(0, p^*)\hat{v}_0, \hat{v}_0^* \rangle, \tag{1.5.48}$$

其中 $D_{xx}^2 F(0, p^*)[h_1, h_2]$ 表示 F 关于 x 在 h_j $(j = 1, 2)$ 上的二阶方向导数. 若 $b > 0$, 那么系统 (1.5.47) 产生后向分支的充要条件为 $a > 0$.

假设 $(x(s), p(s))$ 是系统 (1.5.47) 的分支解, 即

$$F(x(s), p(s)) = 0, \quad s \in (-\delta, \delta), \quad (x(0), p(0)) = (0, p^*), \tag{1.5.49}$$

且

$$\frac{d}{ds} x(s) \bigg|_{s=0} = \hat{v}_0.$$

定义

$$\mathcal{A}(s) := D_x F(x(s), \alpha(s)),$$

则 $\mathcal{A}(0) = \mathcal{A}$. 占优特征值 $\sigma(s)$ 及对应的特征向量 $\hat{v}_0(s)$ 满足

$$\mathcal{A}(s)\hat{v}_0(s) = \hat{\sigma}(s)\hat{v}_0(s),$$

且

$$\hat{\sigma}(0) = 0, \quad \hat{v}_0(0) = \hat{v}_0.$$

对偶特征向量满足

$$\mathcal{A}^*(s)\hat{v}^*(s) = \hat{\sigma}(s)\hat{v}_0^*(s),$$

且 $\hat{v}_0^*(0) = \hat{v}_0^*$. 特征值 $\hat{\sigma}(s)$ 的特征向量和对偶特征向量满足正规化条件

$$\langle \hat{v}_0(s), \hat{v}_0^* \rangle = 1.$$

对 (1.5.49) 关于 s 求导数得

$$D_x F(x, p)x'(s) + D_p F(x, p)p'(s) = 0. \tag{1.5.50}$$

方程 (1.5.50) 两端对特征向量 $\hat{v}_0^*$ 做内积得

$$\langle D_x F(x, p)x'(s), \hat{v}_0^*(s) \rangle = \langle \mathcal{A}(s)x'(s), \hat{v}_0^*(s) \rangle = \langle x'(s), \mathcal{A}^*(s)\hat{v}_0^*(s) \rangle$$

$$= \hat{\sigma}(s)\langle x'(s), \hat{v}_0^*(s) \rangle = -\langle D_p F(x, p)p'(s), \hat{v}_0^*(s) \rangle$$

$$= -p'(s)\langle D_p F(x, p), \hat{v}_0^*(s) \rangle.$$

从而

$$\hat{\sigma}(s) = -p'(s)\frac{\langle D_p F(x, p), \hat{v}_0^*(s) \rangle}{\langle x'(s), \hat{v}_0^*(s) \rangle}. \tag{1.5.51}$$

由泰勒公式得

$$D_p F(x, p) = D_p F(0, p^*) + D_x D_p F(0, p^*)x'(s)s + o(s^2)$$

$$= D_x D_p F(0, p^*) x'(s)s + o(s^2),$$

$$p(s) = p^* + p'(0)s + o(s^2),$$

$$\langle x'(s), \hat{v}_0^*(s) \rangle = \langle \hat{v}_0, \hat{v}_0^* \rangle + o(s) = 1 + o(s),$$

因此,

$$\hat{\sigma}(s) = -(p(s) - p^*)\langle D_x D_p F(x, p^*)\hat{v}_0, \hat{v}_0^* \rangle + o(s)$$

$$= -(p(s) - p^*)b + o(s).$$

引理 1.5.1 设 $b > 0$, 对于充分小的 s, 当后向分支发生, 即 $p'(0) = p(s) - p^* < 0$ 时, 则 $\hat{\sigma}(s) > 0$, 后向分支解不稳定; 当前向分支发生 $(p'(0) > 0)$ 时, 则 $\hat{\sigma}(s) > 0$, 前向分支解稳定.

例 1.5.6 仍以类年龄结构模型 (1.5.16) 为例, 利用定理 1.5.2 证明系统 (1.5.16) 后向分支的存在性. 仍选取 $\bar{\beta}$ 为分支参数, 假设 $\beta(\tau) = \bar{\beta}\beta_0(\tau)$ 且 $\sup \beta_0(\tau) = 1$. 定义泛函空间

$$X = \mathbb{R} \times \mathbb{R} \times L^1(\mathbb{R}_+) \times \mathbb{R} \times \mathbb{R} \times L^1(\mathbb{R}_+) \times \mathbb{R},$$

$$X_0 = \mathbb{R} \times \mathbb{R} \times L^1(\mathbb{R}_+) \times \{0\} \times \mathbb{R} \times L^1(\mathbb{R}_+) \times \{0\}.$$

对于任意 $\phi = (S, V, i, 0, R, u, 0) \in X_0$, 定义非线性算子 $F : X_0 \times \mathbb{R} \to X_0$,

$$F(\phi, \bar{\beta}) = \begin{pmatrix} \Lambda - \bar{\beta}\dfrac{S}{B+D}\displaystyle\int_0^\infty \beta_0(\theta)u(\theta)d\theta - (\mu + \psi)S + wR \\[2mm] \psi S - \sigma\bar{\beta}\dfrac{V}{B+D}\displaystyle\int_0^\infty \beta_0(\theta)u(\theta)d\theta - \mu V \\[2mm] -i_\tau - (\mu + \gamma(\tau))i \\[2mm] \bar{\beta}\dfrac{S+\sigma V}{B+D}\displaystyle\int_0^\infty \beta_0(\theta)u(\theta)d\theta - i(0) \\[2mm] \displaystyle\int_0^\infty \gamma(\tau)i(\tau)d\tau - (\mu + w)R \\[2mm] -u_\theta - \delta(\theta)u \\[2mm] \displaystyle\int_0^\infty \eta(\tau)i(\tau)d\tau - u(0) \end{pmatrix}.$$

定义 F 关于元素 $h = (x, v, y, 0, r, z, 0)$ 的方向导数为

$$
F_\phi(\phi,\bar\beta)h = \begin{pmatrix}
Q_1 - (\mu+\psi)x + wr \\
\psi x - Q_2 - \mu v \\
-y_\tau - (\mu+\gamma(\tau))y \\
Q_3 - y(0) \\
\displaystyle\int_0^\infty \gamma(\tau)y(\tau)d\tau - (\mu+w)r \\
-z_\theta - \delta(\theta)z \\
\displaystyle\int_0^\infty \eta(\tau)y(\tau)d\tau - z(0)
\end{pmatrix},
$$

其中

$$
b = \int_0^\infty z(\theta)d\theta,
$$

$$
Q_1 = -\bar\beta\frac{S}{B+D}\int_0^\infty \beta_0(\theta)z(\theta)d\theta - \bar\beta\frac{x}{B+D}\int_0^\infty \beta_0(\theta)u(\theta)d\theta \\
+ \bar\beta\frac{Sb}{(B+D)^2},
$$

$$
Q_2 = \sigma\bar\beta\frac{V}{B+D}\int_0^\infty \beta_0(\theta)z(\theta)d\theta + \sigma\bar\beta\frac{v}{B+D}\int_0^\infty \beta_0(\theta)u(\theta)d\theta \\
- \sigma\bar\beta\frac{Vb}{(B+D)^2},
$$

$$
Q_3 = \bar\beta\frac{S+\sigma V}{B+D}\int_0^\infty \beta_0(\theta)z(\theta)d\theta + \beta\frac{x+\sigma v}{B+D}\int_0^\infty \beta_0(\theta)u(\theta)d\theta \\
- \bar\beta\frac{(S+\sigma v)b}{(B+D)^2},
$$

从而, 在无病平衡点 E_0 处方向导数为

$$
F_\phi(\phi,\bar\beta)h = \begin{pmatrix}
-\bar\beta\frac{S^0}{D}\int_0^\infty \beta_0(\theta)z(\theta)d\theta - (\mu+\psi)x + wr \\
\psi x - \sigma\bar\beta\frac{V^0}{D}\int_0^\infty \beta_0(\theta)z(\theta)d\theta - \mu v \\
-y_\tau - (\mu+\gamma(\tau))y \\
\bar\beta\frac{S^0+\sigma V^0}{D}\int_0^\infty \beta_0(\theta)z(\theta)d\theta - y(0) \\
\displaystyle\int_0^\infty \gamma(\tau)y(\tau)d\tau - (\mu+w)r \\
-z_\theta - \delta(\theta)z \\
\displaystyle\int_0^\infty \eta(\tau)y(\tau)d\tau - z(0)
\end{pmatrix}.
$$

定义算子

$$\mathcal{A} = F_\phi(\phi^0, \bar{\beta}^*),$$

其中 $\bar{\beta}^*$ 是方程 $\mathcal{R}(\psi) = 1$ 的解. 求解系统 $\mathcal{A}h = 0$ 得

$$y(\tau) = y(0)\pi(\tau), \quad z(\tau) = z(0)\pi_d(\tau).$$

若选取 $y(0) = 1$, 则

$$z(0) = y(0)\int_0^\infty \eta(\tau)\pi(\tau)d\tau := \Sigma$$

及

$$y(0) = \bar{\beta}^* \frac{S^0 + \sigma V^0}{D}\Sigma\mathcal{B}d\theta = 1, \quad \mathcal{B} = \int_0^\infty \beta_0(\theta)\pi_d(\theta)d\theta.$$

因此,

$$y(\tau) = \pi(\tau), \quad z(\tau) = \Sigma\pi_d(\tau).$$

求解变量 x, v, r 得

$$x = \frac{-\dfrac{S^0}{D}\Sigma\mathcal{B} + \dfrac{w}{\mu+w}\Gamma}{\mu+\psi}, \quad \int_0^\infty \gamma(\tau)\pi(\tau)d\tau = \Gamma,$$

$$v = \frac{\psi x - \dfrac{\sigma V^0}{D}\Sigma\mathcal{B}}{\mu},$$

$$r = \frac{\Gamma}{\mu+w}.$$

故, 算子 $\mathcal{A}$ 的 0 特征根对应的特征向量为

$$\hat{v}_0 = \left(x, v, \pi(\tau), 0, \frac{\Gamma}{\mu+w}, \Sigma\pi_d(\theta), 0\right).$$

对于任意 $\xi \in Z$,

$$\langle \mathcal{A}h, \xi\rangle = -\frac{S^0}{D}\int_0^\infty \beta(\theta)z(\theta)d\theta\xi_1 - (\mu+\psi)x\xi_1 + wr\xi_1$$

$$+ \psi x\xi_2 - \frac{\sigma V^0}{D}\int_0^\infty \beta(\theta)z(\theta)d\theta\xi_2 - \mu v\xi_2$$

$$- \int_0^\infty (y_\tau + (\mu+\gamma(\tau)y(\tau)))\xi_3(\tau)d\tau$$

$$+ \frac{S^0 + \sigma V^0}{D} \int_0^\infty \beta(\theta) z(\theta) d\theta \xi_4 - y(0)\xi_4$$

$$+ \int_0^\infty \gamma(\tau) y(\tau) d\tau \xi_5 - (\mu + w) r \xi_5$$

$$- \int_0^\infty (z_\theta + \delta(\theta) z(\theta)) \xi_6(\theta) d\theta$$

$$+ \xi_7 \int_0^\infty \eta(\tau) y(\tau) d\tau - \xi_7 z(0).$$

由分部积分法得伴随算子 $\mathcal{A}^*$ 为

$$\mathcal{A}^*\xi = \begin{pmatrix} -(\mu + \psi)\xi_1 + \psi\xi_2 \\ -\mu\xi_2 \\ (\xi_3)'_\tau - (\mu + \gamma(\tau))\xi_3(\tau) + \gamma(\tau)\xi_5 + \eta(\tau)\xi_6(0) \\ \xi_3(0) \\ w\xi_1 - (\mu + w)\xi_5 \\ (\xi_6)'_\theta - \delta(\theta)\xi_6(\theta) - \frac{S^0}{D}\beta(\theta)\xi_1 - \frac{\sigma V^0}{D}\beta(\theta)\xi_2 + \frac{S^0 + \sigma V^0}{D}\beta(\theta)\xi_3(0) \\ \xi_6(0) \end{pmatrix}.$$

求解 $\mathcal{A}^*\xi = 0$ 得 $\xi_1 = \xi_2 = \xi_5 = 0$. 求解 $\mathcal{A}^*\xi = 0$ 的第三个方程可得

$$\xi_3(\tau) = \xi_6(0) \int_\tau^\infty \eta(s) e^{-\int_\tau^s (\mu + \gamma(u)) du} ds,$$

且

$$\xi_3(0) = \xi_6(0) \int_0^\infty \eta(s)\pi(s) ds = \xi_6(0)\Sigma.$$

同理, 求解 ξ_6 得

$$\xi_6(\theta) = \frac{S^0 + \sigma V^0}{D}\beta(\theta)\xi_6(0)\Sigma \int_\theta^\infty \beta(\theta) e^{-\int_\theta^s \delta(u) du} ds.$$

若选取 $\xi_6(0) = 1$, 则对偶特征向量为

$$\hat{v}_0^* = (0, 0, \xi_3(\tau), \Sigma, 0, \xi_6(\theta), 1).$$

接下来计算 F 关于 $[h, h_2]$ 的二阶方向导数,

$$F_{\phi\phi}(\phi^0, \bar{\beta})[h, h_2] = \begin{pmatrix} Q_1[h, h_2] \\ Q_2[h, h_2] \\ 0 \\ Q_3[h, h_2] \\ 0 \\ 0 \\ 0 \end{pmatrix},$$

其中

$$b_2 = \int_0^\infty z_2(\theta)d\theta,$$

$$Q_1 = -\bar{\beta}\frac{x_2 D - Sb_2}{D^2}\int_0^\infty \beta_0(\theta)z(\theta)d\theta - \bar{\beta}\frac{x}{D}\int_0^\infty \beta_0(\theta)z_2(\theta)d\theta$$
$$+ \bar{\beta}\frac{Sb}{D^2}\int_0^\infty \beta_0(\theta)z_2(\theta)d\theta,$$

$$Q_2 = -\sigma\bar{\beta}\frac{v_2 D - Vb_2}{D^2}\int_0^\infty \beta_0(\theta)z(\theta)d\theta - \sigma\bar{\beta}\frac{V}{D}\int_0^\infty \beta_0(\theta)z_2(\theta)d\theta$$
$$+ \bar{\beta}\frac{Vb}{D^2}\int_0^\infty \beta_0(\theta)z_2(\theta)d\theta,$$

$$Q_3 = \bar{\beta}\frac{(x_2 + \sigma v_2)D - (S + \sigma V)b_2}{D^2}\int_0^\infty \beta_0(\theta)z(\theta)d\theta$$
$$+ \bar{\beta}\frac{x + \sigma v}{D}\int_0^\infty \beta_0(\theta)z_2(\theta)d\theta$$
$$+ \bar{\beta}\frac{(S + \sigma V)b}{D^2}\int_0^\infty \beta_0(\theta)z_2(\theta)d\theta.$$

那么

$$F_{\phi\phi}(\phi^0, \bar{\beta})[h, h] = \begin{pmatrix} -2\bar{\beta}\dfrac{xD - S^0 b}{D^2}\displaystyle\int_0^\infty \beta_0(\theta)z(\theta)d\theta \\ -2\sigma\bar{\beta}\dfrac{vD - V^0 b}{D^2}\displaystyle\int_0^\infty \beta_0(\theta)z(\theta)d\theta \\ 0 \\ 2\bar{\beta}\dfrac{(x_2 + \sigma v_2)D - (S^0 + \sigma V^0)b}{D^2}\displaystyle\int_0^\infty \beta_0(\theta)z(\theta)d\theta \\ 0 \\ 0 \\ 0 \end{pmatrix},$$

$$F_{\phi\bar{\beta}}(\phi^0,\bar{\beta})h = \begin{pmatrix} -\dfrac{S^0}{D}\displaystyle\int_0^\infty \beta_0 z(\theta)d\theta \\[2mm] -\dfrac{\sigma V^0}{D}\displaystyle\int_0^\infty \beta_0 z(\theta)d\theta \\[2mm] 0 \\[2mm] \dfrac{S^0+\sigma V^0}{D}\displaystyle\int_0^\infty \beta_0 z(\theta)d\theta \\[2mm] 0 \\[1mm] 0 \\[1mm] 0 \end{pmatrix}.$$

故

$$a = \langle F_{\phi\phi}(\phi^0,\bar{\beta}^*)[\hat{v}_0,\hat{v}_0],\hat{v}_0^*\rangle$$

$$= C_1\left[\left(1+\frac{\sigma\psi}{\mu}\right)\frac{-\dfrac{S^0}{D}\Sigma\mathcal{B}+\dfrac{w}{\mu+w}\Gamma}{\mu+\psi} - \sigma^2\frac{V^0}{D}\frac{\Sigma\mathcal{B}}{\mu} - \frac{S^0+\sigma V^0}{D}\Sigma\Pi\right],$$

$$b = \langle F_{\phi\bar{\beta}}(\phi^0,\bar{\beta}^*)\hat{v}_0,\hat{v}_0^*\rangle = \frac{(S^0+\sigma V^0)b}{D}\Sigma^2\mathcal{B} > 0,$$

其中 $\Pi = \displaystyle\int_0^\infty \pi(\tau)d\tau$, $C_1 = 2\dfrac{\Sigma^2}{D}\mathcal{B}$. 由定理 1.5.2 知, 当 $a > 0$ 时, 系统 (1.5.16) 产生后向分支, 即

$$Q\frac{w}{(\mu+w)(\mu+\psi)}\Gamma > Q\frac{S^0}{D(\mu+\psi)}\Sigma\mathcal{B} + \frac{\sigma^2 V^0}{D\mu}\Sigma\mathcal{B} + \frac{S^0+\sigma V^0}{D}\Sigma\Pi, \quad (1.5.52)$$

其中 $Q = 1+\dfrac{\sigma\psi}{\mu}$. 定义

$$q = \frac{w}{\mu+w}\frac{\Gamma}{\Sigma},$$

条件 (1.5.24) 化简为条件 (1.5.52).

1.6　本 章 小 结

本章主要介绍算子半群和积分半群的基本理论框架, 通过具体实例探究其解决抽象问题的功能 (1.1 节和 1.3 节); 简要介绍半线性 Cauchy 问题解适定性的理

论框架 (1.2 节); 引入美国范德堡大学 Glen Webb 教授在文献 [149] 中命题 4.16、美国亚利桑那大学 Horst Thieme 教授在文献 [135] 中命题 2.10 及我们在专著 [88] 中定理 2.1 解决年龄结构问题解适定性的问题 (1.4 节), 前两个定理立足于算子半群理论, 更适合精通泛函分析及算子半群理论的读者, 第三个定理致力于数学分析及构造恰当 Picard 序列解决非局部 Cauchy 问题解的唯一非负解的存在性; 归纳和详细阐述系统产生后向分支的主要方法及理论, 其中包括参数敏感性分析方法[102]、中心流形定理[31] 及 Lyapunov-Schmidt 方法[103].

第 2 章 传染病模型基本再生数和侵入再生数

2.1 基本再生数的定义

基本再生数 $\mathcal{R}_0$ 是指在完全易感环境内, 一个染病者在染病期内产生二次感染的平均病例数. 基本再生数是控制疾病流行的关键阈值. 在染病初期, 若 $\mathcal{R}_0 < 1$, 染病人数以指数衰减, 即疾病消亡; 否则, 染病者以指数增长, 疾病暴发. 对于接种免疫的传染病, 要消除疾病的群体免疫为 $p_c = 1 - 1/\mathcal{R}_0$, 如麻疹的基本再生数 $\mathcal{R}_0 = 20$, 故要想消除麻疹, 接种水平需达到 $p_c = 95\%$; 水痘基本再生数约为 5, 故 80% 的人接种疫苗才可消除水痘传播. 另外, 基本再生数可以确立平均感染期 $\bar{a} \approx L/(\mathcal{R}_0 - 1)$, 其中 L 表示生命周期. 假设人的死亡率为 μ, 那么 $\bar{a} = 1/(\mu(\mathcal{R}_0 - 1))$. 从而, 基本再生数可以确定群体免疫水平及平均感染周期 [11,51]. 在研究疾病传播与防控方面, 如何确定基本再生数显得尤为重要. 通常基本再生数主要包括以下三个特点:

(1) 基本再生数是一个非负数;

(2) 当无感染时, $\mathcal{R}_0 = 0$;

(3) 它可以作为二次感染的平均数.

若假定每天新增的被感染人数以指数增长, 忽略易感人群的变化, 利用数据可以直接计算疾病增长的基本再生数 $\mathcal{R}_0 = \exp(rG)$, 其中 r 满足方程

$$I(t) = I_0 e^{rt},$$

$I(t)$ 表示第 t 天新增感染人数; G 表示平均代际间隔时间 [11]. 若我们已知序列间隔 (一个染病者发病的时间和其感染下一个人发病时间的间隔)平均长度 V, 则可以计算基本再生数为 $\mathcal{R}_0 = Vr + 1$. 以尼亚美麻疹暴发为例 [63], 麻疹的序列间隔约为 1.5—1.8 周, 利用尼亚美累计病例数据可以估计得到指数增长率为 $r = 0.463$. 故其基本再生数 $\mathcal{R}_0$ 约为 1.69—1.83. 假设某种疾病具有明显的潜伏期, 那么基本再生数可以定义为 $\mathcal{R} = (1 + rG_L)(1 + rG_I)$, 其中 G_L 表示平均潜伏时间, $G_I = V - G_L$, 或者 $\mathcal{R}_0 = Vr + 1 + f(1 - f)(Vr)^2$, 其中 $f = G_I/V$. 若假设麻疹的潜伏周期为 5 天 [91], 那么 $f = (5/7)/V = (0.476, 0.397)$. 故基本再生数 $\mathcal{R}_0 = (1.81, 2.00)$.

上述数据驱导基本再生数的方法仅适用于新发传染病, 对那些流行已久或已成为地方病的疾病不适用. 因此, 对于任意疾病计算基本再生数需要更为普适的

方法. 目前, 计算基本再生数的方法有三种, 下一代算子的方法[100,139]、平衡点的存在性及稳定性方法[105] 以及下一代算子的延拓法[33].

2.2 平衡点的性质

假设系统

$$\frac{dx}{dt} = f(x), \quad x(0) = x_0. \tag{2.2.1}$$

那么系统 (2.2.1) 的平衡点是指 (2.2.1) 与时间无关的解, 故其满足

$$f(x) = 0.$$

2.2.1 利用最终规模计算基本再生数

不考虑出生和死亡的 SIR 仓室模型, 具体模型变量的假设和参数的生物学意义参见第 3 章.

$$\frac{dS(t)}{dt} = -\beta SI,$$

$$\frac{dI(t)}{dt} = \beta SI - \gamma I, \tag{2.2.2}$$

$$\frac{dR(t)}{dt} = \gamma I,$$

若假设染病初值为 $I_0 = 0$, 则最终规模满足 (详细推导过程参见第 3 章公式 (3.2.2))

$$S_0 - S_\infty = \frac{1}{\mathcal{R}_0} \ln \frac{S_0}{S_\infty}.$$

故基本再生数定义为

$$\mathcal{R}_0 = \frac{\ln S_0 - \ln S_\infty}{S_0 - S_\infty}.$$

例 2.2.1 假设 $S_0 = N = 1$, 传播周期为 2 周, $\gamma = 1/2 = 0.5$, 传染率 $\beta = 2$, 则 $S_\infty \approx 0.02$ 且 $\ln S_\infty = -3.91$. 从而 $\mathcal{R}_0 = 3.99$. 该结果可以用 R 程序实现.

```
sirmod = function(t, y, parms) {
# 定义状态变量
S = y[1]
I = y[2]
R = y[3]
```

```
# 定义模型参数
beta = parms["beta"]
gamma = parms["gamma"]
# 定义方程
dS = - beta * S * I
dI = beta * S * I - gamma * I
dR = gamma * I
res = c(dS, dI, dR)
# 输出
list(res)
}
parms = c(beta = 2, gamma = 1/2)
require(rootSolve)
equil=runsteady(y=c(S=1-1E-5, I=1E-5, R=0),
times=c(0,1E5), func=sirmod, parms=parms)
g=round(equil$y, 2)
##    S    I    R
## 0.02 0.00 0.98
R_0=-log(g[1])/(1-g[1])
```

2.2.2 地方病平衡点存在性

例 **2.2.2** 考虑不带人口动力学性质的 SIS 仓室模型, 详细解释参见模型 (3.2.3). 模型的平衡点方程满足

$$\beta S^* I^* - \gamma I^* = 0. \tag{2.2.3}$$

若 $I^* \neq 0$, 则 $S^* = K/\mathcal{R}_0$. 故 $I^* = K - S^* = K(1 - 1/\mathcal{R}_0)$. 因此

$$\mathcal{R}_0 = \frac{K}{S^*} = \frac{K}{K - I^*}.$$

例 **2.2.3** 考虑一类性传播模型 [84]. 将总人口分成六类: 男性易感类 S_1, 男性染病类 I_1 及男性康复类 R_1; 女性易感类 S_2, 女性染病类 I_2 及女性康复类 R_2;

$$\frac{dS_1}{dt} = b_1 - [\beta_{12}I_2 + \mu_1]S_1, \quad \frac{dI_1}{dt} = \beta_{12}S_1I_2 - (\mu_1 + \gamma_1)I_1,$$
$$\frac{dS_2}{dt} = b_2 - [\beta_{21}I_1 + \mu_2]S_2, \quad \frac{dI_2}{dt} = \beta_{21}S_2I_1 - (\mu_2 + \gamma_2)I_2, \tag{2.2.4}$$

这里 b_j $(j = 1, 2)$ 表示男 (女) 性出生率; μ_j $(j = 1, 2)$ 表示男 (女) 性死亡率; β_{jk} $j, k = 1, 2, j \neq k$ 表示女性传染给男性或男性传染给女性的传染率. 求解得上述性传播模型的平衡点满足

$$I_1^* = \frac{\lambda_1^*}{\mu_1 + \gamma_1} \frac{b_1}{\lambda_1^* + \mu_1}, \quad \lambda_1^* = \beta_{12} I_2^*, \tag{2.2.5}$$

$$I_2^* = \frac{\lambda_2^*}{\mu_2 + \gamma_2} \frac{b_2}{\lambda_2^* + \mu_2}, \quad \lambda_2^* = \beta_{21} I_1^*. \tag{2.2.6}$$

接下来结合数据及模型 (2.2.4) 平衡点求解日本衣原体感染基本再生数. 2015 年日本衣原体感染病例数参见表 2.2.1. 由表 2.2.1 知 $I_1^* = 11670, I_2^* = 12780$. 由文献 [4] 得 $\mu_1 = 1/71 = 0.0141, \mu_2 = 1/78 = 0.0128$. 再由文献 [6] 知

$$b_1 = \mu_1 \times N_1 = 0.0141 \times 61842000 = 871972,$$

$$b_2 = \mu_2 \times N_2 = 0.0128 \times 65253000 = 835238.$$

假设 $\gamma_1 = \gamma_2 = 1$, 则

$$\lambda_1^* = \frac{\mu_1 I_1^* (\mu_1 + \gamma_1)}{b_1 - (\mu_1 + \gamma_1) I_1^*} = 1.94 \times 10^{-4}, \quad \beta_{12} = \frac{\lambda_1^*}{I_2^*} = 1.5180 \times 10^{-8},$$

$$\lambda_2^* = \frac{\mu_2 I_2^* (\mu_2 + \gamma_2)}{b_2 - (\mu_2 + \gamma_2) I_2^*} = 2.0148 \times 10^{-4}, \quad \beta_{21} = \frac{\lambda_2^*}{I_1^*} = 1.7265 \times 10^{-8}.$$

表 2.2.1　2015 年日本衣原体感染病例数[84]

年龄组	感染总数/人	男性患者数/人	女性患者数/人
0—4	3	2	1
5—9	1	0	1
10—14	28	3	25
15—19	2438	562	1876
20—24	6377	2135	4242
25—29	5306	2397	2909
30—34	3766	2054	1712
35—39	2562	1558	1004
40—44	1721	1184	537
45—49	1075	799	276
50—54	573	447	126
55—59	305	266	39
60—	295	263	32
患病总数	24450	11670	12780

模型 (2.2.4) 的基本再生数为

$$\mathcal{R}_0 = \left(1 + \frac{\beta_{12}}{\mu_1} I_1^*\right)\left(1 + \frac{\beta_{21}}{\mu_1} I_2^*\right) = 1.030.$$

例 2.2.4   由表 2.2.1 不难发现衣原体感染有明显年龄特征, 考虑连续年龄结构的两性传染病模型.

$$\left(\frac{\partial}{\partial t} + \frac{\partial}{\partial a}\right) S_1(t,a) = -\left[\beta_{12}(a)\int_0^\infty I_2(t,\sigma)d\sigma + \mu_1\right] S_1(t,a),$$

$$\left(\frac{\partial}{\partial t} + \frac{\partial}{\partial a}\right) I_1(t,a) = \beta_{12}(a)\int_0^\infty I_2(t,\sigma)d\sigma S_1(t,a) - (\mu_1 + \gamma_1)I_1(t,a),$$

$$\left(\frac{\partial}{\partial t} + \frac{\partial}{\partial a}\right) S_2(t,a) = -\left[\beta_{21}(a)\int_0^\infty I_1(t,\sigma)d\sigma + \mu_2\right] S_2(t,a), \qquad (2.2.7)$$

$$\left(\frac{\partial}{\partial t} + \frac{\partial}{\partial a}\right) I_2(t,a) = \beta_{21}(a)\int_0^\infty I_1(t,\sigma)d\sigma S_2(t,a) - (\mu_2 + \gamma_2)I_2(t,a).$$

$$S_j(t,0) = b_j, \quad I_j(t,0) = 0, \quad j = 1,2,$$

这里模型 (2.2.7) 参数的生物学意义与模型 (2.2.4) 相同. 计算得模型 (2.2.7) 的平衡点

$$I_j^*(a) = \int_0^a \lambda_j^*(\sigma)S_j^*(\sigma)e^{-(\mu_j+\gamma_j)(a-\sigma)}d\sigma,$$

$$S_j^*(a) = b_j e^{-\mu_j a} e^{-\int_0^a \lambda_j^*(\sigma)d\sigma}, \quad j = 1,2,$$

其中

$$\lambda_1^*(a) = \beta_{12}(a)\int_0^\infty I_2^*(\sigma)d\sigma, \quad \lambda_2^*(a) = \beta_{21}(a)\int_0^\infty I_1^*(\sigma)d\sigma.$$

令

$$u_j^*(a) = \frac{S_j^*(a)}{b_j e^{-\mu_j a}}, \quad v_j^*(a) = \frac{I_j^*(a)}{b_j e^{-\mu_j a}}, \quad j = 1,2.$$

从而

$$\frac{du_j^*}{da} = -\lambda_j^* u_j^*, \quad u_j^*(0) = 1, \quad \frac{dv_j^*}{da} = \lambda_j^* u_j^* - \gamma_j v_j^*, \quad v_j^*(0) = 0.$$

求解得

$$u_j^*(a) = e^{-\int_0^a \lambda_j^*(\sigma)d\sigma},$$

$$v_j^*(a) + \gamma \int_0^a v_j^*(\sigma)d\sigma = \int_0^a \lambda_j^*(\sigma)u_j^*(\sigma)d\sigma = 1 - u_j^*(a), \quad j = 1, 2.$$

故

$$\lambda_j^*(a) = \frac{[v_j^*(a)]' + \gamma_j v_j^*(a)}{1 - \left[v_j^*(a) + \gamma_j \int_0^a v_j^*(\sigma)d\sigma\right]}, \quad a \in \mathbb{R}_+.$$

因此

$$\beta_{12}(a) = \frac{1}{\int_0^\infty I_2^*(\sigma)d\sigma} \frac{[v_1^*(a)]' + \gamma_1 v_1^*(a)}{1 - \left[v_1^*(a) + \gamma_1 \int_0^a v_1^*(\sigma)d\sigma\right]},$$

$$\beta_{21}(a) = \frac{1}{\int_0^\infty I_1^*(\sigma)d\sigma} \frac{[v_2^*(a)]' + \gamma_2 v_2^*(a)}{1 - \left[v_2^*(a) + \gamma_2 \int_0^a v_2^*(\sigma)d\sigma\right]}.$$

利用例 2.2.3 中的数据和样条插值法得 $\beta_{12}(\cdot)$ 和 $\beta_{21}(\cdot)$，可以计算基本再生数

$$\mathcal{R}_0 = \frac{\int_0^\infty \beta_{12}(a)b_1 e^{-\mu_1 a}da}{\mu_2 + \gamma_2} \frac{\int_0^\infty \beta_{21}(a)b_2 e^{-\mu_2 a}da}{\mu_1 + \gamma_1} = 1.1099.$$

2.2.3 无病平衡点稳定性判定法

Routh-Hurwitz 判据是判定一个常微分系统平衡点稳定性的主要依据.

定理 2.2.1 (Routh-Hurwitz 判据) 考虑如下 n 阶实常系数多项式

$$f(\lambda) = \lambda^n + a_1\lambda^{n-1} + \cdots + a_{n-1}\lambda + a_n.$$

定义如下 Hurwitz 矩阵

$$H_1 = (a_1), \quad H_2 = \begin{pmatrix} a_1 & 1 \\ a_3 & a_2 \end{pmatrix}, \quad H_3 = \begin{pmatrix} a_1 & 1 & 0 \\ a_3 & a_2 & a_1 \\ a_5 & a_4 & a_3 \end{pmatrix},$$

$$\cdots, H_n = \begin{pmatrix} a_1 & 1 & 0 & 0 & \cdots & 0 \\ a_3 & a_2 & a_1 & 1 & \cdots & 0 \\ a_5 & a_4 & a_3 & a_2 & \cdots & 0 \\ \vdots & \vdots & \vdots & \vdots & & \vdots \\ 0 & 0 & 0 & 0 & \cdots & a_n \end{pmatrix},$$

$f(\lambda)$ 所有特征根具有负实部的充要条件是所有 Hurwitz 矩阵都是正的, 即

$$\mathrm{Det}H_j > 0, \quad j = 1, 2, \cdots, n,$$

其中表 2.2.2 中的 A 和 B 定义为

$$A = (a_1a_4 - a_5)(a_1a_2a_3 - a_5)(a_1a_2a_3 - a_3^2 - a_1^2a_4),$$

$$B = a_5(a_1a_2 - a_3)^2 + a_1a_5^2.$$

例 2.2.5 将总人口分成五类, 易感类 $S(t)$、潜伏类 $E(t)$、急性感染类 $I(t)$、无症状感染类 $A(t)$ 及康复类 $R(t)$. 潜伏类个体以概率 p 转化成急性感染类; 以 $(1-p)$ 概率转化成无症状感染类. 考虑模型

$$S'(t) = \Lambda - \beta S(I + qA) - \mu S,$$
$$E'(t) = \beta S(I + qA) - (\eta + \mu)E,$$
$$I'(t) = p\eta E - (\alpha + \mu)I, \qquad\qquad (2.2.8)$$
$$A'(t) = (1-p)\eta E - (\gamma + \mu)A,$$
$$R'(t) = \alpha I + \gamma A - \mu R,$$

其中 Λ 表示输入率; α 和 γ 分别表示急性感染类和无症状感染类的康复率; 急性感染类和无症状感染类分别以 β 和 $q\beta$ 的概率传播易感类; μ 表示因病死亡率; $1/\eta$ 表示潜伏期. 系统 (2.2.8) 有一个无病平衡点 $E_0 = \left(\dfrac{\Lambda}{\mu}, 0, 0, 0, 0\right)$. 在无病平衡点 E_0 处线性化染病仓室 E, I, A 得 Jacobian 矩阵

$$J_{E_0} = \begin{pmatrix} -(\eta + \mu) & \beta S^0 & q\beta S^0 \\ p\eta & -(\alpha + \mu) & 0 \\ (1-p)\eta & 0 & -(\gamma + \mu) \end{pmatrix}.$$

计算得特征方程

$$f(\lambda) = |\lambda I - J_{E_0}| = \lambda^3 + a_1\lambda^2 + a_2\lambda + a_3 = 0,$$

其中

$$a_1 = \alpha + 3\mu + \gamma + \eta;$$

$$a_2 = (\alpha + \mu)(\eta + \mu) + (\alpha + \mu)(\gamma + \mu) + (\gamma + \mu)(\eta + \mu) - (1-p)\eta\beta S^0 - p\eta\beta S^0;$$

$a_3 = (\alpha + \mu)(\eta + \mu)(\gamma + \mu) - (\mu + \alpha)(1 - p)\eta q\beta S^0 - (\gamma + \mu)p\eta\beta S^0.$

注意到

$$a_3 = 0 \Leftrightarrow \mathcal{R}_0 = \frac{(1 - p)\eta q\beta S^0}{(\eta + \mu)(\gamma + \mu)} + \frac{p\eta S^0}{(\alpha + \mu)(\eta + \mu)} < 1$$

且当 $\mathcal{R}_0 < 1$ 时,

$$(1 - p)\eta q\beta S^0 < (\eta + \mu)(\gamma + \mu), \quad p\eta S^0 < (\alpha + \mu)(\eta + \mu).$$

故 $a_2 > 0$. 另外注意到

$$a_3 < (\alpha + \mu)(\eta + \mu)(\gamma + \mu), \quad a_1 a_2 > (\eta + \mu)(\gamma + \mu)(\alpha + \mu) > a_3.$$

因此, 表 2.2.2 成立, 染病仓室对应子系统特征根只有负实部, 对应子系统局部渐近稳定. 注意到系统 (2.2.8) 的线性化系统的其他两个特征根 $\lambda = -\mu < 0$.

表 2.2.2 Routh-Hurwitz 判据

n	系数符号	条件
2	$a_1 > 0, a_2 > 0$	—
3	$a_1 > 0, a_2 > 0, a_3 > 0$	$a_1 a_2 > a_3$
4	$a_j > 0, j = 1, \cdots, 4$	$a_1 a_2 a_3 > a_3^2 + a_1^2 a_4$
5	$a_j > 0, j = 1, \cdots, 5$	$a_1 a_2 a_3 > a_3^2 + a_1^2 a_4$
		$A > B$

定理 2.2.2 当 $\mathcal{R}_0 < 1$ 时, 系统 (2.2.8) 的无病平衡点 E_0 局部渐近稳定.

2.3 下一代矩阵方法

Diekmann 和 Heesterbeek 于 1990 年首次提出下一代算子方法计算基本再生数[100], van den Driessche 等简化文献 [100] 提出的抽象方法, 针对常微分系统, 提出下一代矩阵的方法[139] 计算基本再生数, 其主要计算流程如下.

(1) 将传染病模型分解成两类, 染病类仓室 x_i $(i = 1, 2, \cdots, n)$ 和非染病类仓室 y_j $(j = 1, 2, \cdots, m)$, 即系统写成

$$\begin{aligned} x_i' &= f_i(x, y), \quad i = 1, 2, \cdots, m, \\ y_j' &= g_j(x, y), \quad j = 1, 2, \cdots, n. \end{aligned} \tag{2.3.1}$$

(2) 将感染仓室写成新染病类 $\mathcal{F}_i$ 和状态转移类 $\mathcal{V}_i$,

$$\begin{aligned} x_i' &= \mathcal{F}_i(x, y) - \mathcal{V}_i(x, y), \quad i = 1, 2, \cdots, m, \\ y_j' &= g_j(x, y), \quad j = 1, 2, \cdots, n. \end{aligned} \tag{2.3.2}$$

假设 $\mathcal{F}_i$ 和 $\mathcal{V}_i$ 满足如下性质:

(i) 对于所有的 $y \geqslant 0$ 和 $i = 1, 2, \cdots, n$, 有 $\mathcal{F}_i(0, y) = \mathcal{V}_i(0, y) = 0$;

(ii) 对于所有的 $x \geqslant 0, y \geqslant 0$, 有 $\mathcal{F}_i(x, y) \geqslant 0$;

(iii) 当 $x_i = 0, i = 1, 2, \cdots, n$ 时, 有 $\mathcal{V}_i(x, y) \leqslant 0$;

(iv) 对于所有的 $x, y \geqslant 0$, 有 $x_i' = -\mathcal{V}_i(x, y)$, $i = 1, 2, \cdots, m$ 是一个合作系统.

(3) 系统 $y_j' = g_j(0, y)$ 的无病平衡点 $E_0 = (0, y_0)$ 是全局渐近稳定的.

(4) 在无病平衡点处计算 $\mathcal{F}$ 和 $\mathcal{V}$ 的 Jacobian 矩阵

$$F = \left[\frac{\partial \mathcal{F}_i(0, y_0)}{\partial x_j}\right], \quad V = \left[\frac{\partial \mathcal{V}_i(0, y_0)}{\partial x_j}\right].$$

(5) 定义下一代矩阵为 $K = FV^{-1}$, 则基本再生数为 $\mathcal{R}_0 = \rho(K)$, 其中 ρ 表示矩阵的谱半径.

定义 2.3.1　矩阵 A 的谱半径定义为特征根模的最大值, 即

$$\rho(A) = \sup\{|\lambda| : \lambda \in \sigma(A)\},$$

其中 $\sigma(A)$ 为矩阵 A 的谱集.

定义 2.3.2　矩阵 A 的谱界定义为所有特征根实部的最大值, 即

$$s(A) = \sup\{\Re\lambda : \lambda \in \sigma(A)\}.$$

定理 2.3.1　基本再生数和新生算子及转移算子之间有如下等价关系:

(1) $\mathcal{R}_0 < 1 \Leftrightarrow s(F - V) < 0$;

(2) $\mathcal{R}_0 > 1 \Leftrightarrow s(F - V) > 0$.

计算下一代矩阵的优势是容易算出 $\mathcal{R}_0$ 的解析表达式, 但确定 $\mathcal{F}$ 和 $\mathcal{V}$ 比较困难. 特别是对于虫媒传染病模型

$$\begin{cases} \dfrac{dS_h}{dt} = \Lambda_h - \beta_{vh}S_h I_v - \mu_h S, \\[2mm] \dfrac{dI_h}{dt} = \beta_{vh}S_h I_v - \mu_h I_h, \\[2mm] \dfrac{dS_v}{dt} = \Lambda_v - \beta_{hv}S_v I_h - \mu_v S, \\[2mm] \dfrac{dI_v}{dt} = \beta_{hv}S_v I_h - \mu_v I_v, \end{cases} \tag{2.3.3}$$

如果定义 $\mathcal{F} = (\beta_{vh} S_h I_v, \beta_{hv} S_v I_h)^{\mathrm{T}}$ 和 $\mathcal{V} = (\mu_h I_h, \mu_v I_v)^{\mathrm{T}}$, 在无病平衡点处线性化矩阵为

$$F = \begin{pmatrix} 0 & \beta_{vh} S_h^0 \\ \beta_{hv} S_v^0 & 0 \end{pmatrix}, \quad V = \begin{pmatrix} \mu_h & 0 \\ 0 & \mu_v \end{pmatrix},$$

那么其基本再生数为

$$\mathcal{R}_0 = \sqrt{\frac{\beta_{vh} S_h^0}{\mu_h} \frac{\beta_{hv} S_v^0}{\mu_v}},$$

其中 $S_h^0 = \Lambda_h / \mu_h$ 且 $S_v^0 = \Lambda_v / \mu_v$. 但 $\mathcal{R}_0$ 的生物学解释比较困难.

2.4 下一代矩阵近似方法

Castillo-Chavez, Feng 和 Huang 在文献 [33] 提供了一类变形近似下代算子的方法计算基本再生数. 该方法对于那些传播过程比较复杂, 如包含潜伏过程、无症状感染过程等, 易于计算出基本再生数 $\mathcal{R}_0$ 的表达式. 假设 $X \in \mathbb{R}^r$ 表示无病状态仓室; Y 表示染病但不具有传染性的仓室; Z 表示染病且具有传染性的仓室. 系统满足

$$\begin{aligned} X' &= f(X, Y, Z), \\ Y' &= g(X, Y, Z), \\ Z' &= h(X, Y, Z). \end{aligned} \quad (2.4.1)$$

若 $E_0 = (X^0, 0, 0)$ 为系统 (2.4.1) 的无病平衡点, 那么

$$f(X^0, 0, 0) = g(X^0, 0, 0) = h(X^0, 0, 0) = 0.$$

(1) 线性化仓室 Y 得 $Y' = g_1(X^0, Y, Z)$.

(2) 求解代数方程 $g_1(X^0, Y, Z) = 0$, 得 $Y = \tilde{g}(X^0, Z)$.

(3) 将上一步求得的 Y 代入 h 中, 并线性化染病仓室得

$$Z' = AZ, \quad A = D_Z h(X^0, \tilde{g}(X^0, 0), 0),$$

这里 $A = M - D$, 其中 M 是一个非负矩阵; D 是一个正的对角矩阵.

定理 2.4.1 定义基本再生数 $\mathcal{R}_0 = MD^{-1}$. 如下结论成立:

(1) $s(A) < 0$ 当且仅当 $\mathcal{R}_0 < 1$;

(2) $s(A) > 0$ 当且仅当 $\mathcal{R}_0 > 1$.

例 2.4.1 考虑具有如下治疗仓室肺结核模型

$$\begin{cases} S'(t) = \Lambda - \beta_1 SI/N - \mu S, \\ E'(t) = \beta_1 SI/N + \beta_2 TI/N - (\mu + \kappa + r_1)E + pr_2 I, \\ I'(t) = \kappa E - (r_2 + \mu)I, \\ T'(t) = r_1 E + qr_2 I - \beta_2 TI/N - \mu T, \end{cases} \tag{2.4.2}$$

其中 T 表示治疗仓室; $N(t) = S(t) + E(t) + I(t) + T(t)$ 表示总人口; β_2 表示感染治疗人群的感染率; 其他参数生物学意义同模型 (2.2.8).

解 定义 $X = (S, T)$, $Y = E$, $Z = T$. 容易发现系统 (2.4.2) 有唯一无病平衡点 $E_0 = \left(\dfrac{\Lambda}{\mu}, 0, 0, 0\right)$. 在无病平衡点 E_0 处线性化仓室 E 得

$$E'(t) = \beta_1 I - (\mu + \kappa + r_1)E + pr_2 I = g_1\left(\frac{\Lambda}{\mu}, 0, 0\right).$$

求解 $g_1(E_0, 0, 0) = 0$ 知 $E = \dfrac{\beta_1 I + pr_2 I}{\mu + \kappa + r_1} = \tilde{g}(E_0, I).$

接下来将 $E = \tilde{g}(E_0, I)$ 代入仓室 I 中得

$$I'(t) = \frac{\beta_1 \kappa I + pr_2 \kappa I}{\mu + \kappa + r_1} - (r_2 + \mu)I = AI = (M - D)I,$$

其中 $M = \dfrac{\beta_1 \kappa + pr_2 \kappa}{\mu + \kappa + r_1}, D = (r_2 + \mu)$. 故基本再生数定义为

$$\mathcal{R}_0 = \rho(MD^{-1}) = \frac{\beta_1 \kappa + pr_2 \kappa}{(\mu + \kappa + r_1)(r_2 + \mu)} = \mathcal{R}_1 + \mathcal{R}_2,$$

其中

$$\mathcal{R}_1 = \frac{\beta_1 \kappa}{(\mu + \kappa + r_1)(r_2 + \mu)}, \quad \mathcal{R}_2 = \frac{pr_2 \kappa}{(\mu + \kappa + r_1)(r_2 + \mu)}.$$

其生物学意义可解释为: $\mathcal{R}_1$ 表示一个染病者在其生命周期 $1/(\mu + r_2)$ 产生二次感染潜伏个体平均数为 $\beta_1/(\mu + r_2)$; 潜伏个体以概率 $\kappa/(\mu + \kappa + r_1)$ 转化为感染者; $\mathcal{R}_2$ 表示一个染病者在其染病周期内二次感染产生染病者的平均数.

2.5 更 新 方 程

下代算子的方法容易操作, 但选择 $\mathcal{F}$ 和 $\mathcal{V}$ 具有挑战. 为了克服选择 $\mathcal{F}$ 及 $\mathcal{V}$ 带来的不便, 我们于 2019 年提出一种利用更新方程的方法计算复杂网络上传染

病模型的基本再生数 [161]. 为了方便读者阅读, 我们将基础理论和具体应用写入本章. 在正半平面上定义一个经典的更新方程

$$f(t) = q(t) + f * G, \quad t \geqslant 0, \tag{2.5.1}$$

其中 $f * G = \int_0^t f(t-s)G(s)ds$, q 是一个可测函数且在任意有界区域上有界, G 为定义在 $\mathbb{R}_+$ 上的概率密度函数. 对方程 (2.5.1) 做 Laplace 变换得

$$\mathcal{L}[f](\lambda) = \mathcal{L}[q](\lambda) + \mathcal{L}[f](\lambda)\mathcal{L}[G](\lambda), \tag{2.5.2}$$

其中 $\mathcal{L}[f] = \int_0^\infty e^{-\lambda t}f(t)dt$. 求解方程 (2.5.2) 得

$$\mathcal{L}[f](\lambda) = \frac{\mathcal{L}[q](\lambda)}{1 - \mathcal{L}[G](\lambda)} = \mathcal{L}[q](\lambda) + H(\lambda), \tag{2.5.3}$$

其中 $H(\lambda) = \dfrac{\mathcal{L}[q](\lambda)\mathcal{L}[G](\lambda)}{1 - \mathcal{L}[G](\lambda)}$. 定义方程

$$\mathcal{L}[G](\lambda) = 1. \tag{2.5.4}$$

如果 λ 是一个实数, 那么 $\mathcal{L}[G]$ 具有如下性质:

(1) $\mathcal{L}[G]$ 是关于 λ 的一个减函数;

(2) $\lim\limits_{\lambda \to +\infty} \mathcal{L}[G](\lambda) = 0$, $\lim\limits_{\lambda \to -\infty} \mathcal{L}[G](\lambda) = +\infty$.

定义 $\mathcal{R}_0 = \mathcal{L}[G](0)$, 有如下命题.

命题 2.5.1 以下命题成立:

(i) 如果 $\mathcal{R}_0 < 1$, 方程有一个实根 λ^* 且 $\lambda^* < 0$;

(ii) 如果 $\mathcal{R}_0 > 1$, 方程有一个实根 λ^* 且 $\lambda^* > 0$;

(iii) 如果 $\mathcal{R}_0 = 1$, 方程有一个实根 λ^* 且 $\lambda^* = 0$.

如果方程有复根 $\lambda = \Re\lambda + i\Im\lambda(\Im\lambda > 0)$, 那么由 $\mathcal{L}[G]$ 的单调性知 $\Re\lambda < \lambda^*$. 因此, λ^* 是函数 $H(\lambda)$ 在复空间 C 上的一个一级极点. 因此,

$$H(\lambda) = \text{Res}\left[\frac{\mathcal{L}[q](\lambda^*)}{\displaystyle\int_0^\infty e^{-\lambda^* t}tG(t)dt}\right] + \sum_{\lambda \neq \lambda^*} \frac{\mathcal{L}[q](\lambda)\mathcal{L}[G](\lambda)}{1 - \mathcal{L}[G](\lambda)}.$$

对方程 (2.5.3) 取 Laplace 逆变换得

$$f(t) = b_0 e^{\lambda^* t}(1 + \Omega(t)),$$

其中

$$b_0 = \mathrm{Res}\left[\frac{\mathcal{L}[q](\lambda^*)}{\displaystyle\int_0^\infty e^{-\lambda^* t} t G(t) dt}\right]$$

且

$$\Omega(t) = \frac{1}{b_0}\left(e^{-\lambda^* t} q(t) + \frac{e^{-\lambda^* t}}{2\pi i}\int_{\sigma-i\infty}^{\sigma+i\infty}\frac{\mathcal{L}[q](\lambda)\mathcal{L}[G](\lambda)}{1-\mathcal{L}[G](\lambda)} e^{\lambda t} d\lambda\right),\quad \sigma \ne \lambda^*.$$

当 $\sigma \ne \lambda^*$ 时, 定义

$$m_\sigma = \inf_{y\in\mathbb{R}} |1 - \mathcal{L}[G](\sigma+iy)| > 0.$$

因此

$$\left|\int_{\sigma-i\infty}^{\sigma+i\infty}\frac{\mathcal{L}[q](\lambda)\mathcal{L}[G](\lambda)}{1-\mathcal{L}[G](\lambda)} e^{\lambda t} d\lambda\right| \le \frac{e^{\sigma t}}{m_\sigma}\|f^*\|_2\|G^*_\sigma\|_2,$$

其中 $l^*_\sigma(l=f,G)$ 表示

$$l_\sigma(t) = \begin{cases} e^{-\sigma t} l(t), & t \ge 0, \\ 0, & t < 0 \end{cases} \quad (l=f,G)$$

的傅里叶变换. 从而

$$\lim_{t\to+\infty}\Omega(t) = 0.$$

注 2.5.1 如果 $q(t) \equiv 0$, 那么由 Gronwall 不等式得

$$f(t) \le 0.$$

若对于任意 $t\in\mathbb{R}_+$, $f(t) \ge 0$, 那么 $f \equiv 0$.

定义 2.5.1 如果 λ^* 是满足方程 (2.5.4) 的任意实数解, 则称 λ^* 为马尔萨斯参数.

定理 2.5.1 以下结论成立:

(1) 如果 $\mathcal{R}_0 < 1$, 则 $\lim\limits_{t\to+\infty} f(t) = 0$;

(2) 如果 $\mathcal{R}_0 > 1$, 则 $\lim\limits_{t\to+\infty} f(t) = +\infty$;

(3) 如果 $\mathcal{R}_0 = 1$, 则 $\lim\limits_{t\to+\infty} f(t) = b_0$.

应用

假设传染病模型

$$\frac{dx_i}{dt} = f_i[x, y](t), \quad i = 1, 2, \cdots, n,$$

$$\frac{dy_j}{dt} = g_j[x, y](t), \quad j = 1, 2, \cdots, m$$

有且仅有一个无病平衡点 $E_0 = (\mathbf{0}, \mathbf{S}^0)$. 若记染病仓室 $x = (x_1, x_2, \cdots, x_n)^{\mathrm{T}} \in \mathbb{R}^n$ 且 $f = (f_1, f_2, \cdots, f_n)^{\mathrm{T}}$, 则其满足

$$\frac{dx}{dt} = f[x](t), \quad t \in \mathbb{R}_+. \tag{2.5.5}$$

在无病平衡点 E_0 处线性化系统 (2.5.5) 得

$$\frac{dx}{dt} = G[E_0]x(t), \quad t \in \mathbb{R}_+, \tag{2.5.6}$$

其中 $G = f'(\mathbf{0}, \mathbf{S}^0)$ 表示函数 f 在无病平衡点处的泰勒展开式的线性部分, 初值满足 $x(0) = x_0$. 令 $G[E_0] = G_1 - G_2$, 其中 G_1 表示所有易感人群中新感染患者; G_2 表示疾病间状态的转移. 应用常数变易法求解 (2.5.6) 有

$$x(t) = x_0 e^{-G_2 t} + \int_0^t e^{-G_2(t-s)} G_1[x](s) ds. \tag{2.5.7}$$

记 $G(t) = e^{-G_2 t} G_1$ 及 $q(t) = x_0 e^{-G_2 t}$. 那么 (2.5.7) 是一个更新方程. 由上一节的理论, 定义 $\mathcal{R}_0 = \mathcal{L}[G](0)$, 且其满足如下结论.

引理 2.5.1 当 $\mathcal{R}_0 < 1$ 时, 无病平衡点 E_0 是局部渐近稳定的.

例 2.5.1 假设模型满足 SIS 仓室结构, 总人口分成两类: 易感类和染病类, 分别用 S 和 I 表示, 则状态 S 和 I 间的转化满足

$$\begin{cases} \dfrac{dS}{dt} = \Lambda - \beta SI - \mu S + \gamma I, \\ \dfrac{dI}{dt} = \beta SI - (\mu + \alpha + \gamma)I, \end{cases} \tag{2.5.8}$$

其中 Λ 为出生率; μ 为自然死亡率; γ 为康复率; α 表示因病死亡率; β 表示传染率.

易知模型 (2.5.8) 有一个无病平衡点 $E_0 = (S^0, 0) = \left(\dfrac{\Lambda}{\mu}, 0 \right)$. 依据以上讨论选取其染病仓室 I, 并在无病平衡点处线性化系统得

$$\frac{dI}{dt} = \beta S^0 I - (\mu + \alpha + \gamma) I. \tag{2.5.9}$$

求解 (2.5.9) 得

$$I(t) = q(t) + \int_0^t G(t - s) I(s) ds,$$

其中 $q(t) = I_0 e^{-(\mu+\alpha+\gamma)t}$ 且 $G(t) = \beta S^0 e^{-(\mu+\alpha+\gamma)t}$. 对上式两边做 Laplace 变换得

$$\mathcal{L}[I](\lambda) = \mathcal{L}[q](\lambda) + \mathcal{L}[G](\lambda)\mathcal{L}[I](\lambda),$$

因此, 可以定义 (2.5.8) 的基本再生数为

$$\mathcal{R}_0 = \mathcal{L}[G](0) = \beta S^0 \int_0^\infty e^{-(\mu+\alpha+\gamma)s} ds = \frac{\Lambda}{\mu} \frac{\beta}{\mu + \alpha + \gamma}.$$

βS^0 表示一个染病者在单位时间内所有易感群体中二次感染的平均数. $\mathcal{R}_0$ 定义为一个染病者进入易感人群中, 在其染病期 $1/(\mu + \alpha + \gamma)$ 内二次感染的平均数.

例 2.5.2　假设模型满足 SEIR 仓室结构. 总人口分成四类: 易感类、潜伏类、染病类和康复类, 分别用 S, E, I 和 R 表示, 则各状态间的转化满足方程组

$$\begin{cases} \dfrac{dS}{dt} = \Lambda - \beta S I - \mu S, \\[2mm] \dfrac{dE}{dt} = \beta S I - (\mu + \sigma) E, \\[2mm] \dfrac{dI}{dt} = \sigma E - (\mu + \alpha + \gamma) I, \\[2mm] \dfrac{dR}{dt} = \gamma I - \mu R, \end{cases} \tag{2.5.10}$$

其中 $1/\sigma$ 表示潜伏期, 其他参数生物学意义与模型 (2.5.8) 相同.

模型 (2.5.10) 有且仅有一个无病平衡点 $E_0 = (S^0, 0, 0, 0) = \left(\dfrac{\Lambda}{\mu}, 0, 0, 0 \right)$. 模型 (2.5.10) 染病仓室为 E, I, 在无病平衡点 E_0 处线性化得

$$\begin{aligned} \frac{dE}{dt} &= \beta S^0 I - (\mu + \sigma) E, \\ \frac{dI}{dt} &= \sigma E - (\mu + \alpha + \gamma) I. \end{aligned} \tag{2.5.11}$$

不失一般性, 假设 $E_0 = 0$, 求解 (2.5.11),

$$E(t) = \beta S^0 \int_0^t I(s)e^{-(\mu+\sigma)(t-s)}ds,$$

$$I(t) = \int_0^t \sigma E(s)e^{-(\mu+\alpha+\gamma)(t-s)}ds + I_0 e^{-(\mu+\alpha+\gamma)t}. \qquad (2.5.12)$$

对方程组两边分别取 Laplace 变换得

$$\mathcal{L}[E](\lambda) = \frac{\beta S^0 \mathcal{L}[I](\lambda)}{\lambda + \mu + \sigma},$$

$$\mathcal{L}[I](\lambda) = \frac{\sigma \mathcal{L}[E](\lambda)}{\lambda + \mu + \alpha + \gamma} + \mathcal{L}[q](\lambda), \qquad (2.5.13)$$

这里 $q(t) = I_0 e^{-(\mu+\alpha+\gamma)t}$. 将 (2.5.13) 第一个方程代入第二个得

$$\mathcal{L}[I](\lambda) = \mathcal{L}[G](\lambda)\mathcal{L}[I](\lambda) + \mathcal{L}[q](\lambda),$$

其中 $\mathcal{L}[G](\lambda) = \dfrac{\sigma \beta S^0}{(\lambda + \mu + \alpha + \gamma)(\lambda + \mu + \sigma)}$. 因此, 模型 (2.5.10) 基本再生数定义为

$$\mathcal{R}_0 = \mathcal{L}[G](0) = \frac{\beta S^0 \sigma}{(\mu + \alpha + \gamma)(\mu + \sigma)}.$$

其生物学意义为一个染病者进入易感群体中, 先经由潜伏个体转换为染病个体的概率为 $\sigma/(\mu + \sigma)$, 最后在其染病期 $1/(\mu + \gamma + \alpha)$ 内二次感染的平均数.

例 2.5.3 霍乱是通过霍乱弧菌传播的环境传染病, 霍乱传播主要通过环境中的霍乱弧菌传染给人. 故可以将人分成三类: 易感类、染病类和康复类, 分别用 S, I 和 R 表示; 假设环境中霍乱弧菌的浓度用 v 表示. 则霍乱模型满足如下结构

$$\begin{cases} \dfrac{dS}{dt} = \Lambda - \dfrac{\beta S v}{K_v + v} - \mu S, \\[2mm] \dfrac{dI}{dt} = \dfrac{\beta S v}{K_v + v} - (\mu + \gamma)I, \\[2mm] \dfrac{dR}{dt} = \gamma I - \mu R, \\[2mm] \dfrac{dv}{dt} = pI - cv, \end{cases} \qquad (2.5.14)$$

其中 p 表示染病个体向环境中排放霍乱弧菌的速率; c 表示霍乱弧菌在环境中的降解率.

模型 (2.5.14) 有且仅有一个无病平衡点 $E_0 = (S^0, 0, 0, 0)$. 其染病仓室为 I 和 v, 在无病平衡点 E_0 处线性化染病仓室得

$$
\begin{aligned}
\frac{dI}{dt} &= \frac{\beta S^0 v}{K_v} - (\mu + \gamma)I, \\
\frac{dv}{dt} &= pI - cv.
\end{aligned}
\tag{2.5.15}
$$

求解并取 Laplace 变换得

$$
\begin{aligned}
\mathcal{L}[I](\lambda) &= \frac{\beta S^0 \mathcal{L}[v](\lambda)}{K_v(\lambda + \mu + \gamma)} + \mathcal{L}[q](\lambda), \\
\mathcal{L}[v](\lambda) &= \frac{p\mathcal{L}[I](\lambda)}{\lambda + c},
\end{aligned}
\tag{2.5.16}
$$

其中 $\mathcal{L}[q](\lambda) = I_0 \int_0^\infty e^{-(\lambda + \mu + \gamma)t} dt$. 将方程 (2.5.16) 中的第二个方程代入第一个得

$$
\mathcal{L}[I](\lambda) = \mathcal{L}[G](\lambda)\mathcal{L}[I](\lambda) + \mathcal{L}[q](\lambda),
$$

其中 $\mathcal{L}[G](\lambda) = \dfrac{\beta S^0 p}{K_v(\lambda + \mu + \gamma)(\lambda + c)}$. 故模型 (2.5.14) 的基本再生数定义为

$$
\mathcal{R}_0 = \mathcal{L}[G](0) = \frac{\beta S^0}{K_v} \frac{1}{\mu + \gamma} \frac{p}{c}.
$$

其生物学意义表示一个染病者首先排放霍乱弧菌且仍然处于活跃态的数量为 p/c, 再由这些活跃态的霍乱弧菌在染病周期 $1/(\mu + \gamma)$ 内产生二次感染的平均数.

例 2.5.4　登革热、疟疾及西尼罗河病毒都是通过蚊媒传播感染的. 蚊媒传播主要特点是通过染病蚊子叮咬致人染病, 易感蚊子通过叮咬染病人群感染. 因此, 蚊媒传染病模型满足如下结构

$$
\begin{cases}
\dfrac{dS_h}{dt} = \Lambda_h - \beta_{vh}S_hI_v - \mu_h S, \\
\dfrac{dI_h}{dt} = \beta_{vh}S_hI_v - \mu_h I_h, \\
\dfrac{dS_v}{dt} = \Lambda_v - \beta_{hv}S_vI_h - \mu_v S, \\
\dfrac{dI_v}{dt} = \beta_{hv}S_vI_h - \mu_v I_v,
\end{cases}
\tag{2.5.17}
$$

其中 Λ_h 和 Λ_v 分别表示人和蚊子的出生率; μ_h 和 μ_v 分别表示人和蚊子的自然死亡率; β_{vh} 表示蚊子传染给人的传染率; β_{hv} 表示人传染给蚊子的传染率.

显然, 模型 (2.5.17) 有且仅有一个无病平衡点 $E_0 = (S_h^0, 0, S_v^0, 0) = \left(\dfrac{\Lambda_h}{\mu_h}, 0, \right.$
$\left. \dfrac{\Lambda_v}{\mu_v}, 0 \right)$, 且其染病仓室为 I_h 和 I_v, 对它们在无病平衡点 E_0 处线性化

$$\frac{dI_h}{dt} = \beta_{vh} S_h^0 I_v - \mu_h I_h,$$
$$\frac{dI_v}{dt} = \beta_{hv} S_v^0 I_h - \mu_v I_v. \qquad (2.5.18)$$

求解 (2.5.18) 并取 Laplace 变换得

$$\mathcal{L}[I_h](\lambda) = \frac{\beta_{vh} S_h^0}{\lambda + \mu_h} \mathcal{L}[I_v](\lambda) + \mathcal{L}[q](\lambda),$$
$$\mathcal{L}[I_v](\lambda) = \frac{\beta_{hv} S_v^0}{\lambda + \mu_v} \mathcal{L}[I_h](\lambda), \qquad (2.5.19)$$

这里 $q(t) = I_{h0} e^{-\mu_h t}$. 将 $\mathcal{L}[I_v]$ 代入 $\mathcal{L}[I_h]$ 得到

$$\mathcal{L}[I_h](\lambda) = \frac{\beta_{vh} S_h^0}{\lambda + \mu_h} \frac{\beta_{hv} S_v^0}{\lambda + \mu_v} \mathcal{L}[I_h](\lambda) + \mathcal{L}[q](\lambda).$$

因此基本再生数定义为

$$\mathcal{R}_0 = \frac{\beta_{hv} S_v^0}{\mu_h} \frac{\beta_{vh} S_h^0}{\mu_v}.$$

定义 $\mathcal{R}_H = \dfrac{\beta_{hv} S_v^0}{\mu_h}$, 表示一个染病者在其生命周期 $1/\mu_h$ 内产生感染蚊子的平均数.

定义 $\mathcal{R}_V = \dfrac{\beta_{vh} S_h^0}{\mu_v}$, 表示一只染病蚊子在其染病周期 $1/\mu_v$ 内感染人的平均数. 故 $\mathcal{R}_0$ 表示一个染病者进入易感群体中, 在其染病周期内产生二次感染的平均数.

例 2.5.5 以上假设传染病传播过程都是均匀混合的. 事实上, 许多疾病的传播和年龄、性别及位置有很大关系. 多组模型恰能表达这类传播的异质性. 一般多

组 SIR 传染病模型满足如下结构

$$
\begin{cases}
\dfrac{dS_i}{dt} = \Lambda - S_i \sum\limits_{j=1}^{n} \beta_{ij} I_j - \mu S_i, \\[3mm]
\dfrac{dI_i}{dt} = S_i \sum\limits_{j=1}^{n} \beta_{ij} I_j - (\mu + \gamma) I_i, \quad i = 1, 2, \cdots, n, \\[3mm]
\dfrac{dR_i}{dt} = \gamma I_i - \mu R_i,
\end{cases}
\tag{2.5.20}
$$

其中 S_i 表示第 i 组的易感者; I_i 表示第 i 组的染病者; R_i 表示第 i 组的康复者. β_{ij} 表示第 j 组的染病者感染第 i 组易感者的传染率, 其他参数生物学意义和模型 (2.5.8) 相同.

模型 (2.5.20) 有且仅有一个无病平衡点 $E_0 = (\mathbf{S}^0, \mathbf{0}, \mathbf{0}) = \left(\dfrac{\Lambda}{\mu}, \mathbf{0}, \mathbf{0} \right)$, 其染病仓室为 $I_i(i = 1, 2, \cdots, n)$ 并在无病平衡点处线性化得

$$
\frac{dI_i}{dt} = S^0 \sum_{j=1}^{n} \beta_{ij} I_j - (\mu + \gamma) I_i, \quad i = 1, 2, \cdots, n.
\tag{2.5.21}
$$

求解并取 Laplace 变换得

$$
\mathcal{L}[I_i](\lambda) = \frac{S^0 \sum\limits_{j=1}^{n} \beta_{ij} \mathcal{L}[I_j](\lambda)}{\lambda + \mu + \gamma} + \mathcal{L}[q_i](\lambda),
$$

其中 $\mathcal{L}[q_i](\lambda) = I_{i0} \displaystyle\int_0^\infty e^{-(\lambda + \mu + \gamma)t} dt.$ 定义

$$
\mathcal{L}[I] = (\mathcal{L}[I_1], \mathcal{L}[I_2], \cdots, \mathcal{L}[I_n])^{\mathrm{T}}, \quad \mathcal{L}[q] = (\mathcal{L}[q_1], \mathcal{L}[q_2], \cdots, \mathcal{L}[q_n])^{\mathrm{T}},
$$

且定义矩阵

$$
A(\lambda) = \frac{S^0}{\lambda + \mu + \gamma} (\beta_{ij})_{n \times n}.
$$

将上式改写成向量形式得

$$
\mathcal{L}[I](\lambda) = A(\lambda) \mathcal{L}[I](\lambda) + \mathcal{L}[q](\lambda).
$$

故模型 (2.5.20) 基本再生数定义为

$$
\mathcal{R}_0 = \rho(A(0)),
$$

ρ 表示矩阵的谱半径.

2.6 路径基本再生数

Heesterbeek 和 Dietz 在文献 [66] 中给出基本再生数的基本定义:

$$\mathcal{R}_0 = \int_0^\infty b(a)F(a)da, \tag{2.6.1}$$

其中 $F(a)$ 表示一个新感染的个体到时间 a 仍具有感染性的概率; $b(a)$ 表示 a 时刻一个染病者产生二次感染的平均数. 在一个二步图的感染环境中, 假设感染状态为 1 和 2, 则在公式 (2.6.1) 中, $F(a)$ 表示一个感染状态为 1 的染病者在 0 时刻到 a 时刻产生状态为 2 染病者的概率; $b(a)$ 表示一个状态为 2 的染病者在 a 时刻产生状态为 1 染病者的平均数. 如疟疾传播中, $F(a)$ 可表达为

$$F(a) = \int_0^a 一个染病者在 0 时刻感染到 t 时刻仍具有传染性的概率$$

$$\times 在 t 时刻感染蚊子的概率$$

$$\times 染病蚊子到 a-t 时刻仍活着的概率 \, dt.$$

$b(a)$ 表示 a 时刻一只染病的蚊子产生染病者的平均数. 同理, 可以定义

$$\bar{F}(a) = \int_0^a 一只染病蚊子在 0 时刻感染到 t 时刻仍具有传染性的概率$$

$$\times 在 t 时刻感染人的概率$$

$$\times 染病者到 a-t 时刻仍活着的概率 \, dt.$$

$\bar{b}(a)$ 表示 a 时刻一个染病者产生染病蚊子的平均数. 利用上述方法, 可以定义两类基本再生数:

$$\mathcal{R}_0 = \int_0^\infty b(a)F(a)da, \tag{2.6.2}$$

$$\bar{\mathcal{R}}_0 = \int_0^\infty \bar{b}(a)\bar{F}(a)da. \tag{2.6.3}$$

$\mathcal{R}_0$ 给出了一类从蚊子-人-蚊子的路径基本再生数; $\bar{\mathcal{R}}_0$ 给出了一类从人-蚊子-人的路径基本再生数. 接下来以例 2.5.4 计算路径基本再生数 $\mathcal{R}_0$ 及 $\bar{\mathcal{R}}_0$. 首先若以蚊子-人-蚊子为路径, 则

$$F(a) = \int_0^a e^{-\mu_h t} \times \beta_{hv}\frac{\Lambda_v}{\mu_v} \times e^{-\mu_v(a-t)}dt = \beta_{hv}\frac{\Lambda_v}{\mu_v}e^{-\mu_v a}\int_0^a e^{-(\mu_h-\mu_v)t}dt.$$

另外,

$$b(a) = \beta_{vh} \frac{\Lambda_h}{\mu_h}.$$

从而

$$\mathcal{R}_0 = \int_0^\infty b(a)F(a)da = \beta_{vh}\frac{\Lambda_h}{\mu_h}\beta_{hv}\frac{\Lambda_v}{\mu_v}\int_0^\infty e^{-\mu_v a}\int_0^a e^{-(\mu_h-\mu_v)t}dtda$$

$$= \frac{\beta_{vh}S_h^0}{\mu_v}\frac{\beta_{hv}S_v^0}{\mu_h},$$

其中 $S_h^0 = \frac{\Lambda_h}{\mu_h}$ 且 $S_v^0 = \frac{\Lambda_v}{\mu_v}$. 同理, 可以算得以人-蚊子-人的路径基本再生数为

$$\bar{\mathcal{R}}_0 = \frac{\beta_{hv}S_v^0}{\mu_h}\frac{\beta_{vh}S_h^0}{\mu_v}.$$

不难发现, $\mathcal{R}_0 = \bar{\mathcal{R}}_0$, 即基本再生数和路径无关.

接下来在例 2.5.4 的基础上考虑人和人的传播, 则模型可写为

$$\begin{cases} \dfrac{dS_h}{dt} = \Lambda_h - \beta_{vh}S_hI_v - \beta_{hh}S_hI_h - \mu_h S, \\[2mm] \dfrac{dI_h}{dt} = \beta_{vh}S_hI_v + \beta_{hh}S_hI_h - \mu_h I_h, \\[2mm] \dfrac{dS_v}{dt} = \Lambda_v - \beta_{hv}S_vI_h - \mu_v S, \\[2mm] \dfrac{dI_v}{dt} = \beta_{hv}S_vI_h - \mu_v I_v, \end{cases} \tag{2.6.4}$$

其中 β_{hh} 表示人和人传染率. 模型传播主要包括两条路径: 若从人出发, (人-人) 传播 +(人-蚊子-人) 传播; 若从蚊子出发, (蚊子-人-蚊子) 传播 + (蚊子-人-人-蚊子) 传播. 为了方便定义, 定义人和人传播的基本再生数为一个染病者在其染病期内产生二次感染的平均数, 记为 $\mathcal{R}_{hh} = \dfrac{\beta_{hh}S_h^0}{\mu_h}$; 人和蚊子传播基本再生数是指一个染病者在其染病期内产生二次感染蚊子的数量, 记为 $\mathcal{R}_{hv} = \dfrac{\beta_{hv}S_v^0}{\mu_v}$, 蚊子和人传播基本再生数定义为一只染病蚊子在其染病期内产生二次感染的数量, 表示为 $\mathcal{R}_{vh} = \dfrac{\beta_{vh}S_h^0}{\mu_h}$. 故从第一条路径出发可定义基本再生数为

$$\mathcal{R}_{0h} = \mathcal{R}_{hh} + \mathcal{R}_{hv}\mathcal{R}_{vh}.$$

由第二条路径可定义基本再生数为

$$\mathcal{R}_{0v} = \mathcal{R}_{vh}\mathcal{R}_{hv} + \mathcal{R}_{vh}\sum_{n=1}^{\infty}\mathcal{R}_{hh}^n\mathcal{R}_{hv}.$$

显然, $\mathcal{R}_{0h} \neq \mathcal{R}_{0v}$. 事实上, 当 $\mathcal{R}_{hh} < 1$ 时, $\mathcal{R}_{0v} = \dfrac{\mathcal{R}_{vh}\mathcal{R}_{hv}}{1 - \mathcal{R}_{hh}}$. 上述例子表明路径基本再生数和传播路径有关. 为了避免研究及解释上的麻烦, 定义平均路径基本再生数为

$$\mathcal{R}_0 = \frac{\mathcal{R}_{0h} + \mathcal{R}_{0v}}{2}.$$

设疾病传播过程包含 n 的染病状态, 且包括 m 条传播路径, 我们给出路径基本再生数的基本定义.

定义 2.6.1 一个染病状态为 i 的染病者通过路径 j 在其染病周期内产生二次感染的平均数, 则称其为通过路径 j 状态为 i 的路径基本再生数, 表示为 $\mathcal{R}_{0ij}(i = 1, 2, \cdots, n; j = 1, 2, \cdots, m)$. 平均路径基本再生数定义为

$$\mathcal{R}_0 = \frac{1}{n}\sum_{i=1}^{n}\sum_{j=1}^{m}\mathcal{R}_{0ij}.$$

例 2.6.1 考虑具有性传播的艾滋病模型, 假设总人口分为 6 类, 易感女性、染病女性、易感男性、染病男性、易感同性恋男性、染病同性恋男性艾滋病患者分别用 S_f, I_f, S_m, I_m 及 S_M, I_M 表示. 其传播过程可表示为

$$\begin{aligned}
\frac{dS_f}{dt} &= \Lambda_f - \lambda_f S_f + \delta_f I_f - \mu_f S_f, \\
\frac{dI_f}{dt} &= \lambda_f S_f - (\delta_f + \mu_f)I_f, \\
\frac{dS_m}{dt} &= \Lambda_m - \lambda_m S_m + \delta_m I_m - \mu_m S_m, \\
\frac{dI_m}{dt} &= \lambda_m S_m - (\delta_m + \mu_m)I_m, \\
\frac{dS_M}{dt} &= \Lambda_M - \lambda_M S_M + \delta_M I_M - \mu_M S_M, \\
\frac{dI_M}{dt} &= \lambda_M S_M - (\delta_M + \mu_M)I_M,
\end{aligned} \tag{2.6.5}$$

其中 μ_j 表示 j $(j = f, m, M)$ 类人群自然死亡率, Λ_j 表示 j $(j = f, m, M)$ 类人

群出生率, δ_j 表示 j $(j = f, m, M)$ 类人群恢复率. 另外, j 类人群的发生率为

$$\lambda_f = \frac{c_{mf}\beta_{mf}I_m + c_{Mf}\beta_{Mf}I_M}{N_f}, \ \lambda_m = \frac{c_{fm}\beta_{fm}I_f}{N_m},$$

$$\lambda_M = \frac{c_{MM}\beta_{MM}I_M + c_{fM}\beta_{fM}I_f}{N_M},$$

其中 $\beta_{ij}(i, j = f, m, M)$ 表示有效传染率, $c_{ij}(i, j = f, m, M)$ 表示接触率. $N_j = S_j + I_j$ 表示 j 类人群总人口数.

模型 (2.6.5) 包含三种染病状态: 女性艾滋病患者、男性艾滋病患者及男同性恋艾滋病患者. 首先定义状态基本再生数

$$\mathcal{R}_{0ij} = \frac{c_{ij}\beta_{ij}}{\delta_i + \mu_i}, \quad i = f, m, M; \ j = f, m, M; \ i = j \neq f, m.$$

模型 (2.6.5) 包括三条传播路径: ① (女性艾滋病患者-易感男性-女性艾滋病患者)+(女性艾滋病患者-易感男同性恋-男同性恋艾滋病患者-女性艾滋病患者); ② (男性艾滋病患者-易感女性-男性艾滋病患者)+(男性艾滋病患者-易感女性-女性艾滋病患者-易感男同性恋-男同性恋艾滋病患者-易感女性-女性艾滋病患者-易感男性-男性艾滋病患者); ③ (男同性恋艾滋病患者-易感男同性恋-男同性恋艾滋病患者)+(男同性恋艾滋病患者-易感女性-女性艾滋病患者-易感男同性恋-男同性恋艾滋病患者). 依据路径基本再生数的定义, 我们给出路径基本再生数为

$$\mathcal{R}_{0f} = \mathcal{R}_{0fm}\mathcal{R}_{0mf} + \mathcal{R}_{0fM}\sum_{n=1}^{\infty}\mathcal{R}_{0MM}^n\mathcal{R}_{0Mf},$$

$$\mathcal{R}_{0m} = \mathcal{R}_{0mf}\mathcal{R}_{0fm} + \mathcal{R}_{0mf}\mathcal{R}_{0fM}\sum_{n=1}^{\infty}\mathcal{R}_{0MM}^n\mathcal{R}_{0Mf}\mathcal{R}_{0fm},$$

$$\mathcal{R}_{0M} = \mathcal{R}_{0MM} + \mathcal{R}_{0Mf}\mathcal{R}_{0fM} + \mathcal{R}_{0Mf}\mathcal{R}_{0fm}\mathcal{R}_{0mf}\mathcal{R}_{0fM}.$$

故平均路径基本再生数定义为

$$\mathcal{R}_0 = \frac{\mathcal{R}_{0f} + \mathcal{R}_{0m} + \mathcal{R}_{0M}}{3}.$$

2.7　侵入再生数

定义 2.7.1　两菌株模型的侵入再生数是指在菌株 1 平衡点附近, 一个带有菌株 2 的染病者在其染病期内产生二次感染的平均数.

侵入基本再生数的计算可以遵循基本再生数的计算过程. 我们以两菌株传染病模型传播为例, 给出计算两菌株模型的一般方法. 假设模型被两种菌株感染, 模型满足以下方程

$$\frac{dx}{dt} = f_x(x, y_1, y_2), \qquad (2.7.1)$$

$$\frac{dy_1}{dt} = f_{y_1}(x, y_1, y_2), \qquad (2.7.2)$$

$$\frac{dy_2}{dt} = f_{y_2}(x, y_1, y_2). \qquad (2.7.3)$$

若模型 (2.7.1)-(2.7.2) 满足如下条件:

(1) 假设模型具有三个边界平衡点 $E_0 = (S^0, 0, 0)$, $E_{01} = (S^{10}, y_1^*, 0)$ 和 $E_{02} = (S^{20}, 0, y_2^*)$;

(2) 平衡点 E_0, E_{01}, E_{02} 分别在超平面 $y_1 = y_2 = 0$, $y_1 = 0$ 及 $y_2 = 0$ 上是全局渐近稳定的.

那么菌株 1 侵入菌株 2 的基本再生数 $\mathcal{R}_1^2$ 计算过程如下: 在 E_{01} 处线性化被菌株 2 感染的仓室 y_2,

$$\frac{dy_2}{dt} = f'_{y_2}(S^{10}, y_1^*, 0)y_2 = (\mathcal{F}_2 - \mathcal{V}_2)y_2. \qquad (2.7.4)$$

求解 (2.7.4) 可得

$$y_2(t) = y_2(0)e^{-\mathcal{V}_2 t} + \int_0^t \mathcal{F}_2 y_2(s)e^{-\mathcal{V}_2(t-s)}ds. \qquad (2.7.5)$$

对方程取 Laplace 变换得

$$\mathcal{L}[y_2](\lambda) = \mathcal{L}[g](\lambda) + \mathcal{L}[\mathcal{F}_2 e^{-\mathcal{V}_2}](\lambda)\mathcal{L}[y_2](\lambda),$$

其中 $g(t) = y_2(0)e^{-\mathcal{V}_2 t}$. 从而菌株 2 侵入菌株 1 的基本再生数定义为

$$\mathcal{R}_2^1 = \mathcal{L}[\mathcal{F}_2 e^{-\mathcal{V}_2}](0) = \mathcal{F}_2 \int_0^\infty e^{-\mathcal{V}_2 s}ds = \mathcal{F}_2 \mathcal{V}_2^{-1}. \qquad (2.7.6)$$

同理可以定义菌株 1 侵入菌株 2 基本再生数为

$$\mathcal{R}_1^2 = \mathcal{F}_1 \mathcal{V}_1^{-1}. \qquad (2.7.7)$$

定理 2.7.1 令侵入再生数分别为 (2.7.6) 和 (2.7.7), 则如下结论成立:

(1) 如果 $\mathcal{R}_2^1 < 1$, 菌株 1 占优平衡点 E_{10} 局部渐近稳定;

(2) 如果 $\mathcal{R}_1^2 < 1$, 菌株 2 占优平衡点 E_{20} 局部渐近稳定.

应用

假设总人口分成三类: 易感类 S、被菌株 1 感染的染病类 I_1 和被菌株 2 感染的染病类 I_2. 易感人群能同时被菌株 1 和菌株 2 感染, 菌株不具有永久免疫, 模型结构满足 SIS 仓室结构

$$\begin{cases} \dfrac{dS}{dt} = \Lambda - \beta_1 S I_1 - \beta_2 S I_2 - \mu S + \gamma_1 I_1 + \gamma_2 I_2, \\[2mm] \dfrac{dI_1}{dt} = \beta_1 S I_1 - (\mu + \gamma_1) I_1, \\[2mm] \dfrac{dI_2}{dt} = \beta_2 S I_2 - (\mu + \gamma_2) I_2, \end{cases} \tag{2.7.8}$$

其中 Λ 表示输入率; $\beta_j\ (j = 1, 2)$ 表示感染率; $\gamma_j\ (j = 1, 2)$ 表示康复率; μ 表示自然死亡率. 依据上节基本再生数的计算方法可得

$$\mathcal{R}_{0j} = \frac{\Lambda}{\mu} \frac{\beta_j}{\mu + \gamma_j}, \quad j = 1, 2.$$

易得系统 (2.7.8) 具有三个边界平衡点

$$E_0 = \left(\frac{\Lambda}{\mu}, 0, 0 \right), \quad E_{10} = \left(\frac{\mu + \gamma_1}{\beta_1}, \frac{\mu + \gamma_1}{\beta_1}(\mathcal{R}_{01} - 1), 0 \right),$$

$$E_{20} = \left(\frac{\mu + \gamma_2}{\beta_2}, 0, \frac{\mu + \gamma_2}{\beta_2}(\mathcal{R}_{02} - 1) \right).$$

在菌株 1 占优的平衡点 E_{01} 处线性化仓室 I_2 得

$$\frac{dI_2}{dt} = (\beta_2 S^{01} - (\mu + \gamma_2)) I_2.$$

故菌株 1 侵入到菌株 2 的侵入再生数为

$$\mathcal{R}_2^1 = \mathcal{F}_2 \mathcal{V}_2^{-1} = \frac{\beta_2 S^{01}}{\mu + \gamma_2} = \frac{\mathcal{R}_{02}}{\mathcal{R}_{01}}.$$

同理可得菌株 2 侵入到菌株 1 的侵入再生数为

$$\mathcal{R}_1^2 = \frac{\mathcal{R}_{01}}{\mathcal{R}_{02}}.$$

菌株 1 可能由于环境或病毒的演化由菌株 1 变化成菌株 2, 则模型具有如下结构

$$\begin{cases} \dfrac{dS}{dt} = \Lambda - \beta_1 S I_1 - \beta_2 S I_2 - \mu S + \gamma_1 I_1 + \gamma_2 I_2, \\ \dfrac{dI_1}{dt} = \beta_1 S I_1 - (\mu + \gamma_1 + \delta) I_1, \\ \dfrac{dI_2}{dt} = \beta_2 S I_2 + \delta I_1 - (\mu + \gamma_2) I_2. \end{cases} \quad (2.7.9)$$

模型 (2.7.9) 有两个边界平衡点 E_0 和 E_{20}. 因此系统 (2.7.9) 只有菌株 2 侵入菌株 1 的侵入再生数

$$\mathcal{R}_1^2 = \frac{\beta_1 S^{20}}{\mu + \gamma_1 + \delta} = \frac{\mathcal{R}_{01}}{\mathcal{R}_{02}}.$$

具有重叠感染的两菌株传染病模型:

$$\begin{cases} \dfrac{dS}{dt} = \Lambda - \beta_1 S I_1 - \beta_2 S I_2 - \mu S + \gamma_1 I_1 + \gamma_2 I_2, \\ \dfrac{dI_1}{dt} = \beta_1 S I_1 - (\mu + \gamma_1 + \delta \beta_2 I_2) I_1, \\ \dfrac{dI_2}{dt} = \beta_2 S I_2 + \delta \beta_2 I_1 I_2 - (\mu + \gamma_2) I_2. \end{cases} \quad (2.7.10)$$

系统 (2.7.10) 具有三个边界平衡点 E_0, E_{10} 和 E_{02}, 且其分量和模型 (2.7.8) 相同. 用同样的方法可以定义侵入再生数

$$\mathcal{R}_1^2 = \frac{\beta_2 S^{10} + \delta \beta_2 I_1^*}{\mu + \gamma_2} = \frac{\mathcal{R}_{02}}{\mathcal{R}_{01}} + \delta \mathcal{R}_{02} \left(1 - \frac{1}{\mathcal{R}_{01}}\right), \quad (2.7.11)$$

$$\mathcal{R}_2^1 = \frac{\beta_2 S^{20}}{\mu + \gamma_1 + \delta \beta_2 I_2^*} = \frac{\mathcal{R}_{01}}{\mathcal{R}_{02}\left(1 + \delta \dfrac{\mu + \gamma_2}{\mu + \gamma_1}(\mathcal{R}_{02} - 1)\right)}. \quad (2.7.12)$$

例 2.7.1 总人口分成易感类 S; 被菌株 j 感染的染病类 I_j $(j = 1, 2)$; 隔离被菌株 1 感染类 Q_j $(j = 1, 2)$; J_k 表示被菌株 j 感染后康复再次被菌株 k 感染类. 考虑模型

$$\frac{dS}{dt} = \Lambda - \beta_1 \frac{S(I_1 + J_1)}{A} - \beta_2 \frac{S(I_2 + J_2)}{A} - \mu S,$$

$$\frac{dI_1}{dt} = \beta_1 \frac{S(I_1 + J_1)}{A} - (\mu + \alpha_1 + \delta_1)I_1,$$

$$\frac{dQ_1}{dt} = \delta_1 I_1 - (\mu + \gamma_1)Q_1,$$

$$\frac{dR_1}{dt} = \alpha_1 I_1 + \gamma_1 Q_1 - \sigma_2 \beta_2 \frac{R_1(I_2 + J_2)}{A} - \mu R_1,$$

$$\frac{dJ_1}{dt} = \sigma_1 \beta_1 \frac{R_2(I_1 + J_1)}{A} - (\mu + \alpha_1)J_1,$$

$$\frac{dI_2}{dt} = \beta_2 \frac{S(I_2 + J_2)}{A} - (\mu + \alpha_2 + \delta_2)I_2, \qquad (2.7.13)$$

$$\frac{dQ_2}{dt} = \delta_2 I_2 - (\mu + \gamma_2)Q_2,$$

$$\frac{dR_2}{dt} = \alpha_2 I_2 + \gamma_2 Q_2 - \delta_1 \beta_1 \frac{(I_1 + J)I_2}{A} - \mu R_2,$$

$$\frac{dJ_2}{dt} = \sigma \beta_2 \frac{R_1(I_2 + J_2)}{A} - (\mu + \alpha_2)J_2,$$

$$\frac{dW}{dt} = \alpha_1 J_1 + \alpha_2 J_2 - \mu W,$$

其中 W 表示被两种菌株感染而康复的个体数量; $A = N - Q_1 - Q_2$. σ_j $(j = 1, 2)$ 表示交叉免疫感染率; δ_j $(j = 1, 2)$ 表示隔离率.

解　系统 (2.7.13) 具有无病平衡点 $E_0 = \left(\dfrac{\Lambda}{\mu}, \mathbf{0} \right)$. 定义各菌株的基本再生数

$$\mathcal{R}_1 = \frac{\beta_1}{\mu + \delta_1 + \alpha_1}, \quad \mathcal{R}_2 = \frac{\beta_2}{\mu + \delta_2 + \alpha_2}.$$

菌株 1 占优的平衡点 $E_1 = (S_1^*, I_1^*, Q_1^*, R_1^*, J_1^*, \mathbf{0})$ 满足方程

$$\Lambda - \beta_1 \frac{SI_1}{A} - \mu S = 0,$$

$$\frac{\beta_1 SI_1}{A} - (\mu + \alpha_1 + \delta_1)I_1 = 0, \qquad (2.7.14)$$

$$\delta_1 I_1 - (\mu + \gamma_1)Q_1 = 0,$$

$$\alpha_1 I_1 - \mu R_1 = 0.$$

求解 (2.7.14) 得

$$\frac{S_1^*}{A^*} = \frac{1}{\mathcal{R}_1}, \quad \frac{I_1^*}{A^*} = \frac{\mu}{\mu + \alpha_1}\left(1 - \frac{1}{\mathcal{R}_1}\right), \quad Q_1^* = \frac{\delta_1 I_1^*}{\mu + \gamma_1}, \quad R_1^* = \frac{\alpha_1 I_1^*}{\mu}.$$

被菌株 2 感染的仓室 $x = (I_2, Q_2, J_2)$, 故可以定义

$$\mathcal{F} = \begin{pmatrix} \beta_2 \dfrac{S(I_2 + J_2)}{A} \\ 0 \\ \sigma_2 \beta_2 \dfrac{R_1(I_2 + J_2)}{A} \end{pmatrix}, \quad \mathcal{V} = \begin{pmatrix} (\mu + \alpha_2 + \delta_2)I_2 \\ -\delta_2 I_2 + (\mu + \gamma_2)Q_2 \\ (\mu + \alpha_2)J_2 \end{pmatrix}.$$

在菌株 1 占优平衡点 E_1 处线性化得

$$F = \begin{pmatrix} \beta_2 \dfrac{S_1^*}{A^*} & 0 & \beta_2 \dfrac{S^*}{A} \\ 0 & 0 & 0 \\ \sigma_2 \beta_2 \dfrac{R_1^*}{A^*} & 0 & \sigma_2 \beta_2 \dfrac{R_1^*}{A^*} \end{pmatrix}, \quad V = \begin{pmatrix} \mu + \alpha_2 + \delta_2 & 0 & 0 \\ -\delta_2 & \mu + \gamma_2 & 0 \\ 0 & 0 & \mu + \alpha_2 \end{pmatrix}.$$

计算

$$FV^{-1} = \begin{pmatrix} \dfrac{\beta_2 S_1^*}{(\mu + \alpha_2 + \delta_2)A^*} & 0 & \dfrac{\beta_2 S_1^*}{(\mu + \alpha_2)A^*} \\ 0 & 0 & 0 \\ \dfrac{\sigma_2 \beta_2 R_1^*}{(\mu + \alpha_2 + \delta_2)A^*} & 0 & \dfrac{\sigma_2 \beta_2 R_1^*}{(\mu + \alpha_2)A^*} \end{pmatrix}.$$

因此侵入再生数为

$$\mathcal{R}_1^2 = \frac{\beta_2 S_1^*}{(\mu + \alpha_2 + \delta_2)A^*} + \frac{\sigma_2 \beta_2 R_1^*}{(\mu + \alpha_2)A^*}.$$

2.8 本 章 小 结

基本再生数在判定疾病是否暴发扮演举足轻重的角色. 本章总结了六种计算基本再生数的方法, 包括从数据出发, 利用代际间隔或序列间隔直接估计基本再生数; 利用无病平衡点稳定性、地方病平衡点存在性及最终规模存在性估计基本再生数; 应用下代矩阵计算基本再生数; 下代算子延拓理论或快慢系统理论估计基本再生数; 提出利用更新过程计算基本再生数; 提出路径基本再生数的概念估算图基本再生数. 上述六类方法在某种程度上都可以计算出基本再生数的值或表达式,

但用途不尽相同. 面对突发或新发传染病, 若发病机制不清楚, 利用数据直接估算基本再生数比较恰当, 但难于辨识传播的主要因素, 制定相应控制措施; 下一代矩阵理论, 易于计算基本再生数表达式, 但对于一些具有图结构的模型, 如性传播模型、蚊媒传染病模型难以从生物学上解释. 更新过程及路径计算方法克服计算及生物学上解释的困难. 但解决高维模型, 如多组传播、集合种群模型、以个体建模的网络模型等, 上述模型虽能计算出抽象表达式, 如何解释仍有挑战.

1990 年, 荷兰科学院院士 Diekmann 等首次提出利用下一代算子方法计算具有结构型模型的基本再生数方法 [49]. 他们定义 $K\phi(x) = \displaystyle\int_{\Omega} k(x,y)\phi(y)dy$ 刻画一代中疾病演化过程, 其中核函数 $k(x,y)$ 表示一个状态为 y 的染病个体在其染病周期内二次感染产生状态为 x 的平均数. 从而基本再生数 $\mathcal{R}_0 = \rho(K)$, ρ 表示算子 K 的谱半径. 若 K 是一维算子, 则 $\mathcal{R}_0$ 是唯一非负特征值 [48]. Inaba 提出年龄结构模型计算基本再生数的方法 [79]. Wang 和 Zhao 提出计算反应扩散传染病模型的理论框架及计算方法 [143]. Inaba 于 2012 年提出一类计算结构性模型的一般方法 [77]. Wang 和 Zhao 建立下代算子理论计算具有非局部和时滞模型基本再生数的一般方法 [142]. Breda 等总结几类利用下代算子计算基本再生数的方法且评估误差收敛性 [21]. Allen 等利用变分公式给出具有空间结构模型基本再生数的具体表达式 [8].

本章假设环境是常数, 即环境系数不随时间的变化而变化. 但实际上, 如温度是随季节周期变动的. 近 20 年, 许多学者拓展基本再生数在周期环境中的定义. Inaba 于 2019 年提出下一代演化算子的方法计算非自治系统的基本再生数 [78]. Liang 等提出非自治抽象泛函微分系统基本再生数的理论框架及渐近计算方法 [20].

传染病历史数据或人口动力学数据通常以离散格式给出, 考虑离散的传染病模型更贴近事实. Allen 和 van den Driessche 延拓下一代算子方法计算离散模型的基本再生数 [9]. 他们假设传染病模型满足离散系统 $x(t+1) = G(x(t))$, 其中 $x_1, \cdots, x_m$ 表示感染态, 其他表示非感染态. 假设该离散系统只有唯一无病平衡点, 且该系统在无病平衡点处线性化系统为 $y(t+1) = (F+T)y(t)$, 其中 F 表示新感染矩阵, T 表示转移矩阵且 $\rho(T) < 1$, 则 $Q = F(Id-T)^{-1}$ 表示下一代矩阵且 $\mathcal{R}_0 = \rho(Q)$. Lewis 等利用该结论解决离散西尼病毒传播问题 [87]. de Cmino-Beck 利用生命图上的简化原则计算离散模型基本再生数 [46].

还有许多有关计算基本再生数的文献 [16, 17, 36, 50, 138], 我们在这里不一一赘述.

第 3 章 多菌株传染病模型建模框架

3.1 传染病基本定义

传染病 (infectious diseases) 是指由病原微生物和寄生虫感染人体后产生的有传染性、在一定条件下可以造成流行的疾病. 感染性疾病 (infectious diseases) 是指由病原体感染所致的疾病, 包括传染性和非传染性感染疾病.

定义 3.1.1 免疫应答是指机体受到抗原刺激后, 免疫细胞对抗原分子识别、活化、增殖和分化, 产生免疫物质发生特异性免疫效应的过程. 主要包括特异性免疫 (固有免疫) 和非特异性免疫 (非固有性免疫).

(1) 非特异性免疫: 是生物在长期进化中逐渐形成的, 是机体抵御病原体入侵的第一道防线, 具有无特异性、无记忆性、稳定性等特点. 参与非特异性免疫的主要细胞包括巨噬细胞、树突状细胞、粒细胞、杀伤细胞和杀伤 T 细胞等.

(2) 特异性免疫: 是在接触抗原后获得的, 具有特异性、耐受性及记忆性. 主要包括 T 细胞和 B 细胞.

定义 3.1.2 (1) 隐性感染 (covert infection) 又称亚临床感染, 是指病原体侵入人体后, 仅诱导机体产生特异性免疫应答, 而不引起或只引起轻微的组织损伤, 在临床上不显出任何症状、体征、甚至生理变化, 只能通过免疫学检测才能发现.

(2) 显性感染 (overt infection) 又称临床感染, 是指病原体入侵人体后, 不但诱导机体发生免疫应答, 而且通过病原体本身的作用或机体的变态反应, 导致组织损伤, 从而引起病理改变和临床表现.

(3) 潜伏性感染 (latent infection), 病原体感染人体后寄生于某些部位, 由于机体免疫功能足以将病原体局限化而不引起显性感染, 待机体免疫功能下降时, 则可能引起显性感染.

定义 3.1.3 感染过程中病原体的作用:

(1) 侵袭力 (invasiveness): 病原体侵入机体并在机体内生长、繁殖的能力;

(2) 毒力 (virulence): 内外毒素和其他毒力因子;

(3) 数量 (quantity): 同一种传染病中, 入侵病原体的数量一般与致病能力成正比;

(4) 变异型 (variability): 病原体抗原变异可逃逸机体的特异性免疫作用而继续引起疾病.

传染病流行过程的基本条件:

(1) 传染源: 病原体已在其体内生长、繁殖并能将其排出体外的人和动物;

(2) 传播途径: 病原体离开传染源到达另一个易感者的途径;

(3) 易感者: 对某种传染病缺乏特异性免疫的人或动物.

定义 3.1.4　影响传染病流行的主要因素包括:

(1) 自然因素: 地理、气象、生态等;

(2) 社会因素: 社会制度、经济情况、生活条件、文化水平等.

一般来说, 传染病的传播过程是通过接触传播的.

(1) 接触率: 单位时间内一个患者与其他成员接触的次数, 依赖于成员总数 N, 记为 $C(N)$.

(2) 有效接触率: 单位时间内接触并传染的接触次数, 记为 $\beta_0 C(N)$. 它能反映一个染病者传播疾病的能力, 包括活动能力、环境条件及病原体的毒力等因素.

(3) 发生率: 在特定时间内新发染病者的数量.

(4) 流行率: 在特定时间范围内, 染病者数量占总人口的比例.

(5) 病死率 (case fatality proportion, CFP): 表示一定时期内因某种疾病死亡的人数占所接触人数的比例.

(6) 因病死亡率: 单位时间内因某种疾病死亡人数.

染病个体在接触过程中可能包括其他患者或潜伏者, 疾病不会发生传播, 只有当接触到易感个体才可能发生传播. 假设易感者的数量为 S, 那么总人口中接触到易感者的可能性为 S/N. 设每个患者接触到易感者的有效接触率或传染率为 $\beta_0 C(N) \dfrac{S}{N}$, 则在 t 时刻单位时间内被所有患者感染的新成员数为

$$\beta_0 C(N(t)) \frac{S(t)}{N(t)} I(t),$$

称其为疾病的发生率. 若假设接触率与总人口成正比, 即 $C(N) = \tilde{C} N$, 那么发生率可以写成

$$\beta_0 C(N(t)) \frac{S(t)}{N(t)} I(t) = \beta S(t) I(t),$$

其中 $\beta = \beta_0 \tilde{C}$ 表示传染率系数或传染率. 这种发生率称为双线性发生率或简单质量作用率. 但当总人口数量很大时, 每个人单位时间接触个体的数量是有限的, 接触数与总人口数量成正比假设不合理, 这时可以假定接触数为常数, 即 $C(N) = \bar{C}$. 那么发生率为

$$\beta_0 C(N(t)) \frac{S(t)}{N(t)} I(t) = \beta \frac{S(t) I(t)}{N},$$

这里 $\beta = \beta_0\bar{C}$. 这种发生率称为标准型发生率.

标准型发生率和双线性发生率适用于两种极限情况, 标准型发生率适用于总人数充分大, 双线性发生率适用于疾病暴发前期接触人数不够多. 有些学者认为介于二者之间的发生率更合理[67], 形如

$$\frac{cN}{1+\alpha N}, \quad \frac{cN}{1+bN+\sqrt{1+2bN}},$$

或者其他满足饱和性质的一般发生率

$$C(0) = 0, \quad C'(N) \geqslant 0, \quad \left(\frac{C(N)}{N}\right)' \leqslant 0.$$

数学模型是研究传染病传播的强有力工具. Bernoulli 于 1760 年利用数学研究了天花的传播. Hamer 于 1906 年通过构建离散的数学模型研究麻疹的反复流行. 1911 年, Ross 利用微分方程模型研究疟疾在蚊虫和人群中的动态传播. 1927 年, Kermack 和 McKendrick 首次利用 "仓室模型" 的思想研究黑死病在伦敦的传播及瘟疫在孟买的流行; 1932 年, 他们通过仓室模型的研究提出阈值理论, 为传染病动力学的研究奠定了理论基础. 随后, 传染病动力学得到了空前的发展并取得了一系列有价值的成果.

3.2 Kermack-McKendrick 仓室模型

仓室模型的核心是针对某种疾病依据其传播特征将某地区的人群分成不同的状态, 例如:

(1) 易感类 $S(t)$: 表示 t 时刻尚未染病但有可能被该病的病菌或病毒感染的数量;

(2) 染病类 $I(t)$: 表示 t 时刻被感染且具有传染性的染病者的数量;

(3) 康复率 $R(t)$: 表示 t 时刻从染病者中康复的数量.

为构建 SIR 仓室模型, 见图 3.2.1(a), Kermack-McKendrick 做以下三个基本假设.

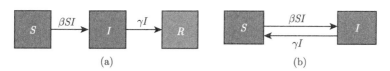

图 3.2.1 (a) SIR 模型流程图; (b) SIS 模型流程图

(1) 不考虑人口动力学、环境封闭、总人口保持不变, 即 $S(t)+I(t)+R(t)=K$.

(2) 假设 t 时刻单位时间内染病者传染易感者数量与该时刻易感者数量成正比, 比例系数为 β, 故单位时间内新染病者数量为 $\beta S(t)I(t)$.

(3) 假设 t 时刻康复者的数量与该时刻染病者数量 $I(t)$ 成正比, 比例系数为 γ. 另外, 假设康复者具有永久免疫力, 康复后不会被再次感染.

一般来说, 病毒性疾病如流感、麻疹、水痘等, 康复后对原病毒具有永久免疫, 适合上述假设. 故依据质量守恒定律, 每个仓室变化率满足

$$\frac{dS(t)}{dt} = -\beta SI,$$
$$\frac{dI(t)}{dt} = \beta SI - \gamma I, \qquad (3.2.1)$$
$$\frac{dR(t)}{dt} = \gamma I,$$

其中 γ 表示康复率或移出率, 平均染病周期为 $1/\gamma$. 不难发现, $S(t)$ 单调递减且是正的, 那么

$$\lim_{t \to \infty} S(t) = S_\infty.$$

由 R 的方程知, $R(t)$ 单调递增且 $R(t) \leqslant K$. 从而, $\lim_{t \to \infty} R(t) = R_\infty$. 由 (3.2.1) 的第一个方程和第三个方程得

$$\frac{dS}{dR} = -\frac{\beta}{\gamma}S.$$

当 $S(0) > 0$ 时, 求解得

$$S(R) = S(0)e^{-\frac{\beta}{\gamma}R} \geqslant S(0)e^{-\frac{\beta}{\gamma}K} > 0.$$

因此, $S_\infty > 0$. 对 (3.2.1) 的第一个方程两边积分得

$$\int_0^\infty S'(t)dt = -\beta \int_0^\infty S(t)I(t)dt,$$
$$S_0 - S_\infty = \beta \int_0^\infty S(t)I(t)dt \geqslant \beta S_\infty \int_0^\infty I(t)dt.$$

故 $\lim_{t \to \infty} I(t) = 0$. 事实上, (3.2.1) 的第三个方程是解耦的, 故只需考虑前两个方程即可. 由前两个方程得

$$\frac{dI}{dS} = \frac{\beta SI - \gamma I}{-\beta SI} = -1 + \frac{\gamma}{\beta S},$$

求解得

$$I + S - \frac{\gamma}{\beta}\ln S = I_0 + S_0 - \frac{\gamma}{\beta}\ln S_0.$$

故最终规模满足

$$I_0 + S_0 - S_\infty = \frac{\gamma}{\beta} \ln \frac{S_0}{S_\infty}. \tag{3.2.2}$$

但由细菌传播的疾病如脑炎、淋病等, 康复后不具有永久免疫. 根据此机理, Kermack 和 McKendrick 于 1932 年提出 SIS 仓室模型, 见图 3.2.1(b).

$$\begin{aligned}
\frac{dS(t)}{dt} &= -\beta SI + \gamma I, \\
\frac{dI(t)}{dt} &= \beta SI - \gamma I.
\end{aligned} \tag{3.2.3}$$

利用 $S + I = K$, 系统 (3.2.3) 可化简成一个方程

$$I'(t) = \beta(K - I)I - \gamma I = rI\left(1 - \frac{I}{\overline{K}}\right),$$

其中 $r = (\beta K - \gamma), \overline{K} = r/\beta$. 求解得

$$I(t) = \frac{\overline{K}Be^{rt}}{1 + Be^{rt}}, \quad B = \frac{I(0)}{\overline{K} - I(0)}.$$

注意到

$$r > 0 \Leftrightarrow \mathcal{R}_0 = \frac{\beta K}{\gamma} > 1.$$

故如下结论成立.

定理 3.2.1 系统 (3.2.3) 有如下性质:

(1) 当 $\mathcal{R}_0 < 1$, $\lim\limits_{t \to \infty} I(t) = 0$;

(2) 当 $\mathcal{R}_0 > 1$, $\lim\limits_{t \to \infty} I(t) = \overline{K}$.

随后, 遵循 Kermack 和 McKendrick 提出的仓室建模思想, 其他蕴含不同传播机理的模型, 如潜伏、隔离、接种等仓室模型不断被提出和发展.

3.3 多菌株传染病模型

引起一种传染病传播的不同表现形式称为菌株. 如嗜血杆菌流感主要包括 6 类, a, b, c, d, e, f; 引起链球菌肺炎包括 90 多种菌株; 登革热包括 4 种不同菌株. 不同菌株间的相互作用形式包括如下四种形式:

定义 3.3.1　(1) 菌株变异 (mutation) 是指同一菌株因基因突变或重组而引起在形态构造、代谢途径、生理类型、各种抗性、抗原性或代谢产物的质和量等方面的变异, 由此可形成各种不同的新菌株.

(2) 重复感染 (reinfection) 是指人体在被某种病原体感染的基础上再次被同一种病原体感染;

(3) 重叠感染 (superinfection) 是指人体于某种病原体感染的基础上再被其他病原体感染;

(4) 共同感染 (coinfection) 是指人体同时被两种或两种以上病原体感染.

本节将延拓 3.2 节仓室建模思想, 提出几类建立传染病不同菌株间的交互作用仓室模型. 自然环境中不同种群能稳定地相互作用或相互制约而共存. 多菌株传染病研究核心问题是竞争排斥原理及何种机制导致菌株共存. 本节主要以 SIS 框架建模, 易感人群同时被菌株 1 和菌株 2 感染, 菌株具有永久免疫. 假设总人口分成三类: 易感类 S、被菌株 1 感染的染病类 I_1 和被菌株 2 感染的染病类 I_2. 假设新生儿以速率 Λ 输入易感人群, 人群的自然死亡率为 μ, 菌株 j 以速率 β_j 感染易感者且以速率 γ_j 康复. 基于以上假设提出几类基本多菌株模型.

1. 基本两菌株 SIS 仓室模型 (参见流程图 3.3.1 (a))

$$\begin{cases} \dfrac{dS}{dt} = \Lambda - \beta_1 SI_1 - \beta_2 SI_2 - \mu S + \gamma_1 I_1 + \gamma_2 I_2, \\[2mm] \dfrac{dI_1}{dt} = \beta_1 SI_1 - (\mu + \gamma_1)I_1, \\[2mm] \dfrac{dI_2}{dt} = \beta_2 SI_2 - (\mu + \gamma_2)I_2. \end{cases} \tag{3.3.1}$$

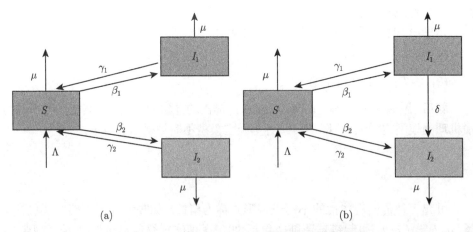

(a)　　　　　　　　　　　　　　　　　(b)

图 3.3.1　(a) 两菌株竞争流程图; (b) 两菌株变异流程图

我们先将利用第 2 章提出的方法计算系统 (3.3.1) 基本再生数. 注意到系统 (3.3.1)有一个无病平衡点 $E_0 = (S^0, 0, 0, 0) = (\Lambda/\mu, 0, 0, 0)$. 选取其染病仓室 I_j $(j = 1, 2)$ 并在 E_0 处线性化得

$$\frac{dI_1}{dt} = \beta_1 S^0 I_1 - (\mu + \gamma_1) I_1,$$

$$\frac{dI_2}{dt} = \beta_2 S^0 I_2 - (\mu + \gamma_2) I_2.$$

求解并取 Laplace 变换得

$$\mathcal{L}[I_j](\lambda) = \mathcal{L}[G_j](\lambda) + \mathcal{L}[K_j](\lambda)\mathcal{L}[I_j](\lambda), \quad j = 1, 2, \tag{3.3.2}$$

其中 $G_j(t) = I_{j0} e^{-(\mu+\gamma_j)t}$, $K_j(t) = \beta_j S^0 e^{-(\mu+\gamma_j)t}$. 故其基本再生数为

$$\mathcal{R}_0 = \max\{\mathcal{R}_{01}, \mathcal{R}_{02}\},$$

其中, $\mathcal{R}_{0j}$ 表示菌株 j 所对应的基本再生数

$$\mathcal{R}_{0j} = \mathcal{L}[K_j](0) = \frac{\beta_j S^0}{\mu + \gamma_j}. \tag{3.3.3}$$

系统 (3.3.1) 显示竞争排斥现象, 即基本再生数大的菌株存活, 另一种菌株灭绝.

模型 (3.3.1) 有两个菌株占优平衡点

$$E_1 = (S_1^*, I_1^*, 0) = \left(\frac{S^0}{\mathcal{R}_{01}}, \frac{S^0}{\mathcal{R}_{01}}(\mathcal{R}_{01} - 1), 0\right)$$

和

$$E_2 = (S_2^*, 0, I_2^*) = \left(\frac{S^0}{\mathcal{R}_{02}}, 0, \frac{S^0}{\mathcal{R}_{02}}(\mathcal{R}_{02} - 1)\right).$$

为了计算侵入再生数 $\mathcal{R}_2^1$, 在菌株 1 占优的平衡点 E_1 处线性化染病仓室 I_2 得

$$\frac{dI_2}{dt} = \beta_2 S_1^* I_2 - (\mu + \gamma_2) I_2, \tag{3.3.4}$$

同样求解, 取 Laplace 变换得

$$\mathcal{L}[I_2](\lambda) = \mathcal{L}[G_2] + \mathcal{L}[\overline{K}_2](\lambda)\mathcal{L}[I_2](\lambda), \quad \overline{K}_2 = \frac{S_1^*}{S^0}.$$

故侵入再生数

$$\mathcal{R}_2^1 = \mathcal{L}[\overline{K}_2](0) = \frac{\mathcal{R}_{02}}{\mathcal{R}_{01}}.$$

注意到

$$\mathcal{R}_2^1 = \frac{\beta_2 S_1^*}{\mu + \gamma_2} \leqslant \mathcal{R}_{02}.$$

因此, 当 $\mathcal{R}_{02} < 1 < \mathcal{R}_{01}$ 时, $\mathcal{R}_2^1 < \mathcal{R}_{02} < 1 < \mathcal{R}_{01}$.

同理, 可以确定另一个侵入再生数

$$\mathcal{R}_1^2 = \frac{\mathcal{R}_{01}}{\mathcal{R}_{02}} \leqslant \mathcal{R}_{01}.$$

当 $\mathcal{R}_{01} < 1 < \mathcal{R}_{02}$ 时, $\mathcal{R}_1^2 < \mathcal{R}_{01} < 1 < \mathcal{R}_{02}$.

定理 3.3.1 (竞争排斥原理)　(1) 当 $\mathcal{R}_1 > 1$, $\mathcal{R}_2^1 < 1$ 时, 菌株 1 占优平衡点 E_1 全局渐近稳定;

(2) 当 $\mathcal{R}_2 > 1$, $\mathcal{R}_1^2 < 1$, 菌株 2 占优平衡点 E_2 全局渐近稳定;

(3) 当 $\mathcal{R}_1 > 1$, $\mathcal{R}_2 > 1$ 且 $\mathcal{R}_1 = \mathcal{R}_2$, 两菌株共存.

2. 菌株 1 可能由于环境或病毒的演化由菌株 1 以速率 δ 变异成菌株 2, 则模型 (流程图 3.3.1 (b)) 具有如下结构

$$\begin{cases} \dfrac{dS}{dt} = \Lambda - \beta_1 S I_1 - \beta_2 S I_2 - \mu S + \gamma_1 I_1 + \gamma_2 I_2, \\[2mm] \dfrac{dI_1}{dt} = \beta_1 S I_1 - (\mu + \gamma_1 + \delta) I_1, \\[2mm] \dfrac{dI_2}{dt} = \beta_2 S I_2 + \delta I_1 - (\mu + \gamma_2) I_2. \end{cases} \tag{3.3.5}$$

系统 (3.3.5) 和系统 (3.3.1) 有相同的无病平衡点 E_0. 若假设 $I_{j0} = 0, j = 1, 2$, 在无病平衡点处线性化, 求解取 Laplace 变换得

$$\mathcal{L}[I](\lambda) = A\mathcal{L}[I_j](\lambda),$$

其中 $I = (I_1, I_2)^{\mathrm{T}}$,

$$A = \begin{pmatrix} \mathcal{L}[K_1](\lambda) & 0 \\ \dfrac{\delta}{\lambda + \mu + \gamma_2} & \mathcal{L}[K_2](\lambda) \end{pmatrix}.$$

故基本再生数定义为

$$\mathcal{R}_0 = \rho(A) = \max\{\mathcal{R}_{01}, \mathcal{R}_{02}\},$$

$\rho(A)$ 表示矩阵 A 的谱半径. 变异系统 (3.3.5) 仅存在一个菌株 2 占优平衡点

$$E_2 = (S_2^*, 0, I_2^*) = \left(\frac{S^0}{\mathcal{R}_{02}}, 0, \frac{S^0}{\mathcal{R}_{02}}(\mathcal{R}_{02} - 1) \right),$$

在 E_2 点处线性化仓室 I_1 得相应的侵入再生数

$$\mathcal{R}_1^2 = \frac{\mathcal{R}_{01}}{\mathcal{R}_{02}}.$$

当 $\mathcal{R}_{01} > 1$, 且 $\mathcal{R}_{01} > \mathcal{R}_{02}$ 时, 系统 (3.3.5) 存在一个正平衡点 $E^* = (S^*, I_1^*, I_2^*)$, 其中

$$S^* = \frac{S^0}{\mathcal{R}_{01}}, \quad I_1^* = \frac{\beta_2 S^0}{\delta}\left(\frac{1}{\mathcal{R}_{02}} - \frac{1}{\mathcal{R}_{01}}\right) I_2^*,$$

$$I_2^* = \frac{\delta S^0}{\beta_2 S^0 \left(\dfrac{1}{\mathcal{R}_{02}} - \dfrac{1}{\mathcal{R}_{01}}\right) + \delta}\left(1 - \frac{1}{\mathcal{R}_{01}}\right).$$

当 $\delta \to 0$ 时, 则 $(S^*, I_1^*, I_2^*) \to (S_1^*, I_1^*, 0)$. 因此, 变异率 δ 是产生菌株共存的主要机理.

3. 菌株 2 的毒性强于菌株 1, 被菌株 1 感染的个体以速率 $\delta\beta_2$ 再次被菌株 2 感染. 那么这种具有重叠感染的两菌株传染病模型 (流程图 3.3.2(a))

$$\begin{cases} \dfrac{dS}{dt} = \Lambda - \beta_1 SI_1 - \beta_2 SI_2 - \mu S + \gamma_1 I_1 + \gamma_2 I_2, \\[2mm] \dfrac{dI_1}{dt} = \beta_1 SI_1 - \delta\beta_2 I_1 I_2 - (\mu + \gamma_1) I_1, \\[2mm] \dfrac{dI_2}{dt} = \beta_2 SI_2 + \delta\beta_2 I_1 I_2 - (\mu + \gamma_2) I_2. \end{cases} \tag{3.3.6}$$

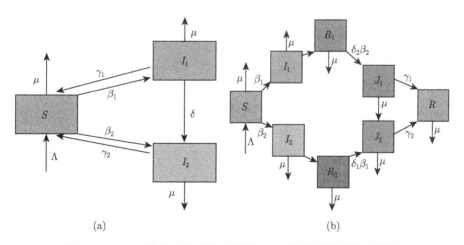

图 3.3.2　(a) 两菌株重叠感染流程图; (b) 两菌株共同感染流程图

模型 (3.3.6) 和前两个模型具有相同的基本再生数. 模型 (3.3.6) 有两菌株占优平衡点 E_1 和 E_2, 表达式与模型 (3.3.1) 相同. 为了计算对应的侵入再生数, 在边界平衡点 E_1 处线性化仓室 I_2 得

$$\frac{dI_2}{dt} = \beta_2 S_1^* I_2 + \delta\beta_2 I_1^* I_2 - (\mu+\gamma_2)I_2, \tag{3.3.7}$$

求解, 取 Laplace 变换得

$$\mathcal{L}[I_2](\lambda) = \mathcal{L}[G_2](\lambda) + \mathcal{L}[\widetilde{K}_2](\lambda)\mathcal{L}[I_2](\lambda),$$

其中

$$\widetilde{K}_2(t) = (\beta_2 S_1^* + \delta\beta_2 I_1^*)e^{-(\mu+\gamma_2)t}.$$

故侵入再生数定义为

$$\mathcal{R}_2^1 = \mathcal{L}[\widetilde{K}_2](0) = \frac{\mathcal{R}_{02}}{\mathcal{R}_{01}} + \frac{\mathcal{R}_{02}}{\mathcal{R}_{01}}\delta(\mathcal{R}_{01}-1).$$

同理, 可定义侵入再生数

$$\mathcal{R}_1^2 = \mathcal{L}[\widetilde{K}_2](0) = \frac{\mathcal{R}_{01}}{\mathcal{R}_{02}\left(\frac{\beta_2\delta S^0}{\mu+\gamma_1}\left(1-\frac{1}{\mathcal{R}_{02}}\right)+1\right)}.$$

当 $\delta\left(\frac{\mathcal{R}_{01}}{S^0} + \frac{\beta_2\delta}{\mu+\gamma_1}\right) - \frac{\beta_2\delta}{\mu+\gamma_1} > 0$, $\mathcal{R}_1^2 > 1$ 及 $\mathcal{R}_2^1 > 1$ 时, 系统 (3.3.6) 存在一个正平衡点

$$S^* = \frac{\delta\left[1 + \frac{\beta_2\delta S^0}{\mu+\gamma_1}\left(1-\frac{1}{\mathcal{R}_{02}}\right)\right]}{\delta\left(\frac{\mathcal{R}_{01}}{S^0} + \frac{\beta_2\delta}{\mu+\gamma_1}\right) - \frac{\beta_2\delta}{\mu+\gamma_1}},$$

$$I_1^* = \frac{\mathcal{R}_1^2 - 1}{\delta\left(\frac{\mathcal{R}_{01}}{S^0} + \frac{\beta_2\delta}{\mu+\gamma_1}\right) - \frac{\beta_2\delta}{\mu+\gamma_1}},$$

$$I_2^* = \frac{\frac{\mathcal{R}_{01}}{\mathcal{R}_{02}}(\mathcal{R}_2^1 - 1)}{\delta\left(\frac{\mathcal{R}_{01}}{S^0} + \frac{\beta_2\delta}{\mu+\gamma_1}\right) - \frac{\beta_2\delta}{\mu+\gamma_1}}.$$

注意到若 $\delta=0$, $\mathcal{R}_1^2 = \frac{\mathcal{R}_{01}}{\mathcal{R}_{02}}$, $\mathcal{R}_2^1 = \frac{\mathcal{R}_{02}}{\mathcal{R}_{01}}$, 模型 (3.3.6) 不存在共存平衡点. 故重叠感染是菌株共生的主要机制.

4. 菌株 1 和菌株 2 结合后分别以速率 δ_1 和 δ_2 产生一种共同感染病毒 J. 具有共同感染的传染病模型具有如下形式

$$
\begin{cases}
\dfrac{dS}{dt} = \Lambda - \beta_1 S(I_1 + J) - \beta_2 S(I_2 + J) - \mu S, \\[2mm]
\dfrac{dI_1}{dt} = \beta_1 S(I_1 + J) - \delta_2 \beta_2 I_1(I_2 + J) - (\mu + \gamma_1)I_1, \\[2mm]
\dfrac{dI_2}{dt} = \beta_2 S(I_2 + J) - \delta_1 \beta_1 (I_1 + J)I_2 - (\mu + \gamma_2)I_2, \\[2mm]
\dfrac{dJ}{dt} = \delta_1 \beta_1 (I_1 + J)I_2 + \delta_2 \beta_2 I_1(I_2 + J) - (\mu + \gamma_3)J, \\[2mm]
\dfrac{dR}{dt} = \gamma_1 I_1 + \gamma_2 I_2 + \gamma_3 J - \mu R.
\end{cases}
\tag{3.3.8}
$$

尽管模型 (3.3.8) 增加了染病仓室 J, 但其基本再生数和前四个模型相同. 系统有两个边界平衡点

$$
E_1 = (S_1^*, I_1^*, 0, 0, R_1^*), \quad E_2 = (S_2^*, 0, I_2^*, 0, R_2^*).
$$

在 E_1 点处线性化仓室 I_2 和 J 分别得

$$
\frac{dI_2}{dt} = \beta_2 S_1^*(I_2 + J) - \delta_1 \beta_1 I_1^* I_2 - (\mu + \gamma_2)I_2,
\tag{3.3.9}
$$

$$
\frac{dJ}{dt} = \delta_1 \beta_1 I_1^* I_2 + \delta_2 \beta_2 I_1^*(I_2 + J) - (\mu + \gamma_3)J.
\tag{3.3.10}
$$

不失一般性, 假设 $I_2(0) = J(0) = 0$. 求解 (3.3.9) 和 (3.3.10), 取 Laplace 变换得

$$
\mathcal{L}[I_2](\lambda) = \frac{\beta_2 S_1^*}{\lambda + \delta_1 \beta_1 I_1^* + \mu + \gamma_2} \mathcal{L}[I_2](\lambda) + \frac{\beta_2 S_1^*}{\lambda + \delta_1 \beta_1 I_1^* \mu + \gamma_2} \mathcal{L}[J](\lambda),
\tag{3.3.11}
$$

$$
\mathcal{L}[J](\lambda) = \frac{\delta_1 \beta_1 I_1^* + \delta_2 \beta_2 I_1^*}{\lambda + \mu + \gamma_3} \mathcal{L}[I_2](\lambda) + \frac{\delta_2 \beta_2 I_1^*}{\lambda + \mu + \gamma_3} \mathcal{L}[J](\lambda).
\tag{3.3.12}
$$

将方程 (3.3.12) 代入 (3.3.11) 得

$$
\mathcal{L}[I_2](\lambda) = \frac{\beta_2 S_1^*}{\lambda + \delta_1 \beta_1 I_1^* + \mu + \gamma_2} \left(1 + \frac{\delta_1 \beta_1 I_1^* + \delta_2 \beta_2 I_1^*}{\lambda + \mu + \gamma_3 - \delta_2 \beta_2 I_1^*} \right) \mathcal{L}[I_2](\lambda).
$$

故侵入再生数

$$
\mathcal{R}_2^1 = \frac{\beta_2 S_1^*}{\mu + \gamma_2 + \delta_1 \beta_1 I_1^*} \frac{\mu + \gamma_3 + \delta_1 \beta_1 I_1^*}{\mu + \gamma_3 - \delta_2 \beta_2 I_1^*}
$$

及

$$
\mathcal{R}_1^2 = \frac{\beta_1 S_2^*}{\mu + \gamma_1 + \delta_2 \beta_2 I_2^*} \frac{\mu + \gamma_3 + \delta_2 \beta_2 I_2^*}{\mu + \gamma_3 - \delta_1 \beta_1 I_2^*}.
$$

5.

5. 将具有交叉免疫的总人口分成易感类 S、被菌株 j 感染的染病类 $I_j(j=1,2)$、被菌株 j 感染后康复再次被菌株 k 感染类 J_k. 具有交叉免疫的模型 (流程图 3.3.2(b)) 定义为

$$
\begin{cases}
\dfrac{dS}{dt} = \Lambda - \beta_1 S(I_1 + J_1) - \beta_2 S(I_2 + J_2) - \mu S, \\[2mm]
\dfrac{dI_1}{dt} = \beta_1 S(I_1 + J_1) - (\mu + \gamma_1)I_1, \\[2mm]
\dfrac{dR_1}{dt} = \alpha_1 I_1 - \sigma_2 \beta_2 (I_2 + J_2) - \mu R_1, \\[2mm]
\dfrac{dJ_1}{dt} = \sigma \beta_1 R_2 (I_1 + J_1) - (\mu + \gamma_1)J_1, \\[2mm]
\dfrac{dI_2}{dt} = \beta_2 S(I_2 + J_2) - (\mu + \gamma_2)I_2, \\[2mm]
\dfrac{dR_2}{dt} = \alpha_2 I_2 - \delta_1 \beta_1 I_2 (I_1 + J_1) - \mu R_1, \\[2mm]
\dfrac{dJ_2}{dt} = \sigma_2 \beta_2 R_1 (I_2 + J_2) - (\mu + \gamma_2)J_2, \\[2mm]
\dfrac{dR}{dt} = \gamma_1 J_1 + \gamma_2 J_2 - \mu R.
\end{cases}
\tag{3.3.13}
$$

模型 (3.3.5)—(3.3.13) 都产生菌株的共存现象, 即菌株的变异、重叠感染、共同感染及交叉免疫都能使菌株交互作用导致共存. 其他多菌株共同作用机制是否也具有类似的竞争排斥或共存值得研究.

6. 两病共同感染

1) HIV 和 TB 共同感染

艾滋病 (AIDS) 和肺结核 (TB) 是世界上影响人类健康的两类主要慢性病, 后者是前者最常见的机会性感染病原菌, 也是其最主要的死亡原因之一. 人类免疫缺陷病毒 (HIV) 感染者或 AIDS 患者容易诱发结核菌感染. HIV 和 TB 双重感染不仅大幅缩短了 HIV 的潜伏期, 且缩短了患者的生存时间. 感染肺结核杆菌可以加速 HIV 感染者 AIDS 进程, 两者产生 "1 + 1 > 2" 的后果. 据报道, 合并感染者发展成活性肺结核的机会为 7%—10%. 感染 HIV 的结核菌携带者发展成活性结核病的可能性比未感染 HIV 者高 30—50 倍. 目前, 世界上约有三分之一 HIV 患者共同感染 TB. 感染 TB 后肉芽中活化的巨噬细胞产生肿瘤坏死因子, 可以激活并促进 HIV 在 T 细胞内繁殖, 故结核患者感染 HIV 的概率比一般人群高. 因此, TB 感染者容易感染 HIV. 另一方面, HIV 感染引起 T 淋巴细胞功能下降、数量减少导致机体免疫功能下降或丧失, 故 HIV 患者感染 TB 的概率也比一般人群高. 全球 HIV 患者的高速增长必然使得 TB 感染者加速增长, 其结果必然导致混

合感染率增加.

为研究 HIV 和 TB 的共同感染, 文献 [128] 将人群分为易感类 $S(t)$、肺结核潜伏类 $L(t)$、肺结核染病类 $I(t)$、治疗类 $T(t)$、HIV 感染类 $J_1(t)$、HIV 和潜伏 TB 共同感染类 $J_2(t)$、HIV 和染病 TB 共同感染类 J_3、AIDS 类 $A(t)$. HIV 和 TB 共同感染类由如下 8 维常微分方程组成 (图 3.3.3(a)):

$$
\text{TB}: \quad
\begin{aligned}
\frac{dS}{dt} &= \Lambda - cS\frac{I+J_3}{N} - \sigma S\frac{J^*}{R} - \mu S, \\
\frac{dL}{dt} &= c(S+T)\frac{I+J_3}{N} - \sigma L\frac{J^*}{R} - (\mu+k+r_1)L, \\
\frac{dI}{dt} &= kL - (\mu+d+r_2)I, \\
\frac{dT}{dt} &= r_1 L + r_2 I - cT\frac{I+J_3}{N} - \sigma T\frac{J^*}{R} - \mu T,
\end{aligned}
\tag{3.3.14}
$$

$$
\text{HIV}: \quad
\begin{aligned}
\frac{dJ_1}{dt} &= \sigma(S+T)\frac{J^*}{R} - cJ_1\frac{I+J_3}{N} - (\alpha_1+\mu)J_1 + r^* J_2, \\
\frac{dJ_2}{dt} &= \sigma L\frac{J^*}{R} + cJ_1\frac{I+J_3}{N} - (\alpha_2+\mu+k^*+r^*)J_2, \\
\frac{dJ_3}{dt} &= k^* J_2 - (\alpha_3+\mu+d^*)J_3, \\
\frac{dA}{dt} &= \alpha_1 J_1 + \alpha_2 J_2 + \alpha_3 J_3 - (\mu+f)A,
\end{aligned}
\tag{3.3.15}
$$

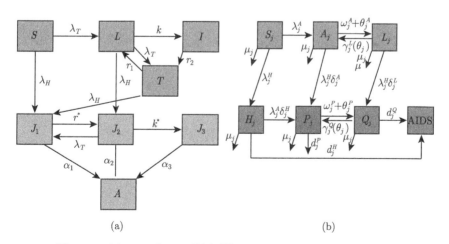

(a)   (b)

图 3.3.3   (a) HIV 和 TB 共同感染; (b) HIV 和 HSV-2 共同感染

其中

$$N = S + L + I + T + J_1 + J_2 + J_3 + A,$$

$$R = N - I - J_3 - A = S + L + T + J_1 + J_2,$$

$$J^* = J_1 + J_2 + J_3.$$

这里 N 表示总人群, R 表示总的活跃种群, J^* 为没有发展成 AIDS 的人群. 模型中的参数具有如下生物学意义, 见表 3.3.1.

表 3.3.1　模型参数的生物学意义

符号	生物学意义
Λ	输入率
c	肺结核传播率
σ	HIV 传播率
μ	自然死亡率
k	没有共同感染肺结核转化率
k^*	共同感染肺结核转化率
d	肺结核因病死亡率
d^*	HIV 因病死亡率
f	AIDS 因病死亡率
r_1	没有共同感染潜伏肺结核个体的治疗率
r_2	没有共同感染肺结核个体的治疗率
α_i	HIV 个体转化成 AIDS 的转化率

控制 TB 基本再生数定义为

$$\mathcal{R}_1 = \frac{ck}{(\mu + k + r_1)(\mu + d + r_2)}.$$

$\mathcal{R}_1$ 表示一个 TB 患者二次感染后由易感者转变为潜伏者的数量为 c, $\dfrac{k}{\mu + k + r_1}$ 的潜伏者转化为染病者, 因此, 在染病期 $\dfrac{1}{\mu + d + r_2}$ 产生染病者的数量为 $\mathcal{R}_1$. HIV 基本再生数定义为

$$\mathcal{R}_2 = \frac{\sigma}{\mu + \sigma_1}.$$

$\mathcal{R}_2$ 表示一个 HIV 患者在其染病期内二次感染 HIV 患者的数量.

定理 3.3.2　系统 (3.3.14)-(3.3.15) 有如下平衡点.

(1) 系统 (3.3.14)-(3.3.15) 有唯一的无病平衡点 $E_0 = (S^0, 0, 0, 0, 0, 0, 0, 0)$.

(2) 当 $\mathcal{R}_1 > 1$ 时, 系统 (3.3.14)-(3.3.15) 有唯一 TB 感染的平衡点 $E_T = (S_T, L_T, I_T, T_T, 0, 0, 0, 0)$, 其中

$$S_T = \frac{\Lambda}{\mu + cI_T/N_T}, \quad L_T = \frac{I_T}{\mathcal{R}_{1b}}, \quad I_T = \frac{N_T(\mathcal{R}_1 - 1)}{\mathcal{R}_1 + \mathcal{R}_{1a}}, \quad T_T = \frac{(r_1 L_T + r_2 I_T)S_T}{\Lambda}.$$

$$N_T = \frac{\Lambda}{\mu + d(\mathcal{R}_1 - 1)/(\mathcal{R}_1 + \mathcal{R}_{1a})}, \quad \mathcal{R}_{1a} = \frac{c}{\mu + k + r_1}, \quad \mathcal{R}_{1b} = \frac{k}{\mu + d + r_2}.$$

(3) 当 $\mathcal{R}_2 > 1$ 时, 系统 (3.3.14)-(3.3.15) 有唯一 HIV 感染的平衡点 $E_H = (S_H, 0, 0, 0, J_{1H}, 0, 0, A_H)$, 其中

$$S_H = \frac{\Lambda}{\mu \mathcal{R}_2 + \alpha(\mathcal{R}_2 - 1)}, \quad J_{1H} = (\mathcal{R}_1 - 1)S_H, \quad A_H = \frac{\alpha_1 J_{1H}}{\mu + f}.$$

定义模型 (3.3.14)-(3.3.15) 的基本再生数为

$$\mathcal{R}_0 = \max\{\mathcal{R}_1, \mathcal{R}_2\}.$$

令 $E^* = (S^*, L^*, I^*, T^*, J_1^*, J_2^*, J^*, A^*)$ 是系统 (3.3.14)-(3.3.15) 的非负共存平衡点, 其中

$$S^* = \frac{\Lambda}{\mu + cx + \sigma y}, \quad L^* = \frac{c\Lambda}{B_1(\mu + cx + \sigma y)}x, \quad I^* = \frac{k}{\mu + d + r_2}L^*,$$

$$T^* = \frac{r_1 + \dfrac{r_2 k}{\mu + d + r_2}}{cx + \sigma y + \mu}L^*, \quad J_1^* = \frac{\left(S^* + T^* + \dfrac{r^* L^*}{\Delta_2}\right)\sigma y}{B_2}, \quad J_2^* = \frac{\sigma L^* y + cx J_1^*}{\Delta_2},$$

$$J_3^* = \frac{k^*(\sigma y L^* + cx J_1^*)}{\Delta_2 \Delta_3}, \quad A^* = \frac{1}{\mu + f}(\alpha_1 J_1^* + \alpha_2 J_2^* + \alpha_3 J_3^*).$$

$$\Delta_2 = \alpha_2 + \mu + k^* + r^*, \quad \Delta_3 = \alpha_3 + \mu + d, \quad B_2 = \frac{cx(\alpha_1 + \mu + k^*)}{\Delta_2} + \alpha_1 + \mu,$$

$$B_1 = \sigma y + \mu + k + r_1 - \frac{cx\left(r_1 + \dfrac{r_2 k}{\mu + d + r_2}\right)}{cx + \sigma y + \mu} \geqslant \sigma y + \mu + k + r_1 - (r_1 + k) > 0.$$

这里 x 和 y 满足

$$F(x, y) = \frac{c}{N^*}\left[\frac{kS^*}{(\mu + d + r_2)B_1} + \frac{k}{\Delta_2 \Delta_3}\left(\frac{\sigma S^* y}{B_1} + J_1^*\right)\right] = 1,$$

$$G(x, y) = \frac{\sigma}{R^*}\left\{\frac{1}{B_2}\left(S^* + T^* + \frac{rL^*}{\Delta_2}\right)\left(1 + \left[1 + \frac{k}{\Delta_3}\right]\right) + \frac{L^*}{\Delta_2}\left[1 + \frac{k}{\Delta_3}\right]\right\} = 1.$$

2) HIV 和 HSV-2 共同感染

HSV(herpes simplex virus), 即单纯疱疹病毒, 是最常见的病原体, 人是其唯一的自然宿主, 感染率达 80%—90%. HSV 已成为世界上第四大传染病. 该病毒

可以分为 1 型和 2 型两种. HSV-1 的感染主要发生在口鼻周围, 高烧后口周围长水泡. HSV-2 主要侵犯生殖器、肛周, 它是引起性病的主要病原体, 症状表现为生殖器疱疹. 性传播是 HIV 传播的主要传播途径, 这为 HSV-2 感染和 HIV 共同感染提供便捷.

研究表明: HSV 和 HIV 两者在感染时会产生协同作用, 患者感染 HSV 后增加了 HIV 的易感性. HSV 和 HIV 共同感染角质细胞和巨噬细胞时, 其病毒复制能力相互促进, 使得 AIDS 治疗更加复杂. HIV 患者共同感染 HSV 时往往伴随更为严重的疾病表现和更高的复发频数.

为考虑 HIV 和 HSV-2 共同感染, 文献 [10, 56] 将总人群分成性活跃男性和女性个体. 女性种群依据其性活跃程度分为低风险组和高风险组, 分别用下标 f_1 和 f_2 标注. $N_j (j = m, f_1, f_2)$ 分别表示男性、低风险女性及高风险女性种群的数量. 将艾滋病阶段间断分成 HIV 类和 AIDS 阶段, HSV-2 分成急性和潜伏阶段. 每个子种群 N_j 分成 7 种不同的状态: 易感类 S_j, 仅感染急性 HSV-2 类 A_j, 仅感染潜伏 HSV-2 类 L_j, 仅感染 HIV 类 H_j, 共同感染 HIV 和急性 HSV-2 类 P_j, 同时感染 HIV 和潜伏 HSV-2 类 Q_j 及 AIDS 类 D_j. 易感人群分别以速率 λ_j^A 和 λ_j^H 被 HSV-2 和 HIV 感染. 易感人群被 HSV-2 病毒感染后首先进入急性 HSV-2 阶段, 然后以速率 ω_j^A 转化成潜伏 HSV-2 类. 潜伏 HSV-2 类在个体通过刺激以速率 γ_j^L 返回急性 HSV-2 类. 被 HIV 病毒感染的个体以速率 d_j^H 发展成 AIDS 类. δ_j^A 表示被 HIV 病毒和急性 HSV-2 重叠感染的速率, δ_j^L 表示被 HIV 病毒和潜伏 HSV-2 重复感染的速率. 在状态 A_j 和 P_j 中 θ_j^A 和 θ_j^P 表示抗病毒治疗率. 假设再次激发率 γ_j^L 及 γ_j^Q 是关于 θ_j^A 和 θ_j^P 的减函数. 以上共同感染 HIV 和 HSV-2 传染病模型 (图 3.3.3(b)) 可表述为

$$
\begin{cases}
\dfrac{dS_i}{dt} = \mu_i N - (\lambda_i^A + \lambda_i^H)S_i - \mu_i S_i, \\[2mm]
\dfrac{dA_i}{dt} = \lambda_i^A S_i + \gamma_i^L(\theta_i^A)L_i - \delta_i^A \lambda_i^H A_i - (\omega_i^A + \theta_i^A + \mu_i)A_i, \\[2mm]
\dfrac{dL_i}{dt} = (\omega_i^A + \theta_i^A)A_i - \delta_i^L \lambda_i^H L_i - (\gamma_i^L(\theta_i^A) + \mu_i)L_i, \\[2mm]
\dfrac{dH_i}{dt} = \lambda_i^H S_i - \delta_i^H \lambda_i^A H_i - (\mu_i + d_i^H)H_i, \\[2mm]
\dfrac{dP_i}{dt} = \delta_i^A \lambda_i^H A_i + \delta_i^H \lambda_i^A H_i + \gamma_i^Q(\theta_i^P)Q_i - (\omega_i^P + \theta_i^P + \mu_i + d_i^P)P_i, \\[2mm]
\dfrac{dQ_i}{dt} = \delta_i^L \lambda_i^H L_i + (\omega_i^P + \theta_i^P)P_i - (\gamma_i^Q(\theta_i^P) + \mu_i + d_i^Q)Q_i, \quad i = m, f_1, f_2,
\end{cases}
$$

$$(3.3.16)$$

其中

$$N_i = S_i + A_i + L_i + H_i + P_i + Q_i, \quad i = m, f_1, f_2,$$

$$\lambda_m^H(t) = \sum_{i=1}^{2} b_m c_i \beta_{f_i m}^H \frac{H_{f_i} + \delta_{f_i}^P P_{f_i} + \delta_{f_i}^Q Q_{f_i}}{N_{f_i}},$$

$$\lambda_{f_j}^H(t) = b_{f_j} \beta_{mf_j}^H \frac{H_m + \delta_m^P P_m + \delta_m^Q Q_m}{N_m}, \quad j = 1, 2,$$

$$\lambda_m^A(t) = \sum_{i=1}^{2} b_m c_i \beta_{f_i m}^A \frac{A_{f_i} + \sigma_{f_i} P_{f_i}}{N_{f_i}},$$

$$\lambda_{f_i}^A(t) = b_{f_j} \beta_{mf_j}^A \frac{A_m + \sigma_m^P P_m}{N_m},$$

参数 β_{jm}^H (β_{mh}^H) ($j = m, f_1, f_2$) 表示 j 子种群中感染 HIV 女性和易感男性间的传染率 (感染 HIV 男性和在 j 子种群女性易感者间的感染率); β_{jm}^A 表示 j 子种群中感染急性 HSV-2 女性和易感男性间的感染率 (被急性 HSV-2 病毒感染男性和子种群 j 中易感女性的感染率); δ_j^P 和 δ_j^Q 表示增强的 HIV 共同感染率; σ_j^P 表示增强的 HSV-2 感染率. 定义

$$p = \frac{\omega_j^A + \theta_j^A}{\omega_j^A + \theta_j^A + \mu_j}, \quad j = m, f_1, f_2,$$

表示个体从急性阶段 A 转移到潜伏阶段 L 的概率.

$$q = \frac{\gamma_j^L}{\gamma_j^L + \mu_j}$$

表示一个染病者从状态 L 转化为状态 A 的概率. 从而 $A \rightleftharpoons L$ 状态间相互转化的概率定义为

$$\sum_{k=1}^{\infty} (pq)^k = \frac{(\omega_j^A + \theta_j^A + \mu_j)(\gamma_j^L(\theta_j^A) + \mu_j)}{(\gamma_j^L(\theta_j^A) + \omega_j^A + \theta_j^A + \mu_j)\mu_j} := P_j^A.$$

定义相应的基本再生数

$$\mathcal{R}_0^A = \sqrt{\left(\mathcal{R}_{mf_1 m}^A\right)^2 + \left(\mathcal{R}_{mf_2 m}^A\right)^2}, \tag{3.3.17}$$

其中 $\mathcal{R}_{mf_j m}^A$ 表示路径基本再生数

$$\mathcal{R}_{mf_j m}^A = \sqrt{\frac{b_{f_j} \beta_{mf_j}^A}{\omega_m^A + \theta_m^A + \mu_m} \cdot \frac{b_m c_j \beta_{f_j m}^A}{\omega_{f_j}^A + \theta_{f_j}^A + \mu_{f_j}} \cdot P_{f_j}^A}, \quad j = 1, 2.$$

$\mathcal{R}_{mf_jm}^A$ 的各项的生物学意义为:

(1) $b_{f_j}\beta_{mf_j}^A$ 表示单位时间内一位男性感染者在女性人群中产生新感染者的平均数;

(2) $b_mc_j\beta_{f_jm}^A$ 表示在单位时间内一位女性感染者在男性人群中产生新感染者的平均数;

(3) $\dfrac{1}{\omega_{f_j}^A + \theta_{f_j}^A + \mu_{f_j}}$ 一个染病者在组 f_j 中仍具有感染性的平均时间.

从而, $\mathcal{R}_{mf_jm}^A$ 表示在阶段 A 且在整个易感人群中, 一个男性患者通过第 j ($j = 1, 2$) 组女性人群在其染病期内产生二次感染 HSV-2 男性患者的平均数.

$$\mathcal{R}_0^H := \sqrt{\left(\mathcal{R}_{mf_1m}^H\right)^2 + \left(\mathcal{R}_{mf_2m}^H\right)^2}$$

表示没有 HSV-2 感染的净再生数, 其中路径基本再生数

$$\mathcal{R}_{mf_jm}^H = \sqrt{\frac{b_{f_j}\beta_{mf_j}^H}{d_m^H + \mu_m} \cdot \frac{b_mc_j\beta_{f_jm}^H}{d_{f_j}^H + \mu_{f_j}}}, \quad j = 1, 2.$$

假设系统 (3.3.16) 有边界平衡点 $E_\partial^A = (S_j^0, A_j^0, L_j^0, 0, 0, 0)$, $j = 1, 2$. 定义 $N_j^0 = S_j^0 + A_j^0 + L_j^0$,

$$\lambda_m^{A0} = b_m \sum_{j=1}^{2} c_j\beta_{f_jm}^A \frac{A_{f_j}^0}{N_{f_j}^0}, \quad \lambda_{f_j}^{A0} = b_{f_j}\beta_{mf_j}^A \frac{A_m^0}{N_m^0}, \quad j = 1, 2$$

且

$$d_j = (1, \delta_j^P, \delta_j^Q), \quad x_j^0 = (S_j^0, \delta_j^A A_j^0, \delta_j^L L_j^0)^T, \quad j = m, f_1, f_2.$$

选取系统 (3.3.16) 的 9 个与 HIV 感染有关的变量 $(H_j, P_j, Q_j, j = m, f_1, f_2)$, 定义新感染矩阵和转移矩阵

$$F^H = \begin{pmatrix} 0 & F_{f_1m}^H & F_{f_2m}^H \\ F_{mf_1}^H & 0 & 0 \\ F_{mf_2}^H & 0 & 0 \end{pmatrix}, \quad V^H = \begin{pmatrix} V_m^H & 0 & 0 \\ 0 & V_{f_1}^H & 0 \\ 0 & 0 & V_{f_2}^H \end{pmatrix},$$

其中

$$F_{f_1m}^H = b_mc_j\beta_{f_jm}^H \frac{x_m^0}{N_m^0}d_{f_j}, \quad F_{mf_j}^H = b_{f_j}\beta_{mf_j}^H \frac{x_{f_j}^0}{N_{f_j}^0}d_m, \quad j = 1, 2$$

和

$$V_j^H = \begin{pmatrix} \mu_j + d_j^H + \delta_j^H \lambda_j^{A0} & 0 & 0 \\ -\delta_j^H \lambda_j^{A0} & \omega_j^P + \theta_j^P + \mu_j + d_j^P & -\gamma_j^Q(\theta_j^P) \\ 0 & -(\omega_j^P + \theta_j^P) & \gamma_j^Q(\theta_j^P) + \mu_j + d_j^Q \end{pmatrix}.$$

从而下一代矩阵定义为

$$K_H = F^H (V^H)^{-1}$$

$$= \begin{pmatrix} 0 & F_{f_1 m}^H (V_{f_1}^H)^{-1} & F_{f_2 m}^H (V_{f_2}^H)^{-1} \\ F_{mf_1}^H (V_m^H)^{-1} & 0 & 0 \\ F_{mf_2}^H (V_m^H)^{-1} & 0 & 0 \end{pmatrix} := (k_{ij})_{9 \times 9}.$$

故, 侵入再生数 $\mathcal{R}_A^H$ 定义为

$$\mathcal{R}_A^H = \rho(K_H) = \sqrt{-E_2(K_H)} = \sqrt{\sum_{i=1}^{3} \sum_{j=4}^{9} k_{ij} k_{ji}},$$

其中 $\rho(\cdot)$ 表示矩阵的谱半径, $E_2(K_H)$ 表示矩阵 K_H 的所有 2 阶顺序主子式之和.

3.4 其他多菌株作用机制

(1) 蔡礼明等在文献 [27] 中构建一类具有接种和菌株变异的 SIJVR 模型, 他们将总人口分成五类, 易感类 $S(t)$、被菌株 1 感染类 $I(t)$、被菌株 2 感染类 $J(t)$、接种疫苗类 $V(t)$ 及康复类 $R(t)$. 菌株 1 以速率 k 变异为菌株 2, 变异菌株不能被疫苗完全保护, 以速率 $\sigma \beta_2$ 再次被感染. 如下方程描述具有菌株变异和接种的传染病模型:

$$\begin{cases} \dfrac{dS(t)}{dt} = b - (b + \psi)S - \beta_1 SI - \beta_2 SJ, \\[2mm] \dfrac{dI(t)}{dt} = \beta_1 SI - (b + k + \gamma_1)I, \\[2mm] \dfrac{dJ(t)}{dt} = \beta_2 SJ - (b + \gamma_2)J + kI + \sigma \beta_2 JV, \\[2mm] \dfrac{dV(t)}{dt} = \psi S - \sigma \beta_2 JV - (b + \gamma_3)V, \\[2mm] \dfrac{dR(t)}{dt} = \gamma_1 I + \gamma_2 J + \gamma_3 V - bR, \end{cases} \tag{3.4.1}$$

其中 b 表示出生率和自然死亡率, $\beta_j\ (j=1,2)$ 表示被菌株 j 传染的速率, $\gamma_j\ (j=1,2)$ 表示被菌株 j 感染的个体的康复率, γ_3 表示接种个体的康复率, ψ 表示接种疫苗率. 作者给出各菌株相对应的基本再生数

$$\mathcal{R}_1(\psi) = \frac{b\beta_1}{(b+\psi)(b+k+\gamma_1)}, \quad \mathcal{R}_2(\psi) = \frac{b\beta_2(b+\gamma_3+\sigma\psi)}{(b+\gamma_3)(b+\gamma_2)(b+\psi)}.$$

得出边界平衡点的稳定性, 且指出菌株变异是系统 (3.4.1) 产生周期振荡的关键 (见图 3.4.1).

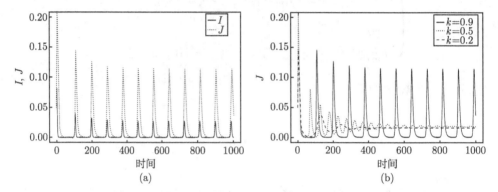

图 3.4.1　(a) 两菌株振荡共存; (b) 不同变异率被菌株 2 感染病例时间序列图

　　(2) Bugalia 等在文献 [24] 中考虑新冠病毒的变异. 依据 SEIR 仓室模型框架, 考虑菌株的变异及疫苗免疫丧失等机理. 他们将总人口分成 8 类: 易感类 $S(t)$、被菌株 j 感染的潜伏类 E_j、染病类 I_j 及康复类 $R_j\ (j=1,2)$ 和接种疫苗类 $V(t)$. 易感人群以接种速率 ψ 变为接种类 V. 接种疫苗个体以速率 γ 丧失疫苗抗体免疫保护. 接种疫苗类对菌株 j 的有效保护率为 $1-\delta_j(j=1,2)$. 菌株 1 以速率 ν_1 变异为菌株 2. 菌株 j 的染病潜伏期为 $1/a_j$ 及染病周期为 $1/\alpha_j$. δ_3 表示交叉免疫率. d_j 表示被菌株 j 感染后的因病死亡率. 其他参数生物学意义与系统 (3.4.1) 相同. 一类具有菌株变异的新冠病毒感染模型满足方程:

$$\frac{dS(t)}{dt} = \Lambda - (\beta_1 I_1 + \beta_2 I_2)S - (\mu + p)S + \gamma V,$$

$$\frac{dV(t)}{dt} = pS - \delta_1\beta_1 I_1 V_1 - \delta_2\beta_2 I_2 V - (\mu + \gamma)V,$$

$$\frac{dE_1(t)}{dt} = \beta_1(S + \delta_1 V)I_1 - (a_1 + \mu)E_1,$$

$$\frac{dE_2(t)}{dt} = \beta_2(S + \delta_2 V + \delta_3 R)I_2 - (a_2 + \mu)E_2,$$

$$\frac{dI_1(t)}{dt} = a_1 E_1 - (\alpha_1 + \mu + d_1 + \nu_1)I_1,$$

$$\frac{dI_2(t)}{dt} = a_2 E_2 - (\alpha_2 + \mu + d_2)I_2 + \nu_1 I_1,$$

$$\frac{dR_1(t)}{dt} = \alpha_1 I_1 - \delta_3 \beta_2 I_2 R_1 - \mu R_1,$$

$$\frac{dR_2(t)}{dt} = \alpha_2 I_2 - \mu R_2, \tag{3.4.2}$$

模型 (3.4.2) 各菌株对应的基本再生数定义为

$$\mathcal{R}_{01} = \frac{\Lambda \beta_1 a_1 (\mu + \gamma + p\delta_1)}{\mu(\mu + a_1)(\mu + d_1 + \alpha_1 + \nu_1)(p + \gamma + \mu)},$$

$$\mathcal{R}_{02} = \frac{\Lambda \beta_2 a_2 (\mu + \gamma + p\delta_2)}{\mu(\mu + a_2)(\mu + d_2 + \alpha_2)(p + \gamma + \mu)}.$$

使用印度从 2021 年 3 月 1 日到 2021 年 9 月 27 日的新冠肺炎累计病例数和累计死亡病例数数据拟合模型 (3.4.2) 的参数. 发现当变异率 $0.5 < \nu_1 < 1.1$ 时, 系统 (3.4.2) 产生气泡现象 (参见图 3.4.2).

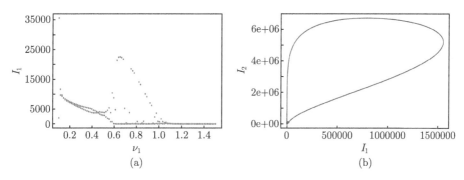

图 3.4.2　(a) 分支图; (b) 菌株 1 感染者和菌株 2 感染者相图

　　新冠病毒是一种能够诱变的 RNA 病毒. 突变体的特征是不同的突变集表现出不同的传播性、杀伤性及对疫苗的反应. 新冠病毒的阿尔法变异毒株传染性高于原毒株的 75%[45], 而德尔塔毒株的传染性又高于阿尔法毒株的 60% 且能逃逸疫苗保护[28]. 为了考虑不同菌株对新冠病毒疫苗反应的影响, 文献 [47] 构建如下模型

$$\frac{dS(t)}{dt} = -\left(\frac{\beta_1 I_1 + \beta_2 A_1}{N}\right)S - \left(\frac{\beta_3 I_2 + \beta_4 A_2}{N}\right)S + \alpha V + \eta R - (1 - \epsilon_\alpha)\rho S,$$

$$\frac{dV(t)}{dt} = (1 - \epsilon_\alpha)\rho S - \left((1 - \epsilon_L)\frac{\beta_1 I_1}{N} + (1 - \epsilon_{LA})\frac{\beta_2 A_1}{N} + \alpha \right.$$

$$\left. + (1 - \epsilon_{LB})\left(\frac{\beta_3 I_2 + \beta_4 A_2}{N}\right) \right) V,$$

$$\frac{dE_1(t)}{dt} = \left(\frac{\beta_1 I_1 + \beta_2 A_1}{N}\right) S + (1 - \epsilon_L)\frac{\beta_1 I_1 V}{N} + (1 - \epsilon_{LA})\frac{\beta_2 A_1 V}{N} - w E_1,$$

$$\frac{dI_1(t)}{dt} = p w E_1 - (\delta_1 + \gamma_1) I_1,$$

$$\frac{dA_1(t)}{dt} = (1 - p) w E_1 - \gamma_1 A_1, \tag{3.4.3}$$

$$\frac{dE_2(t)}{dt} = \left(\frac{\beta_3 I_2 + \beta_4 A_2}{N}\right) S + (1 - \epsilon_{LB})\left(\frac{\beta_3 I_2 + \beta_4 A_2}{N}\right) + \frac{\beta_3 I_2 R}{N}$$

$$+ \frac{\beta_4 A_2 R}{N} - w E_2,$$

$$\frac{dI_2(t)}{dt} = p w E_2 - (\delta_2 + \gamma_2) I_2,$$

$$\frac{dA_2(t)}{dt} = (1 - p) w E_2 - \gamma_1 A_2,$$

$$\frac{dR(t)}{dt} = \gamma_1(I_1 + A_1) + \gamma_2(I_2 + A_2) - \left(\frac{\beta_3 I_2}{N} + \frac{\beta_4 A_2}{N} + \eta\right) R,$$

$$\frac{dD(t)}{dt} = \delta_1 I_1 + \delta_2 I_2,$$

其中 A_j $(j = 1, 2)$ 表示被菌株 j 感染的无症状感染者. δ_j $(j = 1, 2)$ 表示被菌株 j 感染者的因病死亡率. 变异菌株 2 感染类和无症状感染类分别以速率 β_3 和 β_4 感染康复类. η 表示免疫的丧失率. α 表示接种疫苗类的免疫丧失率. ϵ_j $(j = L, A)$ 表示接种疫苗对菌株 1 感染类及无症状类的效率. ϵ_{LB} 表示菌株 2 接种疫苗的效率. 其他状态变量与系统 (3.4.2) 类似. 系统 (3.4.3) 的基本再生数定义为

$$\mathcal{R}_{01} = \frac{(1 - p)\left[\frac{\beta_2 S}{N} + (1 - \epsilon_{LA})\frac{\beta_2 V}{N}\right]}{\gamma_1} + \frac{p\left[\frac{\beta_1 S}{N} + (1 - \epsilon_L)\frac{\beta_1 V}{N}\right]}{\gamma_1 + \delta_1},$$

$$\mathcal{R}_{02} = \frac{(1 - q)\left[\frac{\beta_4 S}{N} + (1 - \epsilon_{LA})\frac{\beta_4 V}{N}\right]}{\gamma_1} + \frac{q\left[\frac{\beta_3 S}{N} + (1 - \epsilon_{LB})\frac{\beta_3 V}{N}\right]}{\gamma_2 + \delta_2},$$

其中 S, V 表示当 $\rho = 0$ 时的无病平衡点的易感人数和接种人数. 拟合美国从

2020 年 11 月 11 日到 12 月 12 日新冠肺炎累计病例数, 讨论不同接种疫苗率对美国新冠疫情的影响 (参见图 3.4.3).

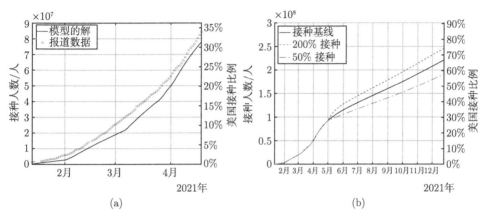

图 3.4.3 (a) 美国新冠疫情数据拟合; (b) 不同接种疫苗率对美国新冠肺炎的影响

(3) 肺结核是由结核分枝杆菌引起的慢性传染病, 可侵及许多脏器, 以肺部结核感染最为常见. 自链霉素投入商用后, 人类对肺结核不再恐慌. 但由于滥用抗生素或患者服用药的流程不规范, 使普通肺结核转变成变种-耐药性肺结核, 即对至少两种一线药物 (异烟肼及利福平) 耐药, 甚至已产生了耐多药结核 (MDR-TB) 和极端耐药性结核 (XDR-TB). 随着人口增长、旅行及流动人口的增加, 耐药肺结核病例数持续上升, 每年约增加 30 万新病例. 在我国约有 40% 的患者产生耐药性, 其中 5%—15% 的患者产生耐多药性. 为此, Castillo-Chaveze 和 Feng 提出一类由于治疗不完全产生耐药菌株的肺结核传染病模型[32]. 将总人口分为 6 类: 易感类 $S(t)$、药物敏感性菌株潜伏类 $L_1(t)$ 及染病类 $I_1(t)$、被耐药菌株感染潜伏类 $L_2(t)$ 及染病类 $I_2(t)$ 和治疗类 $T(t)$.

$$\frac{dS(t)}{dt} = \mu N - c_1 S \frac{I_1}{N} - c_2 S \frac{I_2}{N} - \mu S,$$

$$\frac{dL_1(t)}{dt} = c_1 S \frac{I_1}{N} - (\mu + \kappa_1)L_1 - r_1 L_1 + pr_2 I_1 + c_1^* T \frac{I_1}{N} - c_2 L_1 \frac{I_2}{N},$$

$$\frac{dI_1(t)}{dt} = \kappa_1 L_1 - (\mu + r_2)I_1,$$

$$\frac{dL_2(t)}{dt} = qr_2 I_1 - (\mu + \kappa_2)L_2 + c_2(S + L_1 + T)\frac{I_2}{N},$$

$$\frac{dI_2(t)}{dt} = \kappa_2 I_2 - \mu I_2,$$

$$\frac{dT(t)}{dt} = r_1 L_1 + (1-p-q)r_2 I_1 - c_1^* T \frac{I_1}{N} - c_2 T \frac{I_2}{N} - \mu T, \tag{3.4.4}$$

其中 c_j $(j=1,2)$ 表示被药物敏感型菌株及耐药菌株感染的传播速率; $1/\kappa_j$ $(j=1,2)$ 表示被药物敏感型菌株及耐药菌株感染的潜伏期; r_j $(j=1,2)$ 表示被药物敏感型菌株感染的潜伏者及染病者的治疗率; 由于不完整的治疗被药物敏感型菌株感染的患者以 p 部分转化成潜伏者, 以 q 部分转化成耐药感染者. 以 $1-p-q$ 部分的比例转化为治疗类. 治愈者不具有完全免疫, 以 c_1^* 和 c_2 速率被再次感染. 耐药菌株患者和药物敏感型潜伏类患者接触以速率 c_2 转化成耐药菌株潜伏者. 模型 (3.4.4) 关于耐药菌株和药物敏感型菌株对应的基本再生数分别为

$$\mathcal{R}_r = \frac{c_2}{\mu} \frac{\kappa_2}{\mu + \kappa_2},$$

$$\mathcal{R}_S = \frac{c_1 + pr_2}{\mu + r_2} \frac{\kappa_1}{\mu + \kappa_1 + r_1},$$

他们发现不完全治疗诱发的再次感染和直接由药物敏感性菌株转化为耐药菌株是产生耐药菌株的关键.

(4) 一般结核病有较强的染病周期, 染病个体在染病期内, 感染力不尽相同. 类年龄结构模型是解决该类问题的主要数学工具. 为此, Feng 等[55] 提出一类具有类年龄结构的两菌株肺结核模型. 他们将总人口分成三类: 易感类 $S(t)$、对药物敏感的染病类 $i(\theta,t)$ 及耐药的染病类 $J(t)$. 其模型满足如下结构

$$\frac{dS(t)}{dt} = \beta(N)N(t) - (\mu + \lambda_1(t) + \lambda_2(t))S(t) + (1-r)\chi \int_0^\infty p(\theta)i(\theta,t)d\theta,$$

$$\frac{\partial i(\theta,t)}{\partial t} + \frac{\partial i(\theta,t)}{\partial \theta} = -(\mu + \gamma(\theta))i(\theta,t),$$

$$\frac{dJ(t)}{dt} = \lambda_2(t)S(t) - (\mu + \delta)J(t) + qr\chi \int_0^\infty p(\theta)i(\theta,t)d\theta,$$

$$i(0,t) = \lambda_1(t)S(t),$$

$$S(0) = S_0 > 0, \quad i(\theta,0) = i_0(\theta) \in L_+^1(\mathbb{R}_+), \quad J(0) = J_0 > 0,$$

其中 $p(\theta)$ 表示药物敏感的染病个体在染病年龄 θ 仍然活跃的比例, χ 为治疗率, r 表示药物敏感的个体由于不完全治疗而没有康复的比例, $\gamma(\theta) = [(1-r+qr)\xi + \nu]$ 表示药物敏感类的康复率, 这里 q 表示发展为耐药个体的比例, δ 表示耐药个体的因病死亡率, $\beta(N)$ 为出生率, μ 为自然死亡率. 疾病感染力满足

$$\lambda_1(t) = \frac{\rho_1}{N} \int_0^\infty p(\theta)i(\theta,t)d\theta, \quad \lambda_2 = \frac{\rho_2 J(t)}{N(t)},$$

其中 ρ_k 表示传染率. 该模型主要考察变潜伏期对肺结核传播的影响. 还有其他类型结构的模型讨论耐药结核患者和药物敏感患者间的相互作用机理, 在这里不详细叙述, 请参考文献 [19, 52, 80, 127].

(5) Iannelli 等[76] 将总人口分成四类: 易感类 $S(t)$, 感染第一种和第二种菌株的染病类, 分别用 $I(t)$ 和 $J(t)$ 表示, 以及接种疫苗类 $v(t,a)$. 易感人群以速率 ψ 接种, 分别以速率 β_1 和 β_2 被菌株 1 和菌株 2 的染病者感染, 被两种病毒感染个体分别以速率 γ_1 和 γ_2 康复, 感染第二种菌株的人以速率 $\beta_1\delta$ 再次被第一种菌株感染. 讨论如下具有重叠感染和接种疫苗年龄的两菌株传染病模型

$$\frac{dS(t)}{dt} = \Lambda - \beta_1\frac{SI}{N} - \beta_2\frac{SJ}{N} - (\mu+\psi)S + \gamma_1 I + \gamma_2 I + \int_0^\infty \alpha(\theta)v(t,\theta)d\theta,$$

$$\frac{dI(t)}{dt} = \beta_1\frac{SI}{N} + \beta_1\delta\frac{IJ}{N} - (\mu+\gamma_1)I,$$

$$\frac{dJ(t)}{dt} = \beta_2\frac{SJ}{N} - \beta_1\delta\frac{IJ}{N} - (\mu+\gamma_2)J,$$

$$\left(\frac{\partial}{\partial t} + \frac{\partial}{\partial a}\right)v(t,a) = -(\alpha(a)+\mu)v(t,a),$$

$$v(t,0) = \psi S(t),$$

其中 μ 表示自然死亡率, Λ 表示出生率. 他们给出了基本再生数 $\mathcal{R}_{0j}, j=1,2$ 及侵入再生数 $\mathcal{R}_j^k, j,k=1,2, j\neq k$. 给出无病平衡点, 菌株占优平衡点和共存平衡点存在和稳定性条件, 讨论了接种疫苗对病毒间的竞争排斥和共存的贡献.

(6) Martcheva 在 Iannelli 的基础上建立和研究了具有潜伏年龄的两菌株传染病模型[106]

$$\frac{dS(t)}{dt} = \Lambda - \beta_1\frac{SI}{N} - \beta_2\frac{SJ}{N} - (\mu+\psi)S + (1-\chi)p\int_0^\infty \gamma(a)E(t,a)da,$$

$$\left(\frac{\partial}{\partial t} + \frac{\partial}{\partial a}\right)E(t,a) = -(\gamma(a)+\mu)E(t,a),$$

$$E(t,0) = \alpha\beta_1\frac{SI}{N} + \beta_1\delta\frac{IV}{N},$$

$$\frac{dI(t)}{dt} = (1-\alpha)\beta_1\frac{SI}{N} + q\int_0^\infty \gamma(a)E(t,a)da - (\mu+\rho)I,$$

$$\frac{dJ(t)}{dt} = \beta_2\frac{SJ}{N} - \mu J + \rho I,$$

$$\frac{dV(t)}{dt} = \psi S - \frac{\beta\delta IV}{N} + \chi p\int_0^\infty \gamma(a)E(t,a)da - \mu V,$$

其中 E 表示潜伏类, α 表示易感类感染第一种菌株后进入潜伏类的比例, γ 表示潜伏类转化率, p 表示潜伏类个体的康复率, χ 表示潜伏类康复到接种疫苗类的比例, q 表示潜伏类转化为染病类的比例, δ 表示接种疫苗的有效性, ρ 表示变异率. 作者详细分析了系统的动力学性质, 研究表明系统存在后向分支.

(7) 抗生素的长期不规范使用, 导致许多细菌产生不同程度的耐药性, 这些问题受到许多医学和数学工作者的关注. Agata 等 [148] 建立了医院环境下的单个患者体内的细菌发展模型, 他们将院内总人群分成三大类: 易感者 S、不耐药细菌感染类 i_{VN} 和耐药细菌感染类 i_{VR}.

$$\frac{dS(t)}{dt} = \Lambda - vS - \eta B_v S,$$

$$\left(\frac{\partial}{\partial t} + \frac{\partial}{\partial a} \right) i_{VN}(t, a) = -\mu_{VN}(a) E(t, a), \quad i_{VN}(t, 0) = \eta B_{VN} S,$$

$$\left(\frac{\partial}{\partial t} + \frac{\partial}{\partial a} \right) i_{VR}(t, a) = -\mu_{VR}(a) E(t, a), \quad i_{VR}(t, 0) = \eta B_{VR} S,$$

其中 $B_{Vj}(j = N, R)$ 表示医院环境内不耐药和耐药细菌数量; $B_v = B_{VN} + B_{VR}$ 表示院内细菌总数. 数值上给出了许多有趣的结论, 但没有系统讨论平衡点的存在性及稳定性.

3.5　具有重叠感染两菌株模型的数学分析

本节将简要给出数学上分析两菌株传染病模型的一般方法及相关结论 [105]. 为此我们将总人口分成三类: 易感类、被菌株 1 感染类和被菌株 2 感染类, 分别用 $S(t)$, $I_1(t)$ 和 $I_2(t)$ 表示. 假设菌株 2 毒性比菌株 1 强, 即菌株 2 以速率 $\beta_2\delta$ 再次感染. 具有重叠感染的模型可表示为

$$\begin{aligned}
S'(t) &= \Lambda - \frac{\beta_1 S I_1}{N} - \frac{\beta_2 S I_2}{N} - \mu S, \\
I_1'(t) &= \frac{\beta_1 S I_1}{N} - \delta \beta_2 \frac{I_1 I_2}{N} - (\mu + \alpha_1) I_1, \\
I_2'(t) &= \frac{\beta_2 S I_2}{N} + \delta \frac{\beta_2 I_1 I_2}{N} - (\mu + \alpha_2) I_2,
\end{aligned} \tag{3.5.1}$$

这里 Λ 表示出生率, $\beta_j(j = 1, 2)$ 表示感染率, μ 表示因病死亡率, $\alpha_j(j = 1, 2)$ 表示治疗率或因病死亡率. 模型 (3.5.1) 有别于 3.1 节模型发生率, 我们这里使用标准型发生率.

3.5.1 系统的边界平衡点

系统 (3.5.1) 的平衡点满足方程

$$0 = \Lambda - \frac{\beta_1 S I_1}{N} - \frac{\beta_2 S I_2}{N} - \mu S,$$

$$0 = \frac{\beta_1 S I_1}{N} - \delta \beta_2 \frac{I_1 I_2}{N} - (\mu + \alpha) I_1, \qquad (3.5.2)$$

$$0 = \frac{\beta_2 S I_2}{N} + \delta \frac{\beta_2 I_1 I_2}{N} - (\mu + \alpha_2) I_2.$$

定义菌株 $j(j = 1, 2)$ 对应的基本再生数为

$$\mathcal{R}_{0j} = \frac{\beta_j}{\mu + \alpha_j}, \quad j = 1, 2.$$

求解方程 (3.5.2) 可得平衡点的存在定理.

定理 3.5.1 (1) 系统 (3.5.1) 存在一个无病平衡点 $E_0 = \left(\frac{\Lambda}{\mu}, 0, 0\right)$;

(2) 当 $\mathcal{R}_{01} > 1$ 时, 系统存在菌株 1 占优平衡点

$$E_1 = \left(\frac{\Lambda}{\mu} \frac{1}{\mathcal{R}_{01}}, \frac{\Lambda}{\mu}\left(1 - \frac{1}{\mathcal{R}_{01}}\right), 0\right);$$

(3) 当 $\mathcal{R}_{02} > 1$ 时, 系统存在菌株 2 占优平衡点

$$E_2 = \left(\frac{\Lambda}{\mu} \frac{1}{\mathcal{R}_{02}}, 0, \frac{\Lambda}{\mu}\left(1 - \frac{1}{\mathcal{R}_{02}}\right)\right).$$

为了方便, 定义模型 (3.5.1) 对应的基本再生数为

$$\mathcal{R}_0 = \max\{\mathcal{R}_{01}, \mathcal{R}_{02}\}.$$

引理 3.5.1 当 $\mathcal{R}_0 < 1$ 时, 系统 (3.5.1) 的无病平衡点 E_0 局部渐近稳定.

定义 $s = \frac{S}{N}, i_1 = \frac{I_1}{N}, i_2 = \frac{I_2}{N}$, 在任意平衡点处对系统 (3.5.1) 线性化得

$$J = \begin{pmatrix} j_{11} & -\beta_1 s + \beta_1 s i_1 + \beta_2 s i_2 & \beta_1 s i_1 - \beta_2 s + \beta_2 s i_2 \\ \beta_1 i_1 - \beta_1 s i_1 + \delta\beta_2 i_1 i_2 & j_{22} & -\beta_1 s i_1 - \delta\beta_2 i_1 + \delta\beta_2 i_1 i_2 \\ \beta_2 i_2 - \beta_2 s i_2 - \delta\beta_2 i_1 i_2 & -\beta_2 s i_2 + \delta\beta_2 i_2 - \delta\beta_2 i_1 i_2 & j_{33} \end{pmatrix},$$

$$(3.5.3)$$

其中

$$j_{11} = -\beta_1 i_1 + \beta_1 s i_1 - \beta_2 i_2 + \beta_2 s i_2 - \mu,$$

$$j_{22} = \beta_1 s - \beta_1 s i_1 - \delta\beta_2 i_2 + \delta\beta_2 i_1 i_2 - (\mu + \alpha_1),$$

$$j_{33} = \beta_2 s - \beta_2 s i_1 + \delta\beta_2 i_2 - \delta\beta_2 i_1 i_2 - (\mu + \alpha_2).$$

菌株 1 占优的平衡点满足

$$J_1 = \begin{pmatrix} -\beta_1 i_1 + \beta_1 s i_1 - \mu & -\beta_1 s + \beta_1 s i_1 & \beta_1 s i_1 - \beta_2 s \\ \beta_1 i_1 - \beta_1 s i_1 & \beta_1 s - \beta_1 s i_1 - (\mu + \alpha_1) & -\beta_1 s i_1 - \delta\beta_2 i_1 \\ 0 & 0 & \beta_2 s + \delta\beta_2 i_1 - (\mu + \alpha_2) \end{pmatrix}.$$

$$(3.5.4)$$

不难发现, J_1 有一个特征根

$$\lambda = \beta_2 s + \delta\beta_2 i_1 - (\mu + \alpha_2).$$

其他两个特征根由如下矩阵决定

$$J_{11} = \begin{pmatrix} -\beta_1 i_1 + \beta_1 s i_1 - \mu & -\beta_1 s + \beta_1 s i_1 \\ \beta_1 i_1 - \beta_1 s i_1 & -\beta_1 s i_1 \end{pmatrix}.$$

注意到 $j_{11} = -\beta_1 i_1 + \beta_1 s i_1 - \mu = -\beta_1 i_1(1-s) - \mu < 0$, 那么 $j_{12} < 0$. 从而

$$\mathrm{Tr}(J_{11}) = -\beta_1 i_1 - \mu,$$

$$\mathrm{Det}(J_{11}) = j_{11}j_{22} - j_{12}j_{21} > 0.$$

因此, J_{11} 只有负实部特征根. 定义侵入再生数

$$\mathcal{R}_2^1 = \frac{\mathcal{R}_2}{\mathcal{R}_1} + \delta\mathcal{R}_2\left(1 - \frac{1}{\mathcal{R}_1}\right).$$

那么, 当 $\mathcal{R}_2^1 < 1$ 时,

$$\lambda = (\mu + \alpha_2)(\mathcal{R}_2^1 - 1) < 0.$$

因此, 菌株 1 占优平衡点 E_1 局部渐近稳定.

　　侵入再生数的生物学意义: 一个被菌株 2 感染的染病者在其染病周期内在菌株 1 占优平衡点产生二次感染的平均数. 下面给出侵入再生数 $\mathcal{R}_2^1 = \dfrac{\beta_2 s}{\mu + \alpha} + \dfrac{\delta\beta_2 i_1}{\mu + \alpha_2}$ 的生物学解释. $\dfrac{\beta_2 S I_2}{N} + \dfrac{\delta\beta_2 I_1 I_2}{N}$ 表示菌株 2 的感染者 I_2 在单位时间内

产生二次感染的平均数. $\beta_2 s + \delta\beta_2 i_1$ 表示一个被菌株 2 感染的染病者在单位时间内在菌株 1 占优平衡点处产生的二次感染平均数. $\dfrac{\beta_2 s + \delta\beta_2 i_1}{\mu + \alpha}$ 表示一个被菌株 2 感染的染病者在其染病周期内在菌株 1 占优平衡点处产生的二次感染平均数.

同理可以算出菌株 2 占优平衡点 E_2 的 Jacobian 矩阵为

$$J_2 = \begin{pmatrix} -\beta_2 i_2 + \beta_2 s i_2 - \mu & -\beta_1 s + \beta_2 s i_2 & -\beta_2 s + \beta_2 s i_2 \\ 0 & \beta_1 s - \delta\beta_2 i_2 - (\mu + \alpha_1) & 0 \\ \beta_2 i_2 - \beta_2 s i_2 & -\beta_2 s i_2 + \delta\beta_2 i_2 & \beta_2 s - \beta_2 s i_2 - (\mu + \alpha_2) \end{pmatrix}.$$

J_2 有一个特征根

$$\lambda = \beta_1 s - \delta\beta_2 i_2 - (\mu + \alpha_1).$$

J_2 的其他特征根被如下矩阵决定

$$J_{22} = \begin{pmatrix} -\beta_2 i_2 + \beta_2 s i_2 - \mu & -\beta_2 s + \beta_2 s i_2 \\ \beta_2 i_2 - \beta_2 s i_2 & -\beta_2 s i_2 \end{pmatrix}.$$

注意到

$$j_{11} < 0, \quad j_{12} < 0, \quad j_{21} > 0, \quad j_{22} < 0.$$

从而, $\mathrm{Tr}(J_{22}) < 0, \mathrm{Det}(J_{22}) > 0$. 因此, J_{22} 仅有负实部的特征根. 定义菌株 1 侵入再生数

$$\mathcal{R}_1^2 = \frac{\beta_1 / \mathcal{R}_2}{\delta\beta_2 \left(1 - \dfrac{1}{\mathcal{R}_2}\right) + \mu + \alpha_1}.$$

那么, 当 $\mathcal{R}_2^1 < 1$ 时,

$$\lambda = (\mu + \alpha_1)(\mathcal{R}_2^1 - 1) < 0.$$

定理 3.5.2 当 $\mathcal{R}_1 > 1$ 时, $\mathcal{R}_2 > 1$, 则如下结论成立:

(1) 当 $\mathcal{R}_2^1 < 1$ 时, 菌株 1 占优平衡点 E_1 局部渐近稳定;

(2) 当 $\mathcal{R}_1^2 < 1$ 时, 菌株 2 占优平衡点 E_2 局部渐近稳定.

3.5.2 系统的共存平衡点

假设模型 (3.5.1) 有一个共存平衡点, 令 $s = \dfrac{S}{N}, i_1 = \dfrac{I_1}{N}, i_2 = \dfrac{I_2}{N}$, 总人口方程满足

$$\frac{\Lambda}{N} = \mu + \alpha_1 i_1 + \alpha_2 i_2.$$

则共存平衡点满足方程

$$\mu + \alpha_1 i_1 + \alpha_2 i_2 - \beta_1 s i_1 - \beta_2 s i_2 - \mu s = 0,$$
$$\beta_1 s i_1 - \delta \beta_2 i_1 i_2 - (\mu + \alpha_1) i_1 = 0, \qquad (3.5.5)$$
$$\beta_2 s i_2 + \delta \beta_2 i_1 i_2 - (\mu + \alpha_2) i_2 = 0.$$

求解 (3.5.5) 的第二个和第三个方程得

$$i_1 = \frac{(\mu + \alpha_2) - \beta_2 s}{\delta \beta_2}, \quad i_2 = \frac{\beta_1 s - (\mu + \alpha_1)}{\delta \beta_2}.$$

将其代入 $s + i_1 + i_2 = 1$ 中得

$$s = \frac{\delta \beta_2 + (\mu + \alpha_1) - (\mu + \alpha_2)}{\delta \beta_2 - \beta_2 + \beta_1}.$$

将 s 代入 i_1 中得

$$
\begin{aligned}
i_1 &= \frac{\mu + \alpha_1}{\delta \beta_2} - \frac{1}{\delta} \frac{\delta \beta_1 + \mu + \alpha_1 - (\mu + \alpha_2)}{\delta \beta_2 - \beta_2 + \beta_1} \\
&= \frac{1}{\delta} \frac{\dfrac{1}{\mathcal{R}_2}(\delta \beta_2 - \beta_2 + \beta_1) - (\delta \beta_2 + \mu + \alpha_1) + (\mu + \alpha_2)}{\delta \beta_2 - \beta_2 + \beta_1} \\
&= \frac{1}{\delta} \frac{\left[\delta \beta_2 \left(1 - \dfrac{1}{\mathcal{R}_2} \right) + \mu + \alpha_1 \right] (\mathcal{R}_1^2 - 1)}{\delta \beta_2 - \beta_2 + \beta_1}.
\end{aligned}
$$

同理, 可以计算

$$
\begin{aligned}
i_2 &= \frac{\beta_1}{\beta_2 \delta} \frac{\delta \beta_2 + \mu + \alpha_1 - (\mu + \alpha_2)}{\delta \beta_2 - \beta_2 + \beta_1} - \frac{\mu + \alpha_1}{\delta \beta_2} \\
&= \frac{\mu + \alpha_1}{\beta_1} \left(\mathcal{R}_1 \frac{\delta \beta_2 + \mu + \alpha - (\mu + \alpha_2)}{\delta \beta_2 - \beta_2 + \beta_1} - 1 \right) \\
&= \frac{(\mu + \alpha_2)(\mathcal{R}_2^1 - 1)}{\delta \beta_1 - \beta_2 + \beta_1}.
\end{aligned}
$$

定理 3.5.3　(1) 当 $\delta \beta_2 - \beta_2 + \beta_1 > 0, \mathcal{R}_1^2 > 1, \mathcal{R}_2^1 > 1$ 时, 系统 (3.5.1) 存在一个共存平衡点 E^*;

(2) 当 $\delta \beta_2 - \beta_2 + \beta_1 < 0, \mathcal{R}_1^2 < 1, \mathcal{R}_2^1 < 1$ 时, 系统 (3.5.1) 存在一个共存平衡点 E^*;

综上所述, 表 3.5.1 给出模型 (3.5.1) 竞争排斥和共存原理结论.

表 3.5.1　竞争排斥结果

条件	动力学行为	结论
$\mathcal{R}_1^2 > 1, \mathcal{R}_2^1 < 1$	$I_1(t)$ 持续, $I_2(t)$ 灭绝	菌株 1 占优
$\mathcal{R}_1^2 < 1, \mathcal{R}_2^1 > 1$	$I_1(t)$ 灭绝, $I_2(t)$ 持续	菌株 2 占优
$\mathcal{R}_1^2 > 1, \mathcal{R}_2^1 > 1$	$I_1(t)$ 持续, $I_2(t)$ 持续	菌株共存
$\mathcal{R}_1^2 < 1, \mathcal{R}_2^1 < 1$	$I_1(t)$ 持续或者 $I_2(t)$ 持续	菌株占优依赖于初值

3.6　最优控制

众所周知, 接种疫苗是控制疾病的主要手段. 当一种疾病由多种变异菌株引起时, 则疫苗并不能抵御多种病菌入侵. 通常针对多菌株感染的疾病, 疫苗包括以下主要几种功能:

(1) 抵御占优菌株, 如嗜血杆菌流感主要包括 6 类, a,b,c,d,e,f, 引起该种流感的主要菌株是 b 类, 疫苗主要用来抵御 b 类流感;

(2) 抵御主要几类菌株, 如有 90 多种菌株可以引起链球菌肺炎, 多糖疫苗主要能抵御其中的 23 种;

(3) 抵御所有菌株, 如引起小儿麻痹症的菌株有 3 种, 接种能抵御所有的种类.

当一种疫苗能抵御引起疾病的一种或其中几种菌株, 则能被疫苗抵御的菌株随之下降, 而其他种类的菌株一定会上升, 这种现象称为菌株的更迭. 菌株的更迭导致疫苗免疫的局限性, 即对于其中的一些菌株有效, 对其他菌株无效. 如何设计疫苗策略减弱菌株更迭显得尤为重要. Pontryagin 最大值原理是证明该类疫苗最优控制问题的主要理论. 假设系统引入与时间有关的控制变量 $u : \mathbb{R}_+ \to A \subset \mathbb{R}^m$ 满足

$$x'(t) = f(x(t), u(t)),$$
$$x(0) = x_0. \tag{3.6.1}$$

假设目标泛函满足

$$\mathcal{L}[u] := \int_0^{\mathrm{T}} g(x(t), u(t)) dt. \tag{3.6.2}$$

定义 Hamiltonian 函数 H,

$$H(x(t), u(t), \lambda(t)) = g(x(t), u(t)) + \sum_{i=1}^n \lambda_i(t) f_i(x(t), u(t)).$$

文献 [105] 给出了最优控制问题 (3.6.1)-(3.6.2) 的存在性定理.

定理 3.6.1 (定理 9.1, [105])　对于任意 $(t,x) \in \mathbb{R}^{n+1}$, 定义集合

$$N(t,x) = \{(g(x,u) + \xi, f(x,u)) : \xi \leqslant 0, u \in A\}.$$

若下述条件成立:

(1) 对于任意 $(t,x) \in \mathbb{R}^{n+1}$, $N(t,x)$ 是下凸的;

(2) A 是紧的;

(3) 对于所有 $t \in (0,T)$ 和控制对 (x,u), 存在一个常数 $K > 0$ 使得 $\|x(t)\| \leqslant K$.

则系统 (3.6.1) 存在最优控制对 (x^*, u^*).

著名的 Pontryagin 最大值原理给出了最优控制问题解存在的必要条件.

定理 3.6.2 (Pontryagin 最大值原理)　对于任意的 $t \in [0,T]$, 最优控制问题 (3.6.1)-(3.6.2) 存在伴随向量 $\lambda(t)$ 满足

$$\lambda'(t) = -\frac{\partial H(x(t), u(t), \lambda(t))}{\partial x}, \tag{3.6.3}$$

$$\lambda(T) = 0 \tag{3.6.4}$$

和最优控制 $u(t)$

$$\frac{\partial H}{\partial u} = 0 \Rightarrow g_u + \sum_{i=1}^{n} \lambda_i(t)(f_i)_u = 0,$$

使得

$$H(x^*(t), u^*(t), \lambda^*(t)) = \min_{u \in A} H(x^*(t), u(t), \lambda^*(t)).$$

Mangasarian 定理给出了最优控制问题 (3.6.1)-(3.6.2) 解存在的充分条件.

定理 3.6.3 (Mangasarian 定理, [105])　若如下条件成立:

(1) A 是下凸的;

(2) $\dfrac{\partial g}{\partial u_j}$ 和 $\dfrac{\partial f_i}{\partial u_j}$ 存在且连续;

(3) 控制对 (x,u) 满足定理 3.6.2 中条件;

(4) 对于所有 $t \in [0,T]$, $H(t,x,u)$ 是关于 (x,u) 的下凸函数.

则 (x^*, u^*) 是最优控制问题 (3.6.1) 的解. 若 H 严格下凸, 则解是唯一的.

除了以上三个标准定理讨论最优控制问题 (3.6.1) 的存在性外, Anita 等和 Lenhart 分别在文献 [12] 及文献 [86] 解决了许多生物学上的最优控制问题. 为此, 在模型 (3.5.1) 的基础上考虑最优接种控制策略

$$S'(t) = \Lambda - \frac{\beta_1 S I_1}{N} - \frac{\beta_2 S I_2}{N} - (\mu + u(t))S + \gamma_1 I + \gamma_2 I_2 := f_S,$$

$$I_1'(t) = \frac{\beta_1 SI_1}{N} - \delta\beta_2\frac{I_1I_2}{N} - (\mu+\alpha)I_1 := f_{I_1},$$

$$I_2'(t) = \frac{\beta_2 SI_2}{N} + \delta\frac{\beta_2 I_1I_2}{N} - (\mu+\alpha_2)I_2 := f_{I_2},$$

$$V'(t) = u(t)S - \mu V := f_V. \tag{3.6.5}$$

定义控制集

$$\mathcal{A} = \{u(t) \in L^1(0,T)|0 \leqslant u(t) \leqslant U_{\max}\}.$$

选取最优控制目标函数

$$\mathcal{L}[u^*] = \min_{u\in\mathcal{A}}\int_0^T [w_1 I_1(t) + w_2 I_2(t) + w_3 uS(t) + u^2(t)]dt,$$

其中 w_j $(j=1,2)$ 表示加权常数, $w_3 uS$ 表示最小化接种数量, u^2 表示最小化接种率或接种所需花费. 定义如下 Hamiltonian 函数

$$H = w_1 I_1 + w_2 I_2 + w_3 uS + u^2 + \lambda \cdot F(S, I_1, I_2, V),$$

其中 $\lambda = (\lambda^S, \lambda^{I_1}, \lambda^{I_2}, V)^{\mathrm{T}}$ 表示系统 (3.6.5) 所对应的伴随变量, 且 $F(S, I_1, I_2, V) = (f_S, f_{I_1}, f_{I_2}, f_V)^{\mathrm{T}}$ 表示状态系统 (3.6.5) 所对应的向量场.

应用定理 3.6.2, 求得系统 (3.6.5) 的伴随变量满足

$$\lambda_S'(t) = -w_3 u - \lambda_S\left(-\beta_1\frac{I_1}{N} + \beta_1\frac{SI_1}{N^2} - \beta_2\frac{I_2}{N} + \beta_2\frac{SI_2}{N^2} - \mu - u\right)$$

$$- \lambda_{I_1}\left(\beta_1\frac{I_1}{N} - \beta_1\frac{SI_1}{N^2} - \beta_1\delta\frac{I_1I_2}{N^2}\right)$$

$$- \lambda_{I_2}\left(\beta_2\frac{I_2}{N} - \beta_2\frac{SI_2}{N^2} + \beta_1\delta\frac{I_1I_2}{N^2}\right) - \lambda_V u,$$

$$\lambda_{I_1}'(t) = -w_1 - \lambda_S\left(\beta_1\frac{S}{N} + \beta_1\frac{SI_1}{N^2} + \beta_2\frac{SI_2}{N^2} + \gamma_1\right)$$

$$- \lambda_{I_1}\left(\beta_1\frac{S}{N} - \frac{\beta_1 SI_1}{N^2} + \beta_1\delta\frac{I_2}{N} - \beta_1\delta\frac{I_1I_2}{N^2} - \mu - \gamma_1\right)$$

$$- \lambda_{I_2}\left(-\frac{\beta_2 I_1I_2}{N^2} - \beta_1\delta\frac{I_2}{N} + \beta_1\delta\frac{I_1I_2}{N^2}\right), \tag{3.6.6}$$

$$\lambda_{I_2}'(t) = -w_2 - \lambda_S\left(\beta_1\frac{SI_1}{N^2} - \beta_2\frac{S}{N} + \beta_2\frac{SI_2}{N^2} + \gamma_2\right)$$

$$- \lambda_{I_1}\left(-\beta_1\frac{SI_1}{N^2} + \beta_1\delta\frac{I_1}{N} + \beta_1\delta\frac{I_1I_2}{N^2}\right)$$

$$- \lambda_{I_2} \left(\beta_2 \frac{S}{N} - \frac{\beta_2 S I_2}{N^2} - \beta_1 \delta \frac{I_1}{N} + \beta_1 \delta \frac{I_1 I_2}{N^2} - \mu - \gamma_2 \right),$$

$$\lambda_V'(t) = \mu \lambda_V,$$

$$\lambda_j(T) = 0, \quad j = S, I_1, I_2, V.$$

由 $\dfrac{\partial H}{\partial u} = 0$, 求得最优控制变量满足方程

$$u^* = \frac{(\lambda_S(t) - \lambda_V(t) - w_3) S(t)}{2}.$$

不难发现, 对于任意 $t \in \mathbb{R}_+$, $\lambda_V = 0$. 因此最优控制变量满足

$$u^* = \min \left\{ U_{\max}, \max \left\{ 0, \frac{(\lambda_S(t) - w_3) S(t)}{2} \right\} \right\}. \tag{3.6.7}$$

　　理论上求解非线性最优控制问题 (3.6.5)-(3.6.6) 不太现实. 为此, 我们首先利用前向四阶龙格–库塔方法求解状态系统 (3.6.5) 及后向四阶龙格–库塔方法求解伴随系统 (3.6.6). 其次, 通过方程 (3.6.7) 更新最优控制. 最后, 迭代上述算法直至迭代结果接近前一次结论. 选取参数 $\beta_1 = 12, \beta_2 = 15, \gamma_1 = 0.5, \gamma_2 = 0.5$, $\mu = 0.1, \delta = 0.03, \Lambda = 10$ 及加权系数 $w_1 = w_2 = 1, w_3 = 0.01$, 得到最优控制问题 (3.6.5)-(3.6.6) 的数值解. 图 3.6.1(a) 表明选取控制后菌株 1 和菌株 2 感染人数都有一定的下降. 强最优控制时间约为 2 天 (参见图 3.6.1(b)).

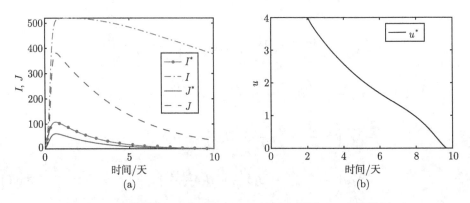

图 3.6.1　(a) 原始 I, J 和受控 I^*, J^* 时间序列图; (b) 最优控制 u^*

　　Jung 等[80] 在模型 (3.4.4) 的基础上考虑了一类最优控制问题. 讨论与时间有关的治疗效能函数 $u_j (j = 1, 2)$ 对药物敏感性菌株的预防及治疗.

$$\frac{dS(t)}{dt} = \mu N - c_1 S \frac{I_1}{N} - c_2 S \frac{I_2}{N} - \mu S,$$

$$\frac{dL_1(t)}{dt} = c_1 S \frac{I_1}{N} - (\mu + \kappa_1)L_1 - u_1(t)r_1 L_1 + (1 - u_2(t))pr_2 I_1 + c_1^* T \frac{I_1}{N} - c_2 L_1 \frac{I_2}{N},$$

$$\frac{dI_1(t)}{dt} = \kappa_1 L_1 - (\mu + r_2)I_1,$$

$$\frac{dL_2(t)}{dt} = (1 - u_2(t))qr_2 I_1 - (\mu + \kappa_2)L_2 + c_2(S + L_1 + T)\frac{I_2}{N},$$ (3.6.8)

$$\frac{dI_2(t)}{dt} = \kappa_2 I_2 - \mu I_2,$$

$$\frac{dT(t)}{dt} = u_1(t)r_1 L_1 + [1 - (1 - u_2(t))(p + q)]r_2 I_1 - c_1^* T \frac{I_1}{N} - c_2 T \frac{I_2}{N} - \mu T,$$

其中 $u_1(t)$ 表示药物敏感性潜伏者被发现并赋予治疗的比例. $1 - u_2(t)$ 表示对药物敏感性患者接受完整治疗的比例. 为了减少耐药结核病患者数及治疗成本, 定义目标泛函

$$J(u_1, u_2) = \int_0^{t_f} \left[L(t) + I_2(t) + \frac{B_1}{2}u_1^2(t) + \frac{B_2}{2}u_2^2(t) \right] dt$$ (3.6.9)

及控制集

$$\Omega = \{(u_1, u_2) \in L^1(0, t_f) | a_i \leqslant u_i \leqslant b_i, i = 1, 2\},$$

其中 a_i, b_i $(i = 1, 2)$ 表示正常数. 为此, 可以构造 Hamiltonian 函数

$$H = L_2 + I_2 + \frac{B_1}{2}u_1^2(t) + \frac{B_2}{2}u_2^2(t) + \sum_{i=1}^{6} \lambda_i g_i,$$

其中 g_i 表示状态方程 (3.6.8) 第 i 个方程的右端. 利用定理 3.6.2 可得伴随系统

$$\frac{d\lambda_1(t)}{dt} = \lambda_1 \left(c_1 \frac{I_1}{N} + c_1^* \frac{I_2}{N} + \mu \right) - \lambda_2 c_1 \frac{I_1}{N} - \lambda_4 c_1^* \frac{I_2}{N},$$

$$\frac{d\lambda_2(t)}{dt} = \lambda_2 \left(\mu + \kappa_1 + u_1(t)r_1 + c_1^* \frac{I_2}{N} \right) - \kappa_1 \lambda_3 - \lambda_4 c_1^* \frac{I_2}{N} - \lambda_6 u_1(t)r_1,$$

$$\frac{d\lambda_3(t)}{dt} = -\lambda_1 c_1 \frac{S}{N} - \lambda_2 \left(c_1 \frac{S}{N} + (1 - u_2(t))pr_2 + c_2 \frac{T}{N} \right) + \lambda_3(\mu + r_2)$$

$$- \lambda_4(1 - u_2(t)qr_2 - \lambda_6 \left((1 - u_2(t))(p + q)r_2 - c_2 \frac{T}{N} \right),$$

$$\frac{d\lambda_4(t)}{dt} = -1 + \lambda_4(\mu + \kappa_2) - \lambda_5 \kappa_2,$$

$$\frac{d\lambda_5(t)}{dt} = -1 + \lambda_1 c_1^* \frac{S}{N} + \lambda_2 c_1^* \frac{L_1}{N} - \lambda_4 c_2 \frac{S + L_1 + T}{N} + \lambda_5 \mu + \lambda_6 c_1^* \frac{T}{N},$$

$$\frac{d\lambda_6(t)}{dt} = -\lambda_2 c_2 \frac{I_1}{N} - \lambda_4 c_1 \frac{I_2}{N} + \lambda_6 \left(c_2 \frac{I_1}{N} + c_1^* \frac{I_2}{N} + \mu \right)$$

及横截性条件 $\lambda_j(t_f) = 0, j = 1, 2, \cdots, 6$. 由 $\partial H / \partial u_j = 0$ 得出最优控制对

$$u_1^*(t) = \min \left\{ \max \left\{ a_1, \frac{(\lambda_2 - \lambda_6) r_1 L_1^*}{B_1} \right\}, b_1 \right\},$$

$$u_2^*(t) = \min \left\{ \max \left\{ a_2, \frac{\lambda_2 p + \lambda_4 q - \lambda_6 (p + q) r_1 L_1^*}{B_2} \right\}, b_2 \right\}.$$

选取参数 $c_1 = 13, c_2 = 0.0131, c_3 = 13, \mu = 0.0143, d_1 = d_2 = 0, k_1 = 0.5,$ $k_2 = 1, r_1 = 2, r_2 = 1, p = 0.4, q = 0.1, N = 6000$, 利用与最优控制问题 (3.6.5)-(3.6.6) 类似的算法得出受控状态和原始状态间的关系 (参见图 3.6.2).

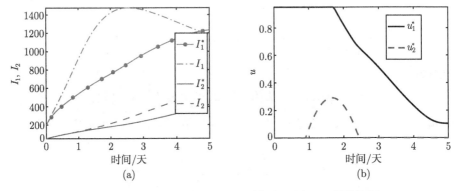

图 3.6.2　(a) 原始 I_1, I_2 和受控 I_1^*, I_2^* 时间序列图; (b) 最优控制 u_1^*, u_2^*

3.7　本　章　小　结

本章从单菌株疾病传播的基本概念出发, 阐述疾病的发生及发展过程, 简要给出两类 SIS 和 SIR 仓室模型的基本思想及数学理论分析方法. 基于病原体基因表征的差异性, 揭示各菌株间的交互作用模式, 如变异、重叠感染、共同感染及交叉免疫等. 本章延拓仓室建模思想构建多菌株传染病传播理论框架及基本数学分析方法. 本章提出多菌株传染病模型研究的核心问题竞争排斥现象及挖掘菌株共生的机制. 发现变异、重叠感染及共同感染是菌株共生的关键, 最后提出多菌株最优控制的研究方法及具体案例.

第 4 章　年龄结构多菌株传染病模型

4.1　竞争排斥原理

在生态学上, 竞争排斥原理是指两个不同的物种不能同时或不能长时间在同一个生态位 (生境、食物和生活方式) 生存. 两者之间会展开竞争, 导致其中一方获胜, 留在原来生态位继续生存. 另一方为了继续生存, 会改变自己的属性, 通过进化延续生命. 总之, 其主要原理是不同物种在对同一种资源的竞争中, 一个物种在竞争中被排斥或被取代的现象.

在传染病学上, 病原体可以稳定地抑制宿主种群数量. 宿主和病原体的净化原则是: 宿主走向抗性, 病原体走向耐抗性, 是一场追踪和逃逸的游戏. 随着基因重组 DNA 技术的发展, 分子机制被广泛研究和发掘. 动力学模型为模拟不同宿主和病原体突变提供了很好的分析工具. 当带有不同毒性的菌株出现, 结果是只有一种菌株能够存活或者所有菌株都灭绝. 菌株的最终演化结果可由 Bremermann 和 Pickering 的博弈论理论预测[22].

假设没有疾病宿主种群满足方程

$$\dot{N} = N(f(N) - \mu), \tag{4.1.1}$$

其中 μ 表示死亡率, $f(N)$ 表示密度依赖的出生率函数. 函数 f 满足如下性质.

假设 4.1.1　(1) f 连续可微;

(2) f 是单调递减的;

(3) $f(0) > \mu$, 且当 N 充分大时 $f(N) < \mu$.

实际上 $f(N) = ae^{-kN}$ (Ricker 型) 和 $f(N) = a/(1 + kN)$ 都满足假设 4.1.1. 显然方程 $f(x) = \mu$ 有唯一的平衡点 $x = K$ (环境容纳量). 将总人口分成 $n + 2$ 个仓室, 易感类、染病类和康复类. 模型可写成

$$\frac{dN}{dt} = N(f(N) - \mu) - \sum_{j=1}^{n} \alpha_j I_j,$$

$$\frac{dI_j}{dt} = I_j(\beta_j S - (\mu + \nu_j + \alpha_j)), \tag{4.1.2}$$

$$\frac{dR}{dt} = \sum_{j=1}^{n} \nu_j I_j - \mu R,$$

其中 $N = S + \sum_j I_j + R$, β_j, ν_j, α_j 分别表示传染率、康复率和因病死亡率. 定义基本再生数为

$$\mathcal{R}_{0j} = \frac{K\beta_j}{\mu + \alpha_j + \nu_j}, \quad j = 1, 2, \cdots. \tag{4.1.3}$$

当 $\mathcal{R}_{0j} < 1$ 时, 疾病消亡; 相反, 当 $\mathcal{R}_{0j} > 1$ $(j = 1, 2, \cdots, n)$ 至少有一个成立时, 疾病持续存在. 为了考虑毒性的演化, 假设因病死亡率是传染率的函数 $\alpha = \alpha(\beta)$, 且满足当 $\beta \to +\infty$ 时, 因病死亡率满足

$$\alpha(0) = 0, \quad \alpha'(0) = 0, \quad \alpha'(\beta) \to +\infty.$$

事实上, 若选取 $\alpha(\beta) = c\beta^p$, 由 $\mathcal{R}_0'(0) = 0$ 可得

$$\alpha = \frac{\mu + \nu}{p - 1}, \quad 或 \quad \beta = \left(\frac{\mu + \nu}{c(p-1)}\right)^{1/p}.$$

满足上述 α 性质. 从而 $(\mu + \nu + \alpha(\beta))/\beta$ 是关于 β 的凸函数. 竞争排斥原理成立, 即拥有最大基本再生数的菌株存在, 其他菌株均灭绝. 在上述假设下, 存在唯一的传染率 β_j 使得 $\mathcal{R}_{0j}$ 达到最大值. 文献 [23] 表明, 若模型 (4.1.2) 的基本再生数满足

$$\mathcal{R}_{01} > \mathcal{R}_{0j}, \quad j = 2, 3, \cdots,$$

则模型 (4.1.2) 存在菌株 1 占优平衡点 $E_1 = (S^*, I_1^*, 0, R^*)$, 其中

$$S^* = \frac{\mu + \nu_1 + \alpha_1}{\beta_1}, \quad R^* = \frac{\nu_1 I_1^*}{\mu},$$

I_1^* 满足如下方程

$$g_1(I_1^*) := \frac{\alpha_1 I_1^*}{S^* + (1 + \nu_1/\mu)I_1^*} = f(S^* + (1 + \nu_1/b)I_1^*) - \mu := g_2(I_1^*).$$

注意到 g_1 是关于 I_1^* 的增函数, g_2 是关于 I_1^* 的减函数. 另外, 由 $\mathcal{R}_1 = \dfrac{K}{S^*} > 1$ 及 f 的性质有

$$g_1(0) = 0, \quad g_2(0) = f(S^*) - \mu > 0; \quad g_1(\infty) > 0, \quad g_2(\infty) < 0.$$

从而, g_1 和 g_2 必有唯一交点.

4.2 年龄结构传染病模型竞争排斥原理

4.2.1 模型

文献 [125] 在模型 (4.1.2) 基础上考虑年龄异质性对不同菌株间相互演化的影响. 将总人口分成三类: 易感类 $s(t,a)$、被菌株 1 感染类 $i_1(t,a)$ 及被菌株 2 感染类 $i_2(t,a)$. 引入如下年龄结构的多菌株传染病模型:

$$\left(\frac{\partial}{\partial t} + \frac{\partial}{\partial a}\right) s(t,a) = -(\mu(a) + \lambda_1(t,a) + \lambda_2(t,a))s(t,a),$$
$$\left(\frac{\partial}{\partial t} + \frac{\partial}{\partial a}\right) i_j(t,a) = \lambda_j(t,a)s(t,a) - (\mu(a) + \gamma_j(a))i_j(t,a),$$
$$\quad j = 1,2, \quad (4.2.1)$$

其中 $\mu(a)$ 表示自然死亡率, $\gamma_j(a)(j = 1,2)$ 表示康复率. 模型 (4.2.1) 具有如下边界和初始条件

$$s(t,0) = R_0^d f(Q(t)) \int_0^{a_\dagger} \beta(a)n(t,a)da, \quad i_j(t,0) = 0;$$

$$s(0,a) = s_0(a), \quad i_j(0,a) = i_{j0}(a), \quad j = 1,2,$$

这里 β 表示出生率, $n(t,a) = s(t,a) + i_1(t,a) + i_2(t,a)$, $Q(t) = \int_0^{a_\dagger} r(\sigma)n(t,\sigma)d\sigma$. 模型 (4.2.1) 的传染力函数满足

$$\lambda_j(t,a) = K_j(a) \int_0^{a_\dagger} q_j(a)i_j(t,a)da, \quad j = 1,2.$$

实际上, 年龄为 a 的总人口 n 满足标准 Grutin-MacCamy 方程

$$\left(\frac{\partial}{\partial t} + \frac{\partial}{\partial a}\right) n(t,a) = -\mu(a)n(t,a),$$
$$n(0,a) = n_0(a), \quad (4.2.2)$$
$$n(t,0) = R_0^d f(Q(t)) \int_0^{a_\dagger} \beta(a)n(t,a)da.$$

引理 4.2.1 当 $R_0^d < 1$ 时, $\lim\limits_{t \to +\infty} n(t,\cdot) = 0$; 定义 $\tilde{a} = \min\left\{a \left| \int_a^{a_\dagger} \beta(s)ds = 0\right.\right\}$, 当 $\int_0^{\tilde{a}} n_0(a)da = 0$ 时, $\lim\limits_{t \to +\infty} n(t,\cdot) = 0$; 定义

$$\Gamma_0 = \left\{ n_0(\cdot) \in L^1_+ \,\middle|\, \int_0^{\tilde{a}} n_0(a)da > 0 \right\},$$

则当 $R_0^d > 1$ 时, 存在一个常数 ϵ 使得

$$\liminf_{t \to +\infty} \int_0^{a_\dagger} n(t,a)da \geqslant \epsilon,$$

且系统 (4.2.1) 存在一个正平衡点

$$n^*(a) = \frac{\pi(a)}{\displaystyle\int_0^{a_\dagger} r(s)\pi(s)ds} f^{-1}\left(\frac{1}{R_0^d}\right).$$

定义模型 (4.2.1) 菌株 j 的基本再生数为

$$\mathcal{R}_{0j} = \int_0^{a_\dagger} K_j(a)n^*(a) \int_a^{a_\dagger} q_j(s)e^{-\int_a^s (\mu(\eta)+\gamma_j(\eta))d\eta}dsda, \quad j = 1,2. \quad (4.2.3)$$

定理 4.2.1　(1) 当 $\mathcal{R}_{0j} > 1$ 时, 无病平衡点 $E_0 = (n^*(a),0,0)$ 不稳定;

(2) 若 $\displaystyle\int_0^{\tilde{a}} s_0(a) + i_{j0}(a)da = 0$, 则当 $t \to +\infty$ 时,

$$s(t,\cdot) \to 0, \quad i_j(t,\cdot) \to 0;$$

(3) 若 $\displaystyle\int_0^{\tilde{a}} (s_0(a)+i_{j0}(a))da > 0$ 且 $i_{j0}(a)=0$ a.e. $a \in (0,a_\dagger)$, 则当 $t \to +\infty$ 时,

$$s(t,\cdot) \to n^*(a), \quad i_j(t,\cdot) \to 0;$$

(4) 定义 $\Gamma_j = \left\{ (s_0(\cdot),i_{j0}(\cdot)) \in L^1_+(0,a_\dagger) \times L^1_+(0,a_\dagger) \,\middle|\, \displaystyle\int_0^{a_\dagger} i_{j0}(a)da > 0, \right.$

$\left. \displaystyle\int_0^{\tilde{a}} (s_0(a) + i_{j0}(a))da > 0 \right\}.$ 当基本再生数 $\mathcal{R}_{0j} > 1$, 且 $(s_0(\cdot),i_{j0}(\cdot)) \in \Gamma_j$ 时,
系统 (4.2.1) 具有两个占优平衡点 $E_j = (s_j^*,i_j^*,0)$ $(j = 1,2)$.

4.2.2　边界平衡点稳定性

为研究各平衡点的稳定性, 引入侵入再生数

$$\mathcal{R}_k^j = \int_0^{a_\dagger} K_j(a)s_k^*(a) \int_a^{a_\dagger} q_j(s)e^{-\int_a^s (\mu(\eta)+\gamma_j(\eta))d\eta}dsda, \quad j,k = 1,2, \; j \neq k.$$

$$(4.2.4)$$

定理 4.2.2 当 $\mathcal{R}_j^k < 1$ 时, 菌株 j 占优平衡点 E_j 局部渐近稳定, 竞争排斥现象发生.

证明 在菌株 j 占优平衡点 E_j 处线性化染病仓室 $k, k \neq j$ 得

$$1 = \int_0^{a_\dagger} q_k(a) \int_0^a K_k(\sigma) s_j^*(\sigma) e^{-\int_\sigma^a (\lambda + \mu(\eta) + \gamma_k(\eta)) d\eta} d\sigma da := \mathcal{H}(\lambda).$$

当 $\lambda \in \mathbb{R}$ 时, $H(\lambda)$ 是一个关于 λ 的减函数, 且满足

$$\lim_{\lambda \to +\infty} \mathcal{H}(\lambda) = 0, \quad \lim_{\lambda \to -\infty} \mathcal{H}(\lambda) = +\infty.$$

因此 $\mathcal{H}(\lambda) = 1$ 只有唯一的实根 λ^*. 注意到 $\mathcal{H}(0) = \mathcal{R}_j^k$. 故当 $\mathcal{R}_j^k < 1$ 时, $\lambda^* < 0$. 假设 $\lambda = \Re\lambda + i\Im\lambda$ 是方程 $1 = \mathcal{H}(\lambda)$ 的任一复根, 则

$$1 = |\mathcal{H}(\Re\lambda + i\Im\lambda)| \leqslant \mathcal{H}(\Re\lambda),$$

故 $\lambda^* > \Re\lambda$. 因此方程 $1 = \mathcal{H}(\lambda)$ 的特征根仅有负实部, E_j 是局部渐近稳定的. □

定义集合

$$\Gamma = \left\{ (s_0(\cdot), i_{10}(\cdot), i_{20}(\cdot)) \in X_+ \,\middle|\, \int_0^{a_\dagger} i_{j0}(a) da > 0 \right\}.$$

引理 4.2.2 系统 (4.2.1) 是点耗散的.

证明 注意到总人口满足

$$\begin{cases} \left(\dfrac{\partial}{\partial t} + \dfrac{\partial}{\partial a} \right) n(t,a) = -\mu(a)n(t,a) - \displaystyle\sum_{j=1}^2 \gamma_j(a)i_j(t,a), \\[2mm] n(0,a) = n_0(a), \\[2mm] n(t,0) = R_0^d f(Q(t)) \displaystyle\int_0^{a_\dagger} \beta(a)n(t,a)da. \end{cases} \qquad (4.2.5)$$

系统 (4.2.5) 沿特征线 $t - a = c$ 积分得

$$n(t,a) = \begin{cases} R_0^d f(Q(t-a)) \displaystyle\int_0^{a_\dagger} \beta(a)n(t-a,a)da\,\hat{\pi}(a), & t > a, \\[3mm] n_0(a-t) \dfrac{\hat{\pi}(a)}{\hat{\pi}(a-t)}, & t \leqslant a, \end{cases}$$

其中 $\hat{\pi}(a) = \exp\left(-\int_0^a \left(\mu(\eta) + \sum_{j=1}^2 \gamma_j(\eta) \dfrac{i_j(\eta+t-a,\eta)}{n(\eta+t-a,\eta)}\right) d\eta\right)$. 由 f 的单调性知, 存在 $M > 0$ 使得

$$n(t,a) \leqslant \begin{cases} M\pi(a), & t > a, \\ n_0(a-t)\dfrac{\pi(a)}{\pi(a-t)}, & t \leqslant a, \end{cases}$$

其中 $\pi(a) = e^{-\int_0^a \mu(s)ds}$. □

引理 4.2.3　集合 Γ 是正向不变的.

证明　首先证明, 如果对于任意 $t \in (t_1, t_2)$, $s(t,0) > 0$, 则对于任意正常数 $\tilde{a}_0 < \tilde{a}$, 当 $t \in (t_1 + \tilde{a}_0, t_2 + \tilde{a})$ 时, $s(t,0) > 0$ 依然成立. 为了方便, 记

$$a \vee b = \max\{a,b\}, \quad a \wedge b = \min\{a,b\},$$

$$\underline{f} = \text{ess.} \inf_{s \in \mathbb{R}_+} f(s), \quad \overline{f} = \text{ess.} \sup_{s \in \mathbb{R}_+} f(s).$$

$$s_0(a) = \phi(a), \quad i_{10}(a) = \varphi(a), \quad i_{20}(a) = \psi(a).$$

实际上, 对于任意 $t \in (t_1 + \tilde{a}_0, t_2 + \tilde{a})$, 则 $\tilde{a}_0 \vee (t - t_2) < \tilde{a} \wedge (t - t_1)$ 且 $(\tilde{a}_0 \vee (t - t_2), \tilde{a} \wedge (t - t_1)) \subset (\tilde{a}_0, \tilde{a})$, $\{t - (\tilde{a}_0 \vee (t - t_2), \tilde{a} \wedge (t - t_1))\} \subset (t_1, t_2)$.

$$\begin{aligned}
s(t,0) &= R_0^d f(Q(t)) \int_0^{a_\dagger} \beta(a)n(t,a)da \\
&> R_0^d f\left(M \int_0^{a_\dagger} r(s)ds\right) \int_{\tilde{a}_0 \vee (t-t_2)}^{\tilde{a} \wedge (t-t_1)} \beta(a)s(t,a)da \\
&\geqslant R_0^d f\left(M \int_0^{a_\dagger} r(s)ds\right) \int_{\tilde{a}_0 \vee (t-t_2)}^{\tilde{a} \wedge (t-t_1)} \beta(a)s(t-a,0)\bar{\pi}(a)da > 0,
\end{aligned}$$

其中

$$\bar{\pi}(a) = \pi(a)e^{-\int_0^a \sum_{j=1}^2 \lambda_j(t-a+\theta,\theta)d\theta}.$$

当 $\mathcal{R}_j^k > 1$ 时, 则疾病一致持久, 即

$$\liminf_{t \to +\infty} \int_0^{a_\dagger} i_j(t,a)da \geqslant \epsilon, \quad j = 1, 2,$$

ϵ 是一正常数.

由于 $\int_0^{\tilde{a}} \phi(a)da > 0$, 对于任意 $\bar{t} \in (0, \tilde{a})$ 使得 $\int_{\bar{t}}^{\tilde{a}} \beta(a)\phi(a-t)da > 0$. 故

$$\begin{aligned} s(\bar{t}, 0) &= R_0^d f(Q(\bar{t})) \int_0^{a_\dagger} \beta(a)s(\bar{t}, a)da \\ &> R_0^d f\left(M \int_0^{a_\dagger} r(s)ds\right) \int_{\bar{t}}^{\tilde{a}} \phi(a-\bar{t})\frac{\bar{\pi}(a)}{\bar{\pi}(a-\bar{t})}da > 0. \end{aligned}$$

由 $s(t,0)$ 的连续性, 存在区间 (t_1, t_2) 使得对于任意 $\bar{t} \in (t_1, t_2)$ $s(t,0) > 0$. 迭代上述过程得对于任意 $t \in (t_1 + m\tilde{a}_0, t_2 + m\tilde{a})$, $s(t,0) > 0$. 对于任意 $t \in (0, \bar{t}\,]$,

$$\int_0^{\tilde{a}} s(t,a)da \geqslant \int_0^{\tilde{a}} \phi(a-t)\frac{\bar{\pi}(a)}{\bar{\pi}(a-t)}da > \int_{\bar{t}}^{\tilde{a}} \phi(a-t)\frac{\bar{\pi}(a)}{\bar{\pi}(a-t)}da > 0. \quad (4.2.6)$$

对于任意 $t \in (t_1, t_2 + \tilde{a})$,

$$\int_0^{\tilde{a}} s(t,a)da \geqslant \int_{0\vee(t-t_2)}^{\tilde{a}\wedge(t-t_1)} s(t,a)da \geqslant \int_{0\vee(t-t_2)}^{\tilde{a}\wedge(t-t_1)} s(t-a,0)\bar{\pi}(a)da > 0. \quad (4.2.7)$$

同理对于任意 $t \in (t_1 + \tilde{a}_0, t_2 + 2\tilde{a})$ 有 $\int_0^{\tilde{a}} s(t,a)da > 0$. 迭代上述过程对于任意

$t \in \mathbb{R}_+, \int_0^{\tilde{a}} s(t,a)da > 0$.

接下来, 证明 $\|i_j(t,\cdot)\|_1 > 0$ $(j = 1, 2)$. 分三步完成.

第一步: 定义

$$i_{jc}(a) := i_j(a+c, a), \quad a \in [0 \vee (-c), a_\dagger), \quad c > -a_\dagger,$$

那么

$$\begin{aligned} \frac{di_{jc}(a)}{da} &= \lambda_j(a+c, a)s(a+c, a) - (\mu(a) + \gamma_j(a))i_{jc}(a) \\ &\geqslant -(\mu(a) + \gamma_j(a))i_{jc}(a). \end{aligned} \quad (4.2.8)$$

从而当 $i_{jc}(a_0) > 0$ 时, 对于任意 $a \in [a_0, a_\dagger)$ 有 $i_{jc}(a) > 0$.

第二步: 由于 $\int_0^{\tilde{a}} s(0,a)da > 0$, 存在 $\bar{a} < \tilde{a}_0 + \dfrac{\tilde{a} - \tilde{a}_0}{2}$ 使得 $\int_{\bar{a}}^{\bar{a} + \frac{\tilde{a} - \tilde{a}_0}{2}} s(0,a)da$ > 0. 需要证明对于任意 $c \in \left(\tilde{a}_0 - \bar{a}, \dfrac{\tilde{a} + \tilde{a}_0}{2} - \bar{a}\right), i_{jc}(a_0) > 0$.

不失一般性, 我们假设 $\bar{a} < \tilde{a}_0$, 类似可得 $\bar{a} \geqslant \tilde{a}_0$. 对系统 (4.2.1) 沿特征线积分得

$$
i_j(t,a) = \begin{cases}
\displaystyle\int_0^a \lambda_j(\eta+t-a,\eta)s(\eta+t-a,\eta)\frac{\pi(a)}{\pi(\eta)}d\eta, & t > a, \\[4mm]
\displaystyle\int_{a-t}^a \lambda_j(\eta,\eta+a-t)s(\eta+a-t,\eta)\frac{\pi(a)}{\pi(\eta)}d\eta \\[4mm]
\quad + i_{j0}(a-t)\dfrac{\pi(a)}{\pi(a-t)}, & t < a.
\end{cases} \tag{4.2.9}
$$

对于任意 $c \in \left(\tilde{a}_0 - \bar{a}, \dfrac{\tilde{a}+\tilde{a}_0}{2} - \bar{a} \right)$, 考虑

$$
\int_{\bar{a}}^{\bar{a}+\frac{\tilde{a}-\tilde{a}_0}{2}} i_{j0}(a)da > 0 \quad \text{及} \quad \int_{\bar{a}}^{\bar{a}+\frac{\tilde{a}-\tilde{a}_0}{2}} i_{j0}(a)da = 0
$$

两种情形:

当 $\displaystyle\int_{\bar{a}}^{\bar{a}+\frac{\tilde{a}-\tilde{a}_0}{2}} i_{j0}(a) > 0$ 时, 那么

$$
\int_{c+\bar{a}}^{c+\bar{a}+\frac{\tilde{a}-\tilde{a}_0}{2}} i_j(c,a)da > \int_{c+\bar{a}}^{c+\bar{a}+\frac{\tilde{a}-\tilde{a}_0}{2}} i_{j0}(a-c)\frac{\pi(a)}{\pi(a-c)}da
$$

$$
= \int_{\bar{a}}^{\bar{a}+\frac{\tilde{a}-\tilde{a}_0}{2}} i_{j0}(a)\frac{\pi(a+c)}{\pi(a)}da > 0.
$$

对于任意 $c \in \left(\tilde{a}_0 - \bar{a}, \dfrac{\tilde{a}+\tilde{a}_0}{2} - \bar{a} \right)$ 有 $\left(c+\bar{a}, c+\bar{a}+\dfrac{\tilde{a}+\tilde{a}_0}{2} \right) \subset (\tilde{a}_0, \tilde{a})$.

$$
\left.\frac{di_{jc}(a)}{da}\right|_{a=0}
$$

$$
= \lambda_j(c,0)n(c,0) = K_j(0)\int_0^{a_\dagger} q_j(s)i_j(c,s)ds\,n(c,0)
$$

$$
\geqslant K_j(0)\int_0^{a_\dagger} q_j(s)i_j(c,s)ds\,R_0^d f\left(M\int_0^{a_\dagger} r(s)ds \right)\int_{c+\bar{a}}^{c+\bar{a}+\frac{\tilde{a}-\tilde{a}_0}{2}} \beta(s)i_j(c,s)ds
$$

$$
\geqslant K_j(0)\underline{q_j}\underline{\beta}R_0^d f\left(M\int_0^{a_\dagger} r(s)ds \right)\left(\int_{c+\bar{a}}^{c+\bar{a}+\frac{\tilde{a}-\tilde{a}_0}{2}} i_j(c,s)ds \right)^2 > 0.
$$

对于 $\displaystyle\int_{\bar{a}}^{\bar{a}+\frac{\tilde{a}-\tilde{a}_0}{2}} i_{j0}(a) = 0$, 那么

$$\int_{c+\bar{a}}^{c+\bar{a}+\frac{\tilde{a}-\tilde{a}_0}{2}} i_j(c,a)da$$

$$> \int_{c+\bar{a}}^{c+\bar{a}+\frac{\tilde{a}-\tilde{a}_0}{2}} \int_{a-c}^{a} \lambda_j(\eta, t-a+\eta)\frac{\pi(a)}{\pi(\eta)}d\eta da$$

$$\geqslant \underline{K}_j\underline{q}_j \int_{c+\bar{a}}^{c+\bar{a}+\frac{\tilde{a}-\tilde{a}_0}{2}} s(c,a) \int_{a-c}^{a} \int_0^{a_\dagger} i_j(t-a+\eta,\sigma)d\sigma\frac{\pi(a)}{\pi(\eta)}d\eta da. \qquad (4.2.10)$$

事实上, 由解的连续性及 $\int_0^{a_\dagger} i(0,a)da > 0$, 当 $a > c$ 时有

$$\int_{a-c}^{a} \int_0^{a_\dagger} i_j(t-a+\eta,\sigma)d\sigma\frac{\pi(a)}{\pi(\eta)}d\eta da > 0.$$

由 $\int_{\bar{a}}^{\bar{a}+\frac{\tilde{a}-\tilde{a}_0}{2}} \phi(a)da > 0$, 则 $\int_{c+\bar{a}}^{c+\bar{a}+\frac{\tilde{a}-\tilde{a}_0}{2}} s(c,a)da > 0$. 从而,

$$\int_{c+\bar{a}}^{c+\bar{a}+\frac{\tilde{a}-\tilde{a}_0}{2}} i_j(c,a)da > 0. \qquad (4.2.11)$$

因此, 对于任意 $c \in \left(\tilde{a} - \bar{a}, \frac{\tilde{a}+\tilde{a}_0}{2} - \bar{a}\right)$, 结论 $\left(c+\bar{a}, c+\bar{a}+\frac{\tilde{a}-\tilde{a}_0}{2}\right) \subset (\tilde{a}_0, \tilde{a})$ 且 $\left.\frac{di_{jc}(a)}{da}\right|_{a=0} > 0$ 成立.

第三步: 证明若对于任意 $c \in (t_3, t_4)$, $\left.\frac{di_{jc}(a)}{da}\right|_{a=0} > 0$, 那么对于任意 $c \in (t_3 + \tilde{a}_0, t_4 + \tilde{a})$, $\left.\frac{di_{jc}(a)}{da}\right|_{a=0} > 0$.

事实上, 若对于任意 $c \in (t_3, t_4)$, $\left.\frac{di_{jc}(a)}{da}\right|_{a=0} > 0$, 由 (4.2.8) 知对于所有 $a \in (0 \vee (c-t_4), (c-t_3 \wedge a_\dagger))$ 且 $c \in (t_3, t_4 + a_\dagger)$, $i_j(c,a) > 0$. 当 $c \in (t_3 + \tilde{a}_0, t_4 + \tilde{a})$ 时有

$$\tilde{a}_0 \vee (c-t_4) < \tilde{a} \wedge (c-t_3), \quad (\tilde{a}_0 \vee (c-t_4), \tilde{a} \wedge (c-t_3)) \subset (\tilde{a}_0, \tilde{a}),$$

且

$$(\tilde{a}_0 \vee (c-t_4), \tilde{a} \wedge (c-t_3)) \subset (0 \vee (c-t_4), (c-t_3) \wedge a_\dagger).$$

故对所有 $a \in (0 \vee (c-t_4), (c-t_3) \wedge a_\dagger), i_{jc}(c,a) > 0$. 再由 (4.2.8) 和 $i_{jc}(0) = 0$ 知

$$\left.\frac{di_{jc}(a)}{da}\right|_{a=0} = \lambda_j(c,0)s(c,0)$$

$$\geqslant K_j(0)\underline{q}_j\underline{\beta}_j R_0^d f \left(M \int_0^{a_\dagger} r(s)ds \right) \left(\int_{\tilde{a}_0 \vee (c-t_4)}^{\tilde{a} \wedge (c-t_3)} i(c,\eta)d\eta \right)^2 > 0.$$

从而, 对所有 $a \in (0 \vee (c-(t_4+\tilde{a})), (c-(t_3+\tilde{a}_0) \wedge a_\dagger))$ 且 $c \in (t_3+\tilde{a}_0, t_4+\tilde{a}+a_\dagger)$ 有 $i_j(a,c) > 0$.

存在 $\bar{a} < \tilde{a}_0 + \dfrac{\tilde{a} - \tilde{a}_0}{2}$, 使得对所有 $c \in \left(\tilde{a}_0 - \bar{a}, \dfrac{\tilde{a} + \tilde{a}_0}{2} - \bar{a} \right)$, 从而我们有 $\left. \dfrac{di_{jc}(a)}{da} \right|_{a=0} > 0$. 迭代上述过程, 对所有 $c \in \left(\tilde{a}_0 - \bar{a} + n\tilde{a}_0, \dfrac{\tilde{a} + \tilde{a}_0}{2} - \bar{a} + n\tilde{a} \right)$, $\left. \dfrac{di_{jc}(a)}{da} \right|_{a=0} > 0$. 若存在 T 使得 $\int_0^{a_\dagger} i_j(a,T)da = 0$, 则对于 $t \in [T, +\infty)$, $i_j(t,a) = 0$ 是系统的解. 故当 $t \in [T, +\infty)$ 时, $\left. \dfrac{di_{jc}(a)}{da} \right|_{a=0} = 0$. 这与假设相矛盾. 因此对于所有 $t \in \mathbb{R}_+$ 有 $\|i_j(t,\cdot)\|_1 > 0$. □

4.2.3　系统的一致持续性

定理 4.2.3　若 $R_0^d > 1$, $\mathcal{R}_{0j} > 1$ 且 $\mathcal{R}_j^k > 1, j=1,2, j \neq k$, 存在一个常数 ϵ 使得当 $\phi = (s_0(\cdot), i_1(\cdot), i_2(\cdot)) \in \Gamma$ 时满足

$$\liminf_{t \to +\infty} \|i_j(t,\cdot)\|_1 \geqslant \epsilon, \quad j=1,2.$$

证明　定义

$$B_0 := \left\{ \phi \in X_+ \,\middle|\, \int_0^{\tilde{a}} s(a)da > 0, i_j(a) \equiv 0, j=1,2, \text{a.e.} a \in (0, a_\dagger) \right\};$$

$$B_{11} := \left\{ \phi \in X_+ \,\middle|\, \int_0^{\tilde{a}} (s(a) + i_1(a))da = 0, i_2(a) \equiv 0, \text{a.e.} a \in (0, a_\dagger) \right\};$$

$$B_{12} := \left\{ \phi \in X_+ \,\middle|\, \int_0^{\tilde{a}} (s(a) + i_1(a))da > 0, \int_0^{a_\dagger} i_1(a)da > 0, i_2(a) \equiv 0, \right.$$
$$\left. \text{a.e.} a \in (0, a_\dagger) \right\};$$

$$B_{21} := \left\{ \phi \in X_+ \,\middle|\, \int_0^{\tilde{a}} (s(a) + i_2(a))da = 0, i_1(a) \equiv 0, \text{a.e.} a \in (0, a_\dagger) \right\};$$

$$B_{22} := \left\{ \phi \in X_+ \,\middle|\, \int_0^{\tilde{a}} (s(a) + i_2(a))da > 0, \int_0^{a_\dagger} i_2(a)da > 0, i_1(a) \equiv 0, \right.$$
$$\left. \text{a.e.} a \in (0, a_\dagger) \right\};$$

$$\partial\Gamma := B_0 \cup B_{11} \cup B_{12} \cap B_{21} \cap B_{22},$$

$$\mathcal{K} := \Gamma \cap \partial\Gamma.$$

接下来证明 $\partial\Gamma$ 一致排斥 Γ. 容易证明 $B_0, B_{ij}, i, j = 1, 2$ 是正向不变的, 那么 $\partial\Gamma$ 是正向不变的. 由文献 [150] 知系统 (4.2.1) 是渐近光滑的. 再由边界平衡点的稳定性可得:

(1) E_0 是 B_0 上的一个全局吸引子;

(2) E_{00} 是 $B_{11} \cap B_{21}$ 上的全局吸引子;

(3) E_1 是 B_{21} 上全局吸引子;

(4) E_2 是 B_{22} 上全局吸引子.

故

$$\tilde{A}_\partial := \bigcup_{\phi \in \partial\Gamma} \omega(\phi) = \{E_{00}, E_0, E_1, E_2\}.$$

我们知道 $\tilde{A}_\partial$ 是孤立的且不存在闭环覆盖 $M = \{E_{00}, E_0, E_1, E_2\}$. 由模型 (4.2.1) 的点耗散性和正向不变性知模型 (4.2.1) 的任意轨道都是有界的. 接下来验证当 $R_0^d > 1, \mathcal{R}_j^k > 1, j, k = 1, 2, j \neq k$ 时,

$$W^s(E_{00}) \cap \Gamma = \varnothing, \quad W^s(E_0) \cap \Gamma = \varnothing, \quad W^s(E_j) \cap \Gamma = \varnothing, \quad j = 1, 2.$$

由于 $R_0^d > 1$, 选择充分小的 $\eta_1 > 0$ 使得

$$R_0^d f\left(3\eta_1 \int_0^{a_\dagger} r(s)ds\right) e^{-\sum_{j=1}^2 \int_0^{a_\dagger} K_j(a)da \int_0^{a_\dagger} q_j(a)da} > 1.$$

假设 $W^s(E_{00}) \cap \Gamma \neq \varnothing$. 对于初值 $\phi \in \Gamma$, 存在正解 $(\hat{s}, \hat{i}_1, \hat{i}_2)$ 使得当 $t \to +\infty$ 时, $(\hat{s}, \hat{i}_1, \hat{i}_2) \to E_{00}$. 因此, 存在 $T_1 > 0$, 当 $t > T_1$ 时有

$$0 < \hat{s} < \eta_1, \quad 0 < \hat{i}_1 < \eta_1, \quad 0 < \hat{i}_2 < \eta_1$$

且满足

$$\left(\frac{\partial}{\partial t} + \frac{\partial}{\partial a}\right)\hat{s}(t,a) > -\left(\mu(a) + \eta_1 \sum_{j=1}^2 K_j(a) \int_0^{a_\dagger} q_j(\eta)d\eta\right)\hat{s}(t,a),$$

$$\hat{s}(0,a) = \phi_1(a),$$

$$\hat{s}(t,0) > R_0^d f\left(3\eta_1 \int_0^{a_\dagger} r(\sigma)d\sigma\right) \int_0^{a_\dagger} \beta(a)\hat{s}(t,a)da.$$

由比较原理可知当 $t > T_1$ 时, $\hat{s}(t, \cdot) > h(t, \cdot)$, 其中 $h(t, \cdot)$ 是如下线性方程的解

$$\left(\frac{\partial}{\partial t} + \frac{\partial}{\partial a}\right) h(t, a) = -\left(\mu(a) + \eta_1 \sum_{j=1}^{2} K_j(a) \int_0^{a_\dagger} q_j(\eta) d\eta\right) h(t, a),$$

$$\hat{h}(0, a) = \phi_1(a),$$

$$\hat{h}(t, 0) = R_0^d f\left(3\eta_1 \int_0^{a_\dagger} r(\sigma) d\sigma\right) \int_0^{a_\dagger} \beta(a) h(t, a) da.$$

但当 $R_0^d > 1$, 且 $t \to +\infty$ 时, $h(t, \cdot) \to +\infty$. 那么 $\hat{s}(t, \cdot) \to +\infty$ 与 $\hat{s}(t, \cdot) < \eta_1$ 相矛盾.

由于 $\mathcal{R}_j^k > 1$, 存在充分小 $\eta_2 > 0$ 使得

$$\int_0^{a_\dagger} K_j(a)(n^*(a) - \eta_2) \int_a^{a_\dagger} q_j(\eta) \frac{\pi(\eta)}{\pi(a)} d\eta da > 1, \quad j = 1, 2.$$

假设 $W^s(E_0) \cap \Gamma \neq \varnothing$, 那么当 $t \to +\infty$ 时存在正解 $(\tilde{s}, \tilde{i}_1, \tilde{i}_2) \to E_0$. 故存在 $T_2 > 0$ 使得当 $t > T_2$ 时,

$$n^* - \eta_2 < \tilde{s} < n^* + \eta_2, \quad 0 < \tilde{i}_1 < \eta_2, \quad 0 < \tilde{i}_2 < \eta_2,$$

且

$$\left(\frac{\partial}{\partial t} + \frac{\partial}{\partial a}\right) \tilde{i}_j(t, a) > K_j(a) \int_0^{a_\dagger} q_j(\sigma) \tilde{i}_j(t, \sigma) d\sigma (n^*(a) - \eta_2)$$

$$- (\mu(a) + \gamma_j(a)) \tilde{i}_j(t, a), \quad j = 1, 2. \tag{4.2.12}$$

$$\tilde{i}_j(0, a) = \phi_j(a),$$

$$\tilde{i}_j(t, 0) = 0,$$

对于任意 $t > T_2$, 由比较原理 $\tilde{i}_j(t, \cdot) \geqslant l_j(t, \cdot), j = 1, 2$, $l_j(t, \cdot)$ 是如下线性方程的解

$$\left(\frac{\partial}{\partial t} + \frac{\partial}{\partial a}\right) \tilde{l}_j(t, a) = K_j(a) \int_0^{a_\dagger} q_j(\sigma) \tilde{l}_j(t, \sigma) d\sigma (n^*(a) - \eta_2)$$

$$- (\mu(a) + \gamma_j(a)) \tilde{l}_j(t, a), \quad j = 1, 2.$$

$$\tilde{l}_j(0, a) = \phi_j(a),$$

$$\tilde{l}_j(t, 0) = 0, \tag{4.2.13}$$

若 $\int_0^{a_\dagger} K_j(a)(n^*(a) - \eta_2) \int_a^{a_\dagger} q_j(\eta) \dfrac{\pi(\eta)}{\pi(a)} d\eta da > 1$, 当 $t \to +\infty$ 时, $\tilde{i}_j(t, \cdot) \geqslant l_j(t, \cdot) \to +\infty, j = 1, 2$. 这与 $\tilde{i}_j(t, \cdot) \to 0, j = 1, 2$ 相矛盾.

同理可证 $W^s(E_0) \cap \Gamma = \varnothing, j = 1, 2$. 由文献 [64] 中定理 4.2 可得系统 (4.2.1) 关于 $(\Gamma, \partial\Gamma)$ 一致持续. □

4.3　年龄结构重叠感染 SIS 传染病模型

感染一般是指病毒感染, 即病毒与微生物及寄生虫等侵入机体、生长繁殖引起的病理反应及对机体造成的损害. 重叠感染是指细胞乃至个体受某种感染后, 又感染了同种或异种的感染体. 导致重叠感染的主要原因是白细胞活动能力缺陷、胸腺衍生的免疫活性细胞病变、炎症反应受损、补体功能不足和调理素不足及丙种球蛋白缺乏导致; 另一方面, 分泌物排出受阻、家庭中或其他外在感染源等均可造成重叠感染. 2020 年, 香港发现首次重叠感染病例, 欧洲随后也多次报道重叠感染病例.

年龄是影响疾病传播的主要因素, 多种疾病显现出疾病传播的年龄异质性, 如手足口病、流感、新冠肺炎等. 很多疾病的控制措施往往和年龄有密切关联, 如各国接种新冠病毒疫苗的年龄差异性, 中国优先接种 20—59 岁的人群, 而欧美国家优先接种 65 岁以上的老年人. Kermack-McKendrick 首先提出年龄结构的仓室模型, 随后 Hoppensteadt 提出了年龄结构模型的阈值条件 [70]. 描述年龄结构的模型主要分为两类, 连续年龄结构的偏微分方程和离散年龄结构的差分方程组或多组传染病模型. 模型结构在引入年龄结构后维数或结构都变得复杂, 分析求解难度较大. Rosenthal 和 Clements [129] 建立年龄结构麻疹的免疫策略. 特别地, 性传染病与不同年龄人群的性活跃水平密不可分, 因此, 许多学者使用年龄结构模型研究艾滋病传播的异质性 [95,113,157].

4.3.1　模型

Li 等 [90] 于 2009 年考虑一类具有年龄结构的两菌株重叠感染传染病模型. 他们将总人口 P 分成三类: 易感类、被菌株 1 感染类和被菌株 2 感染类. 疾病被菌株 2 感染后能被菌株 1 再次重叠感染. $S(a, t)$ 表示年龄为 a 的易感者在 t 时刻的密度; $I(a, t)$ 表示年龄为 a 被菌株 1 感染的染病者在 t 时刻的密度; $J(a, t)$ 表示年龄为 a 被菌株 2 感染的染病者在 t 时刻的密度. 模型使用 SIS 仓室结构:

$$
\begin{cases}
\left(\dfrac{\partial}{\partial a}+\dfrac{\partial}{\partial t}\right)S(a,t)=-\mu(a)S(a,t)-\tilde{\lambda}_1(a,t)S(a,t)-\tilde{\lambda}_2(a,t)S(a,t)\\
\qquad\qquad\qquad\qquad +\gamma_1(a)I(a,t)+\gamma_2(a)J(a,t),\\
\left(\dfrac{\partial}{\partial a}+\dfrac{\partial}{\partial t}\right)I(a,t)=-(\mu(a)+\gamma_1(a))I(a,t)+\tilde{\lambda}_1(a,t)S(a,t)\\
\qquad\qquad\qquad\qquad +\delta\tilde{\lambda}_1(a,t)J(a,t),\\
\left(\dfrac{\partial}{\partial a}+\dfrac{\partial}{\partial t}\right)J(a,t)=-(\mu(a)+\gamma_2(a))J(a,t)+\tilde{\lambda}_2(a,t)S(a,t)\\
\qquad\qquad\qquad\qquad -\delta\tilde{\lambda}_1(a,t)J(a,t),\\
S(0,t)=\displaystyle\int_0^\infty b(a)P(a,t)da,\quad I(0,t)=J(0,t)=0,\\
S(a,0)=S_0(a),\quad I(a,0)=I_0(a),\quad J(a,0)=J_0(a),
\end{cases}\tag{4.3.1}
$$

这里 $b(a)$ 表示出生率, $\gamma_j(a)$ 表示菌株 j 的恢复率, $\delta(a)$ 表示重叠感染率, $\mu(a)$ 表示自然死亡率. 假设模型 (4.3.1) 感染力具有如下形式

$$
\tilde{\lambda}_j(a,t)=k(a)\int_0^\infty h_j(a)l(a,t)da,\quad l=I,J,\quad j=1,2.
$$

年龄为 a 的总人口 $P(a,t)$ 满足标准 Mckenrick-Von Forester 方程, 即

$$
P(a,t)=P_\infty(a)=b_0e^{-\int_0^a\mu(\tau)d\tau}.
$$

将系统 (4.3.1) 标准化后, 模型 (4.3.1) 可写成

$$
\begin{cases}
\left(\dfrac{\partial}{\partial a}+\dfrac{\partial}{\partial t}\right)i(a,t)=-\gamma_1(a)i(a,t)+\lambda_1(a,t)(1-i(a,t)-j(a,t))\\
\qquad\qquad\qquad\qquad +\delta\lambda_1(a,t)j(a,t),\\
\left(\dfrac{\partial}{\partial a}+\dfrac{\partial}{\partial t}\right)j(a,t)=-\gamma_2(a)j(a,t)+\lambda_2(a,t)(1-i(a,t)-j(a,t))\\
\qquad\qquad\qquad\qquad -\delta\lambda_1(a,t)j(a,t),\\
i(0,t)=j(0,t)=0,\\
i(a,0)=i_0(a),\quad j(a,0)=j_0(a),\\
\lambda_z(a,t)=k(a)\displaystyle\int_0^\infty h_l(a)P_\infty(a)l(a,t)da,\quad l=i,j,\quad z=1,2.
\end{cases}\tag{4.3.2}
$$

假设 4.3.1 (1) $k(\cdot), h_l(\cdot) \in L^1(\mathbb{R}_+)$;

(2) 存在一个最大年龄 $a_\dagger$ 使得对于任意 $a \in [0, a_\dagger]$, $k(a), h_l(a) \geqslant 0$ 且当 $a > a_\dagger$ 时, $k(a), h_l(a) = 0$;

(3) 存在正常数 $\bar{k}$ 和 $\bar{h}_l$ ($l = 1, 2$) 使得

$$\bar{k} = \sup_{a \in \mathbb{R}_+} k(a), \quad \bar{h}_l = \sup_{a \in \mathbb{R}_+} h_l(a), \quad l = 1, 2;$$

(4) $\mu(\cdot) \in L^\infty(\mathbb{R}_+), \mu(\cdot) \in L^1_+(\mathbb{R}_+)$, 且 $\int_0^\infty \mu(a) da = +\infty$.

4.3.2 边界平衡点的存在性及稳定性

定义系统 (4.3.2) 对应菌株 l 的基本再生数为

$$\mathcal{R}_{0l} = \int_0^\infty h_l(a) P_\infty(a) \int_0^a k(\tau) e^{-\int_\tau^a \gamma_1(s) ds} d\tau da, \quad l = 1, 2. \tag{4.3.3}$$

定理 4.3.1 定义系统 (4.3.2) 的基本再生数 $\mathcal{R}_0 = \max\{\mathcal{R}_{01}, \mathcal{R}_{02}\}$.

(1) 如果 $\mathcal{R}_0 < 1$, 系统 (4.3.2) 只有无病平衡点 $E_0 = (0, 0)$;

(2) 如果 $\mathcal{R}_{01} > 1$, 系统 (4.3.2) 除无病平衡点 E_0 外, 存在菌株 1 占优平衡点 $E_1 = (i_1^*, 0)$;

(3) 如果 $\mathcal{R}_{02} > 1$, 系统 (4.3.2) 除无病平衡点 E_0 外, 存在菌株 2 占优平衡点 $E_2 = (0, j_2^*)$.

证明 设 $i_1^*(a)$ 是系统 (4.3.2) 的占优平衡点, 则其满足

$$\frac{di_1^*(a)}{da} = \lambda_1^*(a)(1 - i_1^*) - \gamma_1(a) i_1^*, \quad i_1^*(0) = 0. \tag{4.3.4}$$

令

$$\Lambda_1^* = \int_0^\infty h_1(a) P_\infty(a) i_1^*(a) da, \quad \lambda_1^*(a) = k(a) \Lambda_1^*. \tag{4.3.5}$$

求解 (4.3.4) 得

$$i_1^*(a) = \Lambda_1^* \int_0^a k(\tau) e^{-\int_\tau^a \gamma_1(s) ds} e^{-\Lambda_1^* \int_\tau^a k(s) ds} d\tau. \tag{4.3.6}$$

将 (4.3.6) 代入 Λ_1^* 中并消去 Λ_1^* 得

$$1 = \int_0^\infty h_1(a) P_\infty(a) \int_0^a k(\tau) e^{-\int_\tau^a \gamma_1(s) ds} e^{-\Lambda_1^* \int_\tau^a k(s) ds} d\tau da := Q(\Lambda_1^*). \tag{4.3.7}$$

注意到

$$Q(0) = \mathcal{R}_{01} > 1$$

且

$$Q(\tilde{\Lambda}_1^*) = 1 - \frac{\int_0^\infty h_1(a)P_\infty(a)e^{-\tilde{\Lambda}_1^* \int_0^a k(\tau)d\tau}da}{\tilde{\Lambda}_1^*} < 1,$$

其中 $\tilde{\Lambda}_1^* = \int_0^\infty h_1(a)P_\infty(a)da$. 因此, 方程 $Q(x) = 1$ 在 $(0, \tilde{\Lambda}_1^*)$ 至少存在一个正根. 从而 (2) 得证.

由系统 (4.3.2) 的对称性可得 (3).   □

若定义 (4.3.2) 的侵入再生数

$$\mathcal{R}_2^1 = \int_0^\infty h_2(a)P_\infty(a) \int_0^a k(\tau)(1 - i_1^*(\tau))e^{-\int_\tau^a [\gamma_2(s) + \delta\Lambda_1^* k(s)]ds}d\tau da, \qquad (4.3.8)$$

$$\mathcal{R}_1^2 = \int_0^\infty h_1(a)P_\infty(a) \int_0^a k(\tau)[(1 - j_2^*(\tau)) + \delta j_2^*]e^{-\int_\tau^a \gamma_1(s)ds}d\tau da, \qquad (4.3.9)$$

则可得如下占优平衡点 E_j 的局部稳定性.

定理 4.3.2   (1) 当 $\mathcal{R}_{01} > 1$, 且 $\mathcal{R}_2^1 < 1$ 时, 菌株 1 占优平衡点 E_1 局部渐近稳定;

(2) 当 $\mathcal{R}_{02} > 1$, 且 $\mathcal{R}_1^2 < 1$ 时, 菌株 2 占优平衡点 E_2 局部渐近稳定.

证明   在菌株 1 占优平衡点 E_1 处线性化仓室 j 得

$$1 = \int_0^\infty h_2(a)P_\infty(a) \int_0^a k(\tau)(1 - i_1^*(\tau))e^{-\int_\tau^a [\lambda + \gamma_2(s) + \delta\Lambda_1^* k(s)]ds}d\tau da := G_1(\lambda).$$

$$(4.3.10)$$

当 λ 为实数时, $G_1(\lambda)$ 有如下性质

$$G_1'(\lambda) < 0, \quad G_1(0) = \mathcal{R}_2^1, \quad \lim_{\lambda \to \infty} G_1(\lambda) = 0.$$

若 $\mathcal{R}_2^1 < 1$, $G(\lambda) = 1$ 有唯一的负实根 $\lambda^* < 0$.

假设 $\lambda = \Re\lambda + i\Im\lambda$ 是方程 $G_1(\lambda) = 1$ 的一个复特征根, 那么

$$1 = |G(\lambda)| \leqslant G(\Re\lambda). \qquad (4.3.11)$$

由 $G_1(\lambda)$ 的单调性可知 $\Re\lambda < \lambda^* < 0$.

另一方面, 在菌株 2 占优平衡点 E_2 处线性化仓室 i 得

$$1 = \int_0^\infty h_1(a) P_\infty(a) \int_0^a k(\tau)(1-(1-\delta)j_2^*(\tau)) e^{-\int_\tau^a [\lambda+\gamma_1(s)]ds} d\tau da := G_2(\lambda).$$

(4.3.12)

注意到, G_2 和 G_1 有类似结论且 $G_2(0) = \mathcal{R}_1^2$. 因此当 $\mathcal{R}_1^2 < 1$ 时, (4.3.12) 仅有唯一负实根 $\hat{\lambda} < 0$, 故菌株 2 占优平衡点 E_2 局部渐近稳定. □

4.3.3 地方病平衡点的存在性

假设系统 (4.3.2) 有共存平衡点 $E^* = (i^*, j^*)$, 则 i^* 及 j^* 满足

$$\frac{d}{da}i^*(a) = \lambda_1^*(1-i^*(a)-j^*(a)) + \delta\lambda_1^*(a)j^*(a) - \gamma_1(a)i^*(a),$$

$$\frac{d}{da}j^*(a) = \lambda_2^*(1-i^*(a)-j^*(a)) - \delta\lambda_1^*(a)j^*(a) - \gamma_2(a)j^*(a),$$

(4.3.13)

$$i^*(0) = j^*(0) = 0,$$

其中

$$\lambda_1^*(a) = k(a)\Lambda_3^*, \quad \Lambda_3^* = \int_0^\infty h_1(a)P_\infty(a)i^*(a)da,$$

$$\lambda_2^*(a) = k(a)\Lambda_4^*, \quad \Lambda_4^* = \int_0^\infty h_2(a)P_\infty(a)j^*(a)da.$$

为了应用不动点定理证明共存平衡点的存在性, 平衡点系统 (4.3.14) 可转化为

$$\frac{d}{da}i^*(a) = \frac{1}{\alpha}[\alpha F_1[u] + i^*(a)] - \left(\gamma_1(a) + \frac{1}{\alpha}\right)i^*(a),$$

$$\frac{d}{da}j^*(a) = \frac{1}{\alpha}[\alpha F_2[u] + j^*(a)] - \left(\gamma_2(a) + \frac{1}{\alpha}\right)j^*(a),$$

(4.3.14)

$$i^*(0) = j^*(0) = 0,$$

其中

$$F_1[u](a) := \lambda_1(a)(1-i(a)-j(a)) + \delta\lambda_1^*j(a),$$

$$F_2[u](a) := \lambda_2(a)(1-i(a)-j(a)) - \delta\lambda_1^*j(a).$$

定义泛函空间 $X = L^1(\mathbb{R}_+) \times L^1(\mathbb{R}_+)$, 则其正锥为 $X_+ = L^1(\mathbb{R}_+) \times L^1(\mathbb{R}_+)$. 定义有界闭子集

$$C = \{u \in X_+ | i(a) + j(a) \leqslant 1, \text{ a.e. } a \in \mathbb{R}_+\}.$$

对于任意 $\alpha > 0$, 求解 (4.3.14) 得

$$i(a) = \frac{1}{\alpha} \int_0^a e^{-\frac{1}{\alpha}(a-s)} e^{-\int_s^a \gamma_1(\sigma)d\sigma}[i(s) + \alpha F_1[u](s)]ds,$$

$$j(a) = \frac{1}{\alpha} \int_0^a e^{-\frac{1}{\alpha}(a-s)} e^{-\int_s^a \gamma_2(\sigma)d\sigma}[j(s) + \alpha F_2[u](s)]ds.$$

定义非线性算子

$$T[u](a) := \begin{cases} T_1[u](a) = \dfrac{1}{\alpha} \int_0^a e^{-\frac{1}{\alpha}(a-s)} e^{-\int_s^a \gamma_1(\sigma)d\sigma}[i(s) + \alpha F_1[u](s)]ds, \\ T_2[u](a) = \dfrac{1}{\alpha} \int_0^a e^{-\frac{1}{\alpha}(a-s)} e^{-\int_s^a \gamma_2(\sigma)d\sigma}[j(s) + \alpha F_2[u](s)]ds. \end{cases} \tag{4.3.15}$$

重新定义 X 上的锥

$$K = L_+^1 \times (-L_+^1),$$

则可以定义 K 序: 对于任意 $u = (i,j)$ 和 $v = (\bar{i}, \bar{j})$, 那么 $u \leqslant_K v$ 意味着 $i \leqslant \bar{i}$ 且 $j \geqslant \bar{j}$.

定理 4.3.3　若算子 $I + \alpha F$ 是 Lipschitz 连续的, 且 $I + \alpha F : C \to C$, 则在序 $\leqslant_K$ 下, $I + \alpha F$ 是一个单调算子, 即

$$\forall u \leqslant_K v, \quad u + \alpha F[u] \leqslant_K v + \alpha F[v].$$

证明　取 $u = (i,j)$, $v = (\bar{i}, \bar{j})^{\mathrm{T}}$. 注意到若选取 α 使得 $1 - \alpha \bar{\Lambda}_1 > 0$, 则算子

$$(I + F)[u](a) = i(a) + \alpha F[u](a) = i(a) + \alpha \lambda_1(a)(1 - i(a) - (1-\delta)j(a))$$

$$\leqslant i(a)(1 - \alpha \lambda_1(a)) + \alpha \lambda_1(a)(1 - (1-\delta)\bar{j}(a))$$

$$\leqslant (\bar{i} + \alpha F_1[v])(a).$$

若选取 α 使得 $1 - \alpha \bar{\Lambda}_2 - \alpha \delta \bar{\Lambda}_1 > 0$, 则算子满足

$$(I + \alpha F_2)[u](a) \geqslant (\bar{j} + \alpha F_2[v])(a).$$

接下来证明算子 $I + \alpha F$ 的自反性. 不难发现, 在序 $\leqslant_K$ 下, 算子 T 存在上下解

$$\underline{u} = (0,1)^{\mathrm{T}}, \quad \bar{u} = (1,0)^{\mathrm{T}}.$$

对于任意 $u \in C$, $\underline{u} \leqslant_K u \leqslant_K \bar{u}$, 且 $(\underline{u}+\alpha F[\underline{u}])(a) = (0,1)$, $(\bar{u}+\alpha F[\bar{u}])(a) = (1,0)$. 故, 对于任意 $u \in C$,

$$\underline{u} \leqslant_K \underline{u} + \alpha F[\underline{u}] \leqslant_K u + \alpha F[u] \leqslant_K \bar{u} + \alpha F[\bar{u}] \leqslant_K \bar{u}.$$

另一方面,

$$i + \alpha F_1[u] + j + \alpha F_2[u] = i + j + \alpha(\lambda_1 + \lambda_2)(1-i-j)$$

$$\leqslant i + j + \alpha\lambda(a,1)(1-i-j) \leqslant 1. \qquad \square$$

对于任意 $u = (i,j) \in X$, 非线性算子 T 可以写成

$$T[E_j + u] = T[E_j] + \mathrm{DT}[E_j u] + \mathcal{N}(u), \quad j = 1, 2. \qquad (4.3.16)$$

其中线性算子

$$\mathrm{DT}[E_j u](a) := \begin{cases} \dfrac{1}{\alpha} \displaystyle\int_0^a e^{-\frac{1}{\alpha(a-s)}} e^{-\int_s^a \gamma_1(\sigma)d\sigma} \{i(s) + \alpha L_1[E_j u](s)\} ds, \\[4mm] \dfrac{1}{\alpha} \displaystyle\int_0^a e^{-\frac{1}{\alpha(a-s)}} e^{-\int_s^a \gamma_2(\sigma)d\sigma} \{j(s) + \alpha L_2[E_j u](s)\} ds. \end{cases} \qquad (4.3.17)$$

这里

$$L[E_1 u](a) := \begin{cases} L_1[E_1 u](a) = -\lambda_1^*(a)(i(a) + j(a)) + \lambda_1(a,i)(1-i^*) + \delta\lambda_1^*(a)j(a), \\[2mm] L_2[E_1 u](a) = \lambda_2(a,j)(1-i_1^*) - \delta\lambda_1^*(a)j(a) \end{cases}$$

和

$$L[E_2 u](a) = \begin{cases} L_1[E_2 u](a) = \lambda_1(a,i)(1-j_2^*) + \delta\lambda_1(a,i)j_2^*, \\[2mm] L_2[E_2 u](a) = \lambda_2^*(a,j_2^*)(i(a) + j(a)) + \lambda_2(a,j)(1-j_2^*) - \delta\lambda_1(a,i)j_2^*. \end{cases}$$

非线性算子 $\mathcal{N}$ 定义为

$$\mathcal{N}[u](a)$$

$$= \begin{cases} N_1[u](a) = \dfrac{1}{\alpha} \displaystyle\int_0^a e^{-\frac{1}{\alpha}(a-s)} e^{-\int_s^a \gamma_1(\sigma)d\sigma} [-\alpha\lambda_1(s)(i(s)+j(s)) + \alpha\delta\lambda_1(s)j(s)] ds, \\[4mm] N_2[u](a) = \dfrac{1}{\alpha} \displaystyle\int_0^a e^{-\frac{1}{\alpha}(a-s)} e^{-\int_s^a \gamma_2(\sigma)d\sigma} [-\alpha\lambda_2(s)(i(s)+j(s)) - \alpha\delta\lambda_1(s)j(s)] ds. \end{cases}$$

对于任意 $u = (i, j) \in K$, 则 $i \geqslant 0$ 且 $j \leqslant 0$, 因此, 选取 $\alpha > \sup_{a \in \mathbb{R}_+} \lambda_1^*(a)$,

$$i(a) + \alpha L_1[E_1 u](a) = i(a) - \alpha \lambda_1^*(a)(i(a) + j(a)) + \alpha \lambda_1(a, i)(1 - i_1^*) + \alpha \delta \lambda_1^*(a) j(a)$$
$$= i(a)(1 - \alpha \lambda_1^*) - \alpha(1 - \delta) \lambda_1^* j + \alpha \lambda_1(1 - i_1^*) \geqslant 0$$

和

$$j(a) + \alpha L_2[E_2 u](a) = j(a) + \alpha \lambda_2(a, j)(1 - i_1^*) - \alpha \delta \lambda_1^*(a) j(a)$$
$$= j(a)(1 - \alpha \delta \lambda_1^*(a)) + \alpha \lambda_2(a, j)(1 - i_1^*(a)) \leqslant 0.$$

故 $DT[E_j] : K \to K$. 由 Krein-Rutman 定理, 算子 $D[E_j]$ 的特征值 ρ_j 对应正的特征向量 v_j 使得

$$DT[E_j] v_j = \rho_j v_j, \quad j = 1, 2.$$

引理 4.3.1　$\mathcal{R}_m^l > 1, l \neq m$ 的充要条件是 $\rho_l > 1$.

证明　注意到 $DT[E_2]$ 是一个正算子, 由 Krein-Rutman 定理知, 算子 $DT[E_2]$ 存在一个正的特征根 ρ_2 和正的特征向量 v_2 满足

$$DT[E_2] v_2 = \rho_2 v_2,$$

即

$$\frac{1}{\alpha} \int_0^a e^{-\frac{1}{\alpha}(a-s)} e^{-\int_s^a \gamma_1(\sigma) d\sigma} [i(s) + \alpha L_1[E_2] v_2(s)] ds = \rho_2 i(a)$$

或

$$\frac{1}{\alpha} \int_0^a e^{-\frac{1}{\alpha} s} e^{\int_0^s \gamma_1(\sigma) d\sigma} [i(s) + \alpha L_1[E_2] v_2(s)] ds = \rho_2 i(a) e^{\frac{1}{\alpha} a} e^{\int_0^a \gamma_1(\sigma) d\sigma}.$$

求导后再积分得

$$i(a) = \frac{1}{\rho_2} \int_0^a e^{-\eta(a-s)} e^{-\int_s^a \gamma_1(\sigma) d\sigma} L_1[E_2] v_2(s) ds, \quad \eta = \frac{1}{\alpha}\left(1 - \frac{1}{\rho_2}\right). \quad (4.3.18)$$

将其代入 $\Lambda_1 = \int_0^\infty h_1(a) P_\infty(a) i(a) da$ 中得

$$\rho_2 \Lambda_1 = \int_0^\infty h_1(a) P_\infty(a) \int_0^a e^{-\eta(a-s)} e^{-\int_s^a \gamma_1(\sigma) d\sigma} L_1[E_2] v_2(s) ds da$$
$$= \Lambda_1 \int_0^\infty h_1(a) P_\infty(a) \int_0^a k(a) [1 - j_2^*(s) + \delta j_2^*(s)]$$

$$\times\, e^{-\eta(a-s)}e^{-\int_s^a \gamma_1(\sigma)d\sigma}dsda. \tag{4.3.19}$$

将公式 (4.3.19) 两边消去 Λ_1 得

$$\rho_2 = \int_0^\infty h_1(a)P_\infty(a)\int_0^a k(a)[1-j_2^*(s)+\delta j_2^*(s)]e^{-\eta(a-s)}e^{-\int_s^a \gamma_1(\sigma)d\sigma}dsda := \mathcal{R}_1^2(\eta).$$

因此, 如下结论成立:

(1) 当 $\rho_2 = 1$ 时, $\eta = 0$, $\rho_2 = \mathcal{R}_1^2 = 1$;

(2) 当 $\rho_2 > 1$ 时, $\eta > 0$, $1 < \rho_2 = \mathcal{R}_1^2(\eta) \leqslant \mathcal{R}_1^2(0) = \mathcal{R}_1^2$;

(3) 当 $\rho_2 < 1$ 时, $\eta < 0$, $1 > \rho_2 = \mathcal{R}_1^2(\eta) \geqslant \mathcal{R}_1^2(0) = \mathcal{R}_1^2$.　　　□

引理 4.3.2　定义 $m(a) = \int_0^a k(\sigma)d\sigma$, 存在常数 K_j $(j = 1,2)$ 使得

$$K_1 m(a) \leqslant i_1^*(a) \leqslant K_2 m(a), \tag{4.3.20}$$

$$K_1 m(a) \leqslant j_2^*(a) \leqslant K_2 m(a), \tag{4.3.21}$$

且对应的特征向量 v_j $(j = 1,2)$ 分量满足关系 (4.3.20)-(4.3.21).

证明　注意到

$$i_1^*(a) = \Lambda_1^* \int_0^a k(s)e^{-\int_s^a \gamma_1(\sigma)d\sigma}e^{-\Lambda_1^* \int_s^a k(\sigma)d\sigma}ds \leqslant \Lambda_1^* m(a) \tag{4.3.22}$$

且

$$i_1^*(a) = \Lambda_1^* \int_0^a k(s)e^{-\int_s^a \gamma_1(\sigma)d\sigma}e^{-\Lambda_1^* \int_s^a k(\sigma)d\sigma}ds$$

$$\geqslant \Lambda_1^* e^{-\int_0^{A_\dagger}(\gamma_1(\sigma)+\Lambda_1^* k(\sigma))d\sigma}m(a) \geqslant K_1 m(a).$$

若取 $K_2 = \Lambda_1^*$, $K_2 m(a) = \Lambda_1^* e^{-\int_0^{A_\dagger}(\gamma_1(\sigma)+\Lambda_1^* k(\sigma))d\sigma}$, 这里 $A_\dagger$ 表示 $k(a)$ 支集的上界不等式 (4.3.20) 成立.

另一方面, 特征向量 v_1 的第二个分量满足

$$\frac{1}{\alpha}\int_0^a e^{-\frac{1}{\alpha}(a-s)}e^{-\int_s^a \gamma_2(\sigma)d\sigma}[j_2(s) + \alpha L_2[E_1]v(s)]ds = \rho_1 j_1(a). \tag{4.3.23}$$

对公式 (4.3.23) 求导得

$$j_1' + (\gamma_2(a)+\eta)j_1 = \frac{1}{\rho_1}L_2[E_1]v. \tag{4.3.24}$$

求解 (4.3.24) 得

$$-j_1(a) = -\Lambda_2^1 \frac{1}{\rho_1} \int_0^a k(s) e^{-\delta \Lambda_1^* \int_s^a k(\sigma) d\sigma} e^{-\int_s^a \gamma_2(\sigma) d\sigma} (1 - i_1^*) ds, \qquad (4.3.25)$$

其中 $\Lambda_2^1 = \int_0^\infty h_2(a) P_\infty(a) j_1(a) da$. 重复上述过程, 结论成立.　　□

定理 4.3.4　如果 $\mathcal{R}_1^2 > 1$ 且 $\mathcal{R}_2^1 > 1$, 系统 (4.3.2) 至少存在一个共存平衡点.

证明　由引理 4.3.1 知, 当 $\mathcal{R}_1^2 > 1, \mathcal{R}_2^1 > 1$ 时, $\rho_j > 1\ (j = 1, 2)$. 假设 ρ_j 对应的特征向量为 $v_l = (i_l, j_l), l = 1, 2$, 则 $i_l \geqslant 0, j_l \leqslant 0$, 即 $E_2 \leqslant_K E_1$. 从而可以选取充分小的 ϵ 和 η 使得

$$E_2 + \eta v_2 \leqslant_K E_1 - \epsilon v_1. \qquad (4.3.26)$$

将算子 T 作用到不等式 (4.3.26) 两边得

$$\begin{aligned} T[E_2 + \eta v_2] &= T[E_2] + \eta \mathrm{DT}[E_2] v_2 + \eta^2 N[v_2] \\ &= E_2 + \eta \rho_2 v_2 + \eta^2 N(v_2) \\ &= E_2 + \eta v_2 + \eta(\rho_1 - 1) + \eta^2 N[v_2] \\ &\geqslant_K E_2 + \eta v_2. \end{aligned}$$

注意到

$$\begin{aligned} [(\rho_2 - 1)v_2 + \eta N[v_2]]_2 &= (\rho_2 - 1)i_2(a) + \eta \int_0^a e^{-\frac{1}{\alpha}(a-s)} e^{-\int_s^a \gamma_1(\tau)\tau} [-k(s)\Lambda_1^2 \\ &\quad \times (i_2(s) + j_2(s)) + \delta k(s)\Lambda_1^2 j_2(s)] ds \\ &\geqslant (\rho_2 - 1)i_2(a) - \eta \Lambda_1^2 \int_0^a k(s) e^{-\frac{1}{\alpha}(a-s)} e^{-\int_s^a \gamma_1(\tau)\tau} i_2(s) ds \\ &\geqslant (\rho_2 - 1)i_2(a) K_1 m(a) - \eta \Lambda_1^2 K_2 \left(\int_0^{A_\dagger} k(s) ds \right) m(a) \geqslant 0, \end{aligned}$$

其中 $\Lambda_1^2 = \int_0^\infty h_1(a) P_\infty(a) i_2(a) da$. 同理可证

$$T[E_1 - \epsilon v] \leqslant_K E_1 - \epsilon v.$$

用算子 T 再次作用得 $T^2[E_1 - \epsilon v_1] \leqslant_K T[E_1 - \epsilon v_1]$. 重复迭代 n 次得 $T^n[E_1 - \epsilon v_1] \leqslant_K T^{n-1}[E_1 - \epsilon v_1]$. 故序列 $\{T^n[E_1 - \epsilon v_1]\}$ 在序 K 下单调递减. 另一方面,

将 T 作用于不等式 (4.3.26) 得

$$E_2 + \eta v_2 \leqslant_K T[E_2 + \eta v_2] \leqslant_K T[E_2 - \epsilon v_2]. \tag{4.3.27}$$

将 T 作用于不等式 (4.3.27) 得

$$E_2 + \eta v_2 \leqslant_K T^n[E_1 - \epsilon v_1].$$

从而序列 $\{T^n[E_1 - \epsilon v_1]\}_n$ 在集合 C 中收敛. 因此, T 存在一个共存平衡点 $E^*(i^*, j^*)$. $\qquad\qquad\qquad\qquad\qquad\qquad\qquad\qquad\qquad\qquad\qquad$ □

4.4 多菌株交叉感染模型

传染病由病原体多种表现形式引起的疾病, 如流感病毒. 易感类基因的不同表现形式被感染时表现出不同的易感性, 如, 由于遗传因素血清阳性的变化, 一半以上的血吸虫患者产生不同锥虫感染病毒 [117]. 海量传染病数据显示 VT1 和 VT2 密切相关. 通常, 志贺样毒素产生了大肠杆菌, 而后发展成溶血性尿毒综合征. 但由于肠炎宿主易感性的不同, 并不是所有的患者都会发展成溶血性尿毒综合征 [37,146].

对 HIV 的研究发现, HIV 病毒复制首先经历一段急性增长过程, 然后进入漫长的潜伏过程. 在潜伏阶段, 虽然 HIV 的 RNA 中病毒载量降了阶, 但仍接近相对高的 "常数水平" [69,152]. 通常, 急性期与潜伏期 HIV 患者病毒载量水平相差很多, 不同患者间的病毒载量差异也比较大 [15,30,119]. 为了考虑感染个体的差异性, 文献 [74] 将感染个体分成 n 个子群 $I_1, I_2, \cdots, I_n$. 现实中有许多具有不同表现形式的感染性疾病, 如肺结核、疟疾、登革热等 [54,120].

Hyman 等在文献 [72] 中建立了一类多个易感类的 (SIR) 模型. 作者把易感类分成多个子群, 得到阈值表达式, 证明了平衡点的全局渐近稳定性. 马知恩等在文献 [97] 中建立了一类具有不同感染性的 (DI) 传染病模型, 得到了无病平衡点的全局渐近稳定性和当因病死亡为零时地方病平衡点的存在性. Hyman 等在文献 [73] 建立了多易感类和多染病类的 SIR 模型, 得到阈值的表达式、无病平衡点的全局渐近稳定性和地方病平衡点的唯一性.

4.4.1 模型

没有染病的情况下, 假设总人群随机混合达到稳定态为 S^0, 感染个体在治愈后具有永久免疫. 将总人群分成三个子群: 易感类 S、染病类 I、康复类 R. 我们考虑以 SIR (易感类 → 染病类 → 康复类) 仓室模型为主要框架. 假设易感类具有 n 个不同的子群 $S^1, S^2, \cdots, S^n$, 每个子群中个体的易感性相同, 但是不同子群中个体的易感性不同. 设每个子群 S^k 的出生率 (输入率) 为 $p^k\mu S^0$ 且 $\sum_{k=1}^n p^k = 1$. 染病个体由于感染力的不同分成 m 个子群 $i_j(t,\tau), j=1,\cdots,m$ 且染病年龄为 τ. 易感子群 S^k 可以被染病子群 $i_j(t,\tau)$ 感染, 感染系数为 q_{kj} 且 $\sum_{j=1}^m q_{kj} = 1, k=1,\cdots,n$. 基于以上假设, 具有病龄结构的 SIR 模型可表述为

$$
\begin{cases}
\dfrac{dS^k}{dt} = \mu(p^k S^0 - S^k(t)) - \lambda_k(t)S^k(t), & k=1,\cdots,n, \\[2mm]
\dfrac{\partial i_j(t,\tau)}{\partial t} + \dfrac{\partial i_j(t,\tau)}{\partial \tau} = -(\mu + v_j(\tau))i_j(t,\tau), & j=1,\cdots,m, \\[2mm]
i_j(t,0) = \sum_{k=1}^n q_{kj}\lambda_k(t)S^k(t), & k=1,\cdots,n, j=1,\cdots,m, \\[2mm]
\dfrac{dR}{dt} = \sum_{j=1}^m \int_0^\infty v_j(\tau)i_j(t,\tau)d\tau - \mu R(t),
\end{cases}
$$

$$(4.4.1)$$

其中 μ 是自然死亡率, $v_j(\tau)$ 表示康复率. 假设易感子群 S^k 的感染力函数为

$$
\lambda_k(t) = \frac{\alpha_k}{N}\sum_{j=1}^m \int_0^\infty \beta_j(\tau)i_j(t,\tau)d\tau,
$$

其中

$$
N(t) = \sum_{k=1}^n S^k(t) + \sum_{j=1}^m \int_0^\infty i_j(t,\tau)d\tau + R(t),
$$

模型 (4.4.1) 具有如下初始条件

$$
S^k(0) = S_{k0} \geqslant 0, \quad i_j(0,\tau) = i_{j0}(\tau) \in L_+^1(0,\infty), \quad R(0) = R_0 \geqslant 0,
$$

α_k 表示不同的易感子群 S^k 的感染性, $\beta_j(\tau)$ 表示不同染病子群 $i_j(t,\tau)$ 的有效感染率.

假设 4.4.1 模型 (4.4.1) 参数满足如下假设:

(1) $\mu, S^0 \in (0,+\infty)$;

(2) $v_j(\cdot) \in L_+^\infty(0,+\infty), j=1,\cdots,m$;

(3) 对于任意 $\tau \geqslant 0$, $\beta_j(\tau) \in C_{B,C}([0,+\infty),\mathbb{R}) \cap C_+([0,+\infty),\mathbb{R})$ 存在常数 $s \leqslant \tau$ 使得 $\beta_j(s) > 0, j=1,\cdots,m$, 其中, $C_{B,U}([0,+\infty),R)$ 表示有界且一致连续的映射集合 (空间).

总人口 $N(t)$ 方程

$$N'(t) = \mu S^0 - \mu N(t),$$

解之得

$$N(t) = N_0 e^{-\mu t} + \mu S^0 \int_0^t e^{-\mu(t-\tau)} d\tau.$$

因此, 假设总人口保持不变 $N(t) = S^0$. 为了方便, 我们对系统 (4.4.1) 做归一化处理, 即

$$s^k(t) = \frac{S^k(t)}{N}, \quad i^j(t,\tau) = \frac{i_j(t,\tau)}{N}, \quad k=1,\cdots,n, \quad j=1,\cdots,m, \quad r(t) = \frac{R(t)}{N}.$$

系统 (4.4.1) 可以转化为如下系统

$$\begin{cases} \dfrac{ds^k}{dt} = \mu(p^k - s^k(t)) - \lambda^k(t)s^k(t), & k=1,\cdots,n, \\[2mm] \dfrac{\partial i^j(t,\tau)}{\partial t} + \dfrac{\partial i^j(t,\tau)}{\partial \tau} = -(\mu + v_j(\tau))i^j(t,\tau), & j=1,\cdots,m, \\[2mm] i^j(t,0) = \displaystyle\sum_{k=1}^{n} q_{kj}\lambda^k(t)s^k(t), \\[2mm] \dfrac{dr}{dt} = \displaystyle\sum_{j=1}^{m} \int_0^\infty v_j(\tau)i^j(t,\tau)d\tau - \mu r(t). \end{cases} \quad (4.4.2)$$

假设系统 (4.4.2) 有如下平衡点 $E_0 = (s_f^k, 0, 0)$ 和 $E_* = (s_e^k, i_e^j(\tau), r_e)$, $k = 1,\cdots,n, j=1,\cdots,m$.

定义 $X = \mathbb{R}^n \times Y^m \times \mathbb{R}$, 其中 $Y = \mathbb{R} \times L^1(0,+\infty)$. $X_0 = \mathbb{R}^n \times Y_0^m \times \mathbb{R}$, 其中 $Y_0 = \{0\} \times L^1(0,+\infty)$. 那么空间 Y, X 和 X_0 及 Y_0 的正锥为

$$X_+ = \mathbb{R}_+^n \times Y_+^m \times \mathbb{R}_+, \quad Y_+ = \mathbb{R}_+ \times L_+^1(0,+\infty), \quad Y_{+0} = Y_0 \cap Y_+, \quad X_{+0} = X_0 \cap X_+.$$

定义线性算子 $\mathcal{A}_j : D(\mathcal{A}_j) \subset Y \to Y$,

$$\mathcal{A}_j \begin{pmatrix} 0 \\ \phi_j \end{pmatrix} = \begin{pmatrix} -\phi_j(0) \\ -\phi_j' - (\mu + v_j(\tau))\phi_j \end{pmatrix}.$$

如果 $\lambda \in C$ 且 $\Re\lambda > -\mu$, 则 $\lambda \in \rho(\mathcal{A}_j)$. 预解集 A_j 满足

$$(\lambda I - \mathcal{A}_j)^{-1} \begin{pmatrix} \theta \\ \psi \end{pmatrix} = \begin{pmatrix} 0 \\ \phi_j \end{pmatrix},$$

求解得

$$\phi_j(\tau) = B_j(\tau)e^{-(\lambda+\mu)\tau} + \int_0^\tau B_j(\tau-s)e^{-(\lambda+\mu)(\tau-s)}\psi(s)ds,$$

其中 $B_j(\tau) = e^{-\int_0^\tau v_j(\xi)d\xi}, j = 1, \cdots, m.$ 定义 $i^j(t) = \begin{pmatrix} 0 \\ i^j(t, \cdot) \end{pmatrix}$，那么方程 (4.4.2) 转化为一类非稠定的 Cauchy 问题

$$\begin{cases} \dfrac{ds^k(t)}{dt} = \mu(p^k - s^k(t)) + F^k(s^k(t), i^j(t)), & k = 1, 2, \cdots, n, \\[2mm] \dfrac{d}{dt}\begin{pmatrix} 0 \\ i^j(t, \cdot) \end{pmatrix} = \mathcal{A}_j \begin{pmatrix} 0 \\ i^j(t, \cdot) \end{pmatrix} + F^j(s^k(t), i^j(t)), & j = 1, 2, \cdots, m, \\[2mm] \dfrac{dr}{dt} = -\mu r(t) + F(i^j(t, \cdot)), \end{cases}$$

其中

$$F^k\left(s^k(t), \begin{pmatrix} 0 \\ i^j(t, \cdot) \end{pmatrix}\right) = \mu p^k - \lambda^k(t)s^k(t),$$

$$F^j\left(s^k(t), \begin{pmatrix} 0 \\ i^j(t, \cdot) \end{pmatrix}\right) = \begin{pmatrix} \sum_{k=1}^n q_{kj}\lambda^k(t)s^k(t) \\ 0 \end{pmatrix},$$

且

$$F(i^j(t, \cdot)) = \sum_{j=1}^m \int_0^\infty v_j(\tau)i^j(t, \tau)d\tau.$$

定义线性算子 $\mathcal{A} : D(\mathcal{A}) \subset X \to X,$

$$\mathcal{A}\left(\begin{pmatrix} s^k(t) \\ 0 \\ i^j(t, \cdot) \\ r(t) \end{pmatrix}\right) = \begin{pmatrix} -\mu s^k \\ \mathcal{A}_j\begin{pmatrix} 0 \\ i^j(t, \cdot) \end{pmatrix} \\ -\mu r(t) \end{pmatrix}$$

$$= \begin{pmatrix} -\mu & 0 & 0 \\ 0 & \mathcal{A}_j & 0 \\ 0 & 0 & -\mu \end{pmatrix} \begin{pmatrix} s^k(t) \\ 0 \\ i^j(t, \cdot) \\ r(t) \end{pmatrix}.$$

令 $Z = \{0\}^m \times W^{1,1}(0,+\infty)$ 及定义域 $D(\mathcal{A}) = \mathbb{R}^n \times Z^m \times \mathbb{R}$, 那么 $X_0 = \overline{D(\mathcal{A})}$ 且 $X_{0+} = \overline{D(\mathcal{A})} \cap X_+$. 因此 $\overline{D(\mathcal{A})} = X_0$, 但在 X 中非稠定. 定义非线性算子 $\mathcal{F} : \overline{D(\mathcal{A})} \to X$,

$$
\mathcal{F}\left(\begin{pmatrix} s^k(t) \\ 0 \\ i^j(t,\cdot) \\ r(t) \end{pmatrix}\right) = \begin{pmatrix} F^k\left(s^k(t), \begin{pmatrix} 0 \\ i^j(t,\cdot) \end{pmatrix}\right) \\ F^j\left(s^k(t), \begin{pmatrix} 0 \\ i^j(t,\cdot) \end{pmatrix}\right) \\ F(i^j(t,\cdot)) \end{pmatrix}.
$$

系统 (4.4.2) 可以转化为一类非稠定的 Cauchy 问题

$$
\begin{aligned}
\frac{du(t)}{dt} &= \mathcal{A}u(t) + \mathcal{F}(u(t)), \quad t \geqslant 0, \\
u(0) &= x \in \overline{D(\mathcal{A})}.
\end{aligned}
\tag{4.4.3}
$$

引理 4.4.1 系统 (4.4.2) 在空间 X_{0+} 上生成唯一的半流 $\{U(t)\}_{t \geqslant 0}$, 使得对 于任意 $x = \begin{pmatrix} s_0^k \\ 0 \\ i_0^j \\ r_0 \end{pmatrix} \in X_{0+}$, 解满足 $U(t) \in C([0,+\infty), X_{0+})$. 另外, 该解 $U(t)$ 是 Cauchy 问题 (4.4.3) 的积分解, 即

$$
\int_0^t U(s)x\,ds \in D(\mathcal{A}), \quad \forall t \geqslant 0,
$$

且

$$
U(t)x = x + \mathcal{A}\int_0^t U(s)x\,ds + \int_0^t \mathcal{F}(U(s)x)\,ds.
$$

证明 由假设 4.4.1 知非线性算子在空间 X_0 上任意有界集 $B \subset D(A)$ 上 Fréchet 可微. 由定理 1.3.2 或定理 1.4.2 得系统 (4.4.3) 的存在唯一性. $\square$

为了研究特征算子的性质, 将系统 (4.4.2) 在无病平衡点 $x_f = (s_f^k, 0, 0) = (p^k, 0, 0), k = 1, \cdots, n$ 处线性化得

$$
\begin{cases}
\dfrac{ds^k(t)}{dt} = -\mu s^k(t) - \alpha_k p^k \sum_{j=1}^{m} \int_0^\infty \beta_j(\tau) i_j(t,\tau) d\tau, \\[3mm]
\dfrac{\partial i^j(t,\tau)}{\partial t} + \dfrac{\partial i^j(t,\tau)}{\partial \tau} = -(\mu + v_j(\tau)) i^j(t,\tau), \\[3mm]
i^j(t,0) = \sum_{k=1}^{n} q_{ij}\alpha_k p^k \sum_{j=1}^{m} \int_0^\infty \beta_j(\tau) i^j(t,\tau) d\tau, \\[3mm]
\dfrac{dr(t)}{dt} = \sum_{j=1}^{m} \int_0^\infty v_j(\tau) i^j(t,\tau) d\tau - \mu r(t), \\[3mm]
s^k(0) = s_0^k \geqslant 0, \quad i^j(0,\cdot) = i_0^j(\cdot) \in L_+^1(0,+\infty), \quad r(0) = r_0 \geqslant 0.
\end{cases}
\tag{4.4.4}
$$

接下来研究线性方程 (4.4.4) 的谱性质.

定义 4.4.1　对于任意有界集 $B \subset X$, Kuratovsky 非稠定的测度是指

$$
\kappa(B) = \inf\{\varepsilon > 0 : B \text{ 被有限个半径小于 } \varepsilon \text{ 的球覆盖}\}.
$$

定义 4.4.2　令 $L : D(L) \subset X \to X$ 是一个 C_0 半群 $T_L(t)_{t \geqslant 0}$ 在 Banach 空间 X 上的无限小生成元. 定义线性算子 L 的增长界 $w_0(L) \in (-\infty, +\infty)$,

$$
w_0(L) := \lim_{t \to +\infty} \frac{\ln(\|T_L(t)\|_{L(X)})}{t}.
$$

线性算子 L 的本质谱界 $w_{0,\mathrm{ess}}(L) \in (-\infty, +\infty)$,

$$
w_{0,\mathrm{ess}}(L) := \lim_{t \to +\infty} \frac{\ln(\|T_L(t)\|_{\mathrm{ess}})}{t},
$$

定义半群 $T_L(t)$ 的本征范数为

$$
\|T_L(t)\|_{\mathrm{ess}} = k(T_L(t) B_X(0,1)),
$$

其中 $B_X(0,1) = \{x \in X : \|x\|_X \leqslant 1\}$.

如下定理给出特征算子本征谱的性质 [145,147,150].

定理 4.4.1　假设 $L : D(L) \subset X \to X$ 是在 Banach 空间 X 上一个 C_0 半群 $\{T_L(t)\}$ 的无限小生成元, 则

$$
w_0(L) = \max\{w_{0,\mathrm{ess}}(L), \max_{\lambda \in \sigma(L) \backslash \sigma_{\mathrm{ess}}(L)} \Re(\lambda)\},
$$

且 $w_{0,\mathrm{ess}}(L) < w_0(L)$, 其中 $\sigma(L)$ 表示算子 L 的谱集. 因此, 对于任意 $\gamma \in (w_{0,\mathrm{ess}}(L), w_0(L)]$, 集合 $\{\lambda \in \sigma(L) : \Re(\lambda) \geqslant \gamma\} \subset \sigma_p(L)(\sigma_p(L)$ 表示算子 L 的

点谱) 非空且有限, 并且仅包含预解集 L 的极点. 另外, 存在一个有限阶的线性映射 $\Pi : X \to X$ 使得

(1) $\Pi(\lambda - L)^{-1} = (\lambda - L)^{-1}\Pi, \forall \lambda \subset \rho(L)$;

(2) $\sigma(L_{\Pi(X)}) = \{\lambda \in \sigma(L) : \Re(\lambda) \geqslant \gamma\}$;

(3) $\sigma(L_{(I-\Pi)(X)}) = \sigma(L) \setminus \sigma(L_{\Pi(X)})$.

不难发现, 线性系统 (4.4.4) i^j 不依赖于 s^k 和 r. 因此, 首先讨论如下系统

$$\begin{cases} \dfrac{\partial i^j(t,\tau)}{\partial t} + \dfrac{\partial i^j(t,\tau)}{\partial \tau} = -(\mu + v_j(\tau))i^j(t,\tau), \\[3mm] i^j(t,0) = \displaystyle\sum_{k=1}^{n} q_{kj}\alpha_k p^k \sum_{j=1}^{m} \int_0^\infty \beta_j(\tau)i^j(t,\tau)d\tau, \\[3mm] i^j(0,\cdot) = i_0^j \in L_+^1(0,+\infty), \end{cases}$$

其中 $s_f^k = p^k, k = 1, \cdots, n$. 为了方便, 定义

$$\mathcal{B}_j \begin{pmatrix} 0 \\ \phi_j \end{pmatrix} = \begin{pmatrix} \displaystyle\sum_{k=1}^{n} q_{kj}\alpha_k \sum_{j=1}^{m} \int_0^\infty \beta_j(\tau)i^j(t,\tau)d\tau s_f^k(t) \\ 0 \end{pmatrix}.$$

对于 $\lambda \in C$ 且 $\Re(\lambda) > -\mu$, 定义特征函数 $\Delta_j(\lambda)$,

$$\Delta_j(\lambda) = 1 - \sum_{k=1}^{n} p^k \alpha_k \sum_{j=1}^{m} q_{kj} \int_0^\infty \beta_j(\tau)B_j(\tau)e^{-(\lambda+\mu)\tau}d\tau.$$

则

$$(\lambda I - (\mathcal{A}_j + \mathcal{B}_j)) \begin{pmatrix} 0 \\ \phi_j \end{pmatrix} = \begin{pmatrix} \theta \\ \psi \end{pmatrix}$$

$$\Leftrightarrow (\lambda I - \mathcal{A}_j) \begin{pmatrix} 0 \\ \phi_j \end{pmatrix} = \begin{pmatrix} \theta \\ \psi \end{pmatrix} + \mathcal{B}_j \begin{pmatrix} 0 \\ \phi_j \end{pmatrix}$$

$$\Leftrightarrow \phi_j(\tau) = B_j(\tau)e^{-(\lambda+\mu)\tau}\theta + \int_0^\tau B_j(\tau-s)e^{-(\lambda+\mu)(\tau-s)}\psi(s)ds$$

$$+ B_j(\tau)e^{-(\lambda+\mu)\tau} \sum_{k=1}^{n} q_{kj}p^k\alpha_k \sum_{j=1}^{m} \int_0^\infty \beta_j(\tau)\phi_j(\tau)d\tau. \qquad (4.4.5)$$

故

$$\Delta_j(\lambda)\sum_{k=1}^n q_{kj}p^k\alpha_k\sum_{j=1}^m\int_0^\infty\beta_j(s)\phi_j(s)d\tau$$

$$=\sum_{k=1}^n q_{kj}p^k\alpha_k\sum_{j=1}^m\int_0^\infty\beta_j(\tau)B_j(s)e^{-(\lambda+\mu)s}ds\theta$$

$$+\sum_{k=1}^n q_{kj}p^k\alpha_k\sum_{j=1}^m\int_0^\infty\beta_j(\tau)\int_0^\tau B_j(\tau-s)e^{-(\lambda+\mu)(\tau-s)}\psi(s)dsd\tau. \qquad (4.4.6)$$

由公式 (4.4.6) 和 (4.4.5) 得

$$\phi_j(\tau)=B_j(\tau)e^{-(\lambda+\mu)\tau}\left[1+\Delta_j(\lambda)^{-1}\sum_{k=1}^n q_{kj}p^k\alpha_k\sum_{j=1}^m\int_0^\infty\beta_j(\tau)B_j(s)e^{-(\lambda+\mu)s}ds\right]\theta$$

$$+\Delta_j(\lambda)^{-1}\sum_{k=1}^n q_{kj}p^k\alpha_k\sum_{j=1}^m\int_0^\infty\beta_j(\tau)\int_0^\tau B_j(\tau-s)e^{-(\lambda+\mu)(\tau-s)}\psi(s)dsd\tau$$

$$+\int_0^\tau B_j(\tau)e^{-(\lambda+\mu)(\tau-s)}\psi(s)ds.$$

注意到

$$1+\Delta_j(\lambda)^{-1}\sum_{k=1}^n q_{kj}p^k\alpha_k\sum_{j=1}^m\int_0^\infty\beta_j(\tau)B_j(\tau-s)e^{-(\lambda+\mu)s}ds=\Delta_j(\lambda)^{-1},$$

故

$$\phi_j(\tau)=B_j(\tau)e^{-\int_0^\tau(\lambda+\mu)ds}\left\{\Delta_j(\lambda)^{-1}\left[\sum_{k=1}^n q_{kj}p^k\alpha_k\sum_{j=1}^m\int_0^\infty\beta_j(\tau)\int_0^\tau B_j(\tau-s)\right.\right.$$

$$\left.\left.\times e^{-\int_s^\tau(\lambda+\mu)dl}\psi(s)dsd\tau+\theta\right]\right\}+\int_0^\tau B_j(\tau-s)e^{-(\lambda+\mu)(\tau-s)}\psi(s)ds.$$

定义模型 (4.4.2) 的基本再生数为

$$\mathcal{R}_0=\sum_{k=1}^n p^k\alpha_k\sum_{j=1}^m q_{kj}\int_0^\infty\beta_j(\tau)B_j(\tau)e^{-\mu\tau}d\tau.$$

若 $\mathcal{R}_0>1$, 则可以找到一个 $\lambda_0\in\mathbb{R}$ 使得

$$\sum_{k=1}^n p^k\alpha_k\sum_{j=1}^m q_{kj}\int_0^\infty\beta_j(\tau)B_j(\tau)e^{-(\lambda_0+\mu)\tau}d\tau=1,$$

且 $\lambda_0 > 0$ 是线性算子 $\mathcal{A}_j + \mathcal{B}_j$ 的占优特征值. 另外, 注意到

$$\frac{d\Delta_j(\lambda_0)}{d\lambda} = \sum_{k=1}^{n} q_{kj} p^k \alpha_k \sum_{j=1}^{m} \int_0^{\infty} \tau \beta_j(\tau) B_j(\tau) e^{-\int_0^{\tau}(\lambda_0+\mu)dl} d\tau > 0$$

及

$$\Pi_j \begin{pmatrix} \theta \\ \psi \end{pmatrix} = \lim_{\lambda \to \lambda_0} (\lambda - \lambda_0)(\lambda I - (\mathcal{A}_j + \mathcal{B}_j))^{-1} \begin{pmatrix} \theta \\ \psi \end{pmatrix}$$

且

$$\Pi_j \begin{pmatrix} \theta \\ \psi \end{pmatrix} = \begin{pmatrix} 0 \\ \phi_j \end{pmatrix},$$

可得

$$\phi_j(\tau) = B_j(\tau) e^{-(\lambda_0+\mu)\tau} \left\{ \left(\frac{d\Delta(\lambda_0)}{d\lambda} \right)^{-1} \left[\sum_{k=1}^{n} p^k \alpha_k \sum_{j=1}^{m} q_{kj} \right. \right.$$
$$\left. \left. \times \int_0^{\infty} \beta_j(\tau) \int_0^{\tau} B_j(\tau-s) e^{-\int_s^{\tau}(\lambda+\mu)dl} \psi(s) ds d\tau + \theta \right] \right\}.$$

故线性算子 $\Pi_j : Y \to Y$ 是 $\mathcal{A}_j + \mathcal{B}_j$ 的特征值 λ_0 所对应特征空间上的映射.

定义 $\Pi : X \to X$,

$$\Pi \begin{pmatrix} s^k \\ 0 \\ i^j \\ r \end{pmatrix} = \begin{pmatrix} 0 \\ \Pi_j \begin{pmatrix} 0 \\ i^j \end{pmatrix} \\ 0 \end{pmatrix}.$$

定义

$$M_0 = \{ x \in X_{0+} : \Pi x \neq 0 \}$$

及

$$\partial M_0 = X_{0+} \backslash M_0.$$

Volterra 积分公式: 假设系统 (4.4.2) 具有如下形式的解

$$U(t)x = \begin{pmatrix} s^k(t) \\ 0 \\ i^j(t, \cdot) \\ r(t) \end{pmatrix},$$

对系统 (4.4.2) 的 i^j 沿特征线积分得

$$
i^j(t,\tau) = \begin{cases} i^j(t-\tau,0)e^{-\mu\tau}B_j(\tau), & t \geqslant \tau, \\[2mm] i^j(0,\tau-t)e^{-\mu t}\dfrac{B_j(\tau)}{B_j(\tau-t)}, & t < \tau \end{cases}
$$

$$
= \begin{cases} b^j(t-\tau)e^{-\mu\tau}B_j(\tau), & t \geqslant \tau, \\[2mm] i_{j0}(\tau-t)e^{-\mu t}\dfrac{B_j(\tau)}{B_j(\tau-t)}, & t < \tau, \quad j = 1,\cdots,m, \end{cases} \tag{4.4.7}
$$

其中 $b^j(\cdot) \in C([0,+\infty),Y)$ 是如下 Volterra 积分方程的解

$$
b^j(t) = \sum_{k=1}^{n} q_{kj}\alpha_k \sum_{l=1}^{m} \left(\int_0^t \beta_l(\tau)b^l(t-\tau)e^{-\mu\tau}B_l(\tau)d\tau \right.
$$
$$
\left. + \int_t^\infty \beta_l(\tau)i_{l0}(\tau-t)e^{-\mu t}\frac{B_l(\tau)}{B_l(\tau-t)}d\tau \right) s^k(t). \tag{4.4.8}
$$

将 (4.4.7) 和 (4.4.8) 代入 $s^k(t)$ 和 $r(t)$, 由文献 [75] 知, 系统 (4.4.2) 就可以转化成如下积分方程组 $k = 1,\cdots,n, j = 1,\cdots,m,$

$$
\begin{cases} \dfrac{ds^k(t)}{dt} = \mu(p^k - s^k) - \alpha_k \sum_{j=1}^{m} \int_0^\infty \beta_j(\tau)b^j(t-\tau)B_j(\tau)e^{-\mu\tau}d\tau s^k(t), \\[4mm] b^j(t) = \displaystyle\sum_{k=1}^{n} q_{kj}\alpha_k \sum_{j=1}^{m} \int_0^\infty \beta_j(\tau)b^j(t-\tau)e^{-\mu\tau}B_j(\tau)d\tau s^k(t), \\[4mm] \dfrac{dr(t)}{dt} = \displaystyle\sum_{j=1}^{m} \int_0^\infty v_j(\tau)b^j(t-\tau)e^{-\mu t}B_j(\tau)d\tau - \mu r(t). \end{cases} \tag{4.4.9}
$$

4.4.2　无病平衡点的稳定性

本小节将讨论无病平衡点的全局渐近稳定性. 系统 (4.4.9) 总存在一个无病平衡点

$$
E_0 = (s_f^1,\cdots,s_f^n,0,\cdots,0) = (p^1,\cdots,p^n,0,\cdots,0).
$$

定义 $s^k(t) = x^k(t)+s_f^k$, $b^j(t) = y^j(t)$, $k = 1,\cdots,n, j = 1,\cdots,m$, $r(t) = z(t)$, 将系统 (4.4.2) 在无病平衡点 E_0 处线性化得

$$\begin{cases} \dfrac{dx^k(t)}{dt} = -\mu x^k(t) - \alpha_k p^k \sum_{j=1}^{m} \int_0^\infty \beta_j(\tau) b^j(t-\tau) B_j(\tau) e^{-\mu\tau} d\tau, \\[4mm] b^j(t) = \sum_{k=1}^{n} q_{kj} \alpha_k p^k \sum_{j=1}^{m} \int_0^\infty \beta_j(\tau) b^j(t-\tau) e^{-\mu\tau} B_j(\tau) d\tau, \\[4mm] \dfrac{dz}{dt} = \sum_{j=1}^{m} v_j(\tau) b^j(t-\tau) B_j(\tau) e^{-\mu\tau} - \mu z. \end{cases} \tag{4.4.10}$$

假设系统具有如下指数形式解

$$x^k = x_{k0} e^{\lambda t}, \quad y_j(t) = y_{j0} e^{\lambda t}, \quad z = z_0 e^{\lambda t}, \quad k = 1, \cdots, n, \quad j = 1, \cdots, m,$$

将其代入 (4.4.2) 得

$$\begin{cases} (\lambda+\mu) x_{k0} + \alpha_k p^k \sum_{j=1}^{m} \int_0^\infty \beta_j(\tau) y_{j0} e^{-\lambda\tau} B_j(\tau) e^{-\mu\tau} d\tau = 0, \\[4mm] y_{j0} - \sum_{k=1}^{n} q_{kj} \alpha_k p^k \sum_{j=1}^{m} \int_0^\infty \beta_j(\tau) y_{j0} e^{-\lambda\tau} e^{-\mu\tau} B_j(\tau) d\tau = 0, \\[4mm] -\sum_{j=1}^{m} \int_0^\infty v_j(\tau) y_{j0} e^{-\lambda\tau} e^{-\mu\tau} B_j(\tau) d\tau + (\lambda+\mu) z_0 = 0. \end{cases} \tag{4.4.11}$$

定理 4.4.2 如果 $\mathcal{R}_{j0} < 1$, 系统 (4.4.2) 无病平衡点 E_0 是局部渐近稳定的, 否则 E_0 不稳定.

证明 为了方便, 定义

$$\hat{K}_j(\lambda) = \int_0^\infty \beta_j(\tau) e^{-\lambda\tau} B_j(\tau) e^{-\mu\tau} d\tau, \quad j = 1, \cdots, m,$$

$$\hat{K}_j^1(\lambda) = \int_0^\infty v_j(\tau) e^{-\lambda\tau} B_j(\tau) e^{-\mu\tau} d\tau, \quad j = 1, \cdots, m.$$

由 (4.4.11) 得到系统 (4.4.9) 在 E_0 处的特征方程为

$$\begin{vmatrix} D_1 & D_2 & 0 \\ D_3 & D_4 & 0 \\ 0 & D_5 & \lambda+\mu \end{vmatrix} = 0,$$

其中

$$
D_1 = \begin{pmatrix}
\lambda + \mu & 0 & \cdots & 0 \\
0 & \lambda + \mu & \cdots & 0 \\
\vdots & \vdots & & \vdots \\
0 & 0 & \cdots & \lambda + \mu
\end{pmatrix}_{n \times n},
$$

$$
D_2 = \begin{pmatrix}
\alpha_1 p_1 \hat{K}_1(\lambda) & \alpha_1 p_1 \hat{K}_2(\lambda) & \cdots & \alpha_1 p_1 \hat{K}_m(\lambda) \\
\alpha_2 p_2 \hat{K}_1(\lambda) & \alpha_2 p_2 \hat{K}_2(\lambda) & \cdots & \alpha_2 p_2 \hat{K}_m(\lambda) \\
\vdots & \vdots & & \vdots \\
\alpha_m p_m \hat{K}_1(\lambda) & \alpha_m p_m \hat{K}_2(\lambda) & \cdots & \alpha_m p_m \hat{K}_m(\lambda)
\end{pmatrix}_{n \times m},
$$

D_3 是一个 $m \times n$ 的零矩阵,

$$
D_4 = \begin{pmatrix}
1 - \sum_{k=1}^{n} q_{k1} \alpha_k p^k \hat{K}_1(\lambda) & - \sum_{k=1}^{n} q_{k1} \alpha_k p^k \hat{K}_2(\lambda) & \cdots & - \sum_{k=1}^{n} q_{k1} \alpha_k p^k \hat{K}_m(\lambda) \\
- \sum_{k=1}^{n} q_{k2} \alpha_k p^k \hat{K}_1(\lambda) & 1 - \sum_{k=1}^{n} q_{k2} \alpha_k p^k \hat{K}_2(\lambda) & \cdots & - \sum_{k=1}^{n} q_{k2} \alpha_k p^k \hat{K}_m(\lambda) \\
\vdots & \vdots & & \vdots \\
- \sum_{k=1}^{n} q_{km} \alpha_k p^k \hat{K}_1(\lambda) & - \sum_{k=1}^{n} q_{km} \alpha_k p^k \hat{K}_2(\lambda) & \cdots & 1 - \sum_{k=1}^{n} q_{km} \alpha_k p^k \hat{K}_m(\lambda)
\end{pmatrix}_{m \times m},
$$

$$
D_5 = (-\hat{K}_1^1(\lambda), -\hat{K}_2^1(\lambda), \cdots, -\hat{K}_m^1(\lambda)).
$$

定义 $L_j = \sum_{k=1}^{n} q_{kj} \alpha_k p^k, j = 1, \cdots, m$ 及 $V = (L_1, L_2, \cdots, L_m)^{\mathrm{T}}$, 则

$$
(D_4 V) = \sum_{k=1}^{n} q_{kj} \alpha_k p^k \begin{pmatrix}
1 - \sum_{k=1}^{n} q_{k1} \alpha_k p^k \sum_{j=1}^{m} \hat{K}_j(\lambda) \\
\vdots \\
1 - \sum_{k=1}^{n} q_{km} \alpha_k p^k \sum_{j=1}^{m} \hat{K}_j(\lambda)
\end{pmatrix}.
$$

由于 $L_j > 0 \, (j = 1, \cdots, m)$ 及 M 矩阵理论, 则 $|D_4| = 0$ 等价于

$$
\sum_{k=1}^{n} \alpha_k p^k \sum_{j=1}^{m} q_{kj} \hat{K}_j(\lambda) = 1. \tag{4.4.12}
$$

注意到, 若 $\lambda \in \mathbb{R}$, 则 $\hat{K}_j(\lambda)$ 是关于 λ 的减函数. 另外,

$$\lim_{\lambda \to -\infty} \hat{K}_j(\lambda) = +\infty, \quad \lim_{\lambda \to +\infty} \hat{K}_j(\lambda) = 0.$$

由 $\mathcal{R}_0$ 的定义, 若 $\mathcal{R}_0 > 1$, (4.4.12) 至少有一个正实根 λ^*.

如果 $\lambda = a + ib$ 是一个复解, 其中 $i = \sqrt{-1}$, 将 $\displaystyle\sum_{k=1}^{n} \alpha_k p^k \sum_{j=1}^{m} q_{kj} \hat{K}_j(\lambda) = 1$ 实虚部分离得

$$1 = \sum_{k=1}^{n} q_{kj} \alpha_k p^k \sum_{j=1}^{m} \int_{0}^{\infty} \beta_j(\tau) e^{-\mu\tau} B_j(\tau) e^{-a\tau} \cos(b\tau) d\tau.$$

如果 $\Re\lambda = a \geqslant 0$, 那么

$$1 = \sum_{k=1}^{n} \alpha_k p^k \sum_{j=1}^{m} q_{kj} \int_{0}^{\infty} \beta_j(\tau) e^{-\mu\tau} B_j(\tau) e^{-a\tau} \cos(b\tau) d\tau$$

$$\leqslant \sum_{k=1}^{n} \alpha_k p^k \sum_{j=1}^{m} q_{kj} \int_{0}^{\infty} \beta_j(\tau) e^{-\mu\tau} B_j(\tau) d\tau = \mathcal{R}_0 < 1.$$

因此, 当 $\mathcal{R}_0 < 1$ 时, E_0 是局部渐近稳定的. $\qquad\square$

定理 4.4.3 如果 $\mathcal{R}_0 < 1$, 无病平衡点 E_0 是全局渐近稳定的.

证明 由 (4.4.9) 的第一个方程知,

$$\frac{ds^k(t)}{dt} \leqslant \mu(p^k - s^k(t)),$$

即

$$s^k(t) \leqslant s_{k0} e^{-\mu t} + \int_{0}^{t} \mu p^k e^{-\mu(t-\tau)} d\tau$$

$$= s_{k0} e^{-\mu t} + p^k - p^k e^{-\mu t}.$$

因此, 取上极限得

$$s^{k\infty} := \limsup_{t \to \infty} s^k(t) \leqslant p^k, \quad k = 1, \cdots, n.$$

注意到

$$b^j(t) \leqslant \sum_{k=1}^{n} q_{kj} \alpha_k p^k \sum_{j=1}^{m} \int_{0}^{\infty} \beta_j(\tau) b^j(t-\tau) e^{-\mu\tau} B_j(\tau) d\tau,$$

则

$$\limsup_{t\to\infty} b^j(t) \leqslant \sum_{k=1}^{n} q_{kj}\alpha_k p^k \sum_{j=1}^{m} \int_0^\infty \beta_j(\tau)e^{-\mu\tau}B_j(\tau)d\tau \limsup_{t\to\infty} b^j(t).$$

因此, 若 $\mathcal{R}_0 < 1$, 则 $\displaystyle\limsup_{t\to\infty} b^j(t) = 0, j = 1, \cdots, m.$ 由波动引理, 存在序列 $\{t_n\}_n$ 使得当 $n \to +\infty$ 时,

$$s^k(t_n) \to s_\infty^k, \quad (s_k(t_n))' \to 0.$$

$$0 \geqslant \mu p^k - \mu s_\infty^k - \alpha_k \sum_{j=1}^{m} \int_0^\infty \beta_j(\tau)B_j(\tau)e^{-\mu\tau}d\tau b^{j\infty} s_\infty^k,$$

容易得到 $p^k \leqslant s_\infty^k \leqslant s^{k\infty} \leqslant p^k, k = 1, \cdots, n.$ 同理可得, $\displaystyle\limsup_{t\to\infty} r(t) = 0.$ □

4.4.3　地方病平衡点的存在性及稳定性

由上一节知道如果 $\mathcal{R}_{j0} > 1$, 无病平衡点 E_0 不稳定, 即当一小部分感染者引入人群会导致疾病流行. 事实上, 系统 (4.4.9) 的地方病平衡点 E_* 满足如下方程

$$\begin{cases} \mu(p^k - s^{k*}) - \lambda^{k*}s^{k*} = 0, \quad k = 1, \cdots, n, \\ b^{j*} = \sum_{k=1}^{n} q_{kj}\alpha_k \sum_{j=1}^{m} \int_0^\infty \beta_j(\tau)b^{j*}e^{-\mu\tau}B_j(\tau)d\tau s^{k*}, \\ \sum_{j=1}^{m} \int_0^\infty v_j(\tau)b^{j*}e^{-\mu\tau}B_j(\tau)d\tau - \mu r^* = 0. \end{cases} \tag{4.4.13}$$

为了方便, 定义

$$W := \sum_{j=1}^{m} \int_0^\infty \beta_j(\tau)b^{j*}e^{-\mu\tau}B_j(\tau)d\tau. \tag{4.4.14}$$

求解系统 (4.4.13) 得

$$\begin{cases} s^{k*} = \dfrac{\mu p^k}{\mu + \alpha_k W}, \quad k = 1, \cdots, n, \\ b^{j*} = \sum_{k=1}^{n} \alpha_k q_{kj} \dfrac{W\mu p^k}{\mu + \alpha_k W}, \quad j = 1, \cdots, m, \\ r^* = \dfrac{1}{\mu} \sum_{k=1}^{n} \int_0^\infty v_j(\tau) \sum_{j=1}^{m} \alpha_k q_{kj} \dfrac{\mu p^k W}{\mu + \alpha_k W} e^{-\mu\tau}B_j(\tau)d\tau. \end{cases} \tag{4.4.15}$$

将 (4.4.15) 代入 (4.4.14) 得

$$1 = \sum_{k=1}^{n} \alpha_k p^k \sum_{j=1}^{m} q_{kj} \int_0^{+\infty} \beta_j(\tau) B_j(\tau) e^{-\mu\tau} \frac{\mu}{\mu + \alpha_k W} d\tau := H(W). \qquad (4.4.16)$$

注意到, 当 $W > 0$ 时, 函数 $H(W)$ 满足 $H'(W) < 0$ 及

$$\lim_{W \to +\infty} H(W) = 0, \quad \lim_{W \to -\infty} H(W) = +\infty.$$

由于 $H(0) = \mathcal{R}_0 > 1$, 因此 (4.4.16) 有唯一正根. 将 W 代入 (4.4.15) 知系统 (4.4.9) 有唯一地方病平衡点 E_*.

引理 4.4.2 如果 $\mathcal{R}_0 > 1$, 则系统 (4.4.9) 存在唯一的地方病平衡点 E_*.

接下来, 将讨论当 $\mathcal{R}_0 > 1$ 时, 系统 (4.4.9) 的持续性及 E_* 的全局稳定性.

引理 4.4.3[136] 若集合 X 局部紧, X_2 在 X 中紧且 X_1 是连续半流 Φ 的前向不变集, 假设

$$Y_2 = \{x \in X_2; \Phi_t(x) \in X_2, \forall t \geqslant 0\}, \quad \Omega_2 = \bigcup_{Y \in Y_2} w(y),$$

有一个孤立无环覆盖 $M = \bigcup_{k=1}^{m} M_k$. 如果 M_k $(k = 1, 2, \cdots, m)$ 弱排斥 X_1, 则 X_2 是 X_1 中相应半流 Φ_t 的强排斥集.

命题 4.4.1 若 $\mathcal{R}_0 > 1$ 时, E_0 是半流 $\{U(t)\}_{t \geqslant 0}$ 在 M_0 上的排斥集.

证明 若 $\mathcal{R}_0 > 1$, 存在充分小 $\lambda > 0$ 及 $\frac{1}{n+1} \in (0, p^k)$ $(n \in \mathbb{N}_+)$ 使得

$$\sum_{k=1}^{n} \alpha_k \left(s_f^k - \frac{1}{n+1} \right) \sum_{j=1}^{m} q_{kj} \int_0^{\infty} \beta_j(\tau) B_{jn}(\tau) e^{-(\mu+\lambda)\tau} d\tau > 1. \qquad (4.4.17)$$

假设对于任意 $n \geqslant 0$, $x_n = \left(\begin{array}{c} \left(\begin{array}{c} s_0^{kn} \\ 0 \\ i_0^{jn} \\ r_0^n \end{array} \right) \end{array} \right) \in \left\{ y \in M_0 : \|x_f - y\| \leqslant \frac{1}{n+1} \right\}$, 使得

$$\|x_f - U(t)x_n\| \leqslant \frac{1}{n+1}, \quad \forall t \geqslant 0. \qquad (4.4.18)$$

再由

$$\left(\begin{array}{c} s^{kn}(t) \\ \left(\begin{array}{c} 0 \\ i^{jn}(t,\cdot) \end{array} \right) \\ r^n(t) \end{array} \right) := U(t)x_n,$$

则

$$|s^{kn}(t) - s_f^k| \leqslant \frac{1}{n+1}, \quad \forall t \geqslant 0.$$

故, 存在 $T_1 > 0$ 使得当 $t \geqslant T_1$ 时, $s^{kn} > s_f^k - \dfrac{1}{n+1}$.

另外, 令 $u^j(t) = i^j(t,0)$, 对所有 $t \geqslant 0$ 有

$$u^{jn}(t) = F_{jn}(t) + \sum_{k=1}^{n} q_{kj}\alpha_k s^{nk}(t) \sum_{j=1}^{m} \int_0^t \beta_j(\tau)B_{jn}(\tau)e^{-\mu\tau}u^{jn}(t-\tau)d\tau,$$

其中

$$F_{jn}(t) = \sum_{k=1}^{n} q_{kj}\alpha_k s^{nk}(t) \sum_{j=1}^{m} \int_t^{+\infty} \beta_j(\tau)i_0^{jn}(\tau)\frac{B_{jn}(\tau)}{B_{jn}(t-\tau)}e^{-\mu t}d\tau.$$

当 $t > T_1$ 时,

$$u^{jn}(t) \geqslant \sum_{k=1}^{n} q_{kj}\alpha_k\left(s_f^k - \frac{1}{n+1}\right)\sum_{j=1}^{m}\int_0^t \beta_j(\tau)B_{jn}(\tau)e^{-\mu\tau}u^{jn}(t-\tau)d\tau. \quad (4.4.19)$$

由假设 4.4.1 及 u^{jn} 的有界性知, u^{jn} 及 $\beta_j(\cdot)e^{-\mu\cdot}B(\cdot)$ 的 Laplace 变换存在. 对 (4.4.19) 两边取 Laplace 变换得

$$\widehat{u}^{jn}(\lambda) \geqslant \sum_{k=1}^{n} q_{kj}\alpha_k\left(s_f^k - \frac{1}{n+1}\right)\sum_{j=1}^{m}\int_0^\infty \beta_j B_{jn}e^{-(\mu+\lambda)\tau}d\tau\widehat{u}^{jn}(\lambda). \quad (4.4.20)$$

不等式 (4.4.20) 与假设 (4.4.17) 相矛盾. 故结论成立. □

命题 4.4.2　假设 $\mathcal{R}_0 > 1$, 则半流 $\{U(t)\}_{t\geqslant 0}$ 相应于 $(\partial M_0, M_0)$ 一致持续, 即存在 $\varepsilon > 0$, 使得

$$\liminf_{t\to+\infty}\|\Pi U(t)x\| \geqslant \varepsilon.$$

另外, 半流 $U(t)_{t\geqslant 0}$ 存在一个全局吸引子 $A_0 \subset M_0$.

证明　由无病平衡点 E_0 全局稳定性知, 当 $t \to -\infty$ 时, 系统 (4.4.2) 的解排斥 E_0. 注意到集合 E_0 相应于半流 $\{U(t)\}_{t \geqslant 0}$ 排斥 M_0. 由引理 4.4.3 和命题 4.4.2 知系统是一致持续的.　　　□

接下来, 讨论地方病平衡点在 A_0 中的全局稳定性. 首先, 利用 Volterra 积分公式得

$$i^j(t,\tau) = b^j(t-\tau)e^{-\int_0^\tau (\mu + v_j(a))da},$$

其中

$$b^j(t) = \sum_{k=1}^n q_{kj}\lambda^k(t)s^k(t), \quad j = 1, \cdots, m.$$

由命题 4.4.2 得半流的有界性.

引理 4.4.4　存在一个常数 $H > \varepsilon > 0$, 使得系统 (4.4.2) 的全轨道在 A_0 中有如下性质

$$\varepsilon \leqslant s^k(t) \leqslant H, \quad \forall\, t \in \mathbb{R},$$

$$\varepsilon \leqslant r(t) \leqslant H, \quad \forall\, t \in \mathbb{R}$$

和

$$\varepsilon \leqslant \sum_{j=1}^m \int_0^\infty \beta_j(\tau)i_j(t,\tau)d\tau \leqslant H, \quad \forall\, t \in \mathbb{R}.$$

另外, 集合

$$O = \overline{\bigcup_{t \in R}\{s^k(t), i^j(t,\cdot), r(t)\}}, \quad k = 1, \cdots, n, \quad j = 1, \cdots, m$$

是空间 $\mathbb{R}^n \times Y^m \times \mathbb{R}$ 的紧子集.

定义 $f(x) = x - 1 - \ln x$, 那么 $f'(x) = 1 - \dfrac{1}{x}$. 故, f 在区间 $(0,1]$ 上减, 在区间 $[1,\infty)$ 上增. 因此, 函数 f 在 $x = 1$ 取得唯一最小值且 $f(1) = 0$.

定理 4.4.4　若假设 4.4.1 成立, $q_{kj} = q_k$, $\mathcal{R}_0 > 1$, 对于任意 $\phi \in M_0$, 地方病平衡点 $E^* = (s_e^k, i_e^j, r_e)$, $k = 1, \cdots, n$, $j = 1, \cdots, m$ 全局渐近稳定.

证明　定义

$$V_s^k = f\left(\frac{s^k(t)}{s_e^k}\right), \quad k = 1, \cdots, n,$$

那么

$$\frac{dV_s^k}{dt} = f'\left(\frac{s^k(t)}{s_e^k}\right)\frac{1}{s_e^k}\frac{ds^k(t)}{dt}$$

$$= \left(1 - \frac{s_e^k}{s^k(t)}\right) \frac{1}{s_e^k} \left[\mu p^k - \mu s - \alpha_k \sum_{j=1}^{m} \int_0^\infty \beta_j(\tau) i_j(t,\tau) s^k(t) d\tau\right]$$

$$= \alpha_k \sum_{j=1}^{m} \int_0^\infty \beta_j(\tau) i_e^j(\tau) \left[1 - \frac{i^j(t,\tau) s^k(t)}{i_e^j(\tau) s_e^k} - \frac{s_e^k}{s^k(t)} + \frac{i^j(t,\tau)}{i_e^j(\tau)}\right] d\tau$$

$$- \mu \frac{(s^k(t) - s_e^k)^2}{s^k(t) s_e^k}. \tag{4.4.21}$$

定义

$$V_i^k(t) = \int_0^\infty \Theta^k(\tau) f\left(\frac{i^j(t,\tau)}{i_e^j(\tau)}\right) d\tau,$$

其中

$$\Theta^k(a) = \alpha_k \sum_{j=1}^{m} \int_a^\infty \beta_j(\tau) i_e^j(\tau) d\tau.$$

沿系统 (4.4.2) 求导数得

$$\frac{dV_i^k}{dt} = \frac{d}{dt} \int_0^\infty \Theta^k(\tau) f\left(\frac{i^j(t,\tau)}{i_e^j(\tau)}\right) d\tau$$

$$= \frac{d}{dt} \int_0^\infty \Theta^k(\tau) f\left(\frac{b^j(t-a)}{i_e^j(0)}\right) d\tau$$

$$= \frac{d}{dt} \int_{-\infty}^t \Theta^k(t-s) f\left(\frac{b^j(s)}{i_e^j(0)}\right) ds$$

$$= \Theta^k(0) f\left(\frac{b^j(t)}{i_e^j(0)}\right) + \int_{-\infty}^t \Theta'^k(t-s) f\left(\frac{b^j(s)}{i_e^j(0)}\right) ds, \tag{4.4.22}$$

或

$$\frac{dV_i^k}{dt} = \Theta^k(0) f\left(\frac{i^j(t,0)}{i_e^j(0)}\right) + \int_0^\infty \Theta'^k(\tau) f\left(\frac{i^j(t,\tau)}{i_e^j(\tau)}\right) d\tau. \tag{4.4.23}$$

由 Θ^k 的定义知

$$\Theta^k(0) f\left(\frac{i^j(t,0)}{i_e^j(0)}\right) = \alpha_k \sum_{j=1}^{m} \int_0^\infty \beta_j(\tau) i_e^j(\tau) f\left(\frac{i^j(t,0)}{i_e^j(0)}\right) d\tau. \tag{4.4.24}$$

注意到 $(\Theta^k)'(a) = -\alpha_k \sum_{j=1}^m \beta_j(\tau) i_j^j(\tau)$, 结合 (4.4.23) 和 (4.4.24), 我们有

$$\frac{dV_i^k}{dt} = \alpha_k \sum_{j=1}^{m} \int_0^{\infty} \beta_j(\tau) i_e^j(\tau) \left[f\left(\frac{i^j(t,0)}{i_e^j(0)} \right) - f\left(\frac{i^j(t,\tau)}{i_e^j(\tau)} \right) \right] d\tau. \qquad (4.4.25)$$

由函数 f 的定义得到

$$\frac{dV_i^k}{dt} = \alpha_k \sum_{j=1}^{m} \int_0^{\infty} \beta_j(\tau) i_e^j(\tau) \left[\frac{i^j(t,0)}{i_e^j(0)} - \frac{i^j(t,\tau)}{i_e^j(\tau)} \right.$$

$$\left. - \ln \frac{i^j(t,0)}{i_e^j(0)} + \ln \frac{i^j(t,\tau)}{i_e^j(\tau)} \right] d\tau. \qquad (4.4.26)$$

定义

$$V(t) = \sum_{k=1}^{n} V_s^k + \sum_{k=1}^{n} V_i^k.$$

利用 (4.4.21) 和 (4.4.26) 有

$$\frac{dV}{dt} = -\mu \sum_{k=1}^{n} \frac{(s^k(t) - s_e^k)^2}{s^k(t) s_e^k} + \sum_{k=1}^{n} \alpha_k \sum_{j=1}^{m} \int_0^{\infty} \beta_j(\tau) i_e^j(\tau)$$

$$\times \left[1 - \frac{i^j(t,\tau) s^k(t)}{i_e^j(\tau) s_e^k} - \frac{s_e^k}{s^k(t)} + \frac{i^j(t,0)}{i_e^j(0)} \right.$$

$$\left. - \ln \frac{i^j(t,0)}{i_e^j(0)} + \ln \frac{i^j(t,\tau)}{i_e^j(\tau)} \right] d\tau. \qquad (4.4.27)$$

接下来证明 $\dfrac{dV}{dt}$ 是半负定的. 首先注意到

$$\sum_{j=1}^{m} \int_0^{\infty} \beta_j(\tau) i_e^j(\tau) \left[\frac{i^j(t,0)}{i_e^j(0)} - \frac{i^j(t,\tau) s^k(t)}{i_e^j(\tau) s_e^k} \right] d\tau$$

$$= \frac{1}{s_e^k} \left[\sum_{j=1}^{m} \int_0^{\infty} \beta_j(\tau) i_e^j(\tau) s_e^k d\tau \frac{i^j(t,0)}{i_e^j(0)} - \sum_{j=1}^{m} \int_0^{\infty} \beta_j(\tau) i^j(t,\tau) s^k(t) d\tau \right]. \qquad (4.4.28)$$

将方程 (4.4.28) 两边同乘 $\sum_{k=1}^{n} q_{kj} \alpha_k$ 得

$$\sum_{k=1}^{n} q_{kj} \alpha_k \sum_{j=1}^{m} \int_0^{\infty} \beta_j(\tau) i_e^j(\tau) s_e^k d\tau \frac{i^j(t,0)}{i_e^j(0)} - \sum_{k=1}^{n} q_{kj} \alpha_k \sum_{j=1}^{m} \int_0^{\infty} \beta_j(\tau) i^j(t,\tau) s^k(t) d\tau$$

$$= \frac{1}{s_e^k} \left[\sum_{k=1}^{n} q_k \alpha_k \sum_{j=1}^{m} \int_0^{\infty} \beta_j(\tau) i_e^j(\tau) s_e^k d\tau \frac{i^j(t,0)}{i_e^j(0)} \right.$$

$$-\sum_{k=1}^{n} q_k \alpha_k \sum_{j=1}^{m} \int_0^{\infty} \beta_j(\tau) i^j(t,\tau) s^k(t) d\tau \Bigg].$$

若 $q_{kj} = q_k$, 则

$$\sum_{k=1}^{n} q_k \alpha_k \sum_{j=1}^{m} \int_0^{\infty} \beta_j(\tau) i_e^j(\tau) s_e^k d\tau \frac{i^j(t,0)}{i_e^j(0)} - \sum_{k=1}^{n} q_k \alpha_k \sum_{j=1}^{m} \int_0^{\infty} \beta_j(\tau) i^j(t,\tau) s^k(t) d\tau$$

$$= i_e^j(0) \frac{i^j(t,0)}{i_e^j(0)} - i^j(t,0) = 0. \tag{4.4.29}$$

将 (4.4.29) 代入 (4.4.27) 化简得

$$\frac{dV}{dt} = -\mu \sum_{k=1}^{n} \frac{(s^k(t) - s_e^k)^2}{s^k(t) s_e^k} + \sum_{k=1}^{n} \alpha_k \sum_{j=1}^{m} \int_0^{\infty} \beta_j(\tau) i_e^j(\tau) \left[1 - \frac{s_e^k}{s^k(t)} \right.$$

$$\left. - \ln \frac{i^j(t,0)}{i_e^j(0)} + \ln \frac{i^j(t,\tau)}{i_e^j(\tau)} \right] d\tau. \tag{4.4.30}$$

事实上,

$$\sum_{k=1}^{n} \alpha_k \sum_{j=1}^{m} \int_0^{\infty} \beta_j(\tau) i_e^j(\tau) \left[1 - \frac{i^j(t,\tau)}{i_e^j(\tau)} \frac{s^k(t)}{s_e^k} \frac{i_e^j(0)}{i^j(t,0)} \right] d\tau = 0. \tag{4.4.31}$$

将 (4.4.31) 和 (4.4.30) 相加得

$$\frac{dV}{dt} = -\mu \sum_{k=1}^{n} \frac{(s^k(t) - s_e^k)^2}{s^k(t) s_e^k} + \sum_{k=1}^{n} \alpha_k \sum_{j=1}^{m} \int_0^{\infty} \beta_j(\tau) i_e^j(\tau) C^{j,k}(\tau) d\tau,$$

其中

$$C^{j,k}(\tau) = 2 - \frac{i^j(t,\tau)}{i_e^j(\tau)} \frac{s^k(t)}{s_e^k} \frac{i_e^j(0)}{i^j(t,0)} - \frac{s_e^k}{s^k(t)} - \ln \frac{i^j(t,0)}{i_e^j(0)} + \ln \frac{i^j(t,\tau)}{i^j(\tau)}$$

$$+ \ln \frac{s^k(t)}{s_e^k} - \ln \frac{s^k(t)}{s_e^k}$$

$$= 1 - \frac{s_e^k}{s^k(t)} + \ln \frac{s_e^k}{s^k(t)} + 1 - \frac{i^j(t,\tau)}{i_e^j(\tau)} \frac{s^k(t)}{s_e^k} \frac{i_e^j(0)}{i^j(t,0)} + \ln \frac{i^j(t,\tau)}{i_e^j(\tau)} \frac{s^k(t)}{s_e^k} \frac{i_e^j(0)}{i^j(t,0)}$$

$$= - \left[f\left(\frac{s_e^k}{s^k(t)} \right) + f\left(\frac{i^j(t,\tau)}{i_e^j(\tau)} \frac{s^k(t)}{s_e^k} \frac{i_e^j(0)}{i^j(t,0)} \right) \right] \leqslant 0.$$

注意到, 对于任意 $\tau \geqslant 0$, 当且仅当

$$\frac{s_e^k}{s^k(t)} = 1 \quad \text{和} \quad \frac{i^j(t,\tau)}{i_e^j(\tau)}\frac{i_e^j(0)}{i^j(t,0)} = 1, \tag{4.4.32}$$

$\frac{dV}{dt} = 0$. 由不变集原理知 E_* 全局渐近稳定. □

注 4.4.1 由构造的 Lyapunov 函数可以看出, 当 $m \leqslant n$ 时, 地方病平衡点 E_* 全局渐近稳定; 但当 $m > n$ 时, 仍是一个公开问题.

4.5 两病共同感染模型

第 3 章所述 HIV 感染者或 AIDS 患者容易诱发结核菌感染. 人类免疫缺陷病毒 (HIV) 和 TB 双重感染不仅大幅缩短了 HIV 的潜伏期, 且缩短了患者的生存时间. 结核感染可以加速 HIV 感染者 AIDS 进程, 两者产生 "$1 + 1 > 2$" 的后果. 有许多学者详细探讨艾滋病和肺结核共同感染[83,94,110,124,151]. West 和 Thompson 考虑了一类 TB 和 HIV 共同感染的模型且研究 HIV 与 TB 共同感染规模及持续时间[145]. Naresh 和 Tripathi 提出一类耦合人口动力学的 HIV 和 TB 共同感染模型, 发现超过 95% 的肺结核患者得到有效的治疗, 疾病可能消除[111]. Naresh 等在文献 [112] 中研究易感人群满足 Logistic 增长时的 HIV 与 TB 共同感染问题. 他们发现若治愈 TB 感染, 则 HIV 感染者会随之减少, 最终直至消亡.

然而, 目前大多数两病共同感染模型很大程度上简化了传染病传播过程, 如, 减少疾病传播状态 (没有考虑潜伏期), 忽略对艾滋病的治疗状态等. 两病共同感染模型通常可能产生较为丰富的动力学性态[25,108]. Martcheva 和 Pilyugin 考虑了一类两病共同感染模型, 分析了平衡点的稳定性, 系统研究参数的变化对模型动力学性态的影响, 如, 双稳现象及 Hopf 分支等[108]. 我们将在该节中系统讨论肺结核和艾滋病共同感染模型的数学分析.

4.5.1 模型

假设 t 时刻总人口为 $N(t)$, 将其分为五类: 易感类 $S(t)$、被肺结核感染潜伏类 $e(a,t)$、急性肺结核类 $I_1(t)$、被 HIV 感染类 $I_2(t)$ 及被两病共同感染类 $J(t)$. 假设易感者首先以速率 β_1 感染结核杆菌, 进入潜伏类. 然后以速率 γ 发展为急性肺结核. 同时易感者以速率 β_2 感染 HIV.

感染 TB 的个体以速率 $\delta(a)$ 被 HIV 共同感染转化为共同感染类 $J(t)$. 共同感染类以速率 γ_1 感染易感个体转化为肺结核潜伏患者; 以速率 γ_2 感染易感个体转化为艾滋病患者. 依托上述机理及流程图 4.5.1, 可得如下 TB 和 HIV 共同感染模型

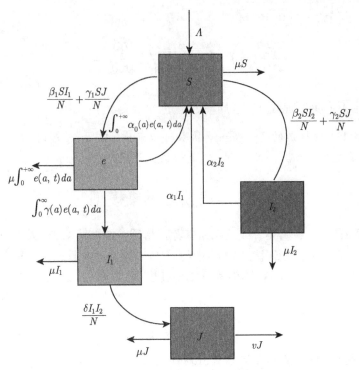

图 4.5.1　系统 (4.5.1) 传播动力学流程图

$$
\begin{cases}
\dfrac{dS}{dt} = \Lambda - \mu S - \beta_1 \dfrac{SI_1}{N} - \beta_2 \dfrac{SI_2}{N} - (\gamma_1 + \gamma_2)\dfrac{SJ}{N} \\
\qquad + \displaystyle\int_0^\infty \alpha_0(a)e(a,t)da + \alpha_1 I_1 + \alpha_2 I_2, \\[2mm]
\dfrac{\partial e(a,t)}{\partial a} + \dfrac{\partial e(a,t)}{\partial t} = -(\mu + \gamma(a) + \alpha_0(a))e, \\[2mm]
e(0,t) = \beta_1 \dfrac{SI_1}{N} + \gamma_1 \dfrac{SJ}{N}, \\[2mm]
\dfrac{dI_1}{dt} = \displaystyle\int_0^\infty \gamma(a)e(a,t)da - \mu I_1 - \dfrac{\delta I_1 I_2}{N} - \alpha I_1, \\[2mm]
\dfrac{dI_2}{dt} = \beta_2 \dfrac{SI_2}{N} + \gamma_2 \dfrac{SJ}{N} - (\mu + \alpha_2)I_2, \\[2mm]
\dfrac{dJ}{dt} = \dfrac{\delta I_1 I_2}{N} - (\mu + \nu)J,
\end{cases}
\tag{4.5.1}
$$

其中 μ 表示自然死亡率, Λ 表示出生率或输入率, ν 表示因病死亡率. 假设被两种病毒共同感染的个体不能康复和治愈. 潜伏期的肺结核患者、急性肺结核患者和艾滋病患者的治愈率分别为 α_0, α_1 和 α_2.

假设 4.5.1　(a) $\Lambda, \mu, \delta, \alpha_1, \alpha_2, \beta_1, \beta_2, \gamma_1, \gamma_2 \in (0, +\infty)$;

(b) $\nu \in \mathbb{R}_+$;

(c) $\gamma(a) \in L_+^\infty(\mathbb{R}_+)$;

(d) 对于任意 $a \geqslant 0$, $\alpha_0(\tau) \in C_{B,C}([0,+\infty), \mathbb{R}) \cap C_+([0,+\infty), \mathbb{R})$, 存在正常数 $s \geqslant a$ 使得 $\alpha_0(s) > 0$.

系统 (4.5.1) 初始条件为

$$S(0) = S_0 \geqslant 0, \quad e(a,0) = e_0(a) \in L_+^1(0,+\infty), \quad I_1(0) = I_{10} \geqslant 0,$$
$$I_2(0) = I_{20} \geqslant 0, \quad J(0) = J_0 \geqslant 0.$$

定义泛函空间

$$Y = \mathbb{R} \times L^1(0,+\infty), \quad X = \mathbb{R} \times Y \times \mathbb{R}^3, \quad Y_0 = \{0\} \times L^1(0,+\infty), \quad X_0 = \mathbb{R} \times Y_0 \times \mathbb{R}^3$$

及其正锥

$$Y_+ = \mathbb{R}_+ \times L_+^1(0,+\infty), \quad X_+ = \mathbb{R}_+ \times Y_+ \times \mathbb{R}_+^3, \quad Y_+ = [0,+\infty) \times L_+^1(0,+\infty),$$
$$X_{0+} = X_0 \cap X_+.$$

定义 $D(\mathcal{A}) = \mathbb{R} \times Z \times \mathbb{R}^3$ 且 $Z = 0_{\mathbb{R}} \times W^{1,1}(0,\infty)$. 对于任意 $x = (S, 0_{\mathbb{R}}, e, I_1, I_2, J) \in X_0$. 定义线性算子 $\mathcal{A}: D(\mathcal{A}) \subset X_0 \subset X \to X$,

$$\mathcal{A}x = \begin{pmatrix} -\mu S \\ -e(0) \\ -\dfrac{de(\cdot)}{da} - (\mu + \alpha_0(\cdot) + \gamma(\cdot))e(\cdot) \\ -\mu I_1 - \alpha_1 I_1 \\ -\mu I_2 - \alpha_2 I_2 \\ -(\mu+\nu)J \end{pmatrix}, \quad x \in D(\mathcal{A})$$

及非线性算子 $\mathcal{F}: X_0 \to X$,

$$
\mathcal{F}(x) = \begin{pmatrix} \Lambda - \dfrac{\beta_1 S I_1}{N} - \dfrac{\beta_2 S I_2}{N} - (\gamma_1 + \gamma_2)\dfrac{SJ}{N} \\[2mm] + \displaystyle\int_0^\infty \alpha_0(a)e(a)da + \alpha_1 I_1 + \alpha_2 I_2 \\[4mm] \dfrac{\beta_1 S I_1}{N} + \gamma_1 \dfrac{SJ}{N} \\[4mm] 0_{L^1} \\[4mm] \displaystyle\int_0^\infty \gamma(a)e(a)da - \delta\dfrac{I_1 I_2}{N} \\[4mm] \beta_2 \dfrac{S I_2}{N} + \gamma_2 \dfrac{SJ}{N} \\[4mm] \delta\dfrac{I_1 I_2}{N} \end{pmatrix}.
$$

将 (4.5.1) 改写成如下抽象的 Cauchy 问题

$$
\frac{dx(t)}{dt} = \mathcal{A}x(t) + \mathcal{F}(x(t)), \quad t \geqslant 0, \quad x(0) = \phi \in X_{0+}.
$$

由假设 4.5.1 易知 $\mathcal{A}$ 是一个 Hille-Yosida 算子, 即对于所有 $\lambda > -\mu$, $(-\mu, +\infty) \subset \rho(\mathcal{A})$ ($\rho(\cdot)$ 表示算子的预解集), 则

$$
\|(\lambda I - \mathcal{A})^{-1}\| \leqslant \frac{1}{\lambda + \mu}.
$$

注意到 $\overline{D(\mathcal{A})} = X_{0+}$, 由引理 1.4.3 及文献 [42,75,99] 得如下解的存在唯一性定理.

引理 4.5.1　定义 $\phi_0 = (S_0, e_0(\cdot), I_{10}, I_{20}, J_0) \in X_{0+}$, 则存在 $T_{\max} > 0$ 使得系统 (4.5.1) 在区间 $[0, T_{\max})$ 上存在唯一非负解.

证明　由假设 4.5.1 知, 非线性算子 F 满足局部 Lipschitz 连续性. 由于 $\mathcal{A}$ 满足 Hille-Yosida 估计, 故对于充分大 λ, 即, 当 $\lambda > \mu$ 时,

$$
\lambda(\lambda I - \mathcal{A}) \leqslant \frac{\lambda}{\lambda + \mu} \leqslant 1.
$$

对于任意 $x \in \Omega_0^+$ (Ω 表示任意非负有界集), 存在 $M > 0$ 使得 $|x| \leqslant M$. 从而, 对于任意小 $h > 0$,

$$x + hF(x) = \begin{pmatrix} S + h\left(\Lambda - \dfrac{\beta_1 SI_1}{N} - \dfrac{\beta_2 SI_2}{N} - (\gamma_1 + \gamma_2)\dfrac{SJ}{N} \right. \\ \left. + \displaystyle\int_0^\infty \alpha_0(a)e(a)da + \alpha_1 I_1 + \alpha_2 I_2\right) \\ e(0) + h\left(\dfrac{\beta_1 SI_1}{N} + \gamma_1 \dfrac{SJ}{N}\right) \\ e(a) \\ I_1 + h\left(\displaystyle\int_0^\infty \gamma(a)e(a)da - \delta\dfrac{I_1 I_2}{N}\right) \\ I_2 + h\left(\beta_2 \dfrac{SI_2}{N} + \gamma_2 \dfrac{SJ}{N}\right) \\ J + h\delta\dfrac{I_1 I_2}{N} \end{pmatrix}$$

$$\geqslant \begin{pmatrix} (1 - h(\beta_1 + \beta_2))S \\ e(0) \\ e(a) \\ (1 - \delta h)I_1 \\ I_2 \\ J \end{pmatrix} \geqslant 0,$$

且存在正常数 $\overline{M}$ 使得 $\|F[x]\| \leqslant \overline{M}$. 由引理 1.4.3 知, 系统 (4.5.1) 在区间 $[0, T_{\max})$ 上存在唯一非负解. $\qquad\square$

事实上, 总人口

$$N(t) = S(t) + \int_0^{+\infty} e(a,t)da + I_1(t) + I_2(t) + J(t), \qquad (4.5.2)$$

故 $N'(t) = \Lambda - \mu N - \nu J$. 为了方便, 定义

$$\pi(a) = \exp\left(-\int_0^a (\alpha_0(\tau) + \gamma(\tau))d\tau\right).$$

$\pi(a)e^{-\mu a}$ 表示被 TB 感染后到 a 年龄仍然活着的概率. 定义

$$B = \int_0^{+\infty} \alpha_0(a)\pi(a)e^{-\mu a}da$$

表示由治疗离开肺结核潜伏期的概率.

$$C = \int_0^{+\infty} \gamma(a)\pi(a)e^{-\mu a}da$$

表示转化急性肺结核的概率. 由于潜伏肺结核个体发病过程包括潜伏治疗、转化成急性肺结核及死亡, 则

$$\int_0^{\infty} \alpha_0(a)\pi(a)e^{-\mu a}da + \int_0^{\infty} \gamma(a)\pi(a)e^{-\mu a}da + \mu\int_0^{\infty} \pi(a)e^{-\mu a}da = 1.$$

因此 $B + C < 1$.

4.5.2 平衡点的存在性

利用第 2 章计算基本再生数的方法得, 肺结核的基本再生数为

$$R_1 = \frac{\beta_1 C}{\mu + \alpha_1}.$$

艾滋病的基本再生数为

$$R_2 = \frac{\beta_2}{\mu + \alpha_2}.$$

首先, 定义

$$s = \frac{S}{N^*}, \quad e = \frac{e}{N^*}, \quad i_1 = \frac{I_1}{N^*}, \quad i_2 = \frac{I_2}{N^*}, \quad j = \frac{J}{N^*}.$$

设 N^* 为 (4.5.2) 平衡点, 则系统 (4.5.1) 的平衡点满足下述方程

$$\begin{cases} \mu - \beta_1 si_1 - \beta_2 si_2 - (\gamma_1 + \gamma_2)sj - \mu s \\ \qquad + \int_0^{+\infty} \alpha_0(a)e(a,t)da + \alpha_1 i_1 + \alpha_2 i_2 + \nu j = 0, \\ \dfrac{de}{dt} = -\alpha_0(a)e - \mu e - \gamma(a)e, \\ e(0) = \beta_1 si_1 + \gamma_1 sj, \\ \int_0^{+\infty} \gamma(a)e(a)da - \mu i_1 - \delta i_1 i_2 - \alpha_1 i_1 = 0, \\ \beta_2 si_2 + \gamma_2 sj - (\mu + \alpha_2)i_2 = 0, \\ \delta i_1 i_2 - (\mu + \nu)j = 0. \end{cases} \qquad (4.5.3)$$

求解 (4.5.3) 第二个方程得

$$e(a) = e(0)\pi(a)e^{-\mu a}. \tag{4.5.4}$$

将 (4.5.4) 代入 $\int_0^\infty \alpha_0(a)e(a)da$ 及 $\int_0^\infty \gamma(a)e(a)da$ 得

$$\int_0^{+\infty} \alpha_0(a)e(a)da = e(0)\int_0^{+\infty} \alpha_0(a)\pi(a)e^{-\mu a}da = e(0)B$$

及

$$\int_0^{+\infty} \gamma(a)e(a)da = e(0)\int_0^{+\infty} \gamma(a)\pi(a)e^{-\mu a}da = e(0)C.$$

从而, 平衡点方程 (4.5.3) 化简为

$$\begin{cases} \mu - \beta_1 si_1 - \beta_2 si_2 - (\gamma_1 + \gamma_2)sj - \mu s \\ \quad + e(0)B + \alpha_1 i_1 + \alpha_2 i_2 + \nu j = 0, \\ \dfrac{de}{dt} = -\alpha_0(a)e - \mu e - \gamma(a)e, \\ e(0) = \beta_1 si_1 + \gamma_1 sj, \\ e(0)C - \mu i_1 - \delta i_1 i_2 - \alpha_1 i_1 = 0, \\ \beta_2 si_2 + \gamma_2 sj - (\mu + \alpha_2)i_2 = 0, \\ \delta i_1 i_2 - (\mu + \nu)j = 0. \end{cases} \tag{4.5.5}$$

简单计算, 求得 (4.5.5) 的三个边界平衡点为:

引理 4.5.2 (1) 系统总存在无病平衡点 $E_0 = (1, 0, 0, 0, 0)$.

(2) 当 $R_1 > 1$ 时, 系统 (4.5.5) 存在肺结核占优平衡点 $E_1 = (s_1, e_1, i_1, 0, 0)$, 其中

$$s_1 = \frac{1}{R_1}, \quad e_1 = e(0)\pi(a)e^{-\mu a}, \quad i_1 = \frac{\mu\left(1 - \dfrac{1}{R_1}\right)}{\dfrac{(1-B)\mu}{C} + \dfrac{(1-B-C)\alpha_1}{C}}, \quad e(0) = \beta_1 s_1 i_1.$$

(3) 当 $R_2 > 1$ 时, 系统 (4.5.5) 存在艾滋病占优平衡点 $E_2 = (s_2, 0, 0, i_2, 0)$, 其中

$$s_2 = \frac{1}{R_2}, \quad i_2 = 0, \quad e_2 = 0, \quad i_2 = 1 - \frac{1}{R_2}, \quad j_2 = 0.$$

注 4.5.1 系统 (4.5.1) 的占优平衡点不依赖继发感染率 δ, 实际上当 $\delta(a) = 0$ 时新系统和系统 (4.5.1) 有相同的占优平衡点.

为研究占优平衡点的稳定性, 引入肺结核侵入艾滋病人群的再生数

$$R_1^2 = \frac{\beta_1 C}{\mu + \alpha_1 + \delta(R_2 - 1)} + \frac{\gamma_1 \delta C}{(\mu + \nu)(\mu + \alpha_1 + \delta(R_2 - 1))}\left(1 - \frac{1}{R_2}\right)$$

表示肺结核侵入艾滋染病人群的能力.

若 $R_1 > R_2$, 艾滋病侵入到肺结核人群的再生数

$$R_2^1 = \frac{\gamma_2 \delta \mu (R_1 - 1)}{R_1(\mu + \nu)(\mu + \alpha_2)(R_1 - R_2)(C + (\mu + \alpha_1)F)}$$

表示艾滋病侵入到肺结核人群的能力.

从 $R_i^j, i = 1, 2, j = 1, 2, i \neq j$ 可以看出当 $R_2 > 1$ 时, 有 $R_1^2 > 0$; 当 $R_1 > \max\{1, R_2\}$ 时, 有 $R_2^1 > 0$. 另外, 当 $R_1 < 1$ 时, 肺结核占优的平衡点 E_1 不存在, 但 $R_1^2 > 1$ 意味着肺结核可以侵入到艾滋病人群; 同理当 $R_2 < 1$, 而 $R_2^1 > 1$ 时, 艾滋病占优的平衡点不存在, 但艾滋病有可能侵入到肺结核人群.

引理 4.5.3 定义区域 (图 4.5.2)

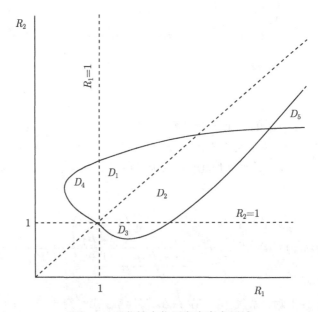

图 4.5.2　菌株占优平衡点存在区域

$$D_1 = \{R_1, R_2 > 0 | 1 < R_1 < R_2, R_1^2 > 1\},$$
$$D_2 = \{R_1, R_2 > 0 | 1 < R_2 < R_1, R_1^2 > 1, R_2^1 > 1\},$$
$$D_3 = \{R_1, R_2 > 0 | R_2 < 1 < R_1, R_1^2 > 1\},$$
$$D_4 = \{R_1, R_2 > 0 | R_1 < 1 < R_2, R_1^2 > 1\},$$
$$D_5 = \{R_1, R_2 > 0 | 1 < R_2 < R_1, R_1^2 < 1, R_2^1 < 1\}.$$

则在平面 (R_1, R_2) 上, 区域 $D = D_1 \bigcup D_2 \bigcup D_3 \bigcup D_4 \bigcup D_5$, 至少包含一类疾病占优平衡点.

证明 由系统 (4.5.5) 的第六个方程得

$$j = \frac{\delta i_1 i_2}{\mu + \nu}.$$

求解 (4.5.5) 第三个方程得

$$s = \left(\frac{\beta_1 C}{\mu + \alpha_1 + \delta i_2} + \frac{\gamma_1 \delta C i_2}{(\mu + \nu)(\mu + \alpha_1 + \delta i_2)} \right)^{-1} = \mathcal{S}(i_2). \tag{4.5.6}$$

将 (4.5.6) 代入 (4.5.5) 第五个方程得

$$j = \frac{(\mu + \alpha_2)(1 - R_2 \mathcal{S}(i_2)) i_2}{\gamma_2 \mathcal{S}(i_2)} = \mathcal{J}(i_2)$$

且

$$i_1 = \frac{(\mu + \nu) j}{\delta i_2} = \frac{(\mu + \nu)(\mu + \alpha_2)(1 - R_2 \mathcal{S}(i_2))}{\delta \gamma_2 \mathcal{S}(i_2)} = \mathcal{I}_1(i_2). \tag{4.5.7}$$

由 (4.5.5) 第四个方程及 (4.5.7) 得

$$e(0) = \frac{(\mu + \alpha_1 + \delta i_2) i_1}{C} = \frac{(\mu + \nu)(\mu + \alpha_2)(\mu + \alpha_1 + \delta i_2)(1 - R_2 \mathcal{S}(i_2))}{\delta C \gamma_2 \mathcal{S}(i_2)}.$$

故潜伏人口满足

$$e = \int_0^\infty e(a) da = e(0) F$$
$$= \frac{(\mu + \nu)(\mu + \alpha_2)(\mu + \alpha_1 + \delta i_2)(1 - R_2 \mathcal{S}(i_2)) F}{\delta C \gamma_2 \mathcal{S}(i_2)} = \mathcal{E}(i_2),$$

其中

$$F = \int_0^\infty \pi(a)e^{-\mu a}da.$$

由于 $s + e + i_1 + i_2 + j = 1$, 则定义

$$\mathcal{M}(i_2) := i_2 + \mathcal{S}(i_2) + \mathcal{E}(i_2) + \mathcal{I}_1(i_2) + \mathcal{I}_2(i_2) + \mathcal{J}(i_2) = 1.$$

对于任意 $i_2 > 0$, $\mathcal{S}(i_2) > 0$; 当 $i_2 > 0$, $R_2\mathcal{S}(i_2) < 1$ 时, $\mathcal{E}(i_2), \mathcal{I}_1(i_2), \mathcal{I}_2(i_2), \mathcal{J}(i_2)$ 均大于 0. 实际上, $\mathcal{M}(i_2) = 1$ 可化简为

$$\mathcal{M}(i_2) = i_2 + \frac{(\mu + \alpha_2)(1 - R_2\mathcal{S}(i_2))i_2}{\gamma_2\mathcal{S}(i_2)}$$
$$+ \frac{(\mu + \nu)(\mu + \alpha_2)(\mu + \alpha_1 + \delta i_2)(1 - R_2\mathcal{S}(i_2))F}{\delta C\gamma_2\mathcal{S}(i_2)}$$
$$+ \mathcal{S}(i_2) + \frac{(\mu + \nu)(\mu + \alpha_2)(1 - R_2\mathcal{S}(i_2))}{\delta\gamma_2\mathcal{S}(i_2)} = 1.$$

注意到 $\mathcal{S}(0) = \dfrac{1}{R_1}$, 故

$$\mathcal{M}(0) = \frac{1}{R_1} + \frac{(\mu + \alpha_2)(\mu + \nu)(R_1 - R_2)(C + (\mu + \alpha_1)F)}{\gamma_2\delta C}.$$

利用 $\mathcal{M}(i_2)$ 及 $R_2\mathcal{S}(i_2)$, 可以得到疾病占优平衡点在 D_j $(j = 1, 2, \cdots, 5)$ 的存在性. 　　　　　　　　　　　　　　　　　　　　　　　　　　　　　　$\square$

注 4.5.2　(1) 若 $(R_1, R_2) \in D_1$, 结核杆菌传染能力强于艾滋病, 从而肺结核可以侵入到艾滋病人群. 当 $(R_1, R_2) \in D_2$ 时, 肺结核和艾滋病都有很强的感染力, 从而肺结核和艾滋病可以相互侵入达到平衡.

(2) 如果 $(R_1, R_2) \in D_3$, 则存在唯一的肺结核占优的平衡点 E_1, 且艾滋病的入侵能力较强, 它能侵入 E_1, 则 E_1 与共存平衡点 E^* 共存.

(3) 如果 $(R_1, R_2) \in D_4$, 那么, 存在唯一的艾滋病占优的平衡点 E_2, 且结核杆菌入侵能力较强, 它能入侵 E_2, 则 E_2 与共存平衡点 E^* 共存.

(4) 如果 $(R_1, R_2) \in D_5$, 那么肺结核与艾滋病占优的平衡点 E_1, E_2 存在. 但两种病的入侵能力一般, 两病互不侵犯.

4.5.3　无病平衡点的稳定性

本节讨论平衡点的局部稳定性、一致持续和全局渐近稳定性. 为得到平衡点的局部稳定性, 定义 $s = x + S^*$, $e = y + e^*$, $i_1 = z + I_1^*$, $i_2 = u + I_2^*$, $j = w + J^*$.

线性化系统 (4.5.1) 得

$$
\begin{cases}
\lambda x = -\beta_1 sz - \beta_1 i_1 x + \beta_1 si_1 n - \beta_2 su - \beta_2 i_2 x + \beta_2 si_2 n - (\gamma_1 + \gamma_2)sw \\
\qquad - (\gamma_1 + \gamma_2)jx + (\gamma_1 + \gamma_2)sjn - \mu x + \displaystyle\int_0^\infty \alpha_0(a)y(a)da + \alpha_1 z + \alpha_2 u, \\
y'(a) = -\lambda y - \alpha_0(a)y - \mu y - \gamma(a)y, \\
y(0) = \beta_1 sz + \beta_1 i_1 x - \beta_1 si_1 n + \gamma_1 sw + \gamma_1 xj - \gamma_1 sjn, \\
\lambda z = \displaystyle\int_0^\infty \gamma(a)y(a)da - \mu z - \delta i_2 z - \delta i_1 u - \alpha_1 z, \\
\lambda u = \beta_2 su + \beta_2 i_2 x - \beta_2 si_2 n + \gamma_2 sw + \gamma_2 jx - \gamma_2 sjn - (\mu + \alpha_2)u, \\
\lambda w = \delta i_2 z + \delta i_1 u - (\mu + \nu)w,
\end{cases}
$$

$$(4.5.8)$$

其中 $n = x + \displaystyle\int_0^\infty y(a)da + z + u + w$.

首先, 讨论无病平衡点的稳定性. 将 $e(0) = i_1 = i_2 = j = 0$ 及 $s = 1$ 代入 (4.5.8), 化简得

$$
\begin{cases}
\lambda x = -\beta_1 z - \beta_2 u - (\gamma_1 + \gamma_2)w - \mu x + \displaystyle\int_0^\infty \alpha_0(a)y(a)da \\
\qquad + \alpha_1 z + \alpha_2 u, \\
y'(a) = -\lambda y - \alpha_0(a)y - \mu y - \gamma(a)y, \\
y(0) = \beta_1 z + \gamma_1 w, \\
\lambda z = \displaystyle\int_0^\infty \gamma(a)y(a)da - \mu z - \alpha_1 z, \\
\lambda u = \beta_2 u + \gamma_2 w - (\mu + \alpha_2)u, \\
\lambda w = -(\mu + \nu)w.
\end{cases}
\qquad (4.5.9)
$$

接下来讨论 (4.5.9) 根的分布情况.

命题 4.5.1   如果 $R_1 < 1$ 且 $R_2 < 1$, 则无病平衡点 E_0 局部渐近稳定. 如果 $R_1 > 1$ 或 $R_2 > 1$, 则无病平衡点 E_0 不稳定.

证明   首先, 由 (4.5.9) 最后一个方程得 $\lambda = -(\mu + \nu) < 0$ 或 $w = 0$. 若 $w = 0$, 由 (4.5.9) 的第五个方程得 $\lambda u = [\beta_2 - (\mu + \alpha_2)]u$, 则 $\lambda = \beta_2 - (\mu + \alpha_2)$ 或

$u = 0$. 当 $R_2 < 1$ 时, $\lambda = (\mu + \alpha_2)(R_2 - 1) < 0$. 因此, 当 $R_2 > 1$ 时, 无病平衡点 E_0 不稳定.

其次, 由 (4.5.9) 的第二个方程得

$$y(a) = y(0)e^{-(\lambda+\mu)a}\pi(a) = \beta_1 z e^{-(\lambda+\mu)a}\pi(a).$$

再由 (4.5.9) 的第四个方程得 $\lambda z = \beta_1 \displaystyle\int_0^\infty \gamma(a)\pi(a)e^{-(\lambda+\mu)a}daz - (\mu + \alpha_1)z$, 即

$$\lambda = (\mu + \alpha_1)\left(\frac{\beta_1}{\mu + \alpha_1}\int_0^\infty \gamma(a)\pi(a)e^{-(\lambda+\mu)a}da - 1\right),$$

或特征向量满足 $z = 0$. 定义 $\mathcal{F}_1(\lambda) = \lambda$ 和 $\mathcal{F}_2(\lambda) = (\mu + \alpha_1)(R_1(\lambda) - 1)$, 其中 $R_1(\lambda) = \dfrac{\beta_1}{\mu + \alpha_1}\displaystyle\int_0^\infty \gamma(a)\pi(a)e^{-(\lambda+\mu)a}da$. 不难发现, $R_1(\lambda)$ 有如下性质

$$R_1'(\lambda) < 0, \quad \lim_{\lambda\to+\infty} R_1(\lambda) = 0, \quad \lim_{\lambda\to-\infty} R_1(\lambda) = +\infty.$$

如果 $\mathcal{F}_1(\lambda) = \mathcal{F}_2(\lambda)$ 有一个根满足 $\Re\lambda \geqslant 0$, 那么 $\mathcal{F}_1(\Re\lambda) \geqslant 0$. 但当 $R_1 < 1$ 时, $\mathcal{F}_2(\lambda) \leqslant (\mu + \alpha_1)(R_1 - 1) < 0$ 矛盾.

因此, 如果 $R_1 < 1$ 和 $R_2 < 1$, 则 (4.5.9) 所有根具有负实部, 从而无病平衡点 E_0 局部渐近稳定.

若 $R_1 > 1$, 且 λ 是实数, 注意到 $\mathcal{F}_2(\lambda)$ 是一个关于 λ 的减函数, 当 $\lambda \to \infty$ 时, $\mathcal{F}_2(\lambda)$ 趋于 0. 由于 $\mathcal{F}_2(0) = (\mu + \alpha_1)(R_1 - 1) > 0$ 且 $\mathcal{F}_1(0) = 0$, 那么 $\mathcal{F}_2(\lambda) = \mathcal{F}_1(\lambda)$ 有唯一正实根 $\lambda^* > 0$. 因此, 无病平衡点 E_0 不稳定.

若 $u = w = z = 0$, 则 $y(a) = 0$. 再由 (4.5.9) 的第一个方程得 $\lambda = -\mu < 0$ 或 $x = 0$. 注意到 $x = 0$ 不可能, 因此结论成立. □

定理 4.5.1　如果 $\gamma_1 = 0$ 或 $\gamma_2 = 0$, $R_i < 1, i = 1, 2$, 则

$$\lim_{t\to\infty} e(a, t) = \lim_{t\to\infty} I_1(t) = \lim_{t\to\infty} I_2(t) = \lim_{t\to\infty} J(t) = 0.$$

证明　假设 $\gamma_1 = 0$, 令 $\mathcal{B}(t) = e(0, t)$, 系统 (4.5.1) 的第二个方程沿特征线积分得

$$e(a, t) = \begin{cases} \mathcal{B}(t - a)\pi(a)e^{-\mu a}, & t < a, \\ e_0(a - t)\dfrac{\pi(a)}{\pi(a - t)}e^{-\mu t}, & t \geqslant a. \end{cases}$$

由 $\mathcal{B}(t) = \dfrac{\beta_1 S I_1}{N} \leqslant \beta_1 I_1$ 且 $\gamma_1 = 0$ 有

$$I_1' \leqslant \beta_1 \int_0^t \gamma(a)I_1(t-a)\pi(a)e^{-\mu a}da + F_1(t) - \mu I_1 - \alpha_1 I_1,$$

其中 $F_1(t) = \beta_1 \int_t^\infty \gamma(a)e_0(a-t)\dfrac{\pi(a)}{\pi(a-t)}e^{-\mu t}da$ 且 $\lim\limits_{t\to\infty} F_1(t) = 0$. 求解 I_1 得

$$I_1 \leqslant I_1(0)e^{-(\mu+\alpha_1)t} + \int_0^t e^{-(\mu+\alpha_1)\tau}F_1(t-\tau)d\tau$$

$$+ \beta_1 \int_0^t e^{-(\mu+\alpha_1)\tau} \int_0^{t-\tau} \gamma(a)I_1(t-a)\pi(a)e^{-\mu a}dad\tau. \qquad (4.5.10)$$

注意到当 $t \to \infty$ 时, $F_1(t) \to 0$ 且 $I_1(0)e^{-(\mu+\alpha_1)t} \to 0$. 由 $\gamma(a)$ 的有界性, 对方程 (4.5.10) 两边取上极限得

$$I_1^\infty \leqslant R_1 I_1^\infty.$$

若 $R_1 < 1$, 当 $t \to \infty$ 时有 $I_1^\infty \to 0$.

由 $\mathcal{B}(t) \leqslant \beta_1 I_1$, 若 $t \to \infty$, 则 $\mathcal{B}(t) \to 0$.

由方程 J 得

$$J'(t) \leqslant \delta I_1 - (\mu + \nu)J.$$

求解得

$$J(t) \leqslant J_0 e^{-(\mu+\nu)t} + \int_0^t \delta e^{-(\mu+\nu)s}I_1(t-s)ds. \qquad (4.5.11)$$

从而, 对方程 (4.5.11) 两边取上极限得 $J^\infty \to 0$.

由 I_2 方程得

$$I_2' \leqslant \beta_2 I_2 + \gamma_2 J(t) - (\mu + \alpha_2)I_2.$$

求解得

$$I_2(t) = I_2(0)e^{-(\mu+\alpha_2)t} + \beta_2 \int_0^t I_2(t-\tau)e^{-(\mu+\alpha_2)\tau}d\tau$$

$$+ \gamma_2 \int_0^t J(t-\tau)e^{-(\mu+\alpha_2)\tau}d\tau. \qquad (4.5.12)$$

因此, 对方程 (4.5.12) 两边取上极限得

$$I_2^\infty \leqslant R_2 I_2^\infty.$$

如果 $R_2 < 1$, 则当 $t \to \infty$ 时, $I_2(t) \to 0$.

如果 $\gamma_2 = 0$, 则由系统的对称性结论成立. $\qquad\qquad \square$

推论 4.5.1　若 $\gamma_1 = 0$ 及 $R_1 < 1$, 则

$$\lim_{t\to\infty} e(a,t) = 0, \quad \text{a.e.} \quad a \in \mathbb{R}_+, \quad \lim_{t\to\infty} I_1(t) = 0.$$

当 $t \to \infty$ 时, $J(t) \to 0$.

推论 4.5.2　若 $\gamma_2 = 0$ 且 $R_2 < 1$, 则 $\lim\limits_{t\to\infty} I_2(t) = 0$. 因此, 当 $t \to \infty$ 时, $J(t) \to 0$.

定理 4.5.2　若假设 4.5.1、命题 4.5.1 和定理 4.5.1 成立, 则无病平衡点 E_0 是全局渐近稳定的.

4.5.4　肺结核占优平衡点的稳定性

本节主要讨论肺结核占优平衡点 E_1 的稳定性. 假设 $i_2 = 0, j = 0$, 则 $s = \dfrac{1}{R_1}$,

$$i_1 = \frac{\mu\left(1 - \dfrac{1}{R_1}\right)}{\dfrac{(1-B)\mu}{C} + \dfrac{(1-B-C)\alpha_1}{C}}, \ e(a) = e(0)\pi(a)e^{-\mu a} \ \text{和} \ n = x + \int_0^{+\infty} y(a)da +$$

$z + u + w$.

直接计算得系统 (4.5.1) 在 E_1 处线性化的特征方程

$$\begin{cases} \lambda x = -\beta_1 sz - \beta_1 i_1 x + \beta_1 si_1 n - \beta_2 su - (\gamma_1 + \gamma_2)sw - \mu x \\ \qquad + \displaystyle\int_0^\infty \alpha_0(a)y(a)da + \alpha_1 z + \alpha_2 u, \\ y'(a) = -\lambda y - \alpha_0(a)y - \mu y - \gamma(a)y, \\ y(0) = \beta_1 sz + \beta_1 i_1 x + \gamma_1 sw - \beta_1 si_1 n, \\ \lambda z = \displaystyle\int_0^\infty \gamma(a)y(a)da - \mu z - \delta i_1 u - \alpha_1 z, \\ \lambda u = \beta_2 su + \gamma_2 sw - (\mu + \alpha_2)u, \\ \lambda w = \delta i_1 u - (\mu + \nu)w. \end{cases} \qquad (4.5.13)$$

由 (4.5.13) 最后一个方程得

$$w = \frac{\delta i_1 u}{\lambda + \mu + \nu}.$$

将 w 代入 u 中得

$$\mathcal{G}(\lambda) := \frac{\gamma_2 s\delta i_1}{(\lambda + \mu + \nu)(\lambda + \mu + \alpha_2 - \beta_2 s)} = 1. \qquad (4.5.14)$$

命题 4.5.2 假设 $R_1 > 1$ 且 $R_1 > R_2$. 如果 $R_2^1 > 1$, 则肺结核占优平衡点 E_1 不稳定; 当 $R_2^1 < 1$ 时, 特征方程 (4.5.14) 所有的根具有负实部.

证明 首先, 将 s 和 i_1 代入 (4.5.14)

$$\mathcal{G}(\lambda) = \frac{\gamma_2\delta\mu\left(1-\frac{1}{R_1}\right)}{(C+(\mu+\alpha_1)F)(\lambda+\mu+\nu)(R_1(\lambda+\mu+\alpha_2)-\beta_2)} = 1,$$

且

$$\mathcal{G}(0) = \frac{\gamma_2\delta\mu\left(1-\frac{1}{R_1}\right)}{(C+(\mu+\alpha_1)F)(\mu+\nu)(\mu+\alpha_2)(R_1-R_2)} = R_2^1.$$

由 $R_2^1 > 1$, $\mathcal{G}(0) > 1$. 若 $\mathcal{G}(\lambda)$ 是一个实值函数, 当 $\lambda \to \infty$ 时, $\mathcal{G}(\lambda) \to 0$. 若 $R_1 > R_2$, 存在 $\lambda^* > 0$ 使得 $\mathcal{G}(\lambda^*) = 1$. 所以, E_1 是不稳定的.

当 $R_2^1 < 1$ 时, 假设 (4.5.14) 有非负实部的根, 即 $\Re\lambda \geqslant 0$,

$$|\mathcal{G}(\lambda)| = \frac{\gamma_2\delta s i_1}{|\lambda+\mu+\nu||\lambda+\mu+\alpha_2-\beta_2 s|}$$

$$\leqslant \frac{\gamma_2\delta s i_1}{|\Re\lambda+\mu+\nu||\Re\lambda+\mu+\alpha_2-\beta_2 s|} \leqslant \mathcal{G}(0) = R_2^1 < 1.$$

因此, 方程 $\mathcal{G}(\lambda) = 1$ 的特征根只有负实部. □

注意到特征方程 (4.5.14) 的根具有负实部不能保证 E_1 的稳定性.

命题 4.5.3 假设 $R_1 > 1$. 如果 $R_1 < R_2$, 则肺结核占优的平衡点 E_1 不稳定.

证明 首先, 将特征方程 (4.5.14) 改写成

$$\frac{\gamma_2\delta s i_1}{\lambda+\mu+\nu} = \lambda+\mu+\alpha_2-\beta_2 s. \tag{4.5.15}$$

注意到

$$\mu+\alpha_2-\beta_2 s = (\mu+\alpha_2)\left(1-\frac{R_2}{R_1}\right) < 0.$$

若 $\lambda^* = -(\mu+\alpha_2-\beta_2 s) > 0$, 那么对于 $\lambda > \lambda^*$ 时, $f(\lambda) = \lambda+\mu+\alpha_2-\beta_2 s$ 是一个关于 λ 的增函数. 当 $\lambda \geqslant \lambda^*$ 时,

$$g(\lambda) = \frac{\gamma_2\delta s i_1}{\lambda+\mu+\nu}$$

是关于 λ 的减函数. 故, (4.5.15) 有唯一的正解. 因此, E_1 不稳定.

最后, 假设 $u = 0$, 则 $w = 0$. 因此, (4.5.13) 化简为

$$
\begin{cases}
\lambda x = -\beta_1 s z - \beta_1 i_1 x + \beta_1 s i_1 \left(x + \displaystyle\int_0^\infty y(a)da + z \right) - \mu x \\
\qquad + \displaystyle\int_0^\infty \alpha_0(a)y(a)da + \alpha_1 z, \\
y'(a) = -\lambda y - \alpha_0(a)y - \mu y - \gamma(a)y, \\
y(0) = \beta_1 s z + \beta_1 i_1 x - \beta_1 s i_1 \left(x + \displaystyle\int_0^\infty y(a)da + z \right), \\
\lambda z = \displaystyle\int_0^\infty \gamma(a)y(a)da - \mu z - \alpha_1 z.
\end{cases}
$$

求解 $y(a)$ 并将其代入 $y(0)$ 得

$$
y(0) = \frac{\beta_1 s(1 - i_1)z + \beta_1 i_1 x(1 - s)}{1 + \beta_1 s i_1 E(\lambda)},
$$

其中 $E(\lambda) = \displaystyle\int_0^\infty \pi(a)e^{-(\lambda+\mu)a}da$. 将 $y(0)$ 和 $y(a)$ 代入剩余的方程且消去 x, z 得

$$
\left[\lambda + \mu + \frac{\beta_1 i_1(1-s)}{1 + \beta_1 s i_1 E(\lambda)} - \frac{\beta_1 i_1 A(\lambda)}{1 + \beta_1 s i_1 E(\lambda)} \right] \left[\lambda + \mu + \alpha_1 - \frac{\beta_1 s(1-i_1)B(\lambda)}{1 + \beta_1 s i_1 E(\lambda)} \right]
$$

$$
= \left[-\frac{\beta_1 s(1-i_1)}{1 + \beta_1 s i_1 E(\lambda)} + \frac{\beta_1 s(1-i_1)A(\lambda)}{1 + \beta_1 s i_1 E(\lambda)} + \alpha_1 \right] \frac{\beta_1 i_1(1-s)B(\lambda)}{1 + \beta_1 s i_1 E(\lambda)}, \tag{4.5.16}
$$

其中

$$
A(\lambda) = \int_0^\infty \alpha_0(a)\pi(a)e^{-(\lambda+\mu)a}da, \tag{4.5.17}
$$

$$
B(\lambda) = \int_0^\infty \gamma(a)\pi(a)e^{-(\lambda+\mu)a}da. \tag{4.5.18}
$$

由分部积分法得

$$
A(\lambda) + B(\lambda) + (\lambda + \mu)E(\lambda) = 1.
$$

因此, 特征方程 (4.5.16) 等价于

$$
(\lambda + \mu)(\lambda + \mu + \alpha_1) \left[1 + \frac{\beta_1 s(1-i_1)E(\lambda)}{1 + \beta_1 s i_1 E(\lambda)} \right] = (\lambda + \mu) \frac{\beta_1 B(\lambda)}{1 + \beta_1 s i_1 E(\lambda)}.
$$

不难发现, 方程 (4.5.16) 的一个特征值等于 $-\mu$. 因此, 特征方程 (4.5.4) 等价于

$$f_1(\lambda) := 1 + \frac{\beta_1 s(1 - i_1)E(\lambda)}{1 + \beta_1 s i_1 E(\lambda)} = \frac{\beta_1 B(\lambda)}{[1 + \beta_1 s i_1 E(\lambda)](\lambda + \mu + \alpha_1)} := g_1(\lambda).$$

当 $R_1 > 1$ 时, 若 $\lambda \in \mathbb{R}$, 则 $1 < f_1(\lambda) = g_1(\lambda) < 1$. 故特征方程 (4.5.4) 没有正实根, 但其可能具有纯虚根. 那么 E_1 可能失稳而产生振荡. $\qquad \square$

引理 4.5.4 假设 $R_1 > 1, R_1 > R_2$ 及 $R_2^1 < 1$ 成立. 如果方程 (4.5.16) 只有实根, 则 E_1 局部渐近稳定. 若 $R_2^1 > 1$, 则地方病平衡点 E_1 不稳定.

接下来, 假设 $\nu = 0$, 则总人口保持不变. 对于任意 $t \in \mathbb{R}_+$, $N(t) = \dfrac{\Lambda}{\mu}$. 定义

$$\bar{S}(t) = \frac{S}{N}, \quad \bar{e}(a,t) = \frac{e}{N}, \quad \bar{I}_1 = \frac{I_1}{N}, \quad \bar{I}_2 = \frac{I_2}{N}, \quad \bar{J} = \frac{J}{N}.$$

为了方便, 仍用 f 表示 $\bar{f}$, $f = S, e, I_1, I_2, J$, 系统 (4.5.1) 化简为

$$\begin{cases} \dfrac{dS}{dt} = \mu - \mu S - \beta_1 S I_1 - \beta_2 S I_2 - (\gamma_1 + \gamma_2)SJ \\ \qquad\quad + \displaystyle\int_0^\infty \alpha_0(a)e(a,t)da + \alpha_1 I_1 + \alpha_2 I_2, \\ \dfrac{\partial e(a,t)}{\partial a} + \dfrac{\partial e(a,t)}{\partial t} = -(\mu + \gamma(a) + \alpha_0(a))e, \\ e(0,t) = \beta_1 S I_1 + \gamma_1 SJ, \\ \dfrac{dI_1}{dt} = \displaystyle\int_0^\infty \gamma(a)e(a,t)da - \mu I_1 - \alpha I_1 - \delta_1 I_1 I_2, \\ \dfrac{dI_2}{dt} = \beta_2 S I_2 + \gamma_2 SJ - (\mu + \alpha_2)I_2, \\ \dfrac{dJ}{dt} = \delta I_1 I_2 - \mu J. \end{cases} \qquad (4.5.19)$$

对于任意 $x = (S, 0_\mathbb{R}, e, I_1, I_2, J) \in X_0$, 定义映射 $P_f : X_0 \to \mathbb{R}$, $f = S, I_1, I_2, I_{12}$,

$$P_S(x) = S, \quad P_{I_1}(x) = I_1, \quad P_{I_2}(x) = I_2, \quad P_{I_{12}}(x) = J.$$

令

$$M_{I_{12}} = X_{0+}, \quad M_{I_{120}} = \{x \in M_{I_{12}} | P_{I_{12}}x \neq 0\}, \quad \partial M_{I_{120}} = M_{I_{12}} \backslash M_{I_{120}},$$

$$M_{I_1} = \partial M_{I_{120}}, \quad M_{I_{10}} = \{x \in M_{I_1} | P_{I_1}x \neq 0\}, \quad \partial M_{I_{10}} = M_{I_1} \backslash M_{I_{10}},$$

$$M_{I_2} = \partial M_{I_{10}}, \quad M_{I_{20}} = \{x \in M_{I_2} | P_{I_2} x \neq 0\}, \quad \partial M_{I_{20}} = M_{I_2} \backslash M_{I_{20}},$$

$$M_S = \partial M_{I_{20}}.$$

引理 4.5.5　如果 $R_1 > 1$, 对于任意 $\phi \in M_{I_{20}}$, 则 $\liminf\limits_{t \to +\infty} I_1(t) \geqslant \varepsilon$.

证明　若 $\phi = (S_0, 0_{\mathbb{R}}, e, 0_{\mathbb{R}}, 0_{\mathbb{R}}) \in M_{I_{10}}$. 假设存在一个 $t_0 > 0$, 当 $t \geqslant t_0$ 时, $I_1(t) < \varepsilon$. 由 (4.5.19) 的第一个方程知

$$\begin{cases} \dfrac{dS}{dt} \geqslant \mu - \varepsilon \beta_1 S - \mu S, \\ S(0) = S_0. \end{cases}$$

解之得

$$S(t) \geqslant \frac{\mu(1 - e^{-(\mu + \beta_1 \varepsilon)t})}{\mu} := S^*(t).$$

故, 当 $t \to +\infty$ 时, $S^*(t) \to 1$. 由于 $R_1 > 1$, 则存在充分小 $\lambda > 0$ 及 $\epsilon > 0$ 使得

$$\beta_1(1 - \epsilon) \int_0^\infty e^{-(\mu + \alpha_1 + \lambda)s} \int_0^s \gamma(a)\pi(a)e^{-\mu a} da ds > 1.$$

由 (4.5.19) 的第二个和第三个方程沿着特征线 $t - a = c$ 积分得

$$e(a, t) = \begin{cases} \beta_1 S(t - a)I_1(t - a)\pi(a)e^{-\mu a}, & t \geqslant a, \\ e_0(a - t)\dfrac{\pi(a)}{\pi(a - t)}e^{-\mu t}, & t < a. \end{cases}$$

由 (4.5.19) 的第四个方程得

$$I_1'(t) = \beta_1 \int_0^t \gamma(a)S(t - a)I_1(t - a)\pi(a)e^{-\mu a} da - (\mu + \alpha_1)I_1$$

$$+ \beta_1 \int_t^\infty \gamma(a)e_0(a - t)\frac{\pi(a)}{\pi(a - t)}e^{-\mu t} da.$$

解之得

$$I_1(t) \geqslant \beta_1(1 - \epsilon) \int_0^t e^{-(\mu + \alpha_1)s} \int_0^{t-s} \gamma(a)I_1(t - s - a)\pi(a)e^{-\mu a} da ds.$$

对上式两边取 Laplace 变换得

$$\widehat{I}_1(\lambda) \geqslant \beta_1(1 - \epsilon) \int_0^\infty e^{-(\mu + \alpha_1 + \lambda)s} \int_0^s \gamma(a)\pi(a)e^{-\mu a} da ds \widehat{I}_1(\lambda),$$

因此, $\liminf\limits_{t\to+\infty} I_1(t) \geqslant \varepsilon.$ □

定理 4.5.3　如果 $R_1 > 1$, 对于任意 $\phi \in M_{I_{10}}$, 系统 (4.5.19) 一致持续. 另外, 存在一个半流 $\{U(t)\}_{t \geqslant 0}$ 的全局吸引子 $A_{I_{10}} \subset M_{I_{10}}$.

证明　假设 $x = (S(t), 0, e, I_1, 0, 0) \in M_{I_{10}}$ 是 (4.5.19) 的任意解. 由 (4.5.19) 的第一个方程得

$$S'(t) > \mu - (\beta_1 + \mu)S(t).$$

考虑

$$\begin{cases} u'(t) = \mu - (\beta_1 + \mu)u(t), \\ u(0) = S(0). \end{cases} \quad (4.5.20)$$

不难发现, (4.5.20) 存在唯一全局渐近稳定平衡点. 因此对于充分大的 t 有 $S(t) \geqslant u^* - \varepsilon_1 := m_1$, 其中 $u^* = \dfrac{\mu}{\mu + \beta_1}$. 由 (4.5.19) 的第二个、第三个方程及 Volterra 积分公式, 当 t 充分大时, 有 $e(a, t) \geqslant \beta_1 m_1 \pi(a) e^{-\mu a} \doteq m_2$. □

定理 4.5.4　若假设 4.5.1, $\nu = 0$, 定理 4.5.3 条件成立, 则肺结核占优的平衡点 E_1 是全局渐近稳定的, 且 $A_{I_{10}} = E_1$.

4.5.5　艾滋病占优平衡点的稳定性

本节主要关注艾滋病占优平衡点 E_2 的稳定性. E_2 的分量满足 $e(0) = 0$, $i_1 = 0, j = 0, s = \dfrac{1}{R_2}$, $i_2 = 1 - \dfrac{1}{R_2}$ 且 $n = x + \displaystyle\int_0^{+\infty} y(a)da + z + u + w$. 在 E_2 处线性化系统 (4.5.19) 得

$$\begin{cases} \lambda x = -\beta_1 sz - \beta_2 su - \beta_2 i_2 x + \beta_2 si_2 n - (\gamma_1 + \gamma_2)sw - \mu x \\ \qquad + \displaystyle\int_0^\infty \alpha_0(a)y(a)da + \alpha_1 z + \alpha_2 u, \\ y'(a) = -\lambda y - \alpha_0(a)y - \mu y - \gamma(a)y, \\ y(0) = \beta_1 sz + \gamma_1 sw, \\ \lambda z = \displaystyle\int_0^{+\infty} \gamma(a)y(a)da - \mu z - \delta i_2 z - \alpha_1 z, \\ \lambda u = \beta_2 su + \beta_2 i_2 x - \beta_2 si_2 n + \gamma_2 sw - (\mu + \alpha_2)u, \\ \lambda w = \delta i_2 z - (\mu + \nu)w. \end{cases} \quad (4.5.21)$$

由 (4.5.21) 最后一个方程得

$$w = \frac{\delta i_2 z}{\lambda + \mu + \nu}.$$

求解方程 y 得

$$y(a) = y(0)\pi(a)e^{-(\lambda+\mu)a}.$$

将其代入 $y(0)$ 且假设 $y(0) \neq 0$, 两边消去 $y(0)$ 得

$$1 = \frac{\beta_1 s}{\lambda + \mu + \alpha_1 + \delta i_2} \int_0^\infty \gamma(a)\pi(a)e^{-(\lambda+\mu)a}da$$

$$+ \frac{\gamma_1 s \delta i_2}{(\lambda + \mu + \nu)(\lambda + \mu + \alpha_1 + \delta i_2)} \int_0^\infty \gamma(a)\pi(a)e^{-(\lambda+\mu)a}da. \tag{4.5.22}$$

定理 4.5.5　若 $R_2 > 1$ 及 $R_1^2 < 1$, 则艾滋病占优平衡点 E_2 局部渐近稳定. 如果 $R_1^2 > 1$, 则 E_2 不稳定.

证明　注意到

$$\mathcal{H}(\lambda) = \frac{\beta_1 s}{\lambda + \mu + \alpha_1 + \delta i_2} \int_0^{+\infty} \gamma(a)\pi(a)e^{-(\lambda+\mu)a}da$$

$$+ \frac{\gamma_1 s \delta i_2}{(\lambda + \mu + \nu)(\lambda + \mu + \alpha_1 + \delta i_2)} \int_0^{+\infty} \gamma(a)\pi(a)e^{-(\lambda+\mu)a}da,$$

且

$$\mathcal{H}(0) = R_1^2 < 1.$$

首先, 假设 $R_1^2 > 1$, $\lambda \in \mathbb{R}$, $\mathcal{H}(0) = R_1^2 > 1$ 且当 $t \to \infty$ 时, $\mathcal{H}(\lambda) \to 0$, 则存在 $\lambda^* > 0$ 使得 $\mathcal{H}(\lambda^*) = 1$. 因此, E_2 不稳定.

其次, 假设 $R_1^2 < 1$. 假设特征方程 (4.5.22) 的根有非负实部, 即, $\Re\lambda \geqslant 0$,

$$|\mathcal{H}(\lambda)| \leqslant \frac{\beta_1 s}{|\lambda + \mu + \alpha_1 + \delta i_2|} \left| \int_0^\infty \gamma(a)\pi(a)e^{-(\lambda+\mu)a}da \right|$$

$$+ \frac{\gamma_1 s \delta i_2}{|\lambda + \mu + \nu||\lambda + \mu + \alpha_1 + \delta i_2|} \left| \int_0^\infty \gamma(a)\pi(a)e^{-(\lambda+\mu)a}da \right|$$

$$\leqslant \frac{\beta_1 s}{|\Re\lambda + \mu + \alpha_1 + \delta i_2|} \left| \int_0^\infty \gamma(a)\pi(a)e^{-(\Re\lambda+\mu)a}da \right|$$

$$+ \frac{\gamma_1 s \delta i_2}{|\Re\lambda + \mu + \nu||\Re\lambda + \mu + \alpha_1 + \delta i_2|} \left| \int_0^\infty \gamma(a)\pi(a)e^{-(\Re\lambda+\mu)a}da \right|$$

$$= R_1^2.$$

那么, 特征方程 (4.5.22) 没有非负实部的解. 若 $y(0) = y(a) = 0$, 则 $z = w = 0$.
那么其余特征根满足

$$
\begin{cases}
\lambda x = -\beta_2 su - \beta_2 i_2 x + \beta_2 si_2 n - \mu x + \alpha_2 u, \\
\lambda u = \beta_2 su + \beta_2 i_2 x - \beta_2 si_2 n - (\mu + \alpha_2)u,
\end{cases}
$$

其中 $n = x + u$. 由 (4.5.21) 第一个方程得

$$
x = \frac{-\beta_2 s + (\beta_2 si_2 + \alpha_2)u}{\lambda + \mu + \beta_2 i_2 - \beta_2 si_2}.
$$

将其代入 u 中得

$$
\lambda + \mu + \alpha_2 = \beta_2 s^2 + \frac{\beta_2 i_2^2(-\beta_2 s^2 + \alpha_2)}{\lambda + \mu + \beta_2 i_2^2}
$$

或

$$
(\lambda + \mu)(\lambda + \mu + \alpha_2 + \beta_2 i_2^2 - \beta_2 s) = 0.
$$

注意到 $\beta_2 s = \mu + \alpha_2$, 那么 $\lambda = -\mu < 0$, $\lambda = -\beta_2 i_2^2 < 0$. 因此, E_2 局部渐近
稳定. $\qquad\square$

引理 4.5.6　若 $R_2 > 1$, 那么, 对于任意 $\phi \in M_{I_{20}}$ 有 $\liminf\limits_{t \to +\infty} I_2(t) \geqslant \varepsilon$.

证明　对于任意 $\phi = (S_0, 0_{\mathbb{R}}, 0_L^1, 0_{\mathbb{R}}, I_2, 0_{\mathbb{R}}) \in M_{I_{20}}$, 当 $\mathcal{R}_2 > 1$ 时, 存在 $\epsilon > 0$
及 $\lambda > 0$,

$$
R_2^{\varepsilon, \lambda} = \frac{(1 - \epsilon)\beta_2}{\lambda + \mu + \alpha_2} > 1. \tag{4.5.23}
$$

假设存在 $t_0 > 0$, 当 $t \geqslant t_0$ 时, $I_2(t) < \varepsilon$. 由 (4.5.19) 的第一个方程得

$$
\begin{cases}
\dfrac{dS}{dt} \geqslant \mu - \varepsilon\beta_2 S - \mu S, \\
S(0) = S_0.
\end{cases}
$$

解之得

$$
S(t) \geqslant \frac{\mu(1 - e^{-(\mu + \beta_2\varepsilon)t})}{\mu} := S^*(t).
$$

那么 $S(t) \geqslant S^*(t)$, 且当 $t \to +\infty$ 时有 $S(t) \to 1$. 再由 (4.5.19) 的第五个方程, 当
$t \geqslant t_0$ 时, 有

$$
I_2'(t) \geqslant \beta_2 S^*(t)I_2(t) - (\mu + \alpha_2)I_2(t).
$$

解之得

$$I_2(t) \geqslant \beta_2(1-\epsilon) \int_0^t e^{-(\mu+\alpha_2)(t-s)} I_2(t-s) ds. \tag{4.5.24}$$

对 (4.5.24) 两边取 Laplace 变换得

$$\hat{I}_2(\lambda) \geqslant R_2^{\varepsilon,\lambda} \hat{I}_2(\lambda).$$

因此, $\liminf\limits_{t\to+\infty} I_2(t) \geqslant \varepsilon$. $\qquad\square$

定理 4.5.6　如果 $R_2 > 1$, 对于任意 $\phi \in M_{I_{20}}$, 则系统 (4.5.19) 一致持续, 且半流 $\{U(t)\}_{t\geqslant 0}$ 存在一个全局吸引子 $A_{I_{20}} \subset M_{I_{20}}$.

证明　假设 $\phi = (S(t), 0, 0, I_2(t), 0) \in M_{I_{20}}$ 是 (4.5.19) 的任意解, 由 (4.5.19) 的第一个方程得

$$S'(t) > \mu - (\beta_2 + \mu)S(t).$$

考虑比较系统

$$\begin{cases} u'(t) = \mu - (\beta_2 + \mu)u(t), \\ u(0) = S(0). \end{cases}$$

同理可得系统 (4.4.27) 存在唯一全局渐近稳定平衡点. 因此, 当 t 充分大时, $S(t) \geqslant u^* - \varepsilon_1 := m_2$, 其中 $u^* = \dfrac{\mu}{\beta_2 + \mu}$. $\qquad\square$

定理 4.5.7　若假设 4.5.1、引理 4.5.5、引理 4.5.6、定理 4.5.6 成立, 则艾滋病占优平衡点 E_2 全局渐近稳定且 $A_{I_{20}} = E_2$.

4.5.6　系统的一致持续性

本节主要讨论当 $\nu = 0$ 时系统 (4.5.19) 的一致持续性.

引理 4.5.7　若假设 4.5.1, $\nu = 0$ 且 $R_1 > 1$ 成立, 那么, E_0 排斥 $M_{I_{120}}$.

证明　若 $R_1 > 1$, 则存在充分小 $\lambda > 0$ 和 $\varepsilon \in (0,1)$ 使得

$$R_1^{\lambda,\varepsilon} := \beta(1-\varepsilon) \int_0^\infty e^{-(\mu+\alpha_1+\lambda)s} \int_0^s \gamma(a)\pi(a)e^{-\mu a} da ds > 1.$$

对于任意 $\phi = (S_0, 0_R, I_{10}, I_{20}, J_0) \in M_{I_{120}}$, $\|\phi - E_0\| < \varepsilon$, 即

$$\|U(t)\phi - E_0\| \leqslant \varepsilon, \quad t \geqslant 0. \tag{4.5.25}$$

由 (4.5.25), 存在 $T_S > 0$ 使得对于任意 $t > T_S$ 有

$$S(t) \geqslant 1 - \varepsilon.$$

(4.5.19) 第二个和第三个方程沿特征线 $t - a = c$ 积分得

$$
e(a,t) \geqslant \begin{cases} \beta_1 S(t-a)I_1(t-a)\pi(a)e^{-\mu a}, & t \geqslant a, \\ e_0(a-t)\dfrac{\pi(a)}{\pi(a-t)}e^{-\mu t}, & t < a. \end{cases}
$$

将 $e(a,t)$ 代入 (4.5.19) 的第四个方程得

$$
\begin{aligned}
I_1'(t) \geqslant{}& \beta_1 \int_0^t \gamma(a)S(t-a)I_1(t-a)\pi(a)e^{-\mu a}da - (\mu + \alpha_1)I_1 \\
&+ \beta_1 \int_t^\infty \gamma(a)e_0(a-t)\frac{\pi(a)}{\pi(a-t)}e^{-\mu t}da.
\end{aligned}
$$

解之, 当 $t > T_S$ 时, 有

$$
I_1(t) \geqslant \beta_1(1-\varepsilon)\int_0^t e^{-(\mu+\alpha_1)s}\int_0^{t-s}\gamma(a)I_1(t-s-a)\pi(a)e^{-\mu a}dads. \quad (4.5.26)
$$

对 (4.5.26) 两边取 Laplace 变换得

$$
\widehat{I_1}(\lambda) \geqslant R_1^{\lambda,\varepsilon}\widehat{I_1}(\lambda). \quad (4.5.27)
$$

(4.5.27) 与 $R_1^{\lambda,\varepsilon}$ 相矛盾. □

引理 4.5.8　如果假设 4.5.1 成立且 $\nu = 0$, 则有如下结论:

(i) 若 $R_1 > 1$, 则 $x_{I_1} = E_1$ 排斥 $M_{I_{120}}$;

(ii) 若 $R_2 > 1$, 则 $x_{I_2} = E_2$ 排斥 $M_{I_{120}}$.

定理 4.5.8　如果假设 4.5.1, $\nu = 0$, $R_1 > 1$ 且 $R_2 > 1$ 成立, 那么存在 $\varepsilon > 0$ 使得对于任意 $x \in M_{I_{120}}$,

$$
\liminf_{t \to +\infty} \|P_{I_{12}}U(t)x\| \geqslant \varepsilon.
$$

证明　注意到 $\omega(\partial M_{I_{120}}) = \{E_0\} \cup \{E_1\} \cup \{E_2\}$. 由文献 [64] 中的定理 4.5.1 及定理 4.5.8, 结论成立. □

4.5.7　后向分支

本节讨论系统 (4.5.1) 后向分支的存在性. 在只有一种病存在的情况下, 当基本再生数 $R_1 = 1$ 或 $R_2 = 1$ 时, 判定系统 (4.5.1) 是否产生后向分支. 我们将利用第 1 章的中心流形定理证明后向分支的存在性. 为了研究方便, 做如下假设.

假设 4.5.2　系统 (4.5.1) 中参数满足 $\nu = 0, \alpha_0(a) = \alpha_0, \gamma(a) = \gamma$.

若 $R_0 = \max\{R_1, R_2\} = 1$, 则有如下三种情形:

(1) $R_1 = 1, R_2 < 1$, 即 $\beta_1\gamma = (\mu + \alpha_1)(\mu + \gamma + \alpha_0)$;

(2) $R_1 < 1, R_2 = 1$, 即 $\beta_2 = \mu + \alpha_2$;

(3) $R_1 = 1, R_2 = 1$, 即 $\beta_1\gamma = (\mu + \alpha_1)(\mu + \gamma + \alpha_0)$ 且 $\beta_2 = \mu + \alpha_2$.

首先, 若 $R_0 = R_1 = 1 > R_2$, 应用定理 1.5.1 判定后向分支的存在性. 注意到在无病平衡点 E_0 处的 Jacobian 矩阵为

$$J(E_0, \beta_1^*) = \begin{pmatrix} -\mu & \alpha_0 & \alpha_1 - \beta_1 & \alpha_2 - \beta_2 & -(\gamma_1 + \gamma_2) \\ 0 & -(\mu + \gamma + \alpha_0) & \beta_1 & 0 & \gamma_1 \\ 0 & \gamma & -(\mu + \alpha_1) & 0 & 0 \\ 0 & 0 & 0 & \beta_2 - (\mu + \alpha_2) & \gamma_2 \\ 0 & 0 & 0 & 0 & -\mu \end{pmatrix}.$$

不难发现, 矩阵 $J(E_0, \beta_1^*)$ 的特征根为

$$\lambda_1 = -\mu < 0, \quad \lambda_2 = \beta_2 - (\mu + \alpha_2) < 0, \quad \lambda_3 = -\mu < 0,$$

$$\lambda_4 = -(2\mu + \alpha_0 + \alpha_1 + \gamma), \quad \lambda_5 = 0.$$

$\lambda_5 = 0$ 是矩阵 $J(E_0, \beta_1^*)$ 的一个孤立特征根且其他特征根均小于 0. 因此, 定理 1.5.1(1) 成立.

设 $\mathbf{w} = (w_1, w_2, w_3, w_4, w_5)^{\mathrm{T}}$ 是 $\lambda_5 = 0$ 所对应的右特征向量, 则其满足如下代数方程组

$$\begin{cases} -\mu w_1 + \alpha_0 w_2 + (\alpha_1 - \beta_1)w_3 + (\alpha_2 - \beta_2)w_4 - (\gamma_1 + \gamma_2)w_5 = 0, \\ -(\mu + \gamma + \alpha_0)w_2 + \beta_1 w_3 + \gamma_1 w_5 = 0, \\ \gamma w_2 - (\mu + \alpha_1)w_3 = 0, \\ (\beta_2 - \mu - \alpha_2)w_4 + \gamma_2 w_5 = 0, \\ -\mu w_5 = 0. \end{cases}$$

求解得

$$\mathbf{w} = \left(\frac{\alpha_0\beta_1 + (\alpha_1 - \beta_1)(\mu + \gamma + \alpha_0)}{\mu}, \beta_1, \mu + \gamma + \alpha_0, 0, 0 \right)^{\mathrm{T}}.$$

设 $\lambda_5 = 0$ 对应的左特征向量为 $\mathbf{v} = (v_1, v_2, v_3, v_4, v_5)$ 且满足 $\mathbf{vw} = 1$, 即

$$\begin{cases} -\mu v_1 = 0, \\ \alpha_0 v_1 - (\mu + \gamma + \alpha_0)v_2 + \gamma v_3 = 0, \\ (\alpha_1 - \beta_1)v_1 + \beta_1 v_2 - (\mu + \alpha_1)v_3 = 0, \\ (\alpha_2 - \beta_2)v_1 + (\beta_2 - \mu - \alpha_2)v_4 = 0, \\ -(\gamma_1 + \gamma_2)v_1 + \gamma_1 v_2 + \gamma_2 v_4 - \mu v_5 = 0 \end{cases}$$

且

$$v_2 \beta_1 \left(1 + \frac{\mu + \gamma + \alpha_0}{\mu + \alpha_1}\right) = 1,$$

因此

$$\mathbf{v} = \left(0, \frac{\mu + \alpha_1}{\beta_1(2\mu + \gamma + \alpha_0 + \alpha_1)}, \frac{1}{2\mu + \gamma + \alpha_0 + \alpha_1}, 0, \frac{\gamma_1(\mu + \alpha_1)}{\beta_1 \mu(2\mu + \gamma + \alpha_0 + \alpha_1)}\right).$$

接下来需计算 $\mathbf{a}$ 和 $\mathbf{b}$, 即

$$\mathbf{a} = \sum_{k,i,j=1}^{n} v_k w_i w_j \frac{\partial^2 f_k}{\partial x_i \partial x_j}(E_0, \beta_1^*),$$

$$\mathbf{b} = \sum_{k,i=1}^{n} v_k w_i \frac{\partial^2 f_k}{\partial x_i \partial \phi}(E_0, \beta_1^*).$$

事实上, 我们只需计算 $\mathbf{a}$ 和 $\mathbf{b}$ 所对应的非零项即可. 将 $\mathbf{v}$ 及 $\mathbf{w}$ 代入计算得

$$\mathbf{a} = \sum_{k,i,j=1}^{n} v_k w_i w_j \frac{\partial^2 f_k}{\partial x_i \partial x_j}(E_0, \beta_1^*)$$

$$= 2v_1 w_1 w_3 \frac{\partial^2 f_1}{\partial S \partial I_1} + 2v_1 w_1 w_4 \frac{\partial^2 f_1}{\partial S \partial I_2} + 2v_1 w_1 w_5 \frac{\partial^2 f_1}{\partial S \partial J}$$

$$+ 2v_2 w_1 w_3 \frac{\partial^2 f_2}{\partial S \partial I_1} + 2v_2 w_1 w_5 \frac{\partial^2 f_2}{\partial S \partial J} + 2v_3 w_3 w_4 \frac{\partial^2 f_3}{\partial I_1 \partial I_2}$$

$$+ 2v_4 w_1 w_4 \frac{\partial^2 f_4}{\partial S \partial I_2} + 2v_4 w_1 w_5 \frac{\partial^2 f_1}{\partial S \partial J} + 2v_5 w_3 w_4 \frac{\partial^2 f_5}{\partial I_1 \partial I_2}$$

$$= -2\beta_1 v_1 w_1 w_3 - 2\beta_2 v_1 w_1 w_4 - 2(\gamma_1 + \gamma_2)v_1 w_1 w_5$$

$$+ 2\beta_1 v_2 w_1 w_3 + 2\gamma_1 v_2 w_1 w_5 - 2\delta v_3 w_3 w_4$$

$$+ 2\beta_2 v_4 w_1 w_4 + 2\gamma_2 v_4 w_1 w_5 + 2\delta v_5 w_3 w_4$$

$$= 2\beta_1 v_2 w_1 w_3$$

$$= \frac{2(\mu + \alpha_1)(\alpha_0 \beta_1 + (\alpha_1 - \beta_1)(\mu + \gamma + \alpha_0))(\mu + \gamma + \alpha_0)}{\mu(2\mu + \gamma + \alpha_0 + \alpha_1)}$$

和

$$\mathbf{b} = \sum_{k,i=1}^n v_k w_i \frac{\partial^2 f_k}{\partial x_i \partial \phi}(E_0, \beta_1^*)$$

$$= v_1 w_1 \frac{\partial^2 f_1}{\partial S \partial \beta_1} + v_1 w_3 \frac{\partial^2 f_1}{\partial I_1 \partial \beta_1} + v_2 w_1 \frac{\partial^2 f_2}{\partial S \partial \beta_1} + v_2 w_3 \frac{\partial^2 f_1}{\partial I_1 \partial \beta_1}$$

$$= v_1 w_3 + v_2 w_3$$

$$= \frac{(\mu + \alpha_1)(\mu + \gamma + \alpha_0)}{\beta_1(2\mu + \gamma + \alpha_0 + \alpha_1)} > 0.$$

由定理 1.5.1, $\mathbf{a}$ 的符号决定系统 (4.5.19) 是否产生后向分支. 定义

$$\beta_1^0 = \frac{\alpha_1(\mu + \gamma + \alpha_0)}{\mu + \gamma},$$

当 $\beta_1 < \beta_1^0$ 时, $\mathbf{a} > 0$, 否则系统 (4.5.19) 是前向的.

定理 4.5.9　若 $\beta_1 < \beta_1^0$ 及 $R_2 < 1$, 则系统 (4.5.19) 发生后向分支. 如果 $\beta_1 > \beta_1^0$, 系统 (4.5.19)发生前向分支.

接着, 当 $R_0 = R_2 = 1 > R_1$ 时, 系统在 E_0 处的 Jacobian 矩阵为

$$J(E_0, \beta_2^*) = \begin{pmatrix} -\mu & \alpha_0 & \alpha_1 - \beta_1 & \alpha_2 - \beta_2 & -(\gamma_1 + \gamma_2) \\ 0 & -(\mu + \gamma + \alpha_0) & \beta_1 & 0 & \gamma_1 \\ 0 & \gamma & -(\mu + \alpha_1) & 0 & 0 \\ 0 & 0 & 0 & 0 & \gamma_2 \\ 0 & 0 & 0 & 0 & -\mu \end{pmatrix}.$$

矩阵 J 所对应的特征值为

$$\lambda_1 = -\mu < 0, \quad \lambda_2 = 0, \quad \lambda_3 = -\mu < 0.$$

J 的其余特征值由如下特征方程决定

$$\lambda^2 + (2\mu + \alpha_0 + \alpha_1 + \gamma)\lambda + (\mu + \alpha_1)(\mu + \gamma + \alpha_1) - \beta_1\gamma = 0. \tag{4.5.28}$$

当 $R_1 < 1$ 时, (4.5.28) 的特征根只有负实部.

故, $\lambda_2 = 0$ 是矩阵 $J(E_0, \beta_2^*)$ 的孤立特征根且其他特征值都具有负实部. 故定理 1.5.1(1) 成立.

设 $\mathbf{w} = (w_1, w_2, w_3, w_4, w_5)^{\mathrm{T}}$ 是 $\lambda_2 = 0$ 所对应的一个右特征向量, 则其满足

$$
\begin{cases}
-\mu w_1 + \alpha_0 w_2 + (\alpha_1 - \beta_1)w_3 + (\alpha_2 - \beta_2)w_4 - (\gamma_1 + \gamma_2)w_5 = 0, \\
-(\mu + \gamma + \alpha_0)w_2 + \beta_1 w_3 + \gamma_1 w_5 = 0, \\
\gamma w_2 - (\mu + \alpha_1)w_3 = 0, \\
\gamma_2 w_5 = 0, \\
-\mu w_5 = 0.
\end{cases}
$$

求解得

$$
\mathbf{w} = (\alpha_2 - \beta_2, 0, 0, \mu, 0)^{\mathrm{T}}.
$$

设 $\mathbf{v} = (v_1, v_2, v_3, v_4, v_5)$ 是矩阵 $J(E_0, \beta_2^*)$ 特征值 $\lambda_2 = 0$ 所对应的左特征向量, 则其满足

$$
\begin{cases}
-\mu v_1 = 0, \\
\alpha_0 v_1 - (\mu + \gamma + \alpha_0)v_2 + \gamma v_3 = 0, \\
(\alpha_1 - \beta_1)v_1 + \beta_1 v_2 - (\mu + \alpha_1)v_3 = 0, \\
(\alpha_2 - \beta_2)v_1 = 0, \\
-(\gamma_1 + \gamma_2)v_1 + \gamma_1 v_2 + \gamma_2 v_4 - \mu v_5 = 0.
\end{cases}
$$

由 $\mathbf{w}$ 和 $\mathbf{v}$ 正交性 $\mathbf{vw} = 1$ 知

$$
v_2 \beta_1 \left(1 + \frac{\mu}{\gamma_2}\right) = 1.
$$

求解得

$$
\mathbf{v} = \left(0, 0, 0, \frac{1}{\mu}, \frac{\gamma_2}{\mu^2}\right).
$$

将其代入 $\mathbf{a}$ 和 $\mathbf{b}$ 得

$$
\mathbf{a} = \sum_{k,i,j=1}^{n} v_k w_i w_j \frac{\partial^2 f_k}{\partial x_i \partial x_j}(E_0, \beta_2^*)
$$

$$
= 2v_1 w_1 w_3 \frac{\partial^2 f_1}{\partial S \partial I_1} + 2v_1 w_1 w_4 \frac{\partial^2 f_1}{\partial S \partial I_2} + 2v_1 w_1 w_5 \frac{\partial^2 f_1}{\partial S \partial J}
$$

$$+ 2v_2w_1w_3 \frac{\partial^2 f_2}{\partial S \partial I_1} + 2v_2w_1w_5 \frac{\partial^2 f_2}{\partial S \partial J} + 2v_3w_3w_4 \frac{\partial^2 f_3}{\partial I_1 \partial I_2}$$

$$+ 2v_4w_1w_4 \frac{\partial^2 f_4}{\partial S \partial I_2} + 2v_4w_1w_5 \frac{\partial^2 f_1}{\partial S \partial J} + 2v_5w_3w_4 \frac{\partial^2 f_5}{\partial I_1 \partial I_2}$$

$$= -2\beta_1 v_1 w_1 w_3 - 2\beta_2 v_1 w_1 w_4 - 2(\gamma_1 + \gamma_2)v_1 w_1 w_5$$

$$+ 2\beta_1 v_2 w_1 w_3 + 2\gamma_1 v_2 w_1 w_5 - 2\delta v_3 w_3 w_4$$

$$+ 2\beta_2 v_4 w_1 w_4 + 2\gamma_2 v_4 w_1 w_5 + 2\delta v_5 w_3 w_4$$

$$= 2\beta_2 v_4 w_1 w_4 = 2\beta_2(\alpha_2 - \beta_2) = -2\beta_2 \mu < 0$$

和

$$\mathbf{b} = \sum_{k,i=1}^{n} v_k w_i \frac{\partial^2 f_k}{\partial x_i \partial \phi}(E_0, \beta_2^*)$$

$$= v_1 w_1 \frac{\partial^2 f_1}{\partial S \partial \beta_2} + v_1 w_3 \frac{\partial^2 f_1}{\partial I_2 \partial \beta_2} + v_2 w_1 \frac{\partial^2 f_2}{\partial S \partial \beta_2} + v_2 w_3 \frac{\partial^2 f_1}{\partial I_2 \partial \beta_2}$$

$$= v_1 w_4 + v_4 w_4$$

$$= 1 > 0.$$

定理 4.5.10　若 $R_1 < 1$, 那么系统 (4.5.19) 在 $R_2 = 1$ 处发生前向分支. 另外, 当 $R_0 = R_1 = 1 = R_2$ 时, 其对应 Jacobian 矩阵为

$$J(E_0, \beta_1^*, \beta_2^*) = \begin{pmatrix} -\mu & \alpha_0 & \alpha_1 - \beta_1 & \alpha_2 - \beta_2 & -(\gamma_1 + \gamma_2) \\ 0 & -(\mu + \gamma + \alpha_0) & \beta_1 & 0 & \gamma_1 \\ 0 & \gamma & -(\mu + \alpha_1) & 0 & 0 \\ 0 & 0 & 0 & 0 & \gamma_2 \\ 0 & 0 & 0 & 0 & -\mu \end{pmatrix}.$$

$J(E_0, \beta_1^*, \beta_2^*)$ 的特征值为

$$\lambda_1 = -\mu < 0, \quad \lambda_2 = 0, \quad \lambda_3 = -\mu < 0, \quad \lambda_4 = -(2\mu + \alpha_0 + \alpha_1 + \gamma), \quad \lambda_5 = 0.$$

因此, $\lambda = 0$ 是一个二重根, 定理 1.5.1 不成立.

接下来, 利用偏微分方程分支理论讨论 0 特征根是重根的分支问题. 定义

$$\beta_1(\varepsilon_1) = \bar{\beta}_1(1 + \varepsilon_1), \quad \beta_2(\varepsilon_2) = \bar{\beta}_2(1 + \varepsilon_2),$$

且满足 $\bar{\beta}_1 C = \mu + \alpha_1$ 和 $\bar{\beta}_2 = \mu + \alpha_2$. 取 $\varepsilon_1 = \varepsilon_2 = 0$, $R_1 = R_2 = 1$. 引入辅助函数

$$B(i_2, \varepsilon_1) = \frac{1 + \varepsilon_1}{1 + \dfrac{\delta i_2}{\mu + \alpha_1}} + \frac{\gamma_2 \delta C i_2}{(\mu + \nu)(\mu + \alpha_1 + \delta i_2)}.$$

注意到

$$s = \mathcal{S}(i_2, \varepsilon_1) = B(i_2, \varepsilon_1)^{-1},$$

且

$$T(i_2, \varepsilon_1, \varepsilon_2) = \frac{1 - (1 + \varepsilon_2)\mathcal{S}(i_2, \varepsilon_1)}{\gamma_2 \mathcal{S}(i_2, \varepsilon_1)}.$$

求解 $e(0)$ 得

$$e(0) = \frac{(\mu + \nu)(\mu + \alpha_2)(\mu + \alpha_1 + \delta i_2)(1 - (1 + \varepsilon_2)\mathcal{S}(i_2, \varepsilon_1))}{\delta C \gamma_2 \mathcal{S}(i_2, \varepsilon_1)},$$

或

$$e(i_2, \varepsilon_1, \varepsilon_2) = G(i_2) T(i_2, \varepsilon_1, \varepsilon_2),$$

其中 $G(i_2) = \dfrac{(\mu + \nu)(\mu + \alpha_2)(\mu + \alpha_1 + \delta i_2)}{\delta C \gamma_2}$. 急性肺结核感染平衡点满足

$$i_1 = \frac{(\mu + \nu)(\mu + \alpha_2)}{\delta} T(i_2, \varepsilon_1, \varepsilon_2).$$

两病共同感染平衡点满足

$$j = (\mu + \alpha_2) i_2 T(i_2, \varepsilon_1, \varepsilon_2).$$

从而 $s + e + i_1 + i_2 + j = 1$ 可以表示成

$$\mathcal{M}(i_2, \varepsilon_1, \varepsilon_2) = i_2 + \mathcal{S}(i_2, \varepsilon_1) + (\mu + \alpha_2)T(i_2, \varepsilon_1, \varepsilon_2)i_2 + H(i_2)T(i_2, \varepsilon_1, \varepsilon_2) = 1,$$

其中 $H(i_2) = \dfrac{(\mu + \nu)(\mu + \alpha_2)}{\delta} + G(i_2)$.

由于

$$S(0, 0) = B(0, 0)^{-1} = 1,$$

则 $T(0, 0, 0) = 0$, 且 $M(0, 0, 0) = 1$. 对任意 $(\varepsilon_1, \varepsilon_2)$, 设 $i_2(\varepsilon_1, \varepsilon_2)$ 是 $\mathcal{M}(i_2, \varepsilon_1, \varepsilon_2) = 1$ 的解. 那么, $e = G(i_2) T(i_2, \varepsilon_1, \varepsilon_2)$. 为了判断后向分支, 我们需验证 $\dfrac{\partial e}{\partial \varepsilon_n}(0, 0)$, $\dfrac{\partial i_2}{\varepsilon_n}(0, 0)$, 其中 $n = 1, 2$.

直接计算得

$$\frac{\partial B}{\partial i_2}(0,0) = \frac{\delta(\gamma_2 C - (\mu + \nu))}{(\mu + \alpha_1)(\mu + \nu)} = -\tau.$$

同理可得

$$\frac{\partial S}{\partial i_2}(0,0) = \tau, \quad \frac{\partial S}{\partial \varepsilon_1}(0,0) = -1, \quad \frac{\partial T}{\partial i_2}(0,0) = -\tau \tau_1,$$

$$\frac{\partial T}{\partial \varepsilon_1}(0,0) = \tau_1, \quad \frac{\partial T}{\partial \varepsilon_2}(0,0) = -\tau_1,$$

其中 $\tau_1 = \dfrac{1}{\gamma_2}$. 将其代入 $\dfrac{\partial M}{\partial i_2}$ 得

$$\frac{\partial M}{\partial i_2}(0,0,0) = 1 + (1 - H(0)\tau_1)\tau, \quad \frac{\partial M}{\partial \varepsilon_2}(0,0,0) = -H(0)\tau_1,$$

$$\frac{\partial M}{\partial \varepsilon_1}(0,0,0) = -1 + H(0)\tau_1.$$

利用隐函数定理得

$$\frac{\partial i_2}{\partial \varepsilon_1}(0,0) = \frac{1 - H(0)\tau_1}{1 + (1 - H(0)\tau_1)\tau}, \quad \frac{\partial e}{\partial \varepsilon_1}(0,0) = \frac{G(0)\tau_1}{1 + (1 - H(0)\tau_1)\tau},$$

$$\frac{\partial i_2}{\partial \varepsilon_2}(0,0) = \frac{H(0)\tau_1}{1 + (1 - H(0)\tau_1)\tau}, \quad \frac{\partial e}{\partial \varepsilon_2}(0,0) = \frac{-G(0)\tau_1(1 + \tau)}{1 + (1 - H(0)\tau_1)\tau}.$$

由于 $G(0)\tau_1 > 0$ 和 $H(0)\tau_1 > 0$, 当

$$1 + (1 - H(0)\tau_1)\tau < 0, \quad 1 - H(0)\tau_1 > 0 \tag{4.5.29}$$

时, 即 $\tau < -1$, $\dfrac{\partial i_j}{\partial \epsilon_j} < 0$.

定义 4.5.1 "完全的" 后向分支是指如果对所有充分小 $\varepsilon_n > 0, n = 1, 2$, 则系统 (4.5.19) 存在正平衡点. "偏" 后向分支是指如果对于某些充分小的 $\varepsilon_n > 0, n = 1, 2$, 系统 (4.5.19) 存在正平衡点.

命题 4.5.4 若

$$1 + (1 - H(0)\tau_1)\tau < 0, \quad 1 - G(0)\tau_1 > 0, \tag{4.5.30}$$

则系统 (4.5.1) 发生后向分支. 若 (4.5.30) 中至少有一个不等式不成立, 则系统 (4.5.1) 只发生前向分支. 如果 (4.5.30) 成立, 则后向分支是完全的, 即, 存在充分小的 ε_0 $(0 < \varepsilon_0 < 1)$, 当 $1 - \varepsilon_0 < R_1, R_2 < 1$ 时, 系统 (4.5.19) 存在正平衡点.

4.5.8 数值模拟

本节利用数值方法验证艾滋病和肺结核的相互作用.

例 4.5.1 取初值 $S_0 = 1.245552, e_0 = 0.33084549, I_0 = 0.01251083, I_2 = 0.64225098, J_0 = 0.014314823$ 和参数 $\Lambda = 1, \mu = 1, \delta = 4, \beta_1 = 0.5, \beta_2 = 0.75, \nu = 0, \gamma = 0.1, \gamma_1 = 0, \gamma_2 = 1, \alpha_0 = 1, \alpha_1 = 0.5, \alpha_2 = 0.1$. 计算得 $R_1 = 0.1140$ 和 $R_2 = 0.6818$. 由命题 4.5.1 和定理 4.5.1, E_0 全局渐近稳定. 图 4.5.3(a) 表明肺结核和艾滋病同时灭绝.

例 4.5.2 取初值 $S_0 = 1.245552, e_0 = 0.33084549, I_0 = 0.01251083, I_2 = 0.64225098, J_0 = 0.014314823$ 和参数 $\Lambda = 1, \mu = 1, \delta = 4, \beta_1 = 20, \beta_2 = 0.01, \nu = 0, \gamma = 0.1, \gamma_1 = 0.1, \gamma_2 = 1, \alpha_0 = 1, \alpha_1 = 0.5, \alpha_2 = 0.1$. 直接计算得 $R_1 = 4.5614$ 和 $R_2^1 = 0.8211$. 由定理 4.5.4, E_1 全局渐近稳定. 图 4.5.3(b) 表明肺结核最终占优.

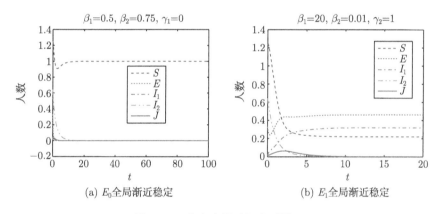

(a) E_0 全局渐近稳定 　　　　　(b) E_1 全局渐近稳定

图 4.5.3 状态变量时间序列图 (I)

例 4.5.3 取初值 $S_0 = 1.245552, e_0 = 0.33084549, I_0 = 0.01251083, I_2 = 0.64225098, J_0 = 0.014314823$ 和参数 $\Lambda = 1, \mu = 1, \delta = 0.02, \beta_1 = 0.5, \beta_2 = 2, \nu = 0, \gamma = 0.1, \gamma_1 = 0.1, \gamma_2 = 1, \alpha_0 = 1, \alpha_1 = 0.5, \alpha_2 = 0.1$. 直接计算得 $R_2 = 1.8182$ 和 $R_1^1 = 0.1149$. 由定理 4.5.7, E_2 全局渐近稳定. 图 4.5.4(a) 表明艾滋病最终占优.

接下来, 讨论共同感染率 δ 对模型 (4.5.1) 动力学的影响.

取初值 $S_0 = 1.245552, e_0 = 0.33084549, I_0 = 0.01251083, I_2 = 0.64225098, J_0 = 0.014314823$ 和参数 $\Lambda = 1, \mu = 1, \delta = 4, \beta_1 = 100, \beta_2 = 2, \nu = 0, \gamma = 0.1, \gamma_1 = 0.1, \gamma_2 = 80, \alpha_0 = 1, \alpha_1 = 0.5, \alpha_2 = 0.1$. 计算得 $R_1 = 18.7018, R_2 = 0.6818$ 和 $R_1^2 = 120.5094, R_2^2 = 20.1173$. 图 4.5.4 (b) 表明共存平衡点 E^* 全局渐近稳定.

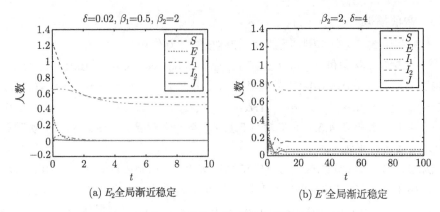

(a) E_2 全局渐近稳定　　　　　　　　(b) E^* 全局渐近稳定

图 4.5.4　状态变量时间序列图 (II)

然而, 若取 $\delta = 10$. 直接计算可得 $R_1 = 0.1140, R_2 = 1.8182$ 和 $R_1^2 = 0.1830, R_2^1 = 4.3652 \times 10^3$. 定义

$$D_x = \{R_1, R_2 > 0 | R_1 < 1 < R_2, R_1^2 < R_2^1\}.$$

$(R_1, R_2) \in D_x$ 不在 $D_j(j = 1, 2, \cdots, 5)$ 中. 由图 4.5.5 表明当 $t \to +\infty$ 时共存平衡点全局渐近稳定. 继续改变 δ, 图 4.5.6 表明系统 (4.5.1) 产生 Hopf 分支.

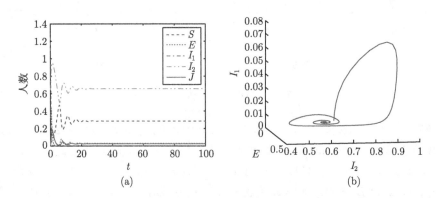

(a)　　　　　　　　　　　　　　(b)

图 4.5.5　当 $\delta = 10$ 时, (a) 状态变量时间序列图; (b) 三维像图

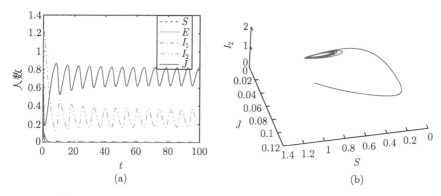

图 4.5.6 当 $\delta = 80$ 时, (a) 状态变量时间序列图, (b) 三维像图

若选取 δ 为分支参数固定其他参数. 利用 MatCont 可得系统 (4.5.1) 的分支图 (图 4.5.7(d)), 其中 "H" 表示 Hopf 分支点, "BP" 表示次临界分支点 [5]. 当 $\delta = 80$ 时, 在 $E^* = (0.605257, 0.008076, 0.000497, 0.378517, 0.007653)$ 处产生 Hopf 分支且对应 Lyapunov 指数为 -2.210621, Hopf 分支稳定, 见图 4.5.7(a)—(c). 在 $E_2 = (0.054808, 0.558184, 0.387008, 0.00, 0.00)$ 处发生 BP 分支.

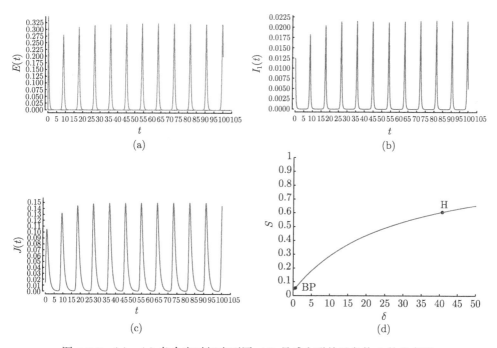

图 4.5.7 (a)—(c) 各仓室时间序列图; (d) 易感人群关于参数 δ 的分支图

　　若选择 β_1 和 β_2 为分支参数, 固定其他参数. 图 4.5.8 表明 β_1 作为参数, 系统 (4.5.1) 出现两个 Hopf 点, 其中一个发生在 $E_1^* = (0.834343, 0.007097, 0.003495, 0.152927, 0.002138)$ 处且 Lyapunov 指数为 -3.955148. 另一个发生在 $E_2^* = (0.941837, 0.004940, 0.003025, 0.049598, 0.000600)$ 处且 Lyapunov 指数为 -0.4199527. 因此系统 (4.5.1) 产生两个稳定的极限环 (参见图 4.5.8).

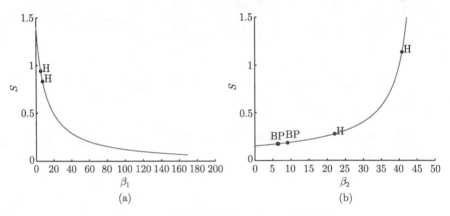

图 4.5.8　易感人群关于 β_1 和 β_2 的分支图

4.6　本 章 小 结

　　本章系统提出研究年龄结构多菌株传染病模型的理论框架, 包括单调动力系统 (引理 4.2.1)、偏微分方程分支理论 (4.5.7 节)、构建序结构方法 (4.3.3 节)、一致持续性理论 (命题 4.4.1、命题 4.4.2) 等. 研究发现, 年龄结构 (定理 4.2.3)、重叠感染 (定理 4.3.4)、共同感染 (定理 4.5.8) 等机理是多菌株共生的机制; 共同感染能使系统产生振荡共生及后向分支现象 (图 4.5.6—图 4.5.8).

第 5 章 多菌株传染病网络模型

群体水平的传染病问题实际上是个体社交网络传播的约化. 在社交网络中往往把每个人看作一个节点, 人与人之间的交往关系视为网络中的连边. 将上述过程推广到网络上, 网络传染病传播问题随即孕育而生. Pastor-Satorras 和 Vespignani[121] 首先建立了一类在无标度网络上传播的 SIS 模型, 他们发现当网络节点规模充分大, 疾病必然暴发, 传统阈值理论不成立.

实际上, 在疾病传播初期只有少部分人与感染疾病的人接触, 仓室模型不能准确描述疾病传播. 此时, 随机分支过程模型能很好地描述疾病的初始暴发. 当基本再生数大于 1 时, 能引起小规模的暴发而不是大流行. 搭建一座从随机模型到仓室建模的桥梁至关重要. 下面介绍两者建模之间的联系.

首先假设一个配置网络 (configure network, CM) 的度分布为 $p(k)$. 定义其概率生成函数为

$$G_0(z) = \sum_{k=0}^{\infty} p_k z^k.$$

假设每条边传播的概率为 β, 康复概率为 γ. 一个易感节点连接到邻居是染病节点的概率是 φ_I, 则传播风险为 $\lambda_E = \beta\varphi_I$. 假设每条边上的传播是相互独立的, 度为 k 的节点传播的风险定义为

$$\lambda(t) = k\beta\varphi_I(t).$$

随机选取一个节点 u, 其邻居在 t 时刻仍然没有传播的概率为 $\theta(t)$, 这个节点是易感节点的概率为 $S(t) = \sum_{k=0}^{\infty}[\theta(t)]^k = G_0(\theta(t))$. 将 θ 拆分成三项

$$\theta = \varphi_S + \varphi_I + \varphi_R,$$

其中 φ_S 表示 u 节点的邻居 v 是易感节点的概率; φ_I 表示 u 的邻居是染病节点的概率; φ_R 表示 u 的邻居是康复节点的概率. 从而 v 节点传播 u 节点的概率为 $1 - \theta$.

若染病节点康复的概率为 γ, 则 $\varphi_R' = \gamma\varphi_I$ 或 $R' = \gamma I$. 一条染病的边以概率 β 转化为 $(1 - \theta)$ 且满足方程

$$(1 - \theta)' = \beta\varphi_I \quad \text{或} \quad \theta' = -\beta\varphi_I. \tag{5.0.1}$$

另外, 随机选取一个节点 u 的邻居节点 v (v 的度为 k) 的概率为 $kp(k)/\langle k \rangle$, 故 v 为易感节点的概率为

$$\varphi_S = \sum_{k=0}^{\infty} \frac{kp(k)}{\langle k \rangle} \theta^{k-1} = \frac{G_0'(\theta)}{G_0'(1)}.$$

将 $\varphi_I = -\theta'/\beta$ 代入 $\varphi_R' = \gamma\varphi_I$ 得

$$\varphi_R' = -\frac{\alpha}{\beta}\theta'.$$

注意到 $\varphi_R(0) = 0, \theta(0) = 1.$ 对上述方程两边从 0 到 t 积分得

$$\varphi_R(t) = \frac{\alpha}{\beta}(1 - \theta(t)).$$

故

$$\theta' = -\beta\varphi_I = -\beta(\theta - \varphi_R - \varphi_S) = -\beta\theta + \beta\frac{G_0'(\theta)}{G_0'(1)} + \alpha(1 - \theta).$$

其次

$$S' = G_0'(\theta)\theta' = -\beta\varphi_I G_0'(\theta). \tag{5.0.2}$$

如果人口充分大且拥有 N 个个体, 假设每个个体接触次数为 C ($C \leqslant N - 1$), 那么 $S = \theta^C, G_0'(\theta) = CS/\theta.$ 从而

$$S' = -\beta CS\frac{\varphi_I}{\theta}. \tag{5.0.3}$$

当 C 充分大时有 $\theta \to 1$ 且 $\varphi_I \to I.$ 那么易感节点的比例方程满足

$$S' = -\beta CSI.$$

对逼近模型和边仓室模型的等价关系

假设人群规模为 N 且具有三种不同的状态: 易感类、染病类和康复类. 三种节点的规模分别为 $[S]$, $[I]$ 和 $[R]$. 那么三种节点的比例 (概率) 分别为 $l = [l]/N (l = S, I, R)$. 建立对逼近模型为

$$\begin{cases} [\dot{S}] = -\beta[SI], \\ [\dot{I}] = \beta[SI] - \gamma[I], \\ [\dot{R}] = \gamma[I], \\ [\dot{SS}] = -2\beta[SSI], \\ [\dot{SI}] = \beta[SSI] - \gamma[SI] - \beta[ISI] - \beta[SI]. \end{cases} \tag{5.0.4}$$

定义

$$p_l = \frac{[Sl]}{\sum\limits_k k[S_k]}, \quad l = S, I, R,$$

分别表示 $[Sl]$ $(l = S, I, R)$ 所占连接易感节点边数的比例. 利用卷积近似公式得

$$[S_k I] = k[S_k] \frac{[SI]}{\sum\limits_k k[S_k]} = k p_I [S_k].$$

假设异质网络易感节点满足

$$[\dot{S_k}] = -\beta[S_k I] = -\beta k p_I [S_k]. \tag{5.0.5}$$

求解 (5.0.5) 得

$$[S_k](t) = [S_k](0) e^{-\int_0^t \beta k p_I(\sigma) d\sigma}.$$

定义

$$\theta(t) = e^{-\int_0^t \beta p_I(\sigma) d\sigma}.$$

假设 $[S_k](0) \approx 1$, 则

$$S_k(t) = \theta^k.$$

进而

$$[S] = \sum_{k=1}^\infty p_k S_k = \sum_{k=0}^\infty p_k \theta^k = g(\theta), \quad p_k = \frac{N_k}{N}.$$

利用上式可得

$$\sum_{k=0}^\infty k[S_k] = N \sum_{k=0}^\infty k p_k S_k = N\theta g'(\theta),$$

$$\left(\sum_{k=0}^\infty k[S_k] \right)' = -\beta p_I N (g'(\theta) + g''(\theta)).$$

利用矩封闭公式

$$[ASB] = \sum_{t \to +\infty} \frac{k(k-1)[S_k]}{\left(\sum\limits_k k[S_k] \right)^2} [AS][SB].$$

那么

$$[SSI] = \sum_k k(k-1)[S_k]\frac{[SS]}{\sum_k k[S_k]}\frac{[SI]}{\sum_k k[S_k]} = N\theta^2 p_S p_I g''(\theta),$$

$$[ISI] = \sum_k k(k-1)[S_k]\frac{[SI]}{\sum_k k[S_k]}\frac{[SI]}{\sum_k k[S_k]} = N\theta^2 (p_I)^2 g''(\theta).$$

另一方面

$$[SI] = \sum_{k=1}^{\infty}[S_k I] = \sum_{k=1}^{\infty} k p_I \frac{[S_k]}{N_k}\frac{N_k}{N} = N\theta p_I g'(\theta).$$

因此

$$[\dot{SS}] = -2\beta[SSI] = -2N\theta^2 p_S p_I g''(\theta),$$

$$[\dot{SI}] = \beta[SSI] - \beta[ISI] - (\beta+\gamma)[SI]$$

$$= \beta N\theta^2 p_I(p_S - p_I)g''(\theta) - (\beta+\gamma)N\theta p_I g'(\theta),$$

系统 (5.0.4) 可化简为

$$\begin{cases} S = g(\theta) = \sum_{k=0}^{\infty} p(k)\theta^k, \\ \theta' = -\beta p_I \theta, \\ I' = \beta p_I \theta g'(\theta) - \gamma I, \\ R' = \gamma I, \\ p_S' = \beta p_S p_I \left(1 - \frac{\theta g''(\theta)}{g'(\theta)}\right), \\ p_I' = \frac{\beta p_S p_I \theta g''(\theta)}{g'(\theta)} - (\beta+\gamma)p_I + \beta p_I^2. \end{cases} \tag{5.0.6}$$

若一个易感节点 v 仍没有传播给节点 u 的概率为 $\phi_S = p_S\theta = \frac{g'(\theta)}{g'(1)}$，那么 $p_S = \phi_S/\theta = \frac{g'(\theta)}{g'(1)\theta}$. 定义染病节点 v 仍没有传染给节点 u 的概率为 $\phi_I = p_I\theta$. 求导得

$$\phi_I' = p_I'\theta + p_I\theta' = \phi_I\left(\frac{\beta g''(\theta)}{g'(1)} - (\beta+\gamma)\right), \tag{5.0.7}$$

$$\theta' = -\beta\phi_I. \tag{5.0.8}$$

将 (5.0.8) 代入 (5.0.7) 得

$$\phi_I' = -\frac{\theta'}{\beta}\left(\frac{\beta g''(\theta)}{g'(1)} - (\beta+\gamma)\right) = -\theta'\frac{g''(\theta)}{g'(1)} + \frac{\beta+\gamma}{\beta}\theta', \tag{5.0.9}$$

对 (5.0.9) 从 0 到 t 积分得

$$\phi_I = -\frac{g'(\theta)}{g'(1)} + 1 - \frac{\beta+\gamma}{\beta}(1-\theta). \tag{5.0.10}$$

由于 $\phi_I(\infty) \to 0$, 因此

$$\theta(\infty) = \frac{\beta}{\beta+\gamma}\frac{g'(\theta(\infty))}{g'(1)} + \frac{\gamma}{\beta+\gamma} := F(\theta(\infty)).$$

定理 5.0.1 定义 $\mathcal{R}_0 := \frac{\beta}{\beta+\gamma}\frac{g''(1)}{g'(1)}$. 当 $\mathcal{R}_0 > 1$ 时, 方程 $x = F(x)$ 最少有一个不动点 $x \in (0,1)$.

证明 注意到 $F(0) = \frac{\gamma}{\beta+\gamma} < 1$, $F(1) = 1$ 且

$$F'(1) = \mathcal{R}_0.$$

另外, 对于任意 $x \in (0,1)$, $F''(x) > 0$, 即 F 是一个下凸函数, 则方程 $x = F(x)$ 最少有一个不动点. □

目前网络传染病模型主要包括规则网络传染病模型、随机网络传染病模型、小世界网络传染病模型及无标度网络传染病模型, 后两者称为复杂网络传染病模型 (参见图 5.0.1). Pastor-Satorras 和 Vepignani 于 2002 年给出了有限规模无标度网络的传播阈值及与节点相关的度分布

$$p(k) = \begin{cases} Ak^{-\gamma-2}\exp(k/k_c), \\ Ak^{-\gamma-2}\theta(k_c-k), \end{cases} \tag{5.0.11}$$

其中 θ 是 Heaviside 分段函数. 许多学者沿用 Pastor-Satorras 和 Vepignani 研究思路给出无标度网络上传染病模型的免疫策略[38,62,98]. 具有社区结构及群落结构对传染病传播的影响[71,92,93,133]. 也有学者研究网络上人类行为的改变对疾病传播的影响[57,140]. 二部图网络用来广泛研究性传染病及虫媒传染病[144,145,150,155,158].

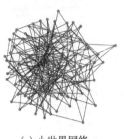
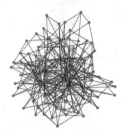

(a) 小世界网络   (b) 无标度网络

图 5.0.1   节点总数为 $N = 100$ 且平均度为 3 的网络

复杂网络上传染病的传播动力学已取得一系列有价值的成果. 但由于复杂网络模型的随机性、动态性、异质性及耦合性等特点, 仍有许多问题需要进一步研究. 其中包括网络结构与疾病传播过程的协同演化; 动态网络上传染病的建模与近似表征; 多菌株传染病模型和网络的共同演化机制研究等. Karrer 和 Newman 考虑了两种不同疾病在静态网络上的竞争排斥原理[81]. Wu 同其合作者讨论变异和重叠感染在静态网络上的竞争排斥现象及导致不同菌株共存的机制[153,154]. 我们发现非线性传染率是导致不同菌株共存的关键因素[160]. 黄刚等在文献 [35] 中延拓我们的模型, 提出了更一般的非线性发生率函数, 同时证明了菌株的共存现象. 文献 [34] 利用异质均匀场的方法证明网络上对逼近模型两菌株间的竞争排斥机制. Lv 和 Jin 以最终规模的形式讨论边仓室模型的竞争排斥原理[96].

大多数传染病康复过程都假设满足指数分布或是一个 Markov 过程. 事实上, 一些传染病并不满足该分布, 特别是那些拥有潜伏期的传染病, 如: 肺结核、新冠肺炎等, 其满足的是一种长尾分布 (Gamma 或 Weibull 分布). 为了研究这种非指数康复过程, 我们引入了含非 Markov 过程网络传染病模型. 我们通过构造恰当的 Lyapunov 函数的方法证明具有 n 个菌株且具有非 Markov 过程的竞争排斥现象[159].

5.1   含非 Markov 过程的平均场网络模型

5.1.1   含非 Markov 过程的两菌株 SIS 模型

Wu 等在文献 [153] 中引入如下两菌株传染病模型

$$\frac{d\rho_{jk}(t)}{da} = \beta_j k \left(1 - \sum_{j=1}^{2} \rho_{jk}(t)\right) \Theta_j(\rho_{jk}(t, \cdot)) - \gamma_j \rho_{jk}(t), \quad j = 1, 2, \quad k \in \mathbb{N}_n,$$

$$(5.1.1)$$

其中 ρ_{jk} 表示被菌株 j 感染度为 k 的节点的密度. β_j 和 γ_j 分别表示传染率和康复率. Θ_1 (Θ_2) 表示一个节点连接到被菌株 1 (或菌株 2) 感染节点的概率. Wu 等

指出系统 (5.1.1) 展示竞争排斥现象. 模型 (5.1.1) 主要基于传播和康复过程满足 Markov 过程, 为了研究接触和康复过程的异质性, 引入类年龄结构模型:

$$
\begin{cases}
\dfrac{\partial \rho_{jk}(t,a)}{\partial t} + \dfrac{\partial \rho_{jk}(t,a)}{\partial a} = -\gamma_j(a)\rho_{jk}(t,a), \\[3mm]
\rho_{jk}(t,0) = k\left(1 - \displaystyle\sum_{j=1}^{2}\int_0^\infty \rho_{jk}(t,a)da\right)\Theta_j(\rho_{jk}(t,\cdot)),
\end{cases}
\quad j=1,2,\quad k\in\mathbb{N}_n,
$$

$$(5.1.2)$$

其中 $\gamma_j(a)$ 表示感染年龄为 a 的风险函数. 相应的 Θ_j $(j=1,2)$ 定义为

$$
\Theta_j(\rho_{jk}(t,\cdot)) = \frac{1}{\langle k\rangle}\sum_{k=1}^{n} kp(k)\int_0^\infty \beta_{jk}(a)\rho_{jk}(a)da, \quad j=1,2.
$$

$\beta_{jk}(a)$ 表示感染年龄为 a 的传播风险函数.

为了方便, 定义存活函数

$$
\pi_j(a) = e^{-\int_0^a \gamma_j(s)ds}, \quad j=1,2,
$$

则一个染病节点在其感染期内二次感染易感节点的平均数为

$$
\mathcal{K}_{jk} = \int_0^\infty \beta_{jk}(a)\pi_j(a)da, \quad j=1,2.
$$

其相应于每个菌株的基本再生数定义为

$$
\mathcal{R}_j = \frac{\displaystyle\sum_{k=1}^{n} k^2 p(k)\mathcal{K}_{jk}}{\displaystyle\sum_{k=1}^{n} kp(k)} = \frac{\langle k^2\mathcal{K}_{jk}\rangle}{\langle k\rangle}, \quad j=1,2.
$$

$\mathcal{R}_j$ 的生物学意义为一条染病的边在其染病周期内二次感染易感边的平均数. 假设 $E^* = (\rho_{1k}^*,\rho_{2k}^*)$ 是系统 (5.1.2) 的平衡点, 那么其满足

$$
\begin{cases}
\dfrac{d\rho_{jk}(a)}{da} = -\gamma_j(a)\rho_{jk}(a), \\[3mm]
\rho_{jk}(0) = k\left(\left(1 - \displaystyle\sum_{j=1}^{2}\int_0^\infty \rho_{jk}(a)da\right)\Theta_j(\rho_{jk}(\cdot))\right),
\end{cases}
\quad j=1,2,\quad k\in\mathbb{N}_n.
$$

$$(5.1.3)$$

求解方程 (5.1.3) 得

$$\rho_{jk}(a) = \rho_{jk}(0)\pi_j(a), \quad j = 1, 2.$$

定义

$$K_j = \int_0^\infty \pi_j(a)da, \quad j = 1, 2.$$

由边界得

$$\rho_{jk}(0) = \frac{k\Theta_j}{1 + kK_j\Theta_j}, \quad j = 1, 2. \tag{5.1.4}$$

将 (5.1.2) 代入 (5.1.3) 得

$$\rho_{jk}(0) = k(1 - \rho_{1k}(0)K_1 - \rho_{2k}K_2)\Theta_j(\rho_{jk}(0)). \tag{5.1.5}$$

方程 (5.1.5) 的两边同时乘以 $jp(j)\mathcal{K}_{jk}$, 并将 j 从 1 到 n 求和得

$$\begin{cases} A_1 + A_2 = \mathcal{R}_1 - 1, \\ A_1 + A_2 = \mathcal{R}_2 - 1, \end{cases} \tag{5.1.6}$$

其中 $A_l = (\langle k \rangle)^{-1} \sum_{j=1}^n j^2 p(j) K_j \mathcal{K}_{lj} \rho_{lj}(0), l = 1, 2.$ 那么共存平衡点 E^* 满足 (5.1.6). 因此当 $\mathcal{R}_1 \neq \mathcal{R}_2$ 时, (5.1.6) 不存在共存平衡点.

接下来考虑菌株占优平衡点 E_j 的存在性. 令 $\rho_{jk}(0) = 0$ $(j = 1, 2)$. 方程 (5.1.4) 两边乘以 $\dfrac{kp(k)}{\langle k \rangle}\beta_{jk}(a)\pi_j(a)$ 积分并求和得

$$\Theta_j = \sum_{k=1}^n \frac{k^2 p(k)\mathcal{K}_{jk}}{1 + kK_j\Theta_j}\Theta_j := f(\Theta_j)\Theta_j, \quad j = 1, 2.$$

这里 $f(x) = \sum_{k=1}^n \dfrac{k^2 p(k)}{1 + kK_j x}$. 由 $f(\Theta_j)$ 的性质可知占优平衡点满足如下定理.

定理 5.1.1 系统 (5.1.3) 总存在无病平衡点 $E_0 = (\mathbf{0}, \mathbf{0})$.

若 $\mathcal{R}_1 > 1$, 则 (5.1.3) 有一个菌株 1 占优的平衡点

$$E_1 = (\rho_{1j}^*, 0) = (\rho_{1k}(0)\pi_1(a), 0).$$

若 $\mathcal{R}_2 > 1$, 则 (5.1.3) 有一个菌株 2 占优的平衡点

$$E_2 = (0, \rho_{2j}^*) = (0, \rho_{2k}(0)\pi_2(a)).$$

为了考虑 E_j 的局部渐近稳定性, 定义侵入再生数

$$\mathcal{R}_1^2 = \frac{\left\langle k^2 \left(1 - \int_0^\infty \rho_{1k}^*(a)da \right)\mathcal{K}_{2k} \right\rangle}{\langle k \rangle},$$

$$\mathcal{R}_2^1 = \frac{\left\langle k^2 \left(1 - \int_0^\infty \rho_{2k}^*(a)da\right) \mathcal{K}_{1k} \right\rangle}{\langle k \rangle},$$

其中 $\rho_{jk}^*(a) = \rho_{j0}\pi_j(a)$. $\mathcal{R}_j^i$ $(i,j=1,2;i\neq j)$ 表示菌株 i 入侵菌株 j 的能力.

定理 5.1.2 (1) 若 $\mathcal{R}_0 < 1$, 则 E_0 是局部渐近稳定的; 若 $\mathcal{R}_0 > 1$, 则 E_0 是不稳定的;

(2) 若 $\gamma_1(a) = \gamma_1, \mathcal{R}_1 > 1$, 且 $\mathcal{R}_1^2 < 1$, 则 E_1^* 局部渐近稳定;

(3) 若 $\gamma_2(a) = \gamma_2, \mathcal{R}_2 > 1$, 且 $\mathcal{R}_2^1 < 1$, 则 E_2^* 局部渐近稳定.

证明 定义 $\widehat{K_{jk}(\lambda)} = \int_0^\infty \beta_{jk}(a)\pi_j(a)e^{-\lambda a}da, \widehat{K_j(\lambda)} = \int_0^\infty \pi_j(a)e^{-\lambda a}da,$
$S_{jk}^* = 1 - \int_0^\infty \rho_{jk}^*(a)da, j=1,2, k=1,2,\cdots,n.$ 在无病平衡点 E_0 处系统 (5.1.3) 的特征方程为

$$\begin{vmatrix} A_1 & 0 \\ 0 & A_2 \end{vmatrix} = 0, \tag{5.1.7}$$

其中 $A_j, j=1,2,$

$$|A_j| = \begin{vmatrix} 1 - \frac{1}{\langle k\rangle}p(1)\widehat{K_{j1}(\lambda)} & -\frac{1}{\langle k\rangle}2p(2)\widehat{K_{j2}(\lambda)} & \cdots & -\frac{1}{\langle k\rangle}np(n)\widehat{K_{jn}(\lambda)} \\ -\frac{1}{\langle k\rangle}2p(1)\widehat{K_{j1}(\lambda)} & 1 - \frac{1}{\langle k\rangle}4p(2)\widehat{K_{j2}(\lambda)} & \cdots & -\frac{1}{\langle k\rangle}2np(n)\widehat{K_{jn}(\lambda)} \\ \vdots & \vdots & & \vdots \\ -\frac{1}{\langle k\rangle}np(1)\widehat{K_{j1}(\lambda)} & -\frac{1}{\langle k\rangle}2np(2)\widehat{K_{j2}(\lambda)} & \cdots & 1 - \frac{1}{\langle k\rangle}n^2p(n)\widehat{K_{jn}(\lambda)} \end{vmatrix}$$

$= 0.$

化简得

$$1 = \frac{1}{\langle k\rangle}\sum_{k=1}^n k^2 p(k)\widehat{K_{jk}(\lambda)} := G_j(\lambda), \quad j=1,2.$$

若 $\mathcal{R}_0 < 1$, 则 E_0 局部渐近稳定. 当 $\lambda \in \mathbb{R}$ 时, 若 $\mathcal{R}_j > 1, j=1,2$, 则 $G_j(0) = \mathcal{R}_j > 1$. 当 $\lambda \to +\infty$ 时, $G_j(+\infty) \to 0$. 那么存在一个 $\lambda^* > 0$ 使得 $G_j(\lambda^*) = 1$. 故 E_0 不稳定.

同理, 在 E_1 处线性化系统 (5.1.3) 的特征方程为

$$\begin{vmatrix} B_1 & * \\ 0 & B_2 \end{vmatrix} = 0, \tag{5.1.8}$$

其中

$$B_1^{jj} = 1 + j\widehat{K_j(\lambda)}\langle k\rangle^{-1}p(j)\widehat{K_{jj}(\lambda)}, \quad j = 1, 2, \cdots,$$

$$B_1 = \begin{pmatrix} B_1^{11} & -(\langle k\rangle)^{-1}S_{11}^*2p(2)\widehat{K_{12}(\lambda)} & \cdots & -(\langle k\rangle)^{-1}S_{11}^*np(n)\widehat{K_{1n}(\lambda)} \\ -(\langle k\rangle)^{-1}S_{12}^*2p(1)\widehat{K_{11}(\lambda)} & B_1^{22} & \cdots & -(\langle k\rangle)^{-1}S_{12}^*2np(n)\widehat{K_{1n}(\lambda)} \\ \vdots & \vdots & & \vdots \\ -(\langle k\rangle)^{-1}S_{1n}^*np(1)\widehat{K_{11}(\lambda)} & -(\langle k\rangle)^{-1}S_{1n}^*2np(2)\widehat{K_{12}(\lambda)} & \cdots & B_1^{nn} \end{pmatrix}$$

和

$$B_2 = \begin{pmatrix} 1-(\langle k\rangle)^{-1}S_{11}^*p(1)\widehat{K_{21}(\lambda)} & -(\langle k\rangle)^{-1}S_{11}^*2p(2)\widehat{K_{22}(\lambda)} & \cdots & -(\langle k\rangle)^{-1}S_{11}^*np(n)\widehat{K_{2n}(\lambda)} \\ -(\langle k\rangle)^{-1}S_{12}^*2p(1)\widehat{K_{21}(\lambda)} & 1-(\langle k\rangle)^{-1}S_{12}^*4p(2)\widehat{K_{22}(\lambda)} & \cdots & -(\langle k\rangle)^{-1}S_{12}^*2np(n)\widehat{K_{2n}(\lambda)} \\ \vdots & \vdots & & \vdots \\ -(\langle k\rangle)^{-1}S_{1n}^*np(1)\widehat{K_{21}(\lambda)} & -(\langle k\rangle)^{-1}S_{1n}^*2np(2)\widehat{K_{22}(\lambda)} & \cdots & 1-(\langle k\rangle)^{-1}S_{1n}^*n^2p(n)\widehat{K_{2n}(\lambda)} \end{pmatrix}.$$

显然, B_1 和 B_2 的特征根决定方程 (5.1.8) 的特征根. 首先确定 B_1 的特征根, 将 B_1 的第一行乘以 $-\dfrac{S_{1i}^*}{S_{11}^*}i$, 然后将 B_1 的第 i 行和第一行相加得

$$B_1 = \begin{pmatrix} 1+\widehat{K_1(\lambda)}\Theta_1^*-(\langle k\rangle)^{-1}S_{11}^*p(1)\widehat{K_{11}(\lambda)} & -(\langle k\rangle)^{-1}S_{11}^*2p(2)\widehat{K_{12}(\lambda)} & \cdots & -(\langle k\rangle)^{-1}S_{11}^*np(n)\widehat{K_{1n}(\lambda)} \\ -\dfrac{2S_{1i}^*}{S_{11}^*}(1+\widehat{K_1(\lambda)}\Theta_1^*) & 1+2\widehat{K_1(\lambda)}\Theta_1^* & \cdots & 0 \\ \vdots & \vdots & & \vdots \\ -\dfrac{nS_{1i}^*}{S_{11}^*}(1+\widehat{K_1(\lambda)}\Theta_1^*) & 0 & \cdots & 1+n\widehat{K_1(\lambda)}\Theta_1^* \end{pmatrix}.$$

化简 B_1 得

$$\prod_{j=1}^n \left(1+j\widehat{K_1(\lambda)}\Theta_1^*\right)\left[\frac{1}{\langle k\rangle}\sum_{l=1}^n \frac{S_{1l}^*l^2p(l)\widehat{K_{1l}(\lambda)}}{1+l\widehat{K_1(\lambda)}\Theta_1^*} - 1\right] = 0. \tag{5.1.9}$$

当 $\gamma_1(a) = \gamma_1$ 时, 则 $\widehat{K_1(\lambda)} = \displaystyle\int_0^\infty e^{(\lambda+\gamma_1)a}da = \frac{1}{\lambda+\gamma_1}$. 故 (5.1.9) 化简为

$$\prod_{j=1}^n (\lambda+\gamma_1+j\Theta_1^*)\left[\frac{1}{\langle k\rangle}\sum_{l=1}^n \frac{S_{1l}^*l^2p(l)(\lambda+\gamma_1)\widehat{K_{1l}(\lambda)}}{\lambda+\gamma_1+l\Theta_1^*} - 1\right] = 0. \tag{5.1.10}$$

方程 (5.1.9) 有 n 个负实特征值 $\lambda = -\gamma_1 - j\Theta_1^*, j \in \mathbb{N}_n$. (5.1.9) 的其他特征值由如下方程决定

$$\frac{1}{\langle k \rangle} \sum_{l=1}^{n} \frac{S_{1l}^* l^2 p(l)(\lambda + \gamma_1)\widehat{\mathcal{K}_{1l}(\lambda)}}{\lambda + \gamma_1 + l\Theta_1^*} = 1. \tag{5.1.11}$$

注意到

$$\rho_{1k}(0) = kS_{1k}^*\Theta_1^*. \tag{5.1.12}$$

将方程 (5.1.12) 的两边同时乘以 $\dfrac{1}{\langle k \rangle}lp(l)\mathcal{K}_{1l}$ 并求和得

$$\Theta_1^* = \frac{1}{\langle k \rangle} \sum_{l=1}^{n} l^2 p(l) S_{1l}^* \mathcal{K}_{1l}\Theta_1^*. \tag{5.1.13}$$

公式 (5.1.13) 两边消去 Θ_1^* 得

$$1 = \frac{1}{\langle k \rangle} \sum_{l=1}^{n} l^2 p(l) S_{1l}^* \mathcal{K}_{1l}. \tag{5.1.14}$$

假设 (5.1.11) 具有非负实部, 结合公式 (5.1.11) 和 (5.1.14) 得

$$1 = \frac{1}{\langle k \rangle} \sum_{l=1}^{n} \frac{|S_{1l}^* l^2 p(l)(\lambda + \gamma_1)\widehat{\mathcal{K}_{1l}(\lambda)}|}{|\lambda + \gamma_1 + l\Theta_1^*|} < \frac{1}{\langle k \rangle} \sum_{l=1}^{n} l^2 p(l) S_{1l}^* K_{1l}(0) = 1. \tag{5.1.15}$$

因此, 方程 (5.1.11) 没有非负实部的根.

　　同理, 化简 B_2 得

$$\frac{1}{\langle k \rangle} \sum_{k=1}^{n} S_{1k}^* k^2 p(k) \widehat{K_{2k}(\lambda)} = 1, \tag{5.1.16}$$

方程 (5.1.15) 与 (5.1.16) 意味着若 $\gamma_1(a) = \gamma_1, \mathcal{R}_1^2 < 1$, 则菌株 1 占优平衡点 E_1 是局部渐近稳定的.

　　由系统 (5.1.2) 的对称性, 若 $\gamma_2(a) = \gamma_2, \mathcal{R}_2^1 < 1$, 则菌株 2 占优平衡点 E_2 局部渐近稳定. $\qquad\square$

注 5.1.1 定理 5.1.2表明系统 (5.1.2) 发生竞争排斥现象, 当 $\mathcal{R}_1 = \mathcal{R}_2$ 时存在共存平衡点. 由于建模思想源于静态网络, 主要结论同文献 [153] 类似. 另外, 当 $\gamma_j(a) = \gamma_j$ 时, 边界平衡点 E_j 稳定; 若不满足, 系统 (5.1.2) 可能产生振荡现象.

5.1.2 多菌株竞争排斥网络模型

上节讨论了两菌株非 Markov 过程的竞争排斥现象. 本节将延拓模型 (5.1.1), 考虑具有 m 个菌株的相互作用, 即 $j \in \mathbb{M} := \{1, 2, \cdots, m\}$, $k \in \mathbb{N}_n$,

$$
\begin{cases}
\dfrac{dS_k(t)}{dt} = -kS_k(t) \displaystyle\sum_{j=1}^{m} \Theta_j(i_j(t, \cdot)) + \sum_{j=1}^{m} \int_0^\infty \gamma_j(a) i_{jk}(t, a) da, \\[3mm]
\dfrac{\partial i_{jk}(t, a)}{\partial t} + \dfrac{\partial i_{jk}(t, a)}{\partial a} = -\gamma_j(a) i_{jk}(t, a), \\[3mm]
i_{jk}(t, 0) = kS_k(t) \Theta_j(i_j(t, \cdot)),
\end{cases}
\tag{5.1.17}
$$

其中 $i_j(t, \cdot) = (i_{j1}(t, \cdot), i_{j2}(t, \cdot), \cdots, i_{jn}(t, \cdot))$ 且 $\Theta_j(\cdot)$ 是定义在空间 $\left(L^1(\mathbb{R}_+)\right)^n$ 上的线性算子

$$
\Theta_j(\psi) = \frac{1}{\langle k \rangle} \sum_{l=1}^{n} l p(l) \int_0^\infty \beta_j(a) \psi_l(a) da, \quad \psi = (\psi_1, \psi_2, \cdots, \psi_n) \in \left(L^1(\mathbb{R}_+)\right)^n.
$$

为了方便, 对模型 (5.1.17) 参数做如下假设.

假设 5.1.1　(1) 对于任意 $j \in \mathbb{M}$, $\beta_j(\cdot) \in L_+^\infty(\mathbb{R}_+)$, $\gamma_j(\cdot) \in L_+^\infty(\mathbb{R}_+)$;

(2) 对于任意 $j \in \mathbb{M}$, $\beta_j(\cdot)$ 是 Lipschitz 连续的;

(3) 存在一个常数 $\underline{\gamma}_j > 0$, 使得对于任意 $a \geqslant 0$ 有 $\gamma_j(a) > \underline{\gamma}_j$.

假设 5.1.1意味着存在常数 $\bar{\beta}_j$ 和 $\bar{\gamma}_j$ 使得

$$
\bar{\beta}_j := \operatorname*{ess.sup}_{a \in [0, +\infty)} \beta_j(a) \quad \text{和} \quad \bar{\gamma}_j := \operatorname*{ess.sup}_{a \in [0, +\infty)} \gamma_j(a).
$$

由 $S_k(\cdot) = 1 - \sum_{j=1}^{m} \int_0^\infty i_{jk}(\cdot, a) da$, 系统 (5.1.17) 可化简为

$$
\begin{cases}
\dfrac{\partial i_{jk}(t, a)}{\partial t} + \dfrac{\partial i_{jk}(t, a)}{\partial a} = -\gamma_j(a) i_{jk}(t, a), \\[3mm]
i_{jk}(t, 0) = k \left(1 - \displaystyle\sum_{j=1}^{m} \int_0^\infty i_{jk}(t, a) da \right) \Theta_j(i_j(t, \cdot)),
\end{cases}
\quad j \in \mathbb{M},\ k \in \mathbb{N}_n.
$$

$$
\tag{5.1.18}
$$

为了方便, 定义

$$X(t) = (i_{11}(t,\cdot), i_{12}(t,\cdot), \cdots, i_{1n}(t,\cdot), i_{21}(t,\cdot), \cdots, i_{mn}(t,\cdot)) \in \mathbb{X} = \left(L^1(\mathbb{R}_+)\right)^{mn},$$

$$K_{jk}(t) = \int_0^\infty \beta_j(a) i_{jk}(t,a) da, \quad b_{jk}(t) = i_{jk}(t,0), \quad j \in \mathbb{M}, \; k \in \mathbb{N}_n,$$

$$\pi_j(a) = e^{-\int_0^a \gamma_j(\sigma) d\sigma}, \quad j \in \mathbb{M},$$

对系统 (5.1.18) 沿特征线积分得

$$i_{jk}(t,a) = \begin{cases} b_{jk}(t-a)\pi_j(a), & t > a, \\ i_{jk0}(a-t)\dfrac{\pi_j(a)}{\pi_j(a-t)}, & t \leqslant a, \end{cases} \quad j \in \mathbb{M}, \; k \in \mathbb{N}_n. \qquad (5.1.19)$$

那么系统 (5.1.17) 生成一个解半流 $\Phi : \mathbb{R}_+ \times \mathbb{X} \to \mathbb{X}$,

$$\Phi(t, X_0) = X(t) = (i_{11}(t,\cdot), i_{12}(t,\cdot), \cdots, i_{mn}(t,\cdot)), \qquad (5.1.20)$$

其中

$$X_0 = (i_{110}(\cdot), i_{120}(\cdot), \cdots, i_{mn0}(\cdot)) \in \mathbb{X}.$$

引理 5.1.1 (1) Ω 是正向不变的, 即, 对于任意 $t > 0$ 有 $\Phi(t, \Omega) \subset \Omega$.
(2) 对于任意 $t > 0$, $j \in \mathbb{M}$, $k \in \mathbb{N}_n$, 有 $K_{jk}(t) \leqslant \bar{\beta}_j$, $b_{jk}(t) \leqslant \bar{\beta}_j k$.

命题 5.1.1 解半流 $\Phi(t, X_0)$ 渐近光滑且系统 (5.1.17) 存在一个紧的吸引子 $\mathcal{A}$.

由第 2 章基本再生数的方法, 定义模型 (5.1.17) 对应菌株 j 的基本再生数为

$$\mathcal{R}_{j0} = \int_0^\infty \Psi_j(s) ds = \frac{\langle k^2 \rangle}{\langle k \rangle} K_j, \quad K_j = \int_0^\infty \beta_j(a) \pi_j(a) da, \quad j \in \mathbb{M}.$$

那么系统 (5.1.17) 的基本再生数定义为

$$\mathcal{R}_0 = \max \{\mathcal{R}_{j0}\}_{j \in \mathbb{M}} = \max \{\mathcal{R}_{10}, \mathcal{R}_{20}, \cdots, \mathcal{R}_{m0}\}. \qquad (5.1.21)$$

定理 5.1.3 当 $\mathcal{R}_0 < 1$ 时, 则无病平衡点 $E_0 = (0, 0, \cdots, 0)$ 全局渐近稳定.
证明 定义泛函

$$\alpha_j(a) = \int_a^\infty \beta_j(s) \frac{\pi_j(s)}{\pi_j(a)} ds, \quad j \in \mathbb{M}. \qquad (5.1.22)$$

由假设 5.1.1知 $\alpha_j(a)$ $(j \in \mathbb{M})$ 有界且

$$\alpha_j(0) = K_j, \quad \alpha_j'(a) = \alpha_j(a)\gamma_j(a) - \beta_j(a), \quad j \in \mathbb{M}.$$

定义 Lyapunov 函数

$$V(t) = \sum_{j=1}^{m} \sum_{k=1}^{n} \frac{kp(k)}{K_j} \int_0^\infty \alpha_j(a)i_{jk}(t,a)da.$$

对 $V(t)$ 求导得

$$\begin{aligned}
\frac{dV(t)}{dt} &= \sum_{j=1}^{m} \sum_{k=1}^{n} \frac{kp(k)}{K_j} \int_0^\infty \alpha_j(a)i_{jk}(t,a)da \\
&= \sum_{j=1}^{m} \sum_{k=1}^{n} \frac{kp(k)}{K_j} \int_0^\infty \alpha_j(a)\frac{\partial i_{jk}(t,a)}{\partial t}da \\
&= \sum_{j=1}^{m} \sum_{k=1}^{n} \frac{kp(k)}{K_j} \int_0^\infty \alpha_j(a)\left[-\frac{\partial i_{jk}(t,a)}{\partial a} - \gamma_j(a)i_{jk}(t,a)\right]da. \quad (5.1.23)
\end{aligned}$$

由分部积分法得

$$\begin{aligned}
&\int_0^\infty \alpha_j(a)\left[-\frac{\partial i_{jk}(t,a)}{\partial a} - \gamma_j(a)i_{jk}(t,a)\right]da \\
&= -\int_0^\infty \alpha_j(a)\frac{\partial i_{jk}(t,a)}{\partial a}da - \int_0^\infty \alpha_j(a)\gamma_j(a)i_{jk}(t,a)da \\
&= -\alpha_j(a)i_{jk}(t,a)\big|_0^\infty + \int_0^\infty \alpha_j'(a)i_{jk}(t,a)da - \int_0^\infty \alpha_j(a)\gamma_j(a)i_{jk}(t,a)da \\
&= \alpha_j(0)i_{jk}(t,0) - \int_0^\infty \beta_j(a)i_{jk}(t,a)da \\
&= K_j k\left(1 - \sum_{j=1}^{m}\int_0^\infty i_{jk}(t,a)da\right)\Theta_j(i_j(t,\cdot)) - \int_0^\infty \beta_j(a)i_{jk}(t,a)da \\
&\leqslant K_j k\Theta_j(i_j(t,\cdot)) - \int_0^\infty \beta_j(a)i_{jk}(t,a)da, \quad j \in \mathbb{M},\ k \in \mathbb{N}_n. \quad (5.1.24)
\end{aligned}$$

结合 (5.1.23) 和 (5.1.24) 知

$$\frac{dV(t)}{dt} \leqslant \sum_{j=1}^{m}\left[\langle k^2\rangle\Theta_j(i_j(t,\cdot)) - \frac{\langle k\rangle}{K_j}\Theta_j(i_j(t,\cdot))\right]$$

$$= \sum_{j=1}^{m} (\mathcal{R}_{j0} - 1) \frac{\langle k \rangle}{K_j} \Theta_j(i_j(t, \cdot)). \tag{5.1.25}$$

若 $\mathcal{R}_0 < 1$, 则 $\frac{dV(t)}{dt} \leqslant 0$. 最大不变集 $\{(i_{jk}(t, \cdot))_{(j,k) \in \mathbb{M} \times \mathbb{N}_n} \in \Omega \mid dV(t)/dt = 0\}$ 仅包含无病平衡点 $\{E_0\}$. 由 [141, 第四章定理 4.2], E_0 是全局渐近稳定的. $\quad\square$

由定理 5.1.1 证明得占优平衡点 E_j 的存在性.

定理 5.1.4 若 $\mathcal{R}_0 = \mathcal{R}_{10} > 1$, 那么 (5.1.17) 有唯一菌株 1 占优平衡点 $E_1^* = (i_{11}^*(\cdot), i_{12}^*(\cdot), \cdots, i_{1n}^*(\cdot), 0, \cdots, 0) \in \Omega$.

定义集合

$$\Omega_1 := \left\{ X(\cdot) \in \Omega \;\Big|\; \int_0^\infty \beta_1(a) i_{1k}(\cdot, a) da > 0 \text{ 对某个 } k \in \mathbb{N}_n \right\}$$

及线性泛函 $\rho: \mathbb{X} \to \mathbb{R}_+$,

$$\rho(\Phi(t, X_0)) = \frac{1}{\langle k \rangle} \sum_{j=1}^{m} \sum_{k=1}^{n} k^2 p(k) \int_0^\infty i_{jk}(t, a) da.$$

命题 5.1.2 当 $\mathcal{R}_0 = \mathcal{R}_{10} > 1$ 时, 对于任意 $\psi \in \Omega_1$, 系统 (5.1.17) 是强 ρ 一致持续的.

命题 5.1.2 类似于定理 4.5.8.

定理 5.1.5 假设 $\gamma_j(a) = \gamma_j$. 当对于任意 $j \in \{2, 3, \cdots, m\}$, $\mathcal{R}_0 = \mathcal{R}_{10} > 1$ 且 $\mathcal{R}_{10} > \mathcal{R}_{j0}$ 时, 则菌株 1 占优平衡点 $E_1^* = (i_{11}^*(\cdot), i_{12}^*(\cdot), \cdots, i_{1n}^*(\cdot), 0, \cdots, 0) \in \Omega$ 全局渐近稳定.

证明 构造如下 Lyapunov 函数

$$V_{1k}(t) = S_k^* g\left(\frac{S_k(t)}{S_k^*}\right) + k \frac{S_k^*}{\langle k \rangle} \sum_{l=1}^{n} l p(l) \int_0^\infty \alpha_{1l}(a) g\left(\frac{i_{1l}(t, a)}{i_{1l}^*(a)}\right) da, \quad k \in \mathbb{N}_n,$$

其中 $\alpha_{1l}(a) = \int_a^\infty \beta_1(a) i_{1l}^*(a) da, l \in \mathbb{N}_n$. 对 V_{1k} 求导得

$$\frac{dV_{1k}(t)}{dt} = \left(1 - \frac{S_k^*}{S_k(t)}\right) \frac{dS_k(t)}{dt} + k \frac{S_k^*}{\langle k \rangle} \sum_{l=1}^{n} l p(l) \int_0^\infty \alpha_{1l}(a)$$

$$\times \left(\frac{1}{i_{1l}^*(a)} - \frac{1}{i_{1l}(t, a)}\right) \frac{\partial i_{1l}(t, a)}{\partial t} da$$

$$= \left(1 - \frac{S_k^*}{S_k(t)}\right)\left[\gamma - \left(k\sum_{j=1}^{m}\Theta_j(i_j(t,\cdot)) + \gamma\right)S_k(t)\right]$$

$$+ k\frac{S_k^*}{\langle k\rangle}\sum_{l=1}^{n}lp(l)\int_0^\infty \alpha_{1l}(a)\left(\frac{1}{i_{1l}^*(a)} - \frac{1}{i_{1l}(t,a)}\right)$$

$$\times\left[-\frac{\partial i_{1l}(t,a)}{\partial a} - \gamma i_{1l}(t,a)\right]da$$

$$= \gamma S_k^*\left(2 - \frac{S_k^*}{S_k(t)} - \frac{S_k(t)}{S_k^*}\right) + k\frac{S_k^*}{\langle k\rangle}\sum_{l=1}^{n}lp(l)\int_0^\infty \beta_1(a)i_{1l}^*(a)$$

$$\times\left[1 - \frac{S_k^*}{S_k(t)} - \frac{S_k(t)i_{1l}(t,a)}{S_k^* i_{1l}^*(a)} + \frac{i_{1l}(t,0)}{i_{1l}^*(0)} + \ln\frac{i_{1l}(t,a)i_{1l}^*(0)}{i_{1l}(t,0)i_{1l}^*(a)}\right]da$$

$$+ k(S_k^* - S_k(t))\sum_{j=2}^{m}\Theta_j(i_j(t,\cdot)), \quad k\in\mathbb{N}_n. \tag{5.1.26}$$

注意到

$$\sum_{k=1}^{n}k^2p(k)\frac{S_k^*}{\langle k\rangle}K_1 = 1, \tag{5.1.27}$$

从而

$$\sum_{k=1}^{n}k^2p(k)\frac{S_k^*}{\langle k\rangle}\sum_{l=1}^{n}lp(l)\int_0^\infty \beta_1(a)i_{1l}^*(a)\frac{i_{1l}(t,0)}{i_{1l}^*(0)}da$$

$$= \sum_{k=1}^{n}k^2p(k)\frac{S_k^*}{\langle k\rangle}\sum_{l=1}^{n}lp(l)K_1 i_{1l}(t,0)$$

$$= \sum_{l=1}^{n}lp(l)i_{1l}(t,0) = \sum_{k=1}^{n}kp(k)i_{1k}(t,0)$$

$$= \sum_{k=1}^{n}k^2p(k)\frac{S_k^*}{\langle k\rangle}\sum_{l=1}^{n}lp(l)\int_0^\infty \beta_1(a)i_{1l}^*(a)\frac{S_k(t)i_{1l}(t,a)}{S_k^* i_{1l}^*(a)}da, \tag{5.1.28}$$

定义

$$V_1(t) = \sum_{k=1}^{n}kp(k)V_{1k}(t),$$

那么

$$\frac{dV_1(t)}{dt}$$

$$= \gamma \sum_{k=1}^{n} kp(k) S_k^* \left(2 - \frac{S_k^*}{S_k(t)} - \frac{S_k(t)}{S_k^*} \right)$$

$$+ \sum_{k=1}^{n} k^2 p(k) \frac{S_k^*}{\langle k \rangle} \sum_{l=1}^{n} lp(l) \int_0^\infty \beta_1(a) i_{1l}^*(a) \left[1 - \frac{S_k^*}{S_k(t)} + \ln \frac{i_{1l}(t,a) i_{1l}^*(0)}{i_{1l}(t,0) i_{1l}^*(a)} \right] da$$

$$+ \sum_{k=1}^{n} k^2 p(k) (S_k^* - S_k(t)) \sum_{j=2}^{m} \Theta_j(i_j(t,\cdot)). \tag{5.1.29}$$

由方程(5.1.27)知

$$\sum_{k=1}^{n} k^2 p(k) \frac{S_k^*}{\langle k \rangle} \sum_{l=1}^{n} lp(l) \int_0^\infty \beta_1(a) i_{1l}^*(a) \left[1 - \frac{S_k^*}{S_k(t)} + \ln \frac{i_{1l}(t,a) i_{1l}^*(0)}{i_{1l}(t,0) i_{1l}^*(a)} \right]$$

$$= \sum_{k=1}^{n} k^2 p(k) \frac{S_k^*}{\langle k \rangle} \sum_{l=1}^{n} lp(l) \int_0^\infty \beta_1(a) i_{1l}^*(a)$$

$$\times \left[-g \left(\frac{S_k^*}{S_k(t)} \right) - g \left(\frac{S_k(t) i_{1k}^*(0) i_{1l}(t,a)}{S_k^* i_{1k}(t,0) i_{1l}^*(a)} \right) \right] da$$

$$+ \sum_{k=1}^{n} \sum_{l=1}^{n} k^2 p(k) \frac{S_k^*}{\langle k \rangle} lp(l) K_1 i_{1l}^*(0) \left(\ln \frac{i_{1k}(t,0)}{i_{1k}^*(0)} - \ln \frac{i_{1l}(t,0)}{i_{1l}^*(0)} \right). \tag{5.1.30}$$

事实上, 等式(5.1.30)可化简为

$$\sum_{k=1}^{n} \sum_{l=1}^{n} k^2 p(k) \frac{S_k^*}{\langle k \rangle} lp(l) K_1 i_{1l}^*(0) \left(\ln \frac{i_{1k}(t,0)}{i_{1k}^*(0)} - \ln \frac{i_{1l}(t,0)}{i_{1l}^*(0)} \right)$$

$$= \sum_{k=1}^{n} \sum_{l=1}^{n} k^2 p(k) \frac{S_k^*}{\langle k \rangle} lp(l) K_1 l \frac{S_l^*}{\langle k \rangle} \sum_{r=1}^{n} rp(r) K_1 i_{1r}^*(0) \left(\ln \frac{i_{1k}(t,0)}{i_{1k}^*(0)} - \ln \frac{i_{1l}(t,0)}{i_{1l}^*(0)} \right)$$

$$= \sum_{k=1}^{n} \sum_{l=1}^{n} v_{kl} \left(\ln \frac{i_{1k}(t,0)}{i_{1k}^*(0)} - \ln \frac{i_{1l}(t,0)}{i_{1l}^*(0)} \right), \tag{5.1.31}$$

其中

$$v_{kl} = k^2 l^2 p(k) p(l) \frac{S_k^* S_l^*}{\langle k \rangle^2} K_1^2 \sum_{r=1}^{n} rp(r) i_{1r}^*(0), \quad k, l \in \mathbb{N}_n.$$

由 v_{kl}, $k, l \in \mathbb{N}_n$ 的对称性, 有

$$\frac{dV_1(t)}{dt} = \gamma \sum_{k=1}^{n} kp(k) S_k^* \left(2 - \frac{S_k^*}{S_k(t)} - \frac{S_k(t)}{S_k^*} \right)$$

$$+ \sum_{k=1}^{n} k^2 p(k) \frac{S_k^*}{\langle k \rangle} \sum_{l=1}^{n} l p(l) \int_0^\infty \beta_1(a) i_{1l}^*(a)$$

$$\times \left[-g\left(\frac{S_k^*}{S_k(t)} \right) - g\left(\frac{S_k(t) i_{1k}^*(0) i_{1l}(t,a)}{S_k^* i_{1k}(t,0) i_{1l}^*(a)} \right) \right] da$$

$$+ \sum_{k=1}^{n} k^2 p(k) (S_k^* - S_k(t)) \sum_{j=2}^{m} \Theta_j(i_j(t,\cdot)). \tag{5.1.32}$$

不难发现, (5.1.32)前两项非负. 为了估计(5.1.32)的最后一项, 定义菌株 $j \in \{2, 3, \cdots, m\}$ 所对应的 Lyapunov 泛函为

$$V_j(t) = \frac{1}{K_j} \sum_{l=1}^{n} k p(k) \int_0^\infty \alpha_j(a) i_{jk}(t,a) da, \quad j \in \{2, 3, \cdots, m\}.$$

对 $V_j(t)$ 求导得

$$\frac{dV_j(t)}{dt} = \sum_{k=1}^{n} k^2 p(k) S_k(t) \Theta_j(i_j(t,\cdot)) - \frac{\langle k \rangle}{K_j} \Theta_j(i_j(t,\cdot)), \quad j \in \{2, 3, \cdots, m\}.$$

$$\tag{5.1.33}$$

定义 $V(t) = \sum_{j=1}^{m} V_j(t)$, 并求导得

$$\frac{dV(t)}{dt} = \sum_{j=1}^{m} \frac{dV_j(t)}{dt}$$

$$= \gamma \sum_{k=1}^{n} k p(k) S_k^* \left(2 - \frac{S_k^*}{S_k(t)} - \frac{S_k(t)}{S_k^*} \right) + \sum_{j=2}^{m} \sum_{k=1}^{n} k^2 p(k) S_k(t) \Theta_j(i_j(t,\cdot))$$

$$- \sum_{k=1}^{n} k^2 p(k) \frac{S_k^*}{\langle k \rangle} \sum_{l=1}^{n} l p(l) \int_0^\infty \beta_1(a) i_{1l}^*(a)$$

$$\times \left[g\left(\frac{S_k^*}{S_k(t)} \right) + g\left(\frac{S_k(t) i_{1k}^*(0) i_{1l}(t,a)}{S_k^* i_{1k}(t,0) i_{1l}^*(a)} \right) \right] da$$

$$+ \sum_{k=1}^{n} k^2 p(k) (S_k^* - S_k(t)) \sum_{j=2}^{m} \Theta_j(i_j(t,\cdot)) - \sum_{j=2}^{m} \frac{\langle k \rangle}{K_j} \Theta_j(i_j(t,\cdot))$$

$$= \gamma \sum_{k=1}^{n} k p(k) S_k^* \left(2 - \frac{S_k^*}{S_k(t)} - \frac{S_k(t)}{S_k^*} \right)$$

$$-\sum_{k=1}^{n} k^2 p(k)\frac{S_k^*}{\langle k \rangle}\sum_{l=1}^{n} lp(l)\int_0^\infty \beta_1(a)i_{1l}^*(a)$$

$$\times\left[g\left(\frac{S_k^*}{S_k(t)}\right)+g\left(\frac{S_k(t)i_{1k}^*(0)i_{1l}(t,a)}{S_k^* i_{1k}(t,0)i_{1l}^*(a)}\right)\right]da$$

$$+\langle k \rangle\sum_{j=2}^{m}\left(\frac{1}{K_1}-\frac{1}{K_j}\right)\Theta_j(i_j(t,\cdot)). \tag{5.1.34}$$

对于任意 $j\in\{2,3,\cdots,m\}$, 当 $\mathcal{R}_{10}>\mathcal{R}_{j0}$ 时, 则 $K_1>K_j$. 由 (5.1.34) 知 $dV(t)/dt\leqslant 0$. $dV(t)/dt=0$ 成立当且仅当对于 $k,l\in\mathbb{N}$,

$$S_k(t)=S_k^*,$$

$$\frac{i_{1l}(t,a)}{i_{1l}^*(a)}=\frac{i_{1l}(t-a,0)}{i_{1l}^*(0)}=\frac{i_{1k}(t,0)}{i_{1k}^*(0)},$$

$$i_{jk}(t,a)=0.$$

故 E_1^* 是全局渐近稳定的. □

定理 5.1.4 表明了静态网络上含非 Markov 过程多菌株传染病模型展示竞争排斥现象. 图 5.1.1 表明当 $\mathcal{R}_{j0}>\mathcal{R}_{k0}$ 时菌株 j 占优, 菌株 k 灭绝. 在静态网络中, 非 Markov 传播过程仍支持竞争排斥原理.

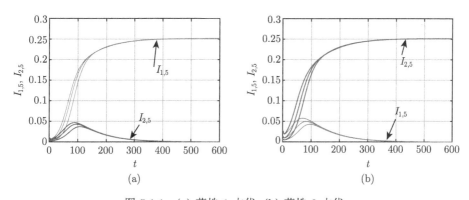

图 5.1.1 (a) 菌株 1 占优, (b) 菌株 2 占优

5.1.3 具有变异的平均场网络模型

菌株的变异是一些病毒型传染病普遍存在的现象, 如艾滋病、肺结核、新冠肺炎等. 病毒的变异使得疫苗或治疗显得尤为困难. 假设 $\rho_{jk}(t,a), j=1,2$ 和 5.1.2 节表示生物量一致. 菌株 1 以速率 $\delta(a)$ 变异成菌株 2. 其他参数生物学意义和 5.1.1 节表示一致. 具有变异和病程的两菌株传染病模型具有如下形式:

$$\begin{cases} \dfrac{\partial \rho_{1k}(t,a)}{\partial t} + \dfrac{\partial \rho_{1k}(t,a)}{\partial a} = -(\gamma_1(a) + \delta(a))\rho_{1k}(t,a), \\[3mm] \rho_{1k}(t,0) = k\left(1 - \displaystyle\sum_{j=1}^{2} \int_0^\infty \rho_{jk}(t,a)da\right)\Theta_1(\rho_{1k}(t,\cdot)), \\[3mm] \dfrac{\partial \rho_{2k}(t,a)}{\partial t} + \dfrac{\partial \rho_{2k}(t,a)}{\partial a} = -\gamma_2(a)\rho_{2k}(t,a), \qquad k \in \mathbb{N}_n, \quad (5.1.35) \\[3mm] \rho_{2k}(t,0) = k\left(1 - \displaystyle\sum_{j=1}^{2} \int_0^\infty \rho_{jk}(t,a)da\right)\Theta_2(\rho_{2k}(t,\cdot)) \\[2mm] \qquad\qquad + \displaystyle\int_0^\infty \delta(a)\rho_{1k}(t,a)da, \end{cases}$$

其中 $\Theta_j(\rho_{jk}) = \dfrac{1}{\langle k \rangle}\sum_{l=1} lp(l)\displaystyle\int_0^\infty \beta_{jl}(a)\rho_{jl}(t,a)da, j = 1,2.$ 首先, 注意到系统 (5.1.35) 的平衡点满足

$$\begin{cases} \dfrac{d\rho_{1k}(a)}{da} = -(\gamma_1(a) + \delta(a))\rho_{1k}(a), \\[3mm] \rho_{1k}(0) = k\left(1 - \displaystyle\sum_{j=1}^{2} \int_0^\infty \rho_{jk}(a)da\right)\Theta_1(\rho_{1k}(\cdot)), \\[3mm] \dfrac{d\rho_{2k}(a)}{da} = -\gamma_2(a)\rho_{2k}(a), \qquad k \in \mathbb{N}_n, \\[3mm] \rho_{2k}(0) = k\left(1 - \displaystyle\sum_{j=1}^{2} \int_0^\infty \rho_{jk}(a)da\right)\Theta_2(\rho_{2k}(\cdot)) + \displaystyle\int_0^\infty \delta(a)\rho_{1k}(a)da, \end{cases}$$

$$(5.1.36)$$

定义存活函数

$$\pi_1(a) = e^{-\int_0^a (\gamma_1(a) + \delta(a))da}, \quad \pi_2(a) = e^{-\int_0^a \gamma_2(a)da}$$

和平均感染节点数

$$\mathcal{K}_{jk} = \int_0^\infty \beta_{jk}(a)\pi_j(a)da, \quad j = 1,2.$$

定义模型 (5.1.36) 菌株 j 的基本再生数

$$\mathcal{R}_j = \frac{\langle k^2 \mathcal{K}_{jk} \rangle}{\langle k \rangle}, \quad j = 1,2. \tag{5.1.37}$$

系统 (5.1.35) 的基本再生数定义为

$$\mathcal{R}_0 = \max\{\mathcal{R}_1, \mathcal{R}_2\}.$$

求解 (5.1.36) 得

$$\rho_{jk}(a) = \rho_{jk}(0)\pi_j(a), \quad j = 1, 2. \tag{5.1.38}$$

定义 $K_j = \displaystyle\int_0^\infty \pi_j(a)da$, 将 (5.1.38) 代入 (5.1.36) 有

$$\begin{cases} \rho_{1k}(0) = k\left(1 - \displaystyle\sum_{j=1}^2 \rho_{jk}(0)K_j\right)\Theta_1(\rho_{1k}(a)), \\ \rho_{2k}(0) = k\left(1 - \displaystyle\sum_{j=1}^2 \rho_{jk}(0)K_j\right)\Theta_2(\rho_{2k}(a)) + \rho_{1k}(0)\Delta, \end{cases} \quad k \in \mathbb{N}_n, \tag{5.1.39}$$

其中 $\Delta = \displaystyle\int_0^\infty \delta(a)\pi_1(a)da$. 求解 $\rho_{1k}(0)$ 和 $\rho_{2k}(0)$ 得

$$\begin{cases} \rho_{1k}(0) = \dfrac{k\Theta_1}{1 + k(K_1\Theta_1 + K_2\Theta_2 + K_2\Theta_1\Delta)}, \\ \rho_{2k}(0) = \dfrac{k(\Theta_1\Delta + \Theta_2)}{1 + k(K_1\Theta_1 + K_2\Theta_2 + K_2\Theta_1\Delta)}, \end{cases} \quad k \in \mathbb{N}_n. \tag{5.1.40}$$

方程 (5.1.40) 两边同时乘以 $\dfrac{1}{\langle k \rangle}kp(k)\mathcal{K}_{jk}$ 求和得

$$\begin{cases} \Theta_1 = \dfrac{1}{\langle k \rangle}\displaystyle\sum_{k=1}^n \dfrac{k^2 p(k)\mathcal{K}_{1k}\Theta_1}{1 + k(K_1\Theta_1 + K_2\Theta_2 + K_2\Theta_1\Delta)}, \\ \Theta_2 = \dfrac{1}{\langle k \rangle}\displaystyle\sum_{k=1}^n \dfrac{k^2 p(k)\mathcal{K}_{2k}(\Theta_1\Delta + \Theta_2)}{1 + k(K_1\Theta_1 + K_2\Theta_2 + K_2\Theta_1\Delta)}, \end{cases} \quad k \in \mathbb{N}_n. \tag{5.1.41}$$

显然, $\Theta_1 = \Theta_2 = 0$ 是方程 (5.1.40) 的一个解, 即 $\rho_{jk}(0) = 0, \rho_{jk}(a) = 0, k, j = 1, 2$. 因此, 系统 (5.1.35) 有一个无病平衡点 E_0. 若 $\Theta_1 = 0, \Theta_2 \neq 0$, 那么 Θ_2 满足

$$\Theta_2 = \dfrac{1}{\langle k \rangle}\displaystyle\sum_{k=1}^n \dfrac{k^2 p(k)\mathcal{K}_{2k}}{1 + kK_2\Theta_2}\Theta_2 := g_2(\Theta_2)\Theta_2. \tag{5.1.42}$$

若 g_2 至少有一个不动点, 则系统 (5.1.42) 有一个非负的平衡点 $E_1 = (0, \rho_{2k}^*)$.

定理 5.1.6 (1) 系统 (5.1.35) 总存在无病平衡点 E_0.

(2) 若 $\mathcal{R}_2 > 1$, 那么系统 (5.1.35) 有一个菌株 2 占优平衡点 E_1.

定义系统 (5.1.35) 的侵入再生数

$$\mathcal{R}_2^1 = \frac{1}{\langle k \rangle} \sum_{l=1}^{n} \frac{l^2 p(l) \mathcal{K}_{1l}}{1 + l K_2 \Theta_2^{E_1}}.$$

定理 5.1.7 (1) 若 $\mathcal{R}_0 < 1$, 那么无病平衡点 E_0 是局部渐近稳定的;

(2) 若 $\mathcal{R}_2 > 1, \gamma_2(a) = \gamma_2$ 且 $\mathcal{R}_2^1 < 1$, 则菌株 2 占优平衡点 E_1 是局部渐近稳定的.

证明 在 E_0 处线性化系统 (5.1.35) 得

$$\begin{cases} \dfrac{\partial \rho_{1k}(t,a)}{\partial t} + \dfrac{\partial \rho_{1k}(t,a)}{\partial a} = -(\gamma_1(a) + \delta(a))\rho_{1k}(t,a), \\[2mm] \rho_{1k}(t,0) = k\Theta_1(\rho_{1k}(t,\cdot)), \\[2mm] \dfrac{\partial \rho_{2k}(t,a)}{\partial t} + \dfrac{\partial \rho_{2k}(t,a)}{\partial a} = -\gamma_2(a)\rho_{2k}(t,a), \\[2mm] \rho_{2k}(t,0) = k\Theta_2(\rho_{2k}(t,\cdot)) + \displaystyle\int_0^\infty \delta(a)\rho_{1k}(t,a)da. \end{cases} \tag{5.1.43}$$

假设系统 (5.1.43) 具有指数形式的解 $\rho_{jk}(t,a) = x_{jk}(a)e^{\lambda t}, j = 1, 2$. 将其代入 (5.1.43) 中得

$$\begin{cases} \dfrac{dx_{1k}(a)}{da} = -(\lambda + \gamma_1(a) + \delta(a))x_{1k}(a), \\[2mm] x_{1k}(0) = k\Theta_1(x_1(\cdot)), \\[2mm] \dfrac{dx_{2k}(a)}{da} = -(\lambda + \gamma_2(a))x_{2k}(a), \\[2mm] x_{2k}(0) = k\Theta_2(x_2(\cdot)) + \displaystyle\int_0^\infty \delta(a)x_{1k}(a)da. \end{cases} \tag{5.1.44}$$

求解 (5.1.44) 的第一个方程有 $x_{1k}(a) = x_{1k}(0)\pi_1(\lambda, a)$, 其中 $\pi_1(\lambda, a) = e^{-\int_0^a (\lambda + \gamma_1(s) + \delta(s))ds}$. 将 $x_{1k}(a)$ 代入 (5.1.44) 的第二个方程得

$$x_{1k}(0) = k\Theta_1(x_1(0)). \tag{5.1.45}$$

方程 (5.1.45) 两边同时乘以 $\dfrac{1}{\langle k \rangle} l p(l) \widehat{\mathcal{K}_{1l}(\lambda)}$ 求和得

$$1 = \frac{1}{\langle k \rangle} \sum_{l=1}^{n} l^2 p(l) \widehat{\mathcal{K}_{1l}(\lambda)}. \tag{5.1.46}$$

类似定理 5.1.2, 当 $\mathcal{R}_{10} < 1$ 时, 方程 (5.1.44) 没有非负实部的特征根. 否则 $\Theta_1(x_1(0)) = 0$ 或 $x_{10} = 0$. 由 (5.1.44) 的第三和第四个方程得

$$1 = \frac{1}{\langle k \rangle} \sum_{l=1}^{n} l^2 p(l) \widehat{\mathcal{K}_{2l}(\lambda)}. \tag{5.1.47}$$

结合 (5.1.46) 及 (5.1.47), E_0 局部渐近稳定.

在菌株 2 占优平衡点 E_1 处线性化系统 (5.1.35), 令 $\rho_{1k}(t,a) = x_{1k}(a)e^{\lambda t}$ 和 $\rho_{2k}(t,a) = \rho_{2k}^{E_1}(a) + x_{2k}(a)e^{\lambda t}$, 则得到如下方程

$$\begin{cases} \dfrac{dx_{1k}(a)}{da} = -(\lambda + \gamma_1(a) + \delta(a))x_{1k}(a), \\[2mm] x_{1k}(0) = k\left(1 - \displaystyle\int_0^\infty \rho_{2k}^{E_1}(a)da\right)\Theta_1(x_1(\cdot)), \\[2mm] \dfrac{dx_{2k}(a)}{da} = -(\lambda + \gamma_2(a))x_{2k}(a), \\[2mm] x_{2k}(0) = k\left(1 - \displaystyle\int_0^\infty \rho_{2k}^{E_1}(a)da\right)\Theta_2(x_2(\cdot)) \\[2mm] \qquad\qquad -k\displaystyle\int_0^\infty x_{2k}(a)da\Theta_2^{E_1} + \int_0^\infty \delta(a)x_{1k}(a)da. \end{cases} \tag{5.1.48}$$

求解系统 (5.1.48) 的第一个方程得

$$x_{1k}(a) = x_{1k}(0)\pi_1(\lambda, a).$$

将其代入系统 (5.1.48) 的第二个方程有

$$x_{1k}(0) = k\left(1 - \int_0^\infty \rho_{2k}^{E_1}(a)da\right)\Theta_1(x_1(0)). \tag{5.1.49}$$

方程 (5.1.49) 乘以 $\dfrac{1}{\langle k \rangle}lp(l)\widehat{\mathcal{K}_{1l}(\lambda)}$ 求和得

$$1 = \frac{1}{\langle k \rangle} \sum_{l=1}^{n} l^2 p(l) \left(1 - \int_0^\infty \rho_{2l}^{E_1}(a)da\right)\widehat{\mathcal{K}_{1l}(\lambda)}, \tag{5.1.50}$$

这里我们假设 $\Theta(x_1(0)) \neq 0$. 由 $\rho_{2k}^{E_1}(0) = \dfrac{k\Theta_2^{E_1}}{1 + kK_2\Theta_2^{E_1}}$, 则 (5.1.50) 可以写成

$$1 = \frac{1}{\langle k \rangle} \sum_{l=1}^{n} \frac{l^2 p(l) \widehat{\mathcal{K}_{1l}(\lambda)}}{1 + k K_2 \Theta_2^{E_1}}. \tag{5.1.51}$$

因此当 $\mathcal{R}_1^2 < 1$ 时, (5.1.51) 只有负实部的特征根. 否则 $\Theta(x_1(0)) = 0$, 则系统 (5.1.48) 第三和第四个方程满足

$$\begin{cases} \dfrac{dx_{2k}(a)}{da} = -(\lambda + \gamma_2(a)) x_{2k}(a), \\[2mm] x_{2k}(0) = k \left(1 - \displaystyle\int_0^\infty \rho_{2k}^{E_1}(a) da \right) \Theta_2(x_2(\cdot)) - k \displaystyle\int_0^\infty x_{2k}(a) da \Theta_2^{E_1}. \end{cases} \tag{5.1.52}$$

求解方程 (5.1.52) 得

$$1 = \frac{1}{\langle k \rangle} \sum_{l=1}^{n} \frac{l^2 p(l) \left(1 - \displaystyle\int_0^\infty \rho_{2k}^{E_1}(a) da \right) (\lambda + \gamma_2) \widehat{\mathcal{K}_{2l}(\lambda)}}{\lambda + \gamma_2 + l \Theta_2^{E_1}}, \tag{5.1.53}$$

其中 $\gamma_2(a) = \gamma_2$ 且 $\Theta(x_2(0)) \neq 0$. 注意到

$$\frac{1}{\langle k \rangle} \sum_{l=1}^{n} l^2 p(l) \left(1 - \int_0^\infty \rho_{2k}^{E_1}(a) da \right) \mathcal{K}_{2l} = 1.$$

假设 (5.1.53) 有一个非负实部的特征根, 方程 (5.1.53) 的右端满足

$$1 = \left| \frac{1}{\langle k \rangle} \sum_{l=1}^{n} \frac{l^2 p(l) \left(1 - \displaystyle\int_0^\infty \rho_{2k}^{E_1}(a) da \right) (\lambda + \gamma_2) \widehat{\mathcal{K}_{2l}(\lambda)}}{\lambda + \gamma_2 + l \Theta_2^{E_1}} \right|$$

$$< \frac{1}{\langle k \rangle} \sum_{l=1}^{n} l^2 p(l) \left(1 - \int_0^\infty \rho_{2k}^{E_1}(a) da \right) |\widehat{\mathcal{K}_{2l}(\lambda)}|$$

$$\leqslant \frac{1}{\langle k \rangle} \sum_{l=1}^{n} l^2 p(l) \left(1 - \int_0^\infty \rho_{2k}^{E_1}(a) da \right) \mathcal{K}_{2l} = 1.$$

从而 (5.1.53) 只有负实部特征根. 否则 $\Theta(x_2(0)) = 0$, 由方程 (5.1.53) 的第三和第四个方程得 $\lambda = -(\gamma_2 + k\Theta_2^{E_1}) < 0$. 因此菌株 2 占优平衡点 E_1 局部渐近稳定. □

接下来讨论共存平衡点的存在性, 系统 (5.1.41) 的共存平衡点满足

$$
\left\{
\begin{aligned}
0 = f_1(\Theta_1, \Theta_2) &= \frac{1}{\langle k \rangle} \sum_{k=1}^{n} \frac{k^2 p(k) \mathcal{K}_{1k}}{1 + k(K_1\Theta_1 + K_2\Theta_2 + K_2\Theta_1\Delta)} - 1, \\
0 = f_2(\Theta_1, \Theta_2) &= \frac{1}{\langle k \rangle} \sum_{k=1}^{n} \frac{k^2 p(k) \mathcal{K}_{2k}}{1 + k(K_1\Theta_1 + K_2\Theta_2 + K_2\Theta_1\Delta)} \frac{\Theta_1\Delta}{\Theta_2} \\
&\quad + \frac{1}{\langle k \rangle} \sum_{k=1}^{n} \frac{k^2 p(k) \mathcal{K}_{2k}}{1 + k(K_1\Theta_1 + K_2\Theta_2 + K_2\Theta_1\Delta)} - 1.
\end{aligned}
\right. \tag{5.1.54}
$$

若 $\mathcal{R}_2^1 > 1$, 则 $\frac{1}{\langle k \rangle} \sum_{l=1}^{n} l p(l) \mathcal{K}_{1l} \frac{1}{1 + l K_2\Theta^{E_2}} > 1$. 定义 $\Theta^* = K_1\Theta_1 + K_2\Theta_2 + K_2\Theta_1\Delta$, 那么 $K_2\Theta_2^{E_1} < \Theta^*$. 求解 (5.1.54) 的第一个方程得 Θ^*. 将 Θ_1 由 Θ_2 表达

$$
\Theta_1 = \frac{\Theta^* - K_2\Theta_2}{K_1 + \Delta K_2}. \tag{5.1.55}
$$

将 (5.1.55) 代入 (5.1.41) 的第二个特征方程得

$$
\begin{aligned}
\Theta_2 &= \frac{1}{\langle k \rangle} \sum_{l=1}^{n} \frac{l^2 p(l) \mathcal{K}_{2l}}{1 + l\Theta^*} \left(\frac{\Delta\Theta^* - K_2\Theta_2\Delta}{K_1 + \Delta K_2} + \Theta_2 \right) \\
&= \frac{1}{\langle k \rangle} \sum_{l=1}^{n} \frac{l^2 p(l) \mathcal{K}_{2l}}{1 + l\Theta^*} \left(\frac{\Delta\Theta^* + K_1\Theta_2}{K_1 + \Delta K_2} \right) \\
&= B + B_1\Theta_2, \tag{5.1.56}
\end{aligned}
$$

其中 $B = \frac{1}{\langle k \rangle} \sum_{l=1}^{n} \frac{l^2 p(l) \mathcal{K}_{2l}}{1 + l\Theta^*} \frac{\Delta\Theta^*}{K_1 + \Delta K_2}$ 和 $B_1 = \frac{1}{\langle k \rangle} \sum_{l=1}^{n} \frac{l^2 p(l) \mathcal{K}_{2l}}{1 + l\Theta^*} \frac{K_1}{K_1 + \Delta K_2}$. 求解 (5.1.56) 得

$$
\Theta_2 = \frac{B}{1 - B_1}. \tag{5.1.57}
$$

由于 $\frac{K_1}{K_1 + \Delta K_2} < 1$, 那么 $B_1 < 1$. 故 $\Theta_2 > 0$. 由方程 (5.1.54) 知

$$
\frac{1}{\langle k \rangle} \sum_{j=1}^{n} \frac{j^2 p(j) \mathcal{K}_{2j}}{1 + k\Theta^*} < 1.
$$

另一方面, 由 (5.1.42) 得

$$
\frac{1}{\langle k \rangle} \sum_{j=1}^{n} \frac{j^2 p(j) \mathcal{K}_{2j}}{1 + k K_2\Theta^{E_1}} = 1.
$$

故, $K_2\Theta^{E_1} < \Theta^*$.

注意到

$$K_2\Theta_2 - \Theta^* = \frac{K_2 B}{1 - B_1} - \Theta^* = \frac{K_2 B - \Theta^* + B_1\Theta^*}{1 - B_1}$$

$$= \frac{\dfrac{1}{\langle k\rangle}\sum_{l=1}^{n}\dfrac{l^2 p(l)\mathcal{K}_{2l}}{1+l\Theta^*}\left(\dfrac{\Delta\Theta^* K_2}{K_1 + \Delta K_2} + \dfrac{K_1\Theta^*}{K_1 + \Delta K_2}\right) - \Theta^*}{1 - \dfrac{1}{\langle k\rangle}\sum_{l=1}^{n}\dfrac{l^2 p(l)\mathcal{K}_{2l}}{1+l\Theta^*}\dfrac{K_1}{K_1 + \Delta K_2}}$$

$$= -\frac{\Theta^*\left[1 - \dfrac{1}{\langle k\rangle}\sum_{l=1}^{n}\dfrac{l^2 p(l)\mathcal{K}_{2l}}{1+l\Theta^*}\right]}{1 - \dfrac{1}{\langle k\rangle}\sum_{l=1}^{n}\dfrac{l^2 p(l)\mathcal{K}_{2l}}{1+l\Theta^*}\dfrac{K_1}{K_1 + \Delta K_2}}$$

$$< \frac{\Theta^*\left(\dfrac{1}{\langle k\rangle}\sum_{l=1}^{n}\dfrac{l^2 p(l)\mathcal{K}_{2l}}{1+lK_2\Theta_2^{E_1}} - 1\right)}{1 - \dfrac{1}{\langle k\rangle}\sum_{l=1}^{n}\dfrac{l^2 p(l)\mathcal{K}_{2l}}{1+l\Theta^*}\dfrac{K_1}{K_1 + \Delta K_2}} = 0, \tag{5.1.58}$$

因此, $K_2\Theta_2 < \Theta^*$ 且 $\Theta_1 > 0$.

定理 5.1.8　若 $\mathcal{R}_1 > 1, \mathcal{R}_2 > 1$ 且 $\mathcal{R}_2^1 > 1$, 则系统 (5.1.35) 只有一个共存平衡点 E^*.

5.1.4　重叠感染复杂网络模型

重叠感染表示人体于某种病原体感染的基础上再被其他病原体感染. 重叠感染是菌株交互作用的主要方式. 本节讨论网络上重叠感染对疾病传播的影响. 假设 ρ_{jk} 和前两节表示相同的生物量, 被菌株 2 感染的节点以速率 $\alpha(a)$ 再次被菌株 1 感染. 考虑如下模型

$$\begin{cases} \dfrac{\partial\rho_{1k}(t,a)}{\partial t} + \dfrac{\partial\rho_{1k}(t,a)}{\partial a} = -(\gamma_1(a) + \psi(k)\alpha(a)\Theta_2(\rho_{2k}(t)))\rho_{1k}(t,a), \\[3mm] \rho_{1k}(t,0) = k\left(1 - \displaystyle\int_0^\infty \rho_{1k}(t,a)da - \rho_{2k}\right)\Theta_1(\rho_{1k}(t,\cdot)), \\[3mm] \dfrac{d\rho_{2k}(t)}{dt} = k\left(1 - \displaystyle\int_0^\infty \rho_{1k}(t,a)da - \rho_{2k}\right)\Theta_2(\rho_{2k}(t)) \\[3mm] \qquad\qquad + \psi(k)\displaystyle\int_0^\infty \alpha(a)\rho_{1k}(t,a)da\Theta_2 - \gamma_2\rho_{2k}(t), \end{cases} \qquad k \in \mathbb{N}_n,$$

$$\tag{5.1.59}$$

其中 $\psi(k)$ 表示非线性连接率且满足 $\psi(k) \leqslant k$, 其他参数非负且和 5.1.3 节生物学意义相同. 易知, 系统 (5.1.59) 的平衡点满足方程

$$
\begin{cases}
\dfrac{d\rho_{1k}(a)}{da} = -(\gamma_1(a) + \psi(k)\alpha(a)\Theta_2)\rho_{1k}(a), \\[2mm]
\rho_{1k}(0) = k\left(1 - \displaystyle\int_0^\infty \rho_{1k}(a)da - \rho_{2k}\right)\Theta_1(\rho_{1k}(\cdot)), \\[2mm]
0 = k\left(1 - \displaystyle\int_0^\infty \rho_{1k}(a)da - \rho_{2k}\right)\Theta_2(\rho_{2k}) \\[2mm]
\quad + \psi(k)\displaystyle\int_0^\infty \alpha(a)\rho_{1k}(a)da\Theta_2(\rho_{2k}) - \gamma_2\rho_{2k},
\end{cases}
\qquad k \in \mathbb{N}_n. \qquad (5.1.60)
$$

为了方便, 定义

$$
\pi_{1j}(a,\Theta_2) = e^{-\int_0^a (\gamma_1(s) + \psi(j)\alpha(s)\Theta_2)ds}, \qquad \mathcal{K}_{1j} = \int_0^\infty \beta_{1j}(a)\pi_{1j}(a,\Theta_2)da,
$$

$$
K_{1j}(\Theta_2) = \int_0^\infty \pi_{1j}(a,\Theta_2)da, \qquad K_{1j}(\alpha,\Theta_2) = \int_0^\infty \alpha(a)\pi_{1j}(a,\Theta_2)da.
$$

$$
\Delta = \gamma_2 + k(\Theta_2 + \gamma_2 K_{1j}(\Theta_2)\Theta_1 + \psi(k)K_{1k}(\alpha,\Theta_2)\Theta_1\Theta_2).
$$

求解系统 (5.1.60) 的第一个方程得

$$
\rho_{1j}(a) = \rho_{1j}(0)\pi_{1j}(a), \quad j = 1, 2.
$$

将其代入系统 (5.1.60) 的第二和第三个方程得

$$
\begin{cases}
(1 + jK_{1j}(\Theta_2)\Theta_1)\rho_{1j}(0) + j\Theta_1\rho_{2j} = j\Theta_1, \\[2mm]
(jK_{1k}(\Theta_2)\Theta_2 - \psi(j)K_{1j}(\alpha,\Theta_2)\Theta_2)\rho_{1j}(0) + (j\Theta_2 + \gamma_2)\rho_{2j} = j\Theta_2,
\end{cases}
\qquad j \in \mathbb{N}_n.
$$
$$ (5.1.61) $$

求解得

$$
\begin{cases}
\rho_{1j}(0) = \dfrac{j\gamma_2\Theta_1}{\Delta}, \\[4mm]
\rho_{2j} = \dfrac{j\Theta_2(1 + \psi(j)K_{1j}(\alpha,\Theta_2)\Theta_1)}{\Delta},
\end{cases}
\qquad j \in \mathbb{N}_n. \qquad (5.1.62)
$$

因此, 系统 (5.1.59) 的共存平衡点满足

$$\begin{cases} \Theta_1 = \dfrac{1}{\langle k \rangle} \sum_{l=1}^{n} \dfrac{l^2 p(l) \gamma_2 \mathcal{K}_{1l}(\Theta_2)}{\Delta} \Theta_1, \\[3mm] \Theta_2 = \dfrac{1}{\langle k \rangle} \sum_{l=1}^{n} \dfrac{l^2 p(l) \beta_{2l}(1 + \psi(l) K_{1l}(\alpha, \Theta_2)\Theta_1)}{\Delta} \Theta_2. \end{cases} \tag{5.1.63}$$

定义不同菌株对应的基本再生数为

$$\mathcal{R}_1 = \dfrac{1}{\langle k \rangle} \sum_{l=1}^{n} l^2 p(l) \mathcal{K}_{1l}(0), \quad \mathcal{R}_2 = \dfrac{1}{\langle k \rangle} \sum_{l=1}^{n} \dfrac{l^2 p(l) \beta_{2l}}{\gamma_2}. \tag{5.1.64}$$

定理 5.1.9 (1) 系统 (5.1.59) 总存在无病平衡点 E_0.

(2) 若 $\mathcal{R}_1 > 1$, 则系统 (5.1.59) 存在菌株 1 占优平衡点 E_1.

(3) 若 $\mathcal{R}_2 > 1$, 则系统 (5.1.59) 存在菌株 2 占优平衡点 E_2.

证明 不难发现, 系统 (5.1.60) 总存在无病平衡点 $E^0 = (\mathbf{0}, \mathbf{0})$. 为了得到占优平衡点 E_j 的存在性, 假设 $\Theta_1^{E^1} \neq 0$ 和 $\Theta_2 = 0$, (5.1.63) 的第二个方程满足

$$1 = \dfrac{1}{\langle k \rangle} \sum_{l=1}^{n} \dfrac{l^2 p(l) \gamma_2 \mathcal{K}_{1l}(0)}{\Delta(\Theta_1^{E_1}, 0)} = \dfrac{1}{\langle k \rangle} \sum_{l=1}^{n} \dfrac{l^2 p(l) \mathcal{K}_{1l}(0)}{1 + K_{1l}(0)\Theta_1^{E_1}}. \tag{5.1.65}$$

因此, 当 $\mathcal{R}_1 > 1$ 时, 系统 (5.1.59) 存在唯一菌株 1 占优平衡点 $E_1 = (\Theta_1^{E_1}, 0)$. 由系统 (5.1.59) 的对称性, 当 $\mathcal{R}_2 > 1$ 时, 系统 (5.1.59) 有一个菌株 2 占优平衡点 $E_2 = (0, \Theta_2^{E_2})$. □

定义系统 (5.1.60) 的侵入再生数

$$\mathcal{R}_1^2 = \dfrac{1}{\langle k \rangle} \sum_{l=1}^{n} \dfrac{l^2 p(l) \gamma_2 \mathcal{K}_{1l}(\Theta_2^{E_2})}{\Delta(0, \Theta_2^{E_2})} > 1$$

和

$$\mathcal{R}_2^1 = \dfrac{1}{\langle k \rangle} \sum_{l=1}^{n} \dfrac{l^2 p(l) \beta_{2l}(1 + \psi(l) K_1(\alpha, 0))\Theta_1^{E_1}}{\Delta(\Theta_1^{E_1}, 0)} > 1.$$

定理 5.1.10 设 $\gamma_1(a) = \gamma_1$.

(1) 若 $\mathcal{R}_1 > 1$ 且 $\mathcal{R}_2^1 < 1$, 那么菌株 1 占优平衡点 E_1 局部渐近稳定;

(2) 若 $\mathcal{R}_2 > 1$ 且 $\mathcal{R}_1^2 < 1$, 那么菌株 2 占优平衡点 E_2 局部渐近稳定.

证明 令 $\rho_{1k}(t,a) = x_{1k}(t,a) + \rho_{1k}^{E_1}(a), \rho_{2k} = y_{2k}$ 线性化系统 (5.1.59) 得

$$
\begin{cases}
\dfrac{\partial x_{1k}(t,a)}{\partial t} + \dfrac{\partial x_{1k}(t,a)}{\partial a} = -\gamma_1(a)x_{1k}(t,a) - \psi(k)\alpha(a)\rho_{1k}^{E_1}(a)\Theta(y_2(t)), \\[2mm]
x_{1k}(t,0) = k\left(1 - \displaystyle\int_0^\infty \rho_{1k}^{E_1}(a)da\right)\Theta_1(\rho_1(t,\cdot)) \\[2mm]
\qquad\qquad - k\displaystyle\int_0^\infty x_{1k}(t,a)da\Theta_1(\rho_1^{E_1}(\cdot)) - k\Theta_1^{E_1}y_{2k}(t), \qquad\qquad k \in \mathbb{N}_n. \\[2mm]
\dfrac{dy_{2k}(t)}{dt} = k\left(1 - \displaystyle\int_0^\infty \rho_{1k}^{E_1}(a)da\right)\Theta_2(y_2(t)) \\[2mm]
\qquad\qquad + \psi(k)\displaystyle\int_0^\infty \alpha(a)\rho_{1k}^{E_1}(a)da\Theta_2(y_2(t)) - \gamma_2 y_{2k}(t),
\end{cases}
$$

$$(5.1.66)$$

假设系统 (5.1.65) 具有指数形式的解 $x_{1k} = x_{1k}(a)e^{\lambda t}$ 和 $y_{2k} = y_{2k0}e^{\lambda t}$, 则 (5.1.66) 可以写成

$$
\begin{cases}
\dfrac{dx_{1k}(a)}{da} = -(\lambda + \gamma_1(a))x_{1k}(a) - \psi(k)\alpha(a)\rho_{1k}^{E_1}(a)\Theta(y), \\[2mm]
x_{1k}(0) = k\left(1 - \displaystyle\int_0^\infty \rho_{1k}^{E_1}(a)da\right)\Theta_1(\rho_{1k}(\cdot)) \\[2mm]
\qquad\qquad - k\displaystyle\int_0^\infty x_{1k}(a)da\Theta_1(\rho_{1k}^{E_1}(\cdot)) - k\Theta_1^{E_1}y_{2k0}, \qquad\qquad k \in \mathbb{N}_n, \\[2mm]
0 = k\left(1 - \displaystyle\int_0^\infty \rho_{1k}^{E_1}(a)da\right)\Theta_2(y) + \psi(k)\displaystyle\int_0^\infty \alpha(a)\rho_{1k}^{E_1}(a)da\Theta_2(y) \\[2mm]
\qquad\qquad - (\lambda + \gamma_2)y_{2k0},
\end{cases}
$$

$$(5.1.67)$$

求解 (5.1.67) 的第三个方程有

$$
(\lambda + \gamma_2)y_{2k0} = \left[k\left(1 - \int_0^\infty \rho_{1k}(a)da\right) + \psi(k)\int_0^\infty \alpha(a)\rho_{1k}^{E_1}(a)da\right]\Theta_2(y).
$$

$$(5.1.68)$$

方程 (5.1.68) 的两边乘以 $\dfrac{lp(l)\beta_{2k}}{\langle k \rangle}$ 并求和得

$$
(\lambda + \gamma_2)\Theta_2(y)
$$

$$= \frac{1}{\langle k \rangle} \sum_{k=1}^{n} kp(k)\beta_{2k} \left[k \left(1 - \int_0^\infty \rho_{1k}(a)da \right) + \psi(k) \int_0^\infty \alpha(a)\rho_{1k}^{E_1}(a)da \right] \Theta_2(y). \tag{5.1.69}$$

若 $\Theta_2(y) \neq 0$, 将 (5.1.70) 的两边消除 Θ_2 有

$$\lambda + \gamma_2 = \frac{1}{\langle k \rangle} \sum_{k=1}^{n} kp(k)\beta_{2k} \left[k \left(1 - \int_0^\infty \rho_{1k}(a)da \right) + \psi(k) \int_0^\infty \alpha(a)\rho_{1k}^{E_1}(a)da \right]. \tag{5.1.70}$$

注意到 $\rho_{1k}(0) = \dfrac{k\Theta_1^{E_1}}{1 + kK_1(0)\Theta_1^{E_1}}$, 将 $\rho_{1k}^{E_1}(a)$ 代入 (5.1.70) 得

$$\lambda = \gamma_2 \left[\frac{1}{\langle k \rangle} \sum_{l=1}^{n} \frac{l^2 p(l)\beta_{2l}[1 + \psi(l)K_1(\alpha, 0)\Theta_1^{E_1}]}{\gamma_2(1 + lK_{1l}(0)\Theta_1^{E_1})} - 1 \right]$$
$$= \gamma_2 \left(\mathcal{R}_1^2 - 1 \right). \tag{5.1.71}$$

故当 $\mathcal{R}_1^2 < 1$ 时, 则方程 (5.1.71) 特征根实部都小于 0. 否则, $\Theta_2(y) = 0$, 将 $x_{1k}(a)$ 代入 (5.1.67) 的第一和第二个方程得

$$\begin{cases} \dfrac{dx_{1k}(a)}{da} = -(\lambda + \gamma_1(a))x_{1k}(a), \\[2mm] x_{1k}(0) = k \left(1 - \displaystyle\int_0^\infty \rho_{1k}^{E_1}(a)da \right) \Theta_1(x_{1k}(\cdot)) - k \displaystyle\int_0^\infty x_{1k}(a)da\Theta_1^{E_1}, \end{cases} \quad k \in \mathbb{N}_n, \tag{5.1.72}$$

求解 (5.1.72) 有 $x_{1k}(a) = x_{1k}(0)\pi_{1k}(\lambda, a, 0)$. 将其代入 (5.1.72) 的第二个方程得

$$x_{1k}(0) = \frac{k \left(1 - \displaystyle\int_0^\infty \rho_{1k}^{E_1}(a)da \right) \Theta_1(x_1(0))}{1 + k\widehat{K_{1l}(\lambda)}\Theta_1^{E_1}}. \tag{5.1.73}$$

方程 (5.1.73) 两边同时乘以 $\dfrac{1}{\langle k \rangle} kp(k)\widehat{\mathcal{K}_{1k}(\lambda, 0)}$ 并求和得

$$\Theta_1(x_1(0)) = \frac{1}{\langle k \rangle} \sum_{l=1}^{n} \frac{l^2 p(l)\widehat{\mathcal{K}_{1l}(\lambda, 0)} \left(1 - \displaystyle\int_0^\infty \rho_{1l}^{E_1}(a)da \right) \Theta_1(x_1(0))}{1 + l\widehat{K_{1l}(\lambda)}\Theta_1^{E_1}}. \tag{5.1.74}$$

将方程 (5.1.74) 两边消去 $\Theta_1(x_1(0))$ 得

$$1 = \frac{1}{\langle k \rangle} \sum_{l=1}^{n} \frac{l^2 p(l) \mathcal{K}_{1l}(\lambda, 0) \left(1 - \int_0^\infty \rho_{1l}^{E_1}(a) da\right)}{1 + l\widehat{K_{1l}(\lambda)}\Theta_1^{E_1}}. \tag{5.1.75}$$

注意到 $\rho_{1k}(0) = \dfrac{k\Theta_1^{E_1}}{1 + kK_{1k}\Theta_1^{E_1}}$, 则

$$1 = \frac{1}{\langle k \rangle} \sum_{l=1}^{n} \frac{l^2 p(l) \mathcal{K}_{1l}(\lambda, 0)}{(1 + lK_1\Theta_1^{E_1})(1 + l\widehat{K_1(\lambda)}\Theta_1^{E_1})} := H(\lambda). \tag{5.1.76}$$

若 $\gamma_1(a) = \gamma_1$, (5.1.76) 等价于

$$1 = \frac{1}{\langle k \rangle} \sum_{l=1}^{n} \frac{l^2 p(l)(\lambda + \gamma_1)\mathcal{K}_{1l}(\lambda, 0)}{(1 + lK_1\Theta_1^{E_1})(\lambda + \gamma_1 + l\Theta_1^{E_1})} := H(\lambda). \tag{5.1.77}$$

假设方程 (5.1.77) 有一个复根且 $\Re\lambda > 0$, 则 $|\lambda + \gamma_1|/|\lambda + \gamma_1 + l\Theta_1^{E_1}| < 1$. 另一方面,

$$1 = |H(\lambda)| < \frac{1}{\langle k \rangle} \sum_{l=1}^{n} \frac{l^2 p(l)\mathcal{K}_{1l}}{1 + lK_1\Theta_1^{E_1}} = 1. \tag{5.1.78}$$

若 $\Theta_1(x_1(0)) = 0$, 则 $\lambda = -(\gamma_1 + k\Theta_1^{E_1}) < 0$.

同理, 若 $\mathcal{R}_1^2 < 1$, 菌株 2 占优平衡点 E_2 局部渐近稳定.   □

如果 $\Theta_1 \neq 0, \Theta_2 \neq 0$, 将方程 (5.1.63) 两边消去 Θ_1, Θ_2 有

$$\begin{cases} 1 = \dfrac{1}{\langle k \rangle} \sum_{l=1}^{n} \dfrac{l^2 p(k)\gamma_2 \mathcal{K}_{1l}(\Theta_2)}{\Delta} := F_1(\Theta_1, \Theta_2), \\[4mm] 1 = \dfrac{1}{\langle k \rangle} \sum_{l=1}^{n} \dfrac{l^2 p(l)\beta_{2l}(1 + \psi(l)K_{1l}(\alpha, \Theta_2)\Theta_1)}{\Delta} := F_2(\Theta_1, \Theta_2). \end{cases} \quad k \in \mathbb{N}_n. \tag{5.1.79}$$

注意到 $F_1(\Theta_1, \Theta_2)$ 是关于 Θ_1 的减函数. 由隐函数存在定理得

$$0 = \frac{\partial F_1}{\partial \Theta_1}\frac{df_1(\Theta_2)}{d\Theta_2} + \frac{\partial F_1}{\partial \Theta_2}$$

或

$$\frac{df_1(\Theta_2)}{d\Theta_2} = -\frac{\dfrac{\partial F_1}{\partial \Theta_2}}{\dfrac{\partial F_1}{\partial \Theta_1}}.$$

因此, $\Theta_1 = f_1(\Theta_2)$. 定义

$$G(\Theta_2) = F_2(f_1(\Theta_2), \Theta_2).$$

事实上, $\Theta_1^{E_1}$ 满足

$$1 = \frac{1}{\langle k \rangle} \sum_{l=1}^{n} \frac{l^2 p(l) \gamma_2 \mathcal{K}_{1l}(0)}{\Delta(\Theta_1^{E_1}, 0)}. \tag{5.1.80}$$

注意到 $\Theta_2^{E_2}$ 满足

$$1 = \frac{1}{\langle k \rangle} \sum_{l=1}^{n} \frac{l^2 p(l) \beta_{2l}}{\Delta(0, \Theta_2^{E_2})}. \tag{5.1.81}$$

不难发现, $G(\Theta_2)$ 是一个关于 Θ_2 的连续可微函数且 $G(0) = (f_1(0), 0)$. 若 $\Theta_2 = 0$, Θ_1 满足

$$1 = \frac{1}{\langle k \rangle} \sum_{l=1}^{n} \frac{l^2 p(l) \gamma_2 \mathcal{K}_{1l}(0)}{\Delta(\Theta_1, 0)}.$$

由 (5.1.80) 知 $\Theta_1 = \Theta_1^{E_1}$. 因此, $G(0) = F_2(\Theta_1^{E_1}, 0) = \mathcal{R}_2^1 > 1$.

令 $\bar{\Theta}$ 满足 $0 = f_1(\bar{\Theta}_2)$. 假设 $F_1(0, \bar{\Theta}_2) = 1$ 有另外一个解 $\bar{\Theta}_2$. 定义

$$g(\bar{\Theta}_2) = F_1(0, \bar{\Theta}_2)$$

$$= \frac{1}{\langle k \rangle} \sum_{l=1}^{n} \frac{l^2 p(l) \gamma_2 \mathcal{K}_{1l}(\bar{\Theta}_2)}{\Delta(0, \bar{\Theta}_2)}$$

$$= \frac{1}{\langle k \rangle} \sum_{l=1}^{n} \frac{l^2 p(l) \gamma_2 \mathcal{K}_{1l}(\bar{\Theta}_2)}{\gamma_2 + l \bar{\Theta}_2},$$

显然, $g(\bar{\Theta}_2)$ 是关于 $\bar{\Theta}_2$ 的减函数. 由于 $g(\Theta_2^{E_2}) = \mathcal{R}_1^2 > 1$ 且当 $\bar{\Theta}_2 \to 0$ 时, $g(\bar{\Theta}_2) \to 0$, 因此存在 $\bar{\Theta}_2^*$ 使得 $g(\bar{\Theta}_2^*) = 1$.

另一方面, $\bar{\Theta}_2^* > \Theta_2^{E_2}$. 由 (5.1.81), 我们有

$$G(\bar{\Theta}_2^*) = F_2(0, \bar{\Theta}_2^*) < F_2(0, \Theta_2^{E_2}) = 1.$$

从而存在 Θ_2^* 使得 $G(f_1(\Theta_2^*), \Theta_2^*) = 1$ 且 $0 < \Theta_2^* < \bar{\Theta}_2^*$. 故 $\Theta_1^* = f_1(\Theta_2^*)$ 满足

$$1 = \frac{1}{\langle k \rangle} \sum_{l=1}^{n} \frac{l^2 p(l) \gamma_2 \mathcal{K}_{1l}(\Theta_2^*)}{\Delta(\Theta_1, \Theta_2^*)}. \tag{5.1.82}$$

再由

$$g(\Theta^*) = \frac{1}{\langle k \rangle} \sum_{l=1}^{n} \frac{l^2 p(l) \gamma_2 \mathcal{K}_{1l}(\Theta_2^*)}{\Delta(0, \Theta_2^*)} > 1,$$

因此 (5.1.82) 解唯一. 由 $F_1(0, \Theta_2^*) = g(\Theta_2^*) > 1$ 且当 $\Theta_1 \to 0$ 时, $F_1(\Theta_1, \Theta_2^*) \to 0$. 因此存在 $\Theta_1 > 0$ 使得 $F_1(\Theta_1, \Theta_2^*) = 1$. 求解得 $\Theta_1^* = f_1(\Theta_2^*)$.

定理 5.1.11 若 $\mathcal{R}_1^2 > 1$ 且 $\mathcal{R}_2^1 > 1$, 那么系统 (5.1.59) 至少存在一个共存平衡点 $E^* = (\Theta_1^*, \Theta_2^*)$.

5.2 两菌株对逼近网络模型

对于新发或急性传染病, 染病者康复后具有永久免疫力. 这种模型满足 SIR 仓室结构, 疾病传播接触异质性用网络结构描述, 传播过程满足非 Markov 过程. 为此, 定义

$$[I_j](t) = \int_0^\infty i_j(t, a)da, \quad j = 1, 2,$$

$$[SI_j](t) = \int_0^\infty Si_j(t, a)da, \quad j = 1, 2,$$

$$[I_l SI_j](t) = \int_0^\infty I_l Si_j(t, a)da, \quad j = 1, 2, \ l = 1, 2.$$

$[I_j]$ 表示 t 时刻被菌株 j 感染的染病节点数, $[SI_j]$ 表示 t 时刻易感节点和被菌株 j 感染的染病节点连边数; $[I_l SI_j]$ 表示 t 时刻连接被菌株 l 感染节点、易感节点和被菌株 j 感染节点的连边数. 假设易感的节点会被 I_j 节点感染, 以感染率 β_j 转化成染病节点 I_j. $[SI_j]$ 边由于易感节点感染转化成 $[I_l I_j]$ 边. 假设康复过程满足非 Markov 过程, 则节点及连边的动力学模型满足 $(j = 1, 2; l \neq j)$

$$\begin{cases} \dfrac{d[S](t)}{dt} = -\beta_1[SI_1](t) - \beta_2[SI_2](t), \\[2mm] \dfrac{d[SS](t)}{dt} = -2\beta_1[SSI_1](t) - 2\beta_2[SSI_2](t), \\[2mm] \left(\dfrac{\partial}{\partial t} + \dfrac{\partial}{\partial a}\right) i_j(t, a) = -h_j(a)i_j(t, a), \\[2mm] \left(\dfrac{\partial}{\partial t} + \dfrac{\partial}{\partial a}\right) Si_j(t, a) = -\beta_l I_l Si_j(t, a) - \beta_j I_j Si_j(t, a) \\[2mm] \hspace{4cm} - (\beta_j + h_j(a))Si_j(t, a), \\[2mm] i_j(t, 0) = \beta_j[SI_j](t), \quad Si_j(t, 0) = \beta_j[SSI_j](t), \\[2mm] [S](0) = [S]_0, \quad [SS](0) = [SS]_0, \quad i_j(0, a) = \varphi_j(a), \\[2mm] [Si_j](0, a) = \dfrac{n}{N}[S]_0\varphi_j(a), \end{cases} \tag{5.2.1}$$

其中, $h_j(a) = \dfrac{f_j(a)}{\xi(a)}$, $f_j(a)$ 表示治疗率的概率密度函数, $\xi(a)$ 表示治疗的存活函数. 不难发现, 模型 (5.2.1) 不封闭, 若使用如下矩封闭公式

$$[XYZ] = \frac{n-1}{n}\frac{[XY](t)[YZ](t)}{[Y](t)}, \quad X,Y,Z \in \{S, I_1, I_2, R\}.$$

则模型 (5.2.1) 可以写成如下封闭形式 ($l,j = 1,2; l \neq j$)

$$\begin{cases}
\dfrac{d[S](t)}{dt} = -\beta_1[SI_1](t) - \beta_2[SI_2](t), \\
\dfrac{d[SS](t)}{dt} = -2\beta_1\dfrac{n-1}{n}\dfrac{[SS](t)[SI_1](t)}{[S](t)} - 2\beta_2\dfrac{n-1}{n}\dfrac{[SS](t)[SI_2](t)}{[S](t)}, \\
\left(\dfrac{\partial}{\partial t} + \dfrac{\partial}{\partial a}\right)i_j(t,a) = -h_j(a)i_j(t,a), \\
\left(\dfrac{\partial}{\partial t} + \dfrac{\partial}{\partial a}\right)Si_j(t,a) = -\beta_l\dfrac{n-1}{n}\dfrac{[I_jS](t)Si_j(t,a)}{[S](t)} - \beta_j\dfrac{n-1}{n}\dfrac{[I_jS](t)Si_j(t,a)}{[S](t)} \\
\qquad\qquad\qquad\qquad\quad - (\beta_j + h_j(a))Si_j(t,a), \\
i_j(t,0) = \beta_j[SI_j](t), \quad Si_j(t,0) = \beta_j[SSI_j](t), \\
[S](0) = [S]_0, \quad [SS](0) = [SS]_0, \quad i_j(0,a) = \varphi_j(a), \quad Si_j(0,a) = \dfrac{n}{N}[S]_0\varphi_j(a).
\end{cases}$$
$$(5.2.2)$$

对系统 (5.2.1) 的第四个方程沿特征线积分得

$$\frac{d[S](t)}{dt} = -\beta_1[SI_1](t) - \beta_2[SI_2](t), \tag{5.2.3}$$

$$[SS](t) = \frac{n}{N}[S]_0^{\frac{2}{n}}[S]^{\frac{2(n-1)}{n}}, \tag{5.2.4}$$

$$[SI_j](t) = \beta_j\frac{n-1}{n}\int_0^t \frac{[SS](t-a)[SI_j](t-a)}{[S](t-a)}$$
$$\times e^{-\int_{t-a}^t(\frac{n-1}{n}\frac{\beta_1[SI_1](s)+\beta_2[SI_2](s)}{[S](s)}+\beta_j)ds}\xi_j(a)da$$
$$+ \int_0^\infty \frac{n}{N}[S]_0\phi_j(a)e^{-\int_0^t(\frac{n-1}{n}\frac{\beta_1[SI_1](s)+\beta_2[SI_2](s)}{[S](s)}+\beta_j)ds}\frac{\xi_j(a+t)}{\xi_j(a)}da. \tag{5.2.5}$$

系统 (5.2.3)—(5.2.5) 的正向不变集为

$$\Omega = \Big\{ ([S],[SS],[I_1],[I_2],[SI_1],[SI_2]) \in (\mathbb{R}_+)^6 | S + I_1 + I_2 \leqslant N,$$
$$[SS] + 2[SI_1] + 2[SI_2] \leqslant nN \Big\}.$$

接下来讨论平衡点的存在性. 首先, 系统只有一个无病平衡点 $E_0 = ([S]_0,$ $[SS]_0, 0, 0)$. 其次, 线性化染病边 $[SI_j]$ 得

$$[SI_j](t) = \beta_j \frac{n-1}{n} \int_0^t \frac{[SS]_0 [SI_j](t-a)}{[S]_0} e^{-\beta_j a} \xi_j(a) da + F(t),$$

其中 $F(t) = \int_0^\infty \frac{n}{N} [S]_0 \phi_j(a) e^{-\int_0^t \left(\frac{n-1}{n} \frac{\beta_1 [SI_1](s) + \beta_2 [SI_2](s)}{[S]_0} + \beta_j \right) ds} \frac{\xi_j(a+t)}{\xi_j(a)} da$. 由第 2 章得系统 (5.2.3)—(5.2.5) 的基本再生数为

$$\mathcal{R}_{0j} = \beta_j \frac{n-1}{n} \frac{[SS]_0}{[S]_0} \int_0^\infty e^{-\beta_j a} \xi_j(a) da$$

$$= \frac{n-1}{N} \left(1 - \int_0^\infty e^{-\beta_j a} f_j(a) da \right) [S]_0, \quad j = 1, 2. \tag{5.2.6}$$

事实上, 将 (5.2.4) 和 (5.2.3) 代入 (5.2.5) 得

$$[SI_j](t) = \beta_j \frac{n-1}{N} [S]^{\frac{n-1}{n}}(t) [S]_0^{\frac{2}{n}} \int_0^t [S]^{-\frac{1}{n}}(t-a) [SI_j](t-a) e^{-\beta_j a} \xi_j(a) da$$

$$+ \frac{n}{N} [S]_0^{-\frac{1}{n}} [S]^{\frac{n-1}{n}}(t) e^{-\beta_j t} \int_0^\infty \phi_j(a) \frac{\xi_j(a+t)}{\xi_j(a)} da. \tag{5.2.7}$$

若假设初始分布 $\phi_j(\cdot) = 0$, 则

$$\frac{d[S](t)}{dt} = -(\beta_1 A_1(t) + \beta_2 A_2(t)) [S]^{\frac{n-1}{n}}, \tag{5.2.8}$$

这里

$$A_j(t) = \beta_j \frac{n-1}{N} [S]_0^{\frac{2}{n}} \int_0^t [S]^{-\frac{1}{n}}(t-a) [SI_j](t-a) e^{-\beta_j a} \xi_j(a) da. \tag{5.2.9}$$

求解 (5.2.8),

$$n([S]_0^{\frac{1}{n}} - [S]_\infty^{\frac{1}{n}}) = \frac{n-1}{N} [S]_0^{\frac{2}{n}} \int_0^\infty \int_0^t [S]^{-\frac{1}{n}}(t-a) (\beta_1^2 [SI_1](t-a) e^{-\beta_1 a} \xi_1(a)$$

$$+ \beta_2^2 [SI_2](t-a) e^{-\beta_2 a} \xi_2(a)) da dt$$

$$= \frac{n-1}{N} [S]_0^{\frac{2}{n}} \left(\int_0^\infty \beta_1 e^{-\beta_1 a} \xi_1(a) da \int_0^\infty \beta_1 [S]^{-\frac{1}{n}}(t) [SI_1](t) dt \right.$$

$$\left. + \int_0^\infty \beta_2 e^{-\beta_2 a} \xi_2(a) da \int_0^\infty \beta_2 [S]^{-\frac{1}{n}}(t) [SI_2](t) dt \right)$$

$$= \frac{n-1}{N}[S]_0^{\frac{2}{n}} \left((1 - \widehat{f}_1(\beta_1)) \int_0^\infty \beta_1 [S]^{-\frac{1}{n}}(t)[SI_1](t)dt \right.$$

$$\left. + (1 - \widehat{f}_2(\beta_2)) \int_0^\infty \beta_2 [S]^{-\frac{1}{n}}(t)[SI_2](t)dt \right)$$

$$= \frac{n-1}{N}[S]_0^{\frac{2}{n}} \left((1 - \widehat{f}_1(\beta_1)) \int_0^\infty [S]^{-\frac{1}{n}}(t)(\beta_1 [SI_1](t) + \beta_2 [SI_2](t))dt \right.$$

$$\left. + \left(\widehat{f}_1(\beta_1) - \widehat{f}_2(\beta_2) \right) \int_0^\infty \beta_2 [S]^{-\frac{1}{n}}(t)[SI_2](t)dt \right), \qquad (5.2.10)$$

或者

$$n([S]_0^{\frac{1}{n}} - [S]_\infty^{\frac{1}{n}})$$

$$= \frac{n-1}{N}[S]_0^{\frac{2}{n}} \left(\left(1 - \widehat{f}_2(\beta_2) \right) \int_0^\infty [S]^{-\frac{1}{n}}(t)(\beta_1 [SI_1](t) + \beta_2 [SI_2](t))dt \right.$$

$$\left. + \left(\widehat{f}_2(\beta_2) - \widehat{f}_1(\beta_1) \right) \int_0^\infty \beta_1 [S]^{-\frac{1}{n}}(t)[SI_1](t)dt \right). \qquad (5.2.11)$$

定义 $[s]_\infty = \dfrac{[S]_\infty}{[S]_0}$, 化简 (5.2.10) 并将 (5.2.10) 和 (5.2.11) 相减得

$$1 - [s]_\infty^{\frac{1}{n}} = \frac{[S]_0^{\frac{1-n}{n}}}{n}[\mathcal{R}_{02} - \mathcal{R}_{01}] \int_0^\infty [S]^{-\frac{1}{n}}(t)\beta_1 [SI_1](t)dt + \frac{\mathcal{R}_{02}}{n-1}\left(1 - [s]^{\frac{n-1}{n}} \right),$$
$$(5.2.12)$$

$$1 - [s]_\infty^{\frac{1}{n}} = \frac{[S]_0^{\frac{1-n}{n}}}{n}[\mathcal{R}_{01} - \mathcal{R}_{02}] \int_0^\infty [S]^{-\frac{1}{n}}(t)\beta_2 [SI_2](t)dt + \frac{\mathcal{R}_{01}}{n-1}\left(1 - [s]^{\frac{n-1}{n}} \right).$$
$$(5.2.13)$$

定理 5.2.1　系统 (5.2.3)—(5.2.5) 的最终规模满足如下关系:
(i) 若 $\mathcal{R}_{01} > 1 > \mathcal{R}_{02}$, 则

$$1 - \frac{\mathcal{R}_{01}}{n-1}\left(1 - [s]_\infty^{\frac{n-1}{n}} \right) \leqslant [s]_\infty^{\frac{1}{n}} \leqslant 1 - \frac{\mathcal{R}_{02}}{n-1}\left(1 - [s]_\infty^{\frac{n-1}{n}} \right);$$

(ii) 若 $\mathcal{R}_{01} < \mathcal{R}_{02}$, 则

$$1 - \frac{\mathcal{R}_{02}}{n-1}\left(1 - [s]_\infty^{\frac{n-1}{n}} \right) \leqslant [s]_\infty^{\frac{1}{n}} \leqslant 1 - \frac{\mathcal{R}_{01}}{n-1}\left(1 - [s]_\infty^{\frac{n-1}{n}} \right);$$

(iii) 若 $\mathcal{R}_{01} = \mathcal{R}_{02}$, 则

$$[s]_\infty^{\frac{1}{n}} = 1 - \frac{\mathcal{R}_{01}}{n-1}\left(1 - [s]_\infty^{\frac{n-1}{n}}\right), \tag{5.2.14}$$

其中 $[s]_\infty = \dfrac{[S]_\infty}{[S]_0}$.

定理 5.2.2 若 $\mathcal{R}_{01} = \mathcal{R}_{02}$, 且 $\mathcal{R}_{0j} > 1, j = 1, 2$, 则方程 (5.2.14) 存在唯一解.

证明 定义 $x = [s]^{\frac{1}{n}}$, 那么 $0 \leqslant x \leqslant 1$. 方程 (5.2.14) 可写成如下不动点问题

$$x = 1 - \frac{\mathcal{R}_{0j}}{n-1}\left(1 - x^{n-1}\right) := F_j(x), \quad j = 1, 2. \tag{5.2.15}$$

由于

$$\frac{\mathcal{R}_{0j}}{n-1} = \frac{[S]_0}{N}(1 - \widehat{f}_j(\beta_j)) < 1.$$

因此, 映射 $F_j : [0,1] \to [0,1]$, 满足 $F(0) = 1 - \dfrac{\mathcal{R}_{0j}}{n-1} > 0$ 且 $F(1) = 0$. 如果 $\mathcal{R}_{01} > 1$, 则 $F_j'(1) = \mathcal{R}_{0j} > 1$. 从而 F_j 在 $(0,1)$ 上至少存在一个不动点. $\qquad\square$

5.3 多菌株边仓室网络模型

对于 SIR 仓室结构模型, 延拓本章 5.1 节内容建立如下两菌株边仓室模型

$$\begin{cases} \dfrac{d\theta}{dt} = -\displaystyle\sum_{k=1}^{2} \beta_k \phi_{I_k}, \\ \dfrac{d\phi_{I_k}}{dt} = \phi_{I_k}\left(\dfrac{\beta_k g''(\theta)}{g'(1)} - (\gamma_k + \beta_k)\right), \end{cases} \quad k = 1, 2, \tag{5.3.1}$$

其中 θ 表示与易感节点连边仍没有传播的概率, ϕ_{I_k} 表示 θ 边中连边 $[SI_k]$ 的概率. β_k 和 γ_k 分别表示感染率和康复率. 利用第 2 章更新方程的方法, 可得对应菌株 k 的基本再生数为

$$\mathcal{R}_{0k} = \frac{\beta_k g''(1)}{(\beta_k + \gamma_k)g'(1)}, \quad k = 1, 2.$$

从而模型 (5.3.1) 基本再生数定义为

$$\mathcal{R}_0 = \max_{k=1,2}\{\mathcal{R}_{0k}\}.$$

定理 5.3.1 当 $\mathcal{R}_0 < 1$ 时, 无病平衡点 $E_0 = (1, 0, 0)$ 全局渐近稳定.

证明 构造 Lyapunov 函数 $L[\phi_{I_1}, \phi_{I_2}] = \phi_{I_1}(t) + \phi_{I_2}(t)$. 沿模型 (5.3.1) 对系统求全导得

$$\left. \frac{dL}{dt} \right|_{(5.3.1)} = \sum_{k=1}^{2} \frac{d\phi_{I_k}}{dt} \leqslant \sum_{k=1}^{2} \phi_{I_k}(\gamma_k + \beta_k)(\mathcal{R}_{0k} - 1). \tag{5.3.2}$$

因此, 当 $\mathcal{R}_{0j} < 1$ 时, $\dot{L}(t) \leqslant 0$. 注意到最大不变集 $M = \{\phi \in \Gamma | \dot{L} = 0\} = \{E_0\}$. 因此, 无病平衡点 E_0 全局渐近稳定. $\qquad\square$

接下来计算系统 (5.3.1) 的最终规模. 定义 $\phi(t) = \phi_{I_1}(t) + \phi_{I_2}(t)$, 则

$$\frac{d\phi(t)}{dt} = \frac{g''(\theta)}{g'(1)} \sum_{k=1}^{2} \beta_k \phi_{I_k}(t) - \sum_{k=1}^{2} (\beta_k + \gamma_k)\phi_{I_k}(t)$$

$$= -\frac{g''(\theta)}{g'(1)} \theta'(t) + \frac{\beta_1 + \gamma_1}{\beta_1} \theta'(t) + \gamma_2 \left(\frac{\gamma_1 \beta_2}{\gamma_2 \beta_1} - 1 \right) \phi_{I_1}(t). \tag{5.3.3}$$

将 (5.3.3) 从 0 到 t 积分得

$$\phi(t) = -\frac{g'(\theta)}{g'(1)} - \frac{\gamma_1}{\beta_1} + \frac{\beta_1 + \gamma_1}{\beta_1} \theta + \gamma_2 \left(\frac{\gamma_1 \beta_2}{\gamma_2 \beta_1} - 1 \right) \int_0^t \phi_{I_2}(\eta) d\eta, \tag{5.3.4}$$

$$\phi(t) = -\frac{g'(\theta)}{g'(1)} - \frac{\gamma_2}{\beta_2} + \frac{\beta_2 + \gamma_2}{\beta_2} \theta + \gamma_1 \left(\frac{\gamma_2 \beta_1}{\gamma_1 \beta_2} - 1 \right) \int_0^t \phi_{I_1}(\eta) d\eta. \tag{5.3.5}$$

当 $t \to +\infty$ 时, 则 $\phi(t) \to 0$. 因此, 当 $\mathcal{R}_{01} > \mathcal{R}_{02}$ 时, (5.3.4)-(5.3.5) 等价于

$$-\frac{g'(\theta(\infty))}{g'(1)} - \frac{\gamma_1}{\beta_1} + \frac{\beta_1 + \gamma_1}{\beta_1} \theta(\infty) > 0, \tag{5.3.6}$$

$$-\frac{g'(\theta(\infty))}{g'(1)} - \frac{\gamma_2}{\beta_2} + \frac{\beta_2 + \gamma_2}{\beta_2} \theta(\infty) < 0. \tag{5.3.7}$$

故方程 (5.3.6) 和 (5.3.7) 可改写为

$$\theta(\infty) > \frac{\beta_1}{\beta_1 + \gamma_1} \frac{g'(\theta(\infty))}{g'(1)} + \frac{\gamma_1}{\beta_1 + \gamma_1}, \tag{5.3.8}$$

$$\theta(\infty) < \frac{\beta_2}{\beta_2 + \gamma_2} \frac{g'(\theta(\infty))}{g'(1)} + \frac{\gamma_2}{\beta_2 + \gamma_2}. \tag{5.3.9}$$

假设 $\mathcal{R}_{0j} > 1$, 则 $\theta_j(\infty)$ 满足

$$\theta_j(\infty) = \frac{\beta_j}{\beta_j + \gamma_j}\frac{g'(\theta_j(\infty))}{g'(1)} + \frac{\gamma_j}{\beta_j + \gamma_j}, \quad j = 1,2. \tag{5.3.10}$$

由 $g(\theta)$ 的凸性, 有

$$\theta_2(\infty) > \theta(\infty) > \theta_1(\infty). \tag{5.3.11}$$

另一方面, 当 $t \to +\infty$ 时, 求解 (5.3.4) 和 (5.3.5) 得

$$\int_0^\infty \phi_{I_1}(t)dt = \frac{\dfrac{g'(\theta(\infty))}{g'(1)} + \dfrac{\gamma_2}{\beta_2} - \dfrac{\beta_2 + \gamma_2}{\beta_2}\theta(\infty)}{\gamma_1\left(\dfrac{\gamma_2\beta_1}{\gamma_1\beta_2} - 1\right)}, \tag{5.3.12}$$

$$\int_0^\infty \phi_{I_2}(t)dt = \frac{\dfrac{g'(\theta(\infty))}{g'(1)} + \dfrac{\gamma_1}{\beta_1} - \dfrac{\beta_1 + \gamma_1}{\beta_1}\theta(\infty)}{\gamma_2\left(\dfrac{\gamma_1\beta_2}{\gamma_2\beta_1} - 1\right)}, \tag{5.3.13}$$

将方程 (5.3.12) 乘以 β_1, (5.3.13) 乘以 β_2 后, 求和得

$$\theta(\infty) = \frac{\dfrac{\beta_1 + \gamma_1}{\beta_1} - \dfrac{\beta_2 + \gamma_2}{\beta_2}}{\dfrac{\gamma_1}{\beta_1} - \dfrac{\gamma_2}{\beta_2}}\theta(\infty).$$

若 $\mathcal{R}_{01} \neq \mathcal{R}_{02}$, 则 $\theta(\infty) = 0$ 与 (5.3.11) 相矛盾. 因此当 $\mathcal{R}_{01} > \mathcal{R}_{02} > 1$ 时, $\theta(\infty)$ 不存在.

当 $\mathcal{R}_{01} = \mathcal{R}_{02} > 1$ 时,

$$\frac{\gamma_1\beta_2}{\gamma_2\beta_1} - 1 = \frac{\gamma_2\beta_1}{\gamma_1\beta_2} - 1 = 0.$$

故系统 (5.3.1) 最终规模满足

$$\theta(\infty) = \frac{\beta_j}{\beta_j + \gamma_j}\frac{g'(\theta(\infty))}{g'(1)} + \frac{\gamma_j}{\beta_j + \gamma_j}, \quad j = 1,2. \tag{5.3.14}$$

当 $\mathcal{R}_{01} > 1 > \mathcal{R}_{02}$ 时, $\phi_{I_2}(t)$ 单调递减趋于 0. 若取 $\phi_{I_2}(0) \approx 0$, 对于任意 $t \in \mathbb{R}_+$, $\phi_{I_2}(t) = 0$. 系统 (5.3.1) 退化为

$$\begin{cases} \dfrac{d\theta}{dt} = -\beta_1\phi_{I_1}, \\ \dfrac{d\phi_{I_1}}{dt} = \phi_{I_1}\left(\dfrac{\beta_k g''(\theta)}{g'(1)} - (\gamma_1 + \beta_1)\right). \end{cases} \tag{5.3.15}$$

故系统 (5.3.15) 最终规模满足

$$\theta(\infty) = \frac{\beta_1}{\beta_1 + \gamma_1} \frac{g'(\theta(\infty))}{g'(1)} + \frac{\gamma_1}{\beta_1 + \gamma_1}. \tag{5.3.16}$$

定理 5.3.2 (竞争排斥原理)　(1) 当 $\mathcal{R}_{0j} > \mathcal{R}_{0k} > 1, k, j = 1, 2, k \neq j$ 时, 最终规模不存在;

(2) 当 $\mathcal{R}_{01} = \mathcal{R}_{02} > 1$ 时, 最终规模满足 (5.3.14);

(3) 当 $\mathcal{R}_{0j} > 1 > \mathcal{R}_{0k}, k, j = 1, 2, k \neq j$ 时, 最终规模满足 (5.3.16).

接下来, 将模型 (5.3.1) 推广到具有 n 种菌株的情形

$$\begin{cases} \dfrac{d\theta}{dt} = -\sum_{k=1}^{n} \beta_k \phi_{I_k}, \\ \dfrac{d\phi_{I_k}}{dt} = \phi_{I_k}\left(\dfrac{\beta_k g''(\theta)}{g'(1)} - (\gamma_k + \beta_k) \right), \end{cases} \quad k = 1, 2, \cdots, n. \tag{5.3.17}$$

定义系统 (5.3.17) 对应菌株的再生数及基本再生数分别为

$$\mathcal{R}_{0k} = \frac{\beta_k}{\beta_k + \gamma_k} \frac{g''(1)}{g'(1)}, \quad \mathcal{R}_0 = \max_{k=1,2,\cdots,n}\{\mathcal{R}_{0k}\}.$$

引理 5.3.1　当 $\mathcal{R}_0 < 1$ 时, 无病平衡点 E_0 全局渐近稳定.

证明　定义 Lyapunov 函数

$$V[\phi_{I_1}, \phi_{I_2}, \cdots, \phi_{I_n}] = \sum_{k=1}^{n} \phi_{I_k}(t).$$

求导得

$$\left.\frac{dV}{dt}\right|_{(5.3.17)} = \sum_{k=1}^{n} \frac{d\phi_{I_k}}{dt} \leqslant (\gamma_k + \beta_k)\phi_{I_k}(\mathcal{R}_{0k} - 1).$$

当 $\mathcal{R}_0 < 1$ 时, $\dot{V} \leqslant 0$. 由 Krasovkii-LaSalle 定理知, E_0 是全局渐近稳定的.　□

定义 $\phi = \sum_{k=1}^{n} \phi_{I_k}(t)$, 求导得

$$\phi'(t) = \frac{g''(\theta)}{g'(1)} \sum_{k=1}^{n} \beta_k \phi_{I_k}(t) - \sum_{k=1}^{n} (\beta_k + \gamma_k)\phi_{I_k}(t)$$

$$= -\frac{g''(\theta)}{g'(1)}\theta'(t) + \theta'(t) + \frac{\gamma_k}{\beta_k}\theta'(t) + \sum_{j=1,j\neq k}^{n} \left(\frac{\gamma_k}{\beta_k} - \frac{\gamma_j}{\beta_j} \right) \beta_j \phi_{I_j}(t). \tag{5.3.18}$$

对方程 (5.3.18) 两边从 0 到 t 求积分得

$$\phi(t) = -\frac{g'(\theta)}{g'(1)} - \frac{\gamma_k}{\beta_k} + \frac{\beta_k + \gamma_k}{\beta_k}\theta(t)$$

$$+ \sum_{j=1, j\neq k}^{n}\left(\frac{\gamma_k}{\beta_k} - \frac{\gamma_j}{\beta_j}\right)\int_0^t \phi_{I_j}(\eta)d\eta, \quad j, k = 1, 2, \cdots, n, \ j \neq k.$$

令 $t \to +\infty$, 由 $\phi(t) \to 0$ 有

$$Ax = B,$$

其中 $x = \left(\beta_1\displaystyle\int_0^\infty \phi_{I_1}(t)dt, \beta_2\displaystyle\int_0^\infty \phi_{I_2}(t)dt, \cdots, \beta_n\displaystyle\int_0^\infty \phi_{I_n}(t)dt\right)^{\mathrm{T}}$,

$$A = \begin{pmatrix} 0 & \frac{\gamma_1}{\beta_1} - \frac{\gamma_2}{\beta_2} & \cdots & \frac{\gamma_1}{\beta_1} - \frac{\gamma_n}{\beta_n} \\ \frac{\gamma_2}{\beta_2} - \frac{\gamma_1}{\beta_1} & 0 & \cdots & \frac{\gamma_2}{\beta_2} - \frac{\gamma_n}{\beta_n} \\ \vdots & \vdots & & \vdots \\ \frac{\gamma_n}{\beta_n} - \frac{\gamma_1}{\beta_1} & \frac{\gamma_n}{\beta_n} - \frac{\gamma_2}{\beta_2} & \cdots & 0 \end{pmatrix},$$

$$B = \begin{pmatrix} \frac{g'(\theta)}{g'(1)} + \frac{\gamma_1}{\beta_1} - \frac{\beta_1 + \gamma_1}{\beta_1}\theta(\infty) \\ \frac{g'(\theta)}{g'(1)} + \frac{\gamma_2}{\beta_2} - \frac{\beta_2 + \gamma_2}{\beta_2}\theta(\infty) \\ \vdots \\ \frac{g'(\theta)}{g'(1)} + \frac{\gamma_n}{\beta_n} - \frac{\beta_n + \gamma_n}{\beta_n}\theta(\infty) \end{pmatrix}.$$

当 $\mathcal{R}_{0j} \neq \mathcal{R}_{0k}, j \neq k$ 且 $n > 2$ 时, $|A| = 0$. 因此,

$$\theta(\infty) = \frac{\beta_k}{\beta_k + \gamma_k}\frac{g'(\theta(\infty))}{g'(1)} + \frac{\gamma_k}{\beta_k + \gamma_k}, \quad k = 3, \cdots, n.$$

从而 $Ax = B$ 就能化简成两菌株情形, 因此当 $1 < \mathcal{R}_{0j} < \mathcal{R}_{0k}, k, j = 1, 2, \cdots, n$, $j \neq k$ 时, 系统 (5.3.1) 最终规模不存在.

定理 5.3.3 (多菌株边仓室网络模型竞争排斥原理) (1) 当 $\hat{\mathcal{R}} = \min\limits_{k=1,2,\cdots,n}$ $\{\mathcal{R}_{0k}\} > 1$ 时, 系统 (5.3.17) 最终规模不存在;

(2) 若 $\mathcal{R}_{0j} = \mathcal{R}_{0k} > 1, j, k = 1, 2, \cdots, n, j \neq k$, 那么系统 (5.3.1) 最终规模满足

$$\theta(\infty) = \frac{\beta_k}{\beta_k + \gamma_k} \frac{g'(\theta(\infty))}{g'(1)} + \frac{\gamma_k}{\beta_k + \gamma_k}, \quad k = 1, 2, \cdots, n;$$

(3) 若存在某个 j_0 使得 $\mathcal{R}_{0j_0} > 1, \mathcal{R}_{0k} < 1, k = 1, 2, \cdots, n, k \neq j_0$, 那么系统 (5.3.1) 最终规模满足

$$\theta(\infty) = \frac{\beta_{j_0}}{\beta_{j_0} + \gamma_{j_0}} \frac{g'(\theta(\infty))}{g'(1)} + \frac{\gamma_{j_0}}{\beta_{j_0} + \gamma_{j_0}}.$$

5.4 本 章 小 结

本章基于接触的异质性及基因表达异质性构建多菌株传染病网络模型. 基于网络模型的分类, 分别讨论多菌株平均场模型、对逼近模型及边仓室模型的动力学性态. 系统提出多菌株平均场网络模型竞争排斥现象的数学理论及分析方法. 利用隐函数定理分析变异及重叠感染导致疾病共生的机制 (5.1节). 应用积分方程理论, 建立年龄结构多菌株对逼近模型竞争排斥机制 (5.2节). 最后通过边仓室降维法提出研究多菌株边仓室网络模型竞争排斥及共生的数学理论框架 (5.3节).

第 6 章　多菌株免疫-传染病模型

传染病的传播是病原体由已感染者体内排出, 经过一定的传播途径, 传入易感者而形成新的传播的全过程. 事实上, 传染病在群体中的传播过程同时耦合了宿主内部病原体的演化与激发免疫防御的过程, 整个疾病的传播过程涉及病原体、人群、环境、媒介等多个尺度. 可将病原体在种群中的传播理解为一种多尺度现象. 在种群尺度上, 传播能力受被感染宿主传染性的影响, 传染性取决于宿主体内病原体载量浓度的高低; 在宿主内, 病原体演化和免疫系统反应息息相关. 在宿主内部尺度上, 病原体的演化和菌株结构受到种群结构 (如年龄结构、接触网络、空间结构等) 的影响, 耦合宿主内病原体演化机制与宿主间传播过程的模型显得尤为重要. 尽管人类对细胞和分子生物学、遗传学、免疫学、寄生虫学、生理学、传播学等方面的认识取得了长足进步 [109], 但由于病原体在各个尺度内及尺度间发生的生物相互作用过程, 包括病原体与宿主内免疫系统之间的基因、化学相互作用, 宿主内病原体、免疫系统与宿主种群结构、疾病流行之间的相互作用等, 作用形式及过程相当复杂. 因此, 在尚未完全厘清这些相互作用之前, 完全消灭各类传染病还不太现实 [2].

实际上, 对传染病的进一步理解取决于对免疫和传播过程以及两个过程相互关系的了解程度. 从个体免疫和传染病传播机制来看 (图 6.0.1), 病原体侵入宿主后, 宿主内病原体首先攻击易感细胞, 随后免疫系统接收到被攻击细胞信号, 启动

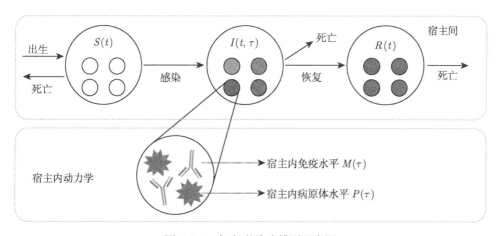

图 6.0.1　免疫-传染病模型示意图

一系列免疫反应建立免疫屏障抵御病原体入侵. 在群体水平上, 宿主可以通过多种途径感染病原体导致疾病传播, 传播能力取决于宿主内部病原体浓度. 上述两种过程在传染病传播中是相互联系的. 从公共卫生角度来说, 将传染病学和病原体演化过程相结合可为疾病控制策略, 甚至精准治疗提供理论依据.

前五章主要探讨在单个尺度上疾病在宿主内或宿主间的演化. 这种单一尺度上的研究有一定的局限性, 其很难精准刻画传染病完整的传播过程. 一些数据分析表明, 宿主间模型的传播速率高度依赖宿主内病原体载量, 因此, 一种新建模理论——免疫-传播动力学由此孕育而生. 考虑宿主体内病原体变化规律和由这种病原体所引起的传染病传播的相互作用是 "免疫-传染病学" (immuno-epidemiology) 研究的核心问题. 该方法能有效将宿主内部免疫过程嵌套于传播动力学中, 可为理解传染病传播机制提供新的观点. 通过对多个尺度生物过程的数学分析, 可为研究药物靶向治疗、病原体抗药性的出现和去除、疫苗开发等公共卫生措施提供理论依据.

免疫-传染病学起源于 20 世纪 90 年代对大型寄生虫感染的研究[68], 该研究主要以数值结论呈现, 很难提出一些普适性观点. 一直以来, 如何以显式方式刻画宿主免疫差异与疾病传播之间的关系的问题困扰人们. 直到 2001 年, Gilchrist 与 Sasaki 首次提出一种将宿主内部免疫动力学嵌入于宿主间疾病传播动力学模型框架[60], 免疫动力学部分由常微分方程刻画, 模型的疾病传播动力学部分用年龄结构偏微分方程描述, 其衔接机制由类年龄结构传播函数和死亡函数表征, 以此来研究宿主内部免疫差异对传染病流行的影响.

6.1   免疫流行病基本建模框架

6.1.1   宿主内建模框架

如图 6.0.1 所示, 宿主内的动力学模型可简化为仅考虑个体体内病原体与免疫系统的演化 (通常指包括 B 细胞和抗原相互作用). 其作用形式可用如下方程表示

$$\begin{cases} \dfrac{dP(\tau)}{d\tau} = rP - \epsilon PM, \\[2mm] \dfrac{dM(\tau)}{d\tau} = \alpha PM, \end{cases} \tag{6.1.1}$$

其中 P 表示病毒载量, M 表示免疫细胞浓度, r 表示病毒繁殖率, ϵ 表示免疫细胞对病毒的攻击率, α 表示免疫系统的激活率. 模型 (6.1.1) 是一类急性暴发模型且具有性质: 病毒载量 P 灭绝, 免疫细胞浓度 M 最终趋于一个正常数 r/ϵ.

若考虑宿主内病毒与免疫系统相互作用的慢性性质, 改进模型 (6.1.1),

$$
\begin{cases}
\dfrac{dP(\tau)}{d\tau} = rP - \epsilon PM, \\[2mm]
\dfrac{dM(\tau)}{d\tau} = \alpha PM - dM,
\end{cases}
\tag{6.1.2}
$$

其中 d 表示免疫细胞的衰减率. 模型 (6.1.2) 存在一个正平衡点

$$
P^* = \frac{d}{\alpha}, \quad M^* = \frac{r}{\epsilon}.
$$

为了考虑宿主体内慢性传染病模型, 如 HIV, HCV 等, 我们需考察健康 T 细胞 $T(\tau)$、染病 T 细胞 $T_i(\tau)$ 及病毒 $V(\tau)$ 间的相互作用. 该模型满足

$$
\begin{cases}
\dfrac{dT(\tau)}{d\tau} = \Lambda_w - \beta_w TV - d_w T, \\[2mm]
\dfrac{dT_i(\tau)}{d\tau} = \beta_w TV - \delta_w T_i, \\[2mm]
\dfrac{dV(\tau)}{d\tau} = \rho_w T_i - c_w V,
\end{cases}
\tag{6.1.3}
$$

其中 β_w 表示传染率, d_w, δ_w 及 c_w 分别表示健康 T 细胞、染病 T 细胞及病毒的清除率; ρ_w 表示染病细胞释放病毒的速率. 模型 (6.1.3) 的基本再生数定义为

$$
\mathcal{R}_0 = \frac{\Lambda_w}{d_w} \frac{\beta_w \rho_w}{c_w \delta_w}.
$$

当 $\mathcal{R}_0 < 1$ 时, 无病毒平衡点全局渐近稳定; 当 $\mathcal{R}_0 > 1$ 时, 病毒感染平衡点 $E^* = (T^*, T_i^*, V^*)$ 全局渐近稳定, 其中

$$
T^* = \frac{\delta_w c_w}{\beta_w \rho_w}, \quad T_i^* = \frac{c_w d_w}{\rho_w \beta_w}(\mathcal{R}_0 - 1), \quad V^* = \frac{d_w}{\beta_w T^*}(\mathcal{R}_0 - 1),
$$

对应模型 (6.1.3) 的暴发模型为

$$
\begin{cases}
\dfrac{dT(\tau)}{d\tau} = -\beta_w TV, \\[2mm]
\dfrac{dT_i(\tau)}{d\tau} = \beta_w TV - \delta_w T_i, \\[2mm]
\dfrac{dV(\tau)}{d\tau} = \rho_w T_i.
\end{cases}
\tag{6.1.4}
$$

宿主内模型一般涉及病毒复制过程及胞内免疫反应. 染病细胞刺激 T 细胞增生, 则一类改进版慢性细胞模型为

$$
\begin{cases}
\dfrac{dT(\tau)}{d\tau} = \Lambda_w - \beta_w TV - d_w T, \\[2mm]
\dfrac{dT_i(\tau)}{d\tau} = \beta_w TV - \delta_w T_i - \epsilon C T_i, \\[2mm]
\dfrac{dV(\tau)}{d\tau} = \rho_w T_i - c_w V, \\[2mm]
\dfrac{dC(\tau)}{d\tau} = \alpha C T_i - m_w C,
\end{cases}
\tag{6.1.5}
$$

其中 m_w 为免疫细胞清除率, α 和 ϵ 与模型 (6.1.2) 具有相同的生物学意义. 系统 (6.1.4) 存在三个平衡点: 无病平衡点 E_0、无免疫平衡点 E^* 和共存平衡点 $E^{**} = (T^*, T_i^*, V^*, C^*)$, 其中

$$
T^* = \frac{c_w \Lambda_w \alpha}{\beta_w \rho_w m_w + d_w \alpha c_w}, \quad T_i^* = \frac{m_w}{\alpha}, \quad V^* = \frac{\rho_w m_w}{\alpha c_w}, \quad C^* = \frac{\delta_w}{\epsilon}(\mathcal{R}_i - 1).
$$

E_0 和 E^* 与模型 (6.1.4) 的平衡点相同. 系统 (6.1.5) 存在一个侵入再生数

$$
\mathcal{R}_i = \frac{\beta_w \rho_w \Lambda_w \alpha}{\delta_w (\beta_w \rho_w m_w + d_w \alpha c_w)}.
$$

当 $\mathcal{R}_i < 1$ 时, 无免疫平衡点 E^* 全局渐近稳定; 若 $\mathcal{R}_i > 1$, 则共存平衡点 E^{**} 全局渐近稳定.

若考虑病毒繁殖过程和体液免疫 (B 细胞或抗原), 由于体液免疫主要负责攻击自由病毒, 则体液免疫反应模型满足

$$
\begin{cases}
\dfrac{dT(\tau)}{d\tau} = \Lambda_w - \beta_w TV - d_w T, \\[2mm]
\dfrac{dT_i(\tau)}{d\tau} = \beta_w TV - \delta_w T_i, \\[2mm]
\dfrac{dV(\tau)}{d\tau} = \rho_w T_i - c_w V - \epsilon BV, \\[2mm]
\dfrac{dB(\tau)}{d\tau} = \alpha BV - m_w B.
\end{cases}
\tag{6.1.6}
$$

定义免疫侵入再生数

$$
\mathcal{R}_i = \frac{\rho_w \beta_w}{c_w \delta_w} \frac{\Lambda_w \alpha}{\beta_w m_w + d_w \alpha}.
$$

系统 (6.1.6) 存在一个共存平衡点 $E^{**} = (T^*, T_i^*, V^*, B^*)$, 其中

$$T^* = \frac{\Lambda_w \alpha}{\beta_w m_w + d_w \alpha}, \quad T_i^* = \frac{m_w \beta_w}{\alpha \delta_w} \frac{\Lambda_w \alpha}{\beta_w m_w + \alpha d_w},$$

$$V^* = \frac{m_w}{\alpha}, \quad B^* = \frac{c_w}{\epsilon}(\mathcal{R}_i - 1).$$

考虑个体内部病原体与体液免疫反应中免疫球蛋白 M (immunoglobulin M, IgM)、免疫球蛋白 G (immunoglobulin G, IgG) 抗体之间的特异性相互作用. 令 P 表示个体内病原体密度, M 表示个体内 IgM 抗体的浓度. G 表示个体内 IgG 抗体的浓度. 病原体在体内以 Logistic 速率 $r_p \left(1 - \dfrac{P}{K}\right)$ 增长, 并刺激骨髓中的 B 淋巴细胞分别以 $\dfrac{\beta_M}{P + k_m}$ 和 $\dfrac{\beta_G}{P + k_g}$ 的速率释放 IgM 和 IgG 抗体. 产生快速免疫反应的 IgM 抗体以 d_p 速率清除病原体, 以 μ_M 速率衰减. 而 IgG 抗体产生长期免疫反应, 并以速率 δ 清除病原体, 以速率 μ_G 衰减. 同时, 成熟的 B 细胞受到抗原刺激后以速率 q 将 IgM 抗体转化为 IgG 抗体. 此过程可用如下微分方程刻画:

$$\begin{cases} \dfrac{dP}{d\tau} = r_p P \left(1 - \dfrac{P}{K}\right) - d_p M P - \delta G P, \\[2mm] \dfrac{dM}{d\tau} = \dfrac{\beta_M P}{P + k_m} M - (\mu_M + q)M, \\[2mm] \dfrac{dG}{d\tau} = \dfrac{\beta_G P}{P + k_g} G + qM - \mu_G G. \end{cases} \tag{6.1.7}$$

定义再生数

$$\mathcal{R}_1^W = \frac{K\beta_G}{\mu_G(K + k_g)},$$

$$\mathcal{R}_2^W = \frac{K\beta_M}{C(K + k_m)},$$

侵入再生数

$$\mathcal{R}_3^W = \frac{C\mu_G k_m + k_g \mu_G \beta_M}{Ck_g \mu_G + C\beta_G k_m},$$

其中 $C = \mu_M + q$. 易知系统总存在灭绝平衡点 $Q_0 = (0,0,0)$ 和病原体占优平衡点 $Q_1 = (K,0,0)$. 当 $\mathcal{R}_1^W > 1$ 时, 系统(6.1.7)存在 IgG 占优平衡点

$$Q_2 = (\overline{P}, 0, \overline{G}) = \left(\frac{k_g \mu_G}{\beta_G - \mu_G}, 0, \frac{r_p (K\beta_G - K\mu_G - k_g \mu_G)}{K\delta (\beta_G - \mu_G)}\right)$$

$$= \left(\frac{Kk_g}{K(R_1^W - 1) + R_1^W k_g}, 0, \frac{r_p(K + k_g)(R_1^W - 1)}{\delta[K(R_1^W - 1) + R_1^W k_g]} \right).$$

当 $\mathcal{R}_2 > 1, \mathcal{R}_3 > 1$ 时, 系统(6.1.7)存在共存平衡点 $Q_3 = (P^*, M^*, G^*)$, 其中

$$P^* = \frac{Kk_m}{(\mathcal{R}_2^W - 1)K + k_m \mathcal{R}_2^W},$$

$$M^* = \frac{r_p K(K + k_m)(k_g + \mu_G + \beta_G k_m)(\mathcal{R}_2^W - 1)(\mathcal{R}_3^W - 1)}{L[(\mathcal{R}_2^W - 1)K + \mathcal{R}_2^W k_m]},$$

$$G^* = \frac{qr_p(K + k_m)(\mathcal{R}_2^W - 1)\left[k_m K + k_g[(\mathcal{R}_2^W - 1)K + \mathcal{R}_2^W k_m]\right]}{L[(\mathcal{R}_2^W - 1)K + \mathcal{R}_2^W k_m]},$$

其中 $L = \left[d_p(k_g\mu_G + \beta_G k_m)(\mathcal{R}_3^W - 1)K + k_g[(\mathcal{R}_2^W - 1)K + \mathcal{R}_2^W k_m]\delta q + k_m K \delta q \right].$

6.1.2　宿主间模型框架

Gilchrist 和 Sasaki [60] 首次提出免疫传染病建模框架. 他们引入类年龄结构模型耦合宿主内模型的时间尺度-τ 或病程 (age-since-infection). 以一类简单的 SI 模型为例,

$$\begin{cases} \dfrac{dS}{dt} = \Lambda - \dfrac{S}{N}\displaystyle\int_0^\infty \beta(\tau)i(\tau,t)d\tau - \mu S, \\[2mm] \dfrac{\partial i(\tau,t)}{\partial \tau} + \dfrac{\partial i(\tau,t)}{\partial t} = -(\alpha(\tau)+\mu)i(\tau,t), \\[2mm] i(0,t) = \dfrac{S}{N}\displaystyle\int_0^\infty \beta(\tau)i(\tau,t)d\tau, \end{cases} \tag{6.1.8}$$

其中 Λ 表示出生率, μ 表示自然死亡率, $\alpha(\tau)$ 表示因病死亡率, $\beta(\tau)$ 表示传播率 (图 6.1.1). 为了将宿主内模型 (6.1.1)—(6.1.6) 嵌入宿主间模型 (6.1.8), 可以选取表 6.1.1 衔接形式, 其中 $\beta_0, \beta_i, \kappa, \eta$ 表示连接系数, $T_0 = \dfrac{\Lambda_w}{d_w}$.

表 6.1.1　连接参数准则

序号	$\beta(V)$	$\alpha(V)$	参考文献
1	$\beta_0 V$	ηaCV	[60]
2	$\dfrac{\beta_0 V}{V + \kappa}$	ηV	[105]
3	$\beta_0 V + \beta_i T_i^*$	$\eta\left(\dfrac{1}{T} - \dfrac{1}{T_0}\right)^a$	[59]
4	$\beta_0 V^z$	$\eta\left(\dfrac{1}{T} - \dfrac{1}{T_0}\right)^a$	[59]

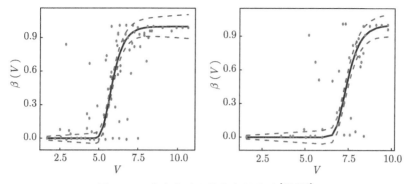

图 6.1.1　病毒载量和传染率的关系 [65,116]

基于宿主内和宿主间建模框架, 免疫流行病模型被广泛地发展和系统深入地研究 [26,39,104,126,131,156]. 文献 [104] 和 [26] 厘清病毒的演化与宿主间疾病的传播间的相互关系. Legros 和 Bonhoeffer [85] 建立了一种宿主、一种媒介和两种菌株免疫-疟疾模型, 研究宿主的演化对菌株演化的影响. 研究发现, 治疗覆盖范围影响耐药菌株的数量. Bilal 和 Michael [18] 建立了两种宿主和一种媒介的免疫-传染病模型, 研究发现, 系统会产生后向分支, 双稳性区域随着媒介传染率复杂性和季节性强度的增加而减小. Numfor 等 [118] 建立了一类免疫-多菌株、多组 HIV 传染病模型, 研究表明, 融合治疗和蛋白酶抑制剂治疗法延长了感染者的寿命, 也增加了染病者数量. Martcheva 和 Li [107] 建立了两菌株超级感染免疫-HIV 模型, 研究表明降低个体内病毒载量反而增加了群体感染人数. Saenz 和 Bonhoeffer [130] 建立了一类具有敏感性菌株和耐药菌株的免疫-HIV 模型, 研究表明增加抗病毒治疗 (ART) 覆盖率不利于 HIV 的控制, 但更有效的药物及提高药物治疗的成功率有利于控制 HIV 传播. 本章主要构建多菌株免疫-传染病模型, 揭示宿主内菌株与宿主间菌株之间的相互制衡关系.

6.2　具有共同感染的免疫-传染病模型

本节考虑个体同时被两种不同菌株感染的情况, 当带有病毒 1 的感染个体与带有病毒 2 的感染个体接触, 个体可能同时被病毒 1 和病毒 2 共同感染. 这类个体可能同时携带两种病毒, 也有可能由于竞争排斥保留其中的一种 [29]. Li 等在文献 [89] 中考虑一类宿主内和宿主间都发生共同感染的免疫传染病模型, 揭示病毒演化与菌株共存间的关系.

6.2.1　宿主内模型

本节考虑宿主内两菌株共同感染模型. 假设宿主内个体演化尺度变量为 τ. 变量 x, y_i 及 V_i 分别表示健康 T 细胞、被菌株 i 感染的细胞和菌株 i 对应的病毒. 健康 T 细胞以速率 β_i 被病毒 i 感染. 被菌株 i 感染的 T 细胞以速率 η_j 被菌株 j 共同感染. 健康 T 细胞与病毒 i 结合以速率 β_i 凋亡. 上述考虑宿主内病毒感染动力学模型可表述为

$$
\begin{cases}
\dfrac{dx}{d\tau} = r - \beta_1 V_1 x - \beta_2 V_2 x - \mu x, \\[2mm]
\dfrac{dy_1}{d\tau} = \beta_1 V_1 x - \eta_2 \beta_2 V_2 y_1 - d_1 y_1, \\[2mm]
\dfrac{dy_2}{d\tau} = \beta_2 V_2 x - \eta_1 \beta_1 V_1 y_2 - d_2 y_2, \\[2mm]
\dfrac{dy}{d\tau} = \eta_2 \beta_2 V_2 y_1 + \eta_1 \beta_1 V_1 y_2 - dy, \\[2mm]
\dfrac{dV_1}{d\tau} = \gamma_1 d_1 y_1 + \alpha_1 dy - (\delta_1 + s_1) V_1 - \beta_1 V_1 x - \eta_1 \beta_1 V_1 y_2, \\[2mm]
\dfrac{dV_2}{d\tau} = \gamma_2 d_2 y_2 + \alpha_2 dy - (\delta_2 + s_2) V_2 - \beta_2 V_2 x - \eta_2 \beta_2 V_2 y_1,
\end{cases}
\tag{6.2.1}
$$

模型 (6.2.1) 参数意义及取值参见表 6.2.1.

表 6.2.1　模型 (6.2.1) 参数及取值

符号	生物学意义	取值	单位	取值
r	输入率	5×10^7	天 $^{-1}$	[107]
β_1	菌株 1 感染率	0.15×10^{-10}	天 $^{-1}$	[107]
β_2	菌株 2 感染率	0.15×10^{-10}	天 $^{-1}$	[107]
μ	健康细胞自然死亡率	0.01	天 $^{-1}$	[107]
d_1	菌株 1 感染细胞死亡率	0.5	天 $^{-1}$	[107]
d_2	菌株 2 感染细胞死亡率	1	天 $^{-1}$	[107]
d	共同感染细胞死亡率	1.2	天 $^{-1}$	假设
γ_1	菌株 1 释放病毒的速率	250	颗粒数	[107]
γ_2	菌株 2 释放病毒的速率	1000	颗粒数	[107]
α_1	共同感染菌株产生病毒 1 的速率	250	颗粒数	假设
α_2	共同感染菌株产生病毒 2 的速率	1000	颗粒数	假设
δ_1	病毒 1 颗粒降解率	3	天 $^{-1}$	[107]
δ_2	病毒 2 颗粒降解率	23	天 $^{-1}$	[107]
s_1	病毒 1 颗粒脱落率	0.00008	天 $^{-1}$	[107]
s_2	病毒 2 颗粒脱落率	0.00015	天 $^{-1}$	[107]
η_1	病毒 1 和菌株 2 公共感染率	0.5	—	假设
η_2	病毒 2 和菌株 1 公共感染率	0.5	—	假设

显然宿主内模型 (6.2.1) 总存在一个无病平衡点 $E_0 = (r/\mu, 0, 0, 0, 0, 0)$. 容易

求得系统 (6.2.1) 在无病平衡点 E_0 处的 Jacobian 矩阵为

$$J(E_0) = \begin{pmatrix} -\mu & 0 & -\beta_1 x^* & 0 & -\beta_2 x^* & 0 \\ 0 & -d_1 & \beta_1 x^* & 0 & 0 & 0 \\ 0 & \gamma_1 d_1 & -(\delta_1+s_1)-\beta_1 x^* & 0 & 0 & \alpha_1 d \\ 0 & 0 & 0 & -d_2 & \beta_2 x^* & 0 \\ 0 & 0 & 0 & \gamma_2 d_2 & -(\delta_2+s_2)-\beta_2 x^* & \alpha_2 d \\ 0 & 0 & 0 & 0 & 0 & -d \end{pmatrix},$$

其中 $x^* = r/\mu$. 显然, 特征方程 $|\lambda I - J(E_0)| = 0$ 有两个负实根 $\lambda_1 = -\mu$ 及 $\lambda_2 = -d$. 其余特征根由 J_j $(j=1,2)$ 决定, 其中

$$J_1 = \begin{pmatrix} -d_1 & \beta_1 x^* \\ \gamma_1 d_1 & -(\delta_1+s_1)-\beta_1 x^* \end{pmatrix},$$

$$J_2 = \begin{pmatrix} -d_2 & \beta_2 x^* \\ \gamma_2 d_2 & -(\delta_2+s_2)-\beta_2 x^* \end{pmatrix}.$$

定义宿主内各菌株 j 对应的基本再生数为

$$R_j = \frac{(\gamma_j-1)\beta_j}{\delta_j+s_j}\frac{r}{\mu}. \tag{6.2.2}$$

注意到

$$\text{Tr}(J_j) = -d_j - (\delta_j+s_j) - \beta_j x^* < 0.$$

当 $R_j < 1$ 时,

$$\text{Det}(J_j) = d_j(\delta_j+s_j)\left[1-R_j\right] > 0.$$

由 Hurwitz 判据知, J_j $(j=1,2)$ 只有负实部特征根. 故无病平衡点 E_0 局部渐近稳定.

假设系统 (6.2.1) 的菌株 1 占优平衡点为 $E_1 = (x_1^*, y_1^*, V_1^*, 0, 0, 0)$ 且满足

$$\begin{cases} r - \beta_1 V_1^* x_1^* - \mu x_1^* = 0, \\ \beta_1 V_1^* x_1^* - d_1 y_1^* = 0, \\ \gamma_1 d_1 y_1^* - (\delta_1+s_1) V_1^* - \beta_1 V_1^* x_1^* = 0, \end{cases} \tag{6.2.3}$$

求解 (6.2.3) 得

$$x_1^* = \frac{\delta_1+s_1}{\beta_1(\gamma_1-1)}, \quad y_1^* = \frac{\beta_1}{d_1}V_1^* x_1^*, \quad V_1^* = \frac{\mu}{\beta_1}(R_1-1).$$

综上所述, 可得系统 (6.2.1) 无病平衡点 E_0 的局部渐近稳定性及占优平衡点 E_j^* 的存在性.

定理 6.2.1　(1) 当 $R_j < 1$ $(j = 1, 2)$ 时, 无病平衡点 E_0 局部渐近稳定;

(2) 当 $R_j > 1$ $(j = 1, 2)$ 时, 菌株 j 占优平衡点 E_j 存在.

注意到菌株 j 占优平衡点 E_j $(j = 1, 2)$ 的特征方程为

$$(\lambda + d_2 + \eta_1 \beta_1 V_1^*) \cdot \alpha_2 d \cdot \eta_2 \beta_2 y_1^* + (\lambda + d) \cdot \beta_2 x_1^* \cdot \gamma_2 d_2 + \beta_2 x_1^* \cdot \alpha_2 d \cdot \eta_1 \beta_1 V_1^*$$

$$= (\lambda + d)(\lambda + d_2 + \eta_1 \beta_1 V_1^*)(\lambda + \delta_2 + s_2 + \beta_2 x_1^*). \tag{6.2.4}$$

将方程 (6.2.4) 两边同时除以 $(\lambda + d)(\lambda + d_2 + \eta_1 \beta_1 V_1^*)$ 得

$$f(\lambda) := \frac{\alpha_2 d \cdot \eta_2 \beta_2 y_1^*}{\lambda + d} + \frac{\beta_2 x_1^* \cdot \gamma_2 d_2}{\lambda + d_2 + \eta_1 \beta_1 V_1^*} + \frac{\beta_2 x_1^* \cdot \alpha_2 d \cdot \eta_1 \beta_1 V_1^*}{(\lambda + d)(\lambda + d_2 + \eta_1 \beta_1 V_1^*)}$$

$$= \lambda + \delta_2 + s_2 + \beta_2 x_1^* := g(\lambda).$$

显然, 若 $\lambda \in \mathbb{R}$, $f(\lambda)$ 递减, $g(\lambda)$ 递增. 若 $f(0) < g(0)$, 假设 $f(\lambda) = g(\lambda)$ 有非负实部特征根, 即, $\Re \lambda \geqslant 0$, 则

$$|f(\lambda)| \leqslant f(0) < g(0) \leqslant |g(\lambda)|$$

矛盾. 故 E_1 局部渐近稳定. 若 $f(0) > g(0)$, $f(\lambda) = g(\lambda)$ 至少存在一个正实根. 故, E_1 不稳定.

定义菌株 2 的侵入再生数

$$R_2^1 = \frac{\alpha_2 \eta_2 \beta_2 y_1^* (d_2 + \eta_1 \beta_1 V_1^*) + \beta_2 x_1^* d_2 (\gamma_2 - 1) + \beta_2 x_1^* \eta_1 \beta_1 V_1^* (\alpha_2 - 1)}{(\delta_2 + s_2)(d_2 + \eta_1 \beta_1 V_1^*)}. \tag{6.2.5}$$

同理, 定义菌株 1 的侵入再生数

$$R_1^2 = \frac{\alpha_1 \eta_1 \beta_1 y_2^* (d_1 + \eta_2 \beta_2 V_2^*) + \beta_1 x_2^* d_1 (\gamma_1 - 1) + \beta_1 x_2^* \eta_2 \beta_2 V_2^* (\alpha_1 - 1)}{(\delta_1 + s_1)(d_1 + \eta_2 \beta_2 V_2^*)}. \tag{6.2.6}$$

事实上, $R_2^1 < 1 \Leftrightarrow f(0) < g(0)$.

引理 6.2.1　假设 $R_j > 1$ $(j = 1, 2)$, 当 $R_j^k < 1, k = 1, 2, j \neq k$ 时, 菌株 j 占优平衡点 E_j $(j = 1, 2)$ 局部渐近稳定; 否则, E_j $(j = 1, 2)$ 不稳定.

如果忽略病毒杀手细胞的作用, 则系统 (6.2.1) 转化为

$$\begin{cases} \dfrac{dx}{d\tau} = r - \beta_1 V_1 x - \beta_2 V_2 x - \mu x, \\[2mm] \dfrac{dy_1}{d\tau} = \beta_1 V_1 x - \eta_2 \beta_2 V_2 y_1 - d_1 y_1, \\[2mm] \dfrac{dy_2}{d\tau} = \beta_2 V_2 x - \eta_1 \beta_1 V_1 y_2 - d_2 y_2, \\[2mm] \dfrac{dy}{d\tau} = \eta_2 \beta_2 V_2 y_1 + \eta_1 \beta_1 V_1 y_2 - dy, \\[2mm] \dfrac{dV_1}{d\tau} = \gamma_1 d_1 y_1 + \alpha_1 dy - (\delta_1 + s_1) V_1, \\[2mm] \dfrac{dV_2}{d\tau} = \gamma_2 d_2 y_2 + \alpha_2 dy - (\delta_2 + s_2) V_2. \end{cases} \tag{6.2.7}$$

同理可以定义系统 (6.2.7) 的基本再生数

$$\mathbb{R}_i = \frac{\gamma_i \beta_i}{\delta_i + s_i} \cdot \frac{r}{\mu} \tag{6.2.8}$$

及侵入再生数

$$\mathbb{R}_2^1 = \frac{\alpha_2 \eta_2 \beta_2 y_1^* (d_2 + \eta_1 \beta_1 V_1^*) + \gamma_2 d_2 \cdot \beta_2 x_1^* + \eta_1 \beta_1 V_1^* \cdot \alpha_2 \cdot \beta_2 x_1^*}{(\delta_2 + s_2)(d_2 + \eta_1 \beta_1 V_1^*)}, \tag{6.2.9}$$

$$\mathbb{R}_1^2 = \frac{\alpha_1 \eta_1 \beta_1 y_2^* (d_1 + \eta_2 \beta_2 V_2^*) + \gamma_1 d_1 \cdot \beta_1 x_2^* + \eta_2 \beta_2 V_2^* \cdot \alpha_1 \cdot \beta_1 x_2^*}{(\delta_1 + s_1)(d_1 + \eta_2 \beta_2 V_2^*)}. \tag{6.2.10}$$

引理 6.2.2 当 $\mathbb{R}_j > 1$ 时, 系统 (6.2.7) 菌株 j 占优平衡点 $E_j = (x_j^*, y_j^*, 0, 0, V_j^*, 0)(j = 1, 2)$, 其中

$$x_j^* = \frac{\delta_j + s_j}{\gamma_j \beta_j}, \quad y_j^* = \frac{\beta_j}{d_j} V_j^* x_j^*, \quad V_j^* = \frac{\mu}{\beta_j}(\mathbb{R}_j - 1), \quad j = 1, 2.$$

设系统 (6.2.7) 的共存平衡点 $E^* = (x, y_1, V_1, y_2, V_2, y)$, 则其满足

$$\begin{cases} r - \beta_1 V_1 x - \beta_2 V_2 x - \mu x = 0, \\[2mm] \beta_1 V_1 x - \eta_2 \beta_2 V_2 y_1 - d_1 y_1 = 0, \\[2mm] \beta_2 V_2 x - \eta_1 \beta_1 V_1 y_2 - d_2 y_2 = 0, \\[2mm] \eta_2 \beta_2 V_2 y_1 + \eta_1 \beta_1 V_1 y_2 - dy = 0, \\[2mm] \gamma_1 d_1 y_1 + \alpha_1 dy - (\delta_1 + s_1) V_1 = 0, \\[2mm] \gamma_2 d_2 y_2 + \alpha_2 dy - (\delta_2 + s_2) V_2 = 0. \end{cases} \tag{6.2.11}$$

求解 (6.2.11) 前三个方程得

$$x = \frac{r}{\beta_1 V_1 + \beta_2 V_2 + \mu}, \quad y_1 = \frac{\beta_1 V_1 x}{\eta_2 \beta_2 V_2 + d_1}, \quad y_2 = \frac{\beta_2 V_2 x}{\eta_1 \beta_1 V_1 + d_2}.$$

由 (6.2.11) 的第四个方程得

$$y = \frac{1}{d}\left[\eta_2 \beta_2 V_2 \cdot \frac{\beta_1 V_1 x}{\eta_2 \beta_2 V_2 + d_1} + \eta_1 \beta_1 V_1 \cdot \frac{\beta_2 V_2 x}{\eta_1 \beta_1 V_1 + d_2}\right].$$

将 y_1, y_2 和 y 代入 (6.2.11) 最后两个方程得

$$\begin{cases} \gamma_1 d_1 \dfrac{\beta_1 V_1 x}{\eta_2 \beta_2 V_2 + d_1} + \alpha_1\left[\eta_2 \beta_2 V_2 \cdot \dfrac{\beta_1 V_1 x}{\eta_2 \beta_2 V_2 + d_1} + \eta_1 \beta_1 V_1 \cdot \dfrac{\beta_2 V_2 x}{\eta_1 \beta_1 V_1 + d_2}\right] \\ \quad = (\delta_1 + s_1) V_1, \\ \gamma_2 d_2 \dfrac{\beta_2 V_2 x}{\eta_1 \beta_1 V_1 + d_2} + \alpha_2\left[\eta_2 \beta_2 V_2 \cdot \dfrac{\beta_1 V_1 x}{\eta_2 \beta_2 V_2 + d_1} + \eta_1 \beta_1 V_1 \cdot \dfrac{\beta_2 V_2 x}{\eta_1 \beta_1 V_1 + d_2}\right] \\ \quad = (\delta_2 + s_2) V_2. \end{cases}$$

将 x 代入上式得

$$\begin{cases} \dfrac{\gamma_1 d_1}{\eta_2 \beta_2 V_2 + d_1} + \alpha_1 \beta_2 V_2\left[\dfrac{\eta_2}{\eta_2 \beta_2 V_2 + d_1} + \dfrac{\eta_1}{\eta_1 \beta_1 V_1 + d_2}\right] = \dfrac{\delta_1 + s_1}{\beta_1} \cdot \dfrac{\beta_1 V_1 + \beta_2 V_2 + \mu}{r}, \\ \dfrac{\gamma_2 d_2}{\eta_1 \beta_1 V_1 + d_2} + \alpha_2 \beta_1 V_1\left[\dfrac{\eta_2}{\eta_2 \beta_2 V_2 + d_1} + \dfrac{\eta_1}{\eta_1 \beta_1 V_1 + d_2}\right] = \dfrac{\delta_2 + s_2}{\beta_2} \cdot \dfrac{\beta_1 V_1 + \beta_2 V_2 + \mu}{r}. \end{cases}$$

$$\tag{6.2.12}$$

重写 (6.2.12) 得

$$\begin{aligned} f_1(V_1, V_2) &= \frac{\gamma_1 d_1}{\eta_2 \beta_2 V_2 + d_1} \cdot \frac{r}{\mu + \beta_1 V_1 + \beta_2 V_2} \cdot \frac{\beta_1}{\delta_1 + s_1} \\ &\quad + \frac{\alpha_1 \beta_2 V_2 r}{\mu + \beta_1 V_1 + \beta_2 V_2} \cdot \frac{\beta_1}{\delta_1 + s_1} \cdot \left[\frac{\eta_2}{\eta_2 \beta_2 V_2 + d_1} + \frac{\eta_1}{\eta_1 \beta_1 V_1 + d_2}\right] \equiv 1. \\ f_2(V_1, V_2) &= \frac{\gamma_2 d_2}{\eta_1 \beta_1 V_1 + d_2} \cdot \frac{r}{\mu + \beta_1 V_1 + \beta_2 V_2} \cdot \frac{\beta_2}{\delta_2 + s_2} \\ &\quad + \frac{\alpha_2 \beta_1 V_1 r}{\mu + \beta_1 V_1 + \beta_2 V_2} \cdot \frac{\beta_2}{\delta_2 + s_2} \cdot \left[\frac{\eta_2}{\eta_2 \beta_2 V_2 + d_1} + \frac{\eta_1}{\eta_1 \beta_1 V_1 + d_2}\right] \equiv 1. \end{aligned}$$

注意到 $f_2(V_1, V_2)$ 是关于 V_2 的减函数, 且

$$f_2(V_1, 0) = \frac{\gamma_2 d_2}{\eta_1 \beta_1 V_1 + d_2} \cdot \frac{r}{\mu + \beta_1 V_1} \cdot \frac{\beta_2}{\delta_2 + s_2}$$

$$+ \frac{\alpha_2 \beta_1 V_1 r}{\mu + \beta_1 V_1} \cdot \frac{\beta_2}{\delta_2 + s_2} \cdot \left[\frac{\eta_2}{d_1} + \frac{\eta_1}{\eta_1 \beta_1 V_1 + d_2} \right],$$

故

$$f_2(0,0) = \gamma_2 \frac{r}{\mu} \cdot \frac{\beta_2}{\delta_2 + s_2} = \frac{\gamma_2 \beta_2}{\delta_2 + s_2} \cdot \frac{r}{\mu} = \mathbb{R}_2 > 1$$

且

$$\begin{aligned}
f_2(V_1^*, 0) &= \frac{\gamma_2 d_2}{\eta_1 \beta_1 V_1^* + d_2} \cdot \frac{r}{\mu + \beta_1 V_1^*} \cdot \frac{\beta_2}{\delta_2 + s_2} \\
&\quad + \frac{\alpha_2 \beta_1 V_1^* r}{\mu + \beta_1 V_1^*} \cdot \frac{\beta_2}{\delta_2 + s_2} \cdot \left[\frac{\eta_2}{d_1} + \frac{\eta_1}{\eta_1 \beta_1 V_1^* + d_2} \right] \\
&= \frac{\gamma_2 d_2 \beta_2 x_1^*}{(\delta_2 + s_2)(d_2 + \eta_1 \beta_1 V_1^*)} + \frac{\alpha_2 \beta_2 \eta_2}{(\delta_2 + s_2)} \cdot y_1^* + \frac{\eta_1 \beta_1 V_1^* \cdot \alpha_2 \beta_2 x_1^*}{(\delta_2 + s_2)(d_2 + \eta_1 \beta_1 V_1^*)} \\
&= \mathbb{R}_2^1 > 1.
\end{aligned}$$

为了证明 $f_2(V_1, 0) > 1$, 需证明不等式

$$\frac{\beta_2}{\delta_2 + s_2} \left[\gamma_2 d_2 \cdot r d_1 + \alpha_2 \beta_1 V_1 r \left(\eta_2 d_2 + \eta_1 \eta_2 \beta_1 V_1 + \eta_1 d_1 \right) \right]$$
$$> d_1 \left[d_2 \mu + (d_2 \beta_1 + \mu \eta_1 \beta_1) V_1 + \eta_1 \beta_1^2 V_1^2 \right]. \tag{6.2.13}$$

考虑如下两种情形.

情形 1: 若

$$\frac{\beta_2}{\delta_2 + s_2} \cdot \alpha_2 \beta_1 r \cdot \eta_1 \eta_2 \beta_1 > d_1 \eta_1 \beta_1^2,$$

由于 $d_1 > \mu$ 及 $\eta_2 \leqslant 1$, 故 $d_1/\eta_2 > \mu$. 因此, 有

$$\frac{\beta_2}{\delta_2 + s_2} \cdot \frac{\alpha_2 r \eta_2}{d_1} \left[d_2 + \frac{\eta_1}{\eta_2} d_1 \right] > d_2 + \mu \eta_1. \tag{6.2.14}$$

将 (6.2.14) 两边同乘以 $\beta_1 d_1$ 得

$$\frac{\beta_2}{\delta_2 + s_2} \cdot \alpha_2 \beta_1 r \cdot \eta_2 d_2 + \frac{\beta_2}{\delta_2 + s_2} \cdot \alpha_2 \beta_1 r \cdot \eta_1 d_1 > d_1 (d_2 \beta_1 + \mu \eta_1 \beta_1).$$

由 $\mathbb{R}_2 > 1$, 有

$$\frac{\beta_2}{\delta_2 + s_2} \gamma_2 r d_1 d_2 > d_1 d_2 \mu.$$

因此, 对于任意 $V_1 > 0$, $f_2(V_1, 0) > 1$, 即 $f_2(V_1, V_2) = 1$ 有唯一解.

情形 2: 若

$$\frac{\alpha_2 r \eta_2 \beta_2}{d_1 (\delta_2 + s_2)} < 1,$$

则有

$$\lim_{V_1 \to \infty} f_2(V_1, 0) = \frac{\alpha_2 r \eta_2 \beta_2}{d_1 (\delta_2 + s_2)} < 1.$$

故存在 $\tilde{V}_1^*$ 使得 $f_2(\tilde{V}_1^*, 0) = 1$ 且对于任意 $V_1 \in (0, \tilde{V}_1^*)$, $f_2(V_1, 0) > 1$.

总之, 对于任意 $V_1 \in (0, \tilde{V}_1^*)$, 存在唯一的 V_2, 使得 $V_2 = h(V_1)$.

定义 $F(V_1) = f_1(V_1, h(V_1))$. 注意到

$$f_2(0, V_2) = \frac{\gamma_2 \beta_2}{\delta_2 + s_2} \cdot \frac{r}{\mu + \beta_2 V_2} = 1,$$

故

$$V_2 = \frac{\mu}{\beta_2} \left[\frac{\gamma_2 \beta_2}{\delta_2 + s_2} \cdot \frac{r}{\mu} - 1 \right] = \frac{\mu}{\beta_2} \left[\mathbb{R}_2 - 1 \right] = V_2^*.$$

从而,

$$F(0) = f_1(0, V_2^*)$$

$$= \frac{\gamma_1 d_1}{\eta_2 \beta_2 V_2^* + d_1} \cdot \frac{r}{\mu + \beta_2 V_2^*} \cdot \frac{\beta_1}{\delta_1 + s_1}$$

$$+ \frac{\alpha_1 \beta_2 V_2^* r}{\mu + \beta_2 V_2^*} \cdot \frac{\beta_1}{\delta_1 + s_1} \left[\frac{\eta_2}{\eta_2 \beta_2 V_2^* + d_1} + \frac{\eta_1}{d_2} \right]$$

$$= \frac{\gamma_1 d_1 \beta_1 x_2^*}{(\delta_1 + s_1)(\eta_2 \beta_2 V_2^* + d_1)} + \frac{\alpha_1 \beta_2 V_2^* \cdot \beta_1 x_2^* \eta_2}{(\delta_1 + s_1)(\eta_2 \beta_2 V_2^* + d_1)} + \frac{\alpha_1 \eta_1 \beta_1}{\delta_1 + s_1} \cdot y_2^*$$

$$= \mathbb{R}_1^2 > 1.$$

令 $V_2 = 0 = h(\tilde{V}_1^*)$, 则

$$F(\tilde{V}_1^*) = f_1(\tilde{V}_1^*, 0) = \frac{\gamma_1 \beta_1 r}{(\delta_1 + s_1)(\mu + \beta_1 \tilde{V}_1^*)}$$

$$< \frac{\gamma_1 r}{\mu + \beta_1 V_1^*} \cdot \frac{\beta_1}{\delta_1 + s_1} = \frac{\gamma_1 r}{\mu \mathbb{R}_1} \cdot \frac{\beta_1}{\delta_1 + s_1}$$

$$= \frac{\gamma_1 r}{\gamma_1 \beta_1 r} \cdot \frac{\delta_1 + s_1}{\delta_1 + s_1} \cdot \beta_1 = 1.$$

假设 $\widetilde{V_1^*}, \widetilde{\widetilde{V_1^*}}$ 是 $f_2(V_1, 0) = 1$ 的两个解, 或是如下方程的两个解

$$AV_1^2 + BV_1 + C = 0,$$

其中

$$A = \frac{\beta_2}{\delta_2 + s_2} \alpha_2 \beta_1 r \eta_1 \eta_2 \beta_1 - d_1 \eta_1 \beta_1^2 < 0,$$

$$C = \frac{\beta_2}{\delta_2 + s_2} \gamma_2 d_2 r d_1 - d_1 d_2 \mu = d_1 d_2 \mu \left[\mathbb{R}_2 - 1\right] > 0.$$

故 $f_2(V_1, 0) = 1$ 只有一个正实根, 与假设矛盾. 因此, $\widetilde{V_1^*} > V_1^*$ 且当 $\forall V_1 < \widetilde{V_1^*}$ 时, $f_2(V_1, 0) > 1$.

命题 6.2.1 若 $\mathbb{R}_j > 1 \ (j = 1, 2)$ 且 $\mathbb{R}_1^2 > 1, \mathbb{R}_2^1 > 1$, 则系统 (6.2.7) 存在唯一正平衡点.

6.2.2 宿主间模型

本节将考虑宿主间具有共同感染两菌株模型. 将总人群分成四类: 易感类 $S(t)$、被菌株 1 感染类 i_1、被菌株 2 感染类 i_2 及共同感染类 j. 多菌株重叠感染过程与模型 (6.2.1) 类似. 其感染流程满足

$$
\begin{cases}
\dfrac{dS}{dt} = \Lambda - \dfrac{S}{N} \displaystyle\int_0^\infty \beta_1(\tau)(i_1 + q_1 j)\,d\tau - \dfrac{S}{N} \int_0^\infty \beta_2(\tau)(i_2 + q_2 j)\,d\tau - m_0 S, \\[2mm]
\dfrac{\partial i_1}{\partial \tau} + \dfrac{\partial i_1}{\partial t} = -m_1(V_1(\tau)) i_1(\tau, t) - \rho_{12} \displaystyle\int_0^\infty \beta_2(\tau)(i_2 + q_2 j)\,d\tau \cdot \dfrac{i_1}{N} + \theta_2 P_2 j, \\[2mm]
i_1(0, t) = \dfrac{S}{N} \displaystyle\int_0^\infty \beta_1(\tau)(i_1 + q_1 j)\,d\tau, \\[2mm]
\dfrac{\partial i_2}{\partial \tau} + \dfrac{\partial i_2}{\partial t} = -m_2(V_2(\tau)) i_2(\tau, t) - \rho_{21} \displaystyle\int_0^\infty \beta_1(\tau)(i_1 + q_1 j)\,d\tau \cdot \dfrac{i_2}{N} + \theta_1 P_1 j, \\[2mm]
i_2(0, t) = \dfrac{S}{N} \displaystyle\int_0^\infty \beta_2(\tau)(i_2 + q_2 j)\,d\tau, \\[2mm]
\dfrac{\partial j}{\partial \tau} + \dfrac{\partial j}{\partial t} = -m_j(V_1, V_2) j - \theta_1 P_1 j - \theta_2 P_2 j, \\[2mm]
j(0, t) = \dfrac{\rho_{12}}{N} \displaystyle\int_0^\infty \beta_2(\tau)(i_2 + q_2 j)\,d\tau \cdot \int_0^\infty i_1(\tau, t)\,d\tau \\[2mm]
\qquad\quad + \dfrac{\rho_{21}}{N} \displaystyle\int_0^\infty \beta_1(\tau)(i_1 + q_1 j)\,d\tau \cdot \int_0^\infty i_2(\tau, t)\,d\tau.
\end{cases}
$$

$$(6.2.15)$$

模型 (6.2.15) 参数生物学意义参见表 6.2.2. 为了衔接宿主内动力学与宿主间动力学关系, 假设菌株 k 的因病死亡率是关于病毒 k 载量的增函数, 满足

$$m_k\left(V_k(\tau)\right) = m_0 + m_k V_k(\tau).$$

表 6.2.2　模型 (6.2.15) 参数及取值

符号	生物学意义	取值	单位	来源
Λ	输入率	275000	人 $^{-1}$·天 $^{-1}$	[2]
m_0	易感个体死亡率	$1/(365 \times 70)$	天 $^{-1}$	[2]
m_1	菌株 1 感染个体因病死亡率	0.00002	天 $^{-1}$	[2]
m_2	菌株 2 感染个体因病死亡率	0.00004	天 $^{-1}$	[2]
$\tilde{m}_1$	共同感染个体因菌株 1 死亡率	0.00002	天 $^{-1}$	假设
$\tilde{m}_2$	共同感染个体因菌株 2 死亡率	0.00004	天 $^{-1}$	假设
c_1	菌株 1 接触率	0.00008	天 $^{-1}$	[2]
c_2	菌株 2 接触率	0.00015	天 $^{-1}$	[2]
q_1	菌株 1 有效传染率	0.5	—	假设
q_2	菌株 2 有效传染率	0.5	—	假设
θ_1	共同感染个体菌株 1 康复率	1/365	天 $^{-1}$	假设
θ_2	共同感染个体菌株 2 康复率	1/365	天 $^{-1}$	假设
ρ_{12}	菌株 1 对菌株 2 共同感染率	0.8	—	假设
ρ_{21}	菌株 2 对菌株 1 共同感染率	0.8	—	假设

假设菌株 k 传染率 $\beta_k(\tau)$ 为病毒载量的线性增函数, 满足

$$\beta_k(\tau) = \beta_k\left(V_k(\tau)\right) = c_k V_k(\tau).$$

定义共同感染类因病死亡率是关于病毒 1 和病毒 2 的增函数, 且满足

$$m_j(V_1, V_2) = m_0 + \tilde{m}_1 V_1 + \tilde{m}_2 V_2.$$

假设总人口满足如下方程

$$N(t) = S(t) + \int_0^\infty i_1(\tau, t)d\tau + \int_0^\infty i_2(\tau, t)d\tau + \int_0^\infty j(\tau, t)d\tau.$$

选取

$$P_1 = \begin{cases} 0, & R_2^1 < 1, \\ 1, & R_2^1 > 1, R_1^2 < 1; \end{cases} \qquad P_2 = \begin{cases} 0, & R_1^2 < 1, \\ 1, & R_1^2 > 1, R_2^1 < 1. \end{cases}$$

P_1, P_2 控制共同感染的方向. 类似前几章的方法, 定义宿主间菌株 k 对应的基本再生数为

$$\mathcal{R}_k = \int_0^\infty \beta_k(\tau)e^{-\int_0^\tau m_k(V_k(\sigma))d\sigma}d\tau. \tag{6.2.16}$$

易知, 宿主间模型 (6.2.15) 总存在无病平衡点 $\mathcal{E}_0 = (S_0^*, 0, 0, 0) = \left(\dfrac{\Lambda}{m_0}, 0, 0, 0\right)$.
菌株 1 占优平衡点 $\mathcal{E}_1 = (S_1^*, i_1^*, 0, 0)$ 满足

$$\begin{cases} 0 = \Lambda - \dfrac{S_1^*}{N_1^*} \int_0^\infty \beta_1(\tau) i_1^*(\tau) d\tau - m_0 S_1^*, \\[3mm] \dfrac{di_1^*(\tau)}{d\tau} = -m_1(V_1(\tau)) i_1^*, \\[3mm] i_1^*(0) = \dfrac{S_1^*}{N_1^*} \int_0^\infty \beta_1(\tau) i_1^*(\tau) d\tau. \end{cases} \tag{6.2.17}$$

由 (6.2.17) 的第一和第二个方程得

$$i_1^*(\tau) = i_1^*(0) e^{-\int_0^\tau m_1(V_1(\sigma)) d\sigma}.$$

将其代入 $i_1^*(0)$ 得

$$i_1^*(0) = \frac{S_1^*}{N_1^*} \int_0^\infty \beta_1(\tau) i_1^*(0) e^{-\int_0^\tau m_1(V_1(\sigma)) d\sigma} d\tau$$

$$= i_1^*(0) \frac{S_1^*}{N_1^*} \int_0^\infty \beta_1(\tau) e^{-\int_0^\tau m_1(V_1(\sigma)) d\sigma} d\tau.$$

两边消去 $i_1^*(0)$ 得

$$\frac{S_1^*}{N_1^*} = \frac{1}{\displaystyle\int_0^\infty \beta_1(\tau) e^{-\int_0^\tau m_1(V_1(\sigma)) d\sigma} d\tau}.$$

由于

$$\frac{S_1^*}{N_1^*} + \frac{\displaystyle\int_0^\infty i_1^*(\tau) d\tau}{N_1^*} = 1,$$

则

$$\frac{\displaystyle\int_0^\infty i_1^*(\tau) d\tau}{N_1^*} = \frac{\displaystyle\int_0^\infty i_1^*(0) e^{-\int_0^\tau m_1(V_1(\sigma)) d\sigma} d\tau}{N_1^*} = 1 - \frac{S_1^*}{N_1^*} = 1 - \frac{1}{\mathcal{R}_1}.$$

由 (6.2.17) 第三个方程得

$$\Lambda - i_1^*(0) - m_0 S_1^* = 0.$$

两边同除 N_1^* 并将 $\dfrac{S_1^*}{N_1^*}$ 和 $\dfrac{i_1^*(0)}{N_1^*}$ 代入得

$$\frac{\Lambda}{N_1^*} = \frac{1}{\displaystyle\int_0^\infty e^{-\int_0^\tau m_1(V_1(\sigma)) d\sigma} d\tau} \left(1 - \frac{1}{\mathcal{R}_1} \right) + m_0 \frac{1}{\mathcal{R}_1}$$

或

$$N_1^* = \frac{\Lambda \rho_1 \mathcal{R}_1}{m_0 \rho_1 + \mathcal{R}_1 - 1},$$

其中 $\rho_1 = \displaystyle\int_0^\infty e^{-\int_0^\tau m_1(V_1(\sigma))d\sigma} d\tau$. 菌株 1 占优平衡点可表示为

$$S_1^* = \frac{\Lambda \rho_1}{m_0 \rho_1 + \mathcal{R}_1 - 1}, \quad i_1^*(\tau) = \frac{\Lambda (\mathcal{R}_1 - 1)}{m_0 \rho_1 + \mathcal{R}_1 - 1} e^{-\int_0^\tau m_1(V_1(\sigma))d\sigma},$$

其中

$$i_1^*(0) = \frac{\Lambda (\mathcal{R}_1 - 1)}{m_0 \rho_1 + \mathcal{R}_1 - 1}.$$

同理, 可求得菌株 2 占优平衡点 $E_2 = (S_2^*, 0, i_2^*(\tau))$, 其中

$$S_2^* = \frac{\Lambda \rho_2}{m_0 \rho_2 + \mathcal{R}_2 - 1}, \quad i_2^*(\tau) = \frac{\Lambda (\mathcal{R}_2 - 1)}{m_0 \rho_2 + \mathcal{R}_2 - 1} e^{-\int_0^\tau m_2(V_2(\sigma))d\sigma},$$

这里

$$i_2^*(0) = \frac{\Lambda (\mathcal{R}_2 - 1)}{m_0 \rho_2 + \mathcal{R}_2 - 1}, \quad \rho_2 = \int_0^\infty e^{-\int_0^\tau m_2(V_2(\sigma))d\sigma} d\tau,$$

且

$$N_2^* = \frac{\Lambda \rho_2 \mathcal{R}_2}{m_0 \rho_2 + \mathcal{R}_2 - 1}.$$

命题 6.2.2　若 $\mathcal{R}_0 = \max\{\mathcal{R}_1, \mathcal{R}_2\} < 1$, 则无病平衡点 $\mathcal{E}_0$ 局部渐近稳定; 否则, $\mathcal{E}_0$ 不稳定.

证明　在无病平衡点 $\mathcal{E}_0$ 处线性化系统 (6.2.15) 得

$$\begin{cases}
\dfrac{dx}{dt} = -\dfrac{S_0^*}{N_0^*} \displaystyle\int_0^\infty \beta_1(\tau) \left(z_1(\tau, t) + q_1 w(\tau, t)\right) d\tau \\
\qquad\quad -\dfrac{S_0^*}{N_0^*} \displaystyle\int_0^\infty \beta_2(\tau) \left(z_2(\tau, t) + q_2 w(\tau, t)\right) d\tau - m_0 x, \\[2mm]
\dfrac{\partial z_1}{\partial \tau} + \dfrac{\partial z_1}{\partial t} = -m(V_1(\tau)) z_1(\tau, t), \\[2mm]
z_1(0, t) = \dfrac{S_0^*}{N_0^*} \displaystyle\int_0^\infty \beta_1(\tau) \left(z_1(\tau, t) + q_1 w(\tau, t)\right) d\tau, \\[2mm]
\dfrac{\partial z_2}{\partial \tau} + \dfrac{\partial z_2}{\partial t} = -m(V_2(\tau)) z_2(\tau, t), \\[2mm]
z_2(0, t) = -\dfrac{S_0^*}{N_0^*} \displaystyle\int_0^\infty \beta_2(\tau) \left(z_2(\tau, t) + q_2 w(\tau, t)\right) d\tau, \\[2mm]
\dfrac{\partial w}{\partial \tau} + \dfrac{\partial w}{\partial t} = -m_j(V_1, V_2) w(\tau, t), \\[2mm]
w(0, t) = 0,
\end{cases} \tag{6.2.18}$$

假设线性系统 (6.2.18) 有如下指数形式解

$$x(t) = \bar{x}e^{\lambda t}, \quad z_1(\tau, t) = \bar{z}_1(\tau)e^{\lambda t}, \quad z_2(\tau, t) = \bar{z}_2(\tau)e^{\lambda t}, \quad w(\tau, t) = \bar{w}(\tau)e^{\lambda t}.$$

由系统 (6.2.18) 最后一个方程得 $\bar{w}(\tau) = 0$. 事实上, 菌株 k 有如下独立形式

$$\frac{d\bar{z}_k(\tau)}{dt} = -\lambda\bar{z}_k(\tau) - m_k(V_k(\tau))\bar{z}_k(\tau),$$

$$\bar{z}_k(0) = \frac{S_0^*}{N_0^*}\int_0^\infty \beta_k(\tau)\bar{z}_k(\tau)d\tau,$$

其中 $S_0^*/N_0^* = 1$. 求解并将其代入 $\bar{z}_k(\tau)$ 得

$$\mathcal{H}_k(\lambda) = \int_0^\infty \beta_k(\tau)e^{-\lambda\tau - \int_0^\tau m_k(V_k(\sigma))d\sigma}d\tau, \tag{6.2.19}$$

若

$$\max\{\mathcal{R}_1, \mathcal{R}_2\} < 1,$$

假设 (6.2.19) 具有非负实部特征根, 即 $\Re\lambda \geqslant 0$, 则

$$|\mathcal{H}_k(\lambda)| \leqslant \mathcal{H}_k(\Re\lambda) \leqslant \mathcal{H}_k(0) = \mathcal{R}_k < 1.$$

因此, 无病平衡点 E_0 局部渐近稳定.

若

$$\max\{\mathcal{R}_1, \mathcal{R}_2\} = \mathcal{R}_k > 1,$$

由 $\mathcal{H}_k$ 的性质, 方程 $\mathcal{H}_k(\lambda) = 1$ 有唯一正实根, 故无病平衡点 E_0 不稳定. □

为了考虑占优平衡点 $\mathcal{E}_k$ 的稳定性, 定义侵入再生数

$$\begin{cases} \mathcal{R}_1^2 = \dfrac{S_2^*}{N_2^*}\displaystyle\int_0^\infty \beta_1(\tau)e^{-\rho_{12}B_2\tau - \int_0^\tau m_1(V_1(\sigma))d\sigma}d\tau \\ \qquad + q_1\left(\dfrac{\rho_{21}}{N_2^*}\displaystyle\int_0^\infty i_2^*(\tau)d\tau + \rho_{12}B_2\dfrac{S_2^*}{N_2^*}\cdot\widetilde{B}_2\right)\displaystyle\int_0^\infty \beta_1(\tau)e^{-\int_0^\tau m_j(V_1,V_2)d\sigma}e^{-\theta_1 P_1\tau}d\tau, \\ \mathcal{R}_2^1 = \dfrac{S_1^*}{N_1^*}\displaystyle\int_0^\infty \beta_2(\tau)e^{-\rho_{21}B_1\tau - \int_0^\tau m_2(V_2(\sigma))d\sigma}d\tau \\ \qquad + q_2\left(\dfrac{\rho_{12}}{N_1^*}\displaystyle\int_0^\infty i_1^*(\tau)d\tau + \rho_{21}B_1\dfrac{S_1^*}{N_1^*}\cdot\widetilde{B}_1\right)\displaystyle\int_0^\infty \beta_2(\tau)e^{-\int_0^\tau m_j(V_1,V_2)d\sigma}e^{-\theta_2 P_2\tau}d\tau, \end{cases} \tag{6.2.20}$$

其中

$$\widetilde{B}_1 = \int_0^\infty e^{-\int_0^\tau (m_2(V_2(\sigma)) + \rho_{21}B_1)d\sigma}d\tau, \quad B_1 = \frac{1}{N_1^*}\int_0^\infty \beta_1(\tau)i_1^*(\tau)d\tau,$$

$$\widetilde{B}_2 = \int_0^\infty e^{-\int_0^\tau (m_1(V_1(\sigma)) + \rho_{12}B_2)d\sigma} d\tau, \quad B_2 = \frac{1}{N_2^*} \int_0^\infty \beta_2(\tau) i_2^*(\tau) d\tau.$$

命题 6.2.3 若 $\mathcal{R}_k > 1$, 且 $\mathcal{R}_j^k < 1, j = 1, 2, k = 1, 2, j \neq k$, 则菌株 k 占优平衡点 $\mathcal{E}_k$ 局部渐近稳定; 否则, 若 $\mathcal{R}_j^k > 1$, 则 E_k 不稳定.

证明 在菌株 k 占优平衡点 $\mathcal{E}_k$ 处线性化系统 (6.2.15) 得

$$\begin{cases}
\dfrac{dx}{dt} = -\dfrac{x}{N_1^*} \int_0^\infty \beta_1(\tau) i_1^*(\tau) d\tau - \dfrac{S_1^*}{N_1^*} \int_0^\infty \beta_1(\tau) z_1(\tau, t) d\tau \\
\qquad + \dfrac{S_1^*}{N_1^*} \cdot \dfrac{n}{N_1^*} \int_0^\infty \beta_1(\tau) i_1^*(\tau) d\tau - \dfrac{S_1^*}{N_1^*} q_1 \int_0^\infty \beta_1(\tau) w(\tau, t) d\tau \\
\qquad - \dfrac{S_1^*}{N_1^*} \int_0^\infty \beta_2(\tau) \left(z_2(\tau, t) + q_2 w(\tau, t) \right) d\tau - m_0 x, \\[2mm]
\dfrac{\partial z_1}{\partial \tau} + \dfrac{\partial z_1}{\partial t} = -m_1(V_1(\tau)) z_1(\tau, t) \\
\qquad\qquad - \dfrac{\rho_{12}}{N_1^*} \int_0^\infty \beta_2(\tau) \left(z_2(\tau, t) + q_2 w(\tau, t) \right) d\tau \cdot i_1^*(\tau) + \theta_2 P_2 w(\tau, t), \\[2mm]
z_1(0, t) = \dfrac{x}{N_1^*} \int_0^\infty \beta_1(\tau) i_1^*(\tau) d\tau + \dfrac{S_1^*}{N_1^*} \int_0^\infty \beta_1(\tau) z_1(\tau, t) d\tau \\
\qquad - \dfrac{S_1^*}{N_1^*} \cdot \dfrac{n}{N_1^*} \int_0^\infty \beta_1(\tau) i_1^*(\tau) d\tau + \dfrac{S_1^*}{N_1^*} q_1 \int_0^\infty \beta_1(\tau) w(\tau, t) d\tau, \\[2mm]
\dfrac{\partial z_2}{\partial \tau} + \dfrac{\partial z_2}{\partial t} = -m_2(V_2(\tau)) z_2(\tau, t) - \dfrac{\rho_{21}}{N_1^*} \int_0^* \beta_1(\tau) i_1^*(\tau) d\tau \cdot z_2(\tau, t) + \theta_1 P_1 w(\tau, t), \\[2mm]
z_2(0, t) = \dfrac{S_1^*}{N_1^*} \int_0^\infty \beta_2(\tau) \left(z_2(\tau, t) + q_2 w(\tau, t) \right) d\tau, \\[2mm]
\dfrac{\partial w}{\partial \tau} + \dfrac{\partial w}{\partial t} = -m_j(V_1, V_2) w(\tau, t) - \theta_1 P_1 w(\tau, t) - \theta_2 P_2 w(\tau, t), \\[2mm]
w(0, t) = \dfrac{\rho_{12}}{N_1^*} \int_0^\infty \beta_2(\tau) \left(z_2(\tau, t) + q_2 w(\tau, t) \right) d\tau \cdot \int_0^\infty i_1^*(\tau) d\tau \\
\qquad + \dfrac{\rho_{21}}{N_1^*} \int_0^\infty \beta_1(\tau) i_1^*(\tau) d\tau \cdot \int_0^\infty z_2(\tau, t) d\tau.
\end{cases}$$

$$\tag{6.2.21}$$

假设 (6.2.21) 具有如下指数形式解

$$x(t) = x e^{\lambda t}, \quad z_k(\tau, t) = z_k(\tau) e^{\lambda t}, \quad w(\tau, t) = w(\tau) e^{\lambda t},$$

则系统 (6.2.21) 转化为

$$
\begin{cases}
\dfrac{dz_2(\tau)}{d\tau} = -\lambda z_2(\tau) - m_2(V_2(\tau))z_2(\tau) - \rho_{21} \cdot \dfrac{1}{N_1^*} \displaystyle\int_0^\infty \beta_1(\tau)i_1^*(\tau)d\tau \cdot z_2(\tau), \\[2mm]
z_2(0) = \dfrac{S_1^*}{N_1^*} \displaystyle\int_0^\infty \beta_2(\tau)\left(z_2(\tau) + q_2 w(\tau)\right) d\tau, \\[2mm]
\dfrac{dw(\tau)}{d\tau} = -\lambda w(\tau) - m_j(V_1,V_2)w(\tau) - \theta_2 P_2 w(\tau), \\[2mm]
w(0) = \dfrac{\rho_{12}}{N_1^*} \displaystyle\int_0^\infty \beta_2(\tau)\left(z_2(\tau) + q_2 w(\tau)\right) d\tau \cdot \displaystyle\int_0^\infty i_1^*(\tau)d\tau \\[2mm]
\qquad\quad + \dfrac{\rho_{21}}{N_1^*} \displaystyle\int_0^\infty \beta_1(\tau)i_1^*(\tau)d\tau \cdot \displaystyle\int_0^\infty z_2(\tau)d\tau.
\end{cases}
$$

$$(6.2.22)$$

令

$$
Z = \frac{1}{N_1^*} \int_0^\infty \beta_2(\tau)\left(z_2(\tau) + q_2 w(\tau)\right) d\tau.
$$

求解 (6.2.22) 得

$$
z_2(\tau) = S_1^* Z \cdot e^{-\int_0^\tau (\lambda + m_2(V_2(\sigma)) + \rho_{21}B_1)d\sigma},
$$

$$
w(\tau) = \left[\rho_{12} Z \cdot \int_0^\infty i_1^*(\tau)d\tau + \rho_{21}B_1 S_1^* Z \int_0^\infty e^{-\lambda\tau}e^{-\int_0^\tau (m_2(V_2(\sigma)) + \rho_{21}B_1)d\sigma}d\tau \right]
$$

$$
\cdot e^{-\lambda\tau - \theta_2 P_2 \tau - \int_0^\tau m_j(V_1,V_2)d\sigma}.
$$

记

$$
\int_0^\infty e^{-\lambda\tau}e^{-\int_0^\tau (m_2(V_2(\sigma)) + \rho_{21}B_1)d\sigma}d\tau = \widetilde{B}_1(\lambda).
$$

将 $z_2(\tau), w(\tau)$ 代入 Z 中, 化简得

$$
Z = \frac{S_1^*}{N_1^*} Z \cdot \int_0^\infty \beta_2(\tau)e^{-\lambda\tau}e^{-\int_0^\tau (m_2(V_2(\sigma)) + \rho_{21}B_1)d\sigma}d\tau
$$

$$
+ q_2\left(\frac{\rho_{12}}{N_1^*} Z \int_0^\infty i_1^*(\tau)d\tau + \rho_{21}B_1 \frac{S_1^*}{N_1^*} Z\widetilde{B}_1(\lambda)\right)
$$

$$
\times \int_0^\infty \beta_2(\tau)e^{-\lambda\tau - \theta_2 P_2 \tau}e^{-\int_0^\tau m_j(V_1,V_2)d\sigma}d\tau,
$$

两边消去 Z 得

$$
1 = \frac{S_1^*}{N_1^*} \cdot \int_0^\infty \beta_2(\tau)e^{-\lambda\tau}e^{-\int_0^\tau (m_2(V_2(\sigma)) + \rho_{21}B_1)d\sigma}d\tau
$$

$$+ q_2 \left(\frac{\rho_{12}}{N_1^*} \int_0^\infty i_1^*(\tau)d\tau + \rho_{21}B_1 \frac{S_1^*}{N_1^*} \widetilde{B}_1(\lambda) \right)$$

$$\times \int_0^\infty \beta_2(\tau)e^{-\lambda\tau - \theta_2 P_2 \tau}e^{-\int_0^\tau m_j(V_1,V_2)d\sigma}d\tau := \mathcal{L}_1(\lambda). \qquad (6.2.23)$$

若 $\lambda \in \mathbb{R}$, 则 $\mathcal{L}_1(\lambda)$ 是减函数且

$$\lim_{\lambda \to \infty} \mathcal{L}_1(\lambda) = 0, \quad \mathcal{L}_1(0) = \mathcal{R}_2^1.$$

故当 $\mathcal{R}_2^1 > 1$ 时, (6.2.23) 至少有一个正根. 从而, $\mathcal{E}_1$ 不稳定. 若 $\mathcal{R}_2^1 < 1$, 假设 (6.2.23) 具有非负实部的复根, 即 $\Re\lambda \geqslant 0$,

$$|\mathcal{L}_1(\lambda)| \leqslant \mathcal{L}_1(\Re\lambda) \leqslant \mathcal{L}_1(0) < 1.$$

因此, $\mathcal{L}_1(\lambda) = 1$ 的所有特征根具有负实部. $\mathcal{E}_1$ 其他特征根由如下方程决定

$$\begin{cases} \lambda x = -\dfrac{x}{N_1^*} \displaystyle\int_0^\infty \beta_1(\tau)i_1^*(\tau)d\tau - \dfrac{S_1^*}{N_1^*} \displaystyle\int_0^\infty \beta_1(\tau)z_1(\tau)d\tau \\ \qquad + \dfrac{S_1^*}{N_1^*} \cdot \dfrac{n}{N_1^*} \displaystyle\int_0^\infty \beta_1(\tau)i_1^*(\tau)d\tau - m_0 x, \\ \dfrac{dz_1(\tau)}{d\tau} = -\lambda z_1(\tau) - m_1(V_1(\tau))z_1(\tau), \\ z_1(0) = \dfrac{x}{N_1^*} \displaystyle\int_0^\infty \beta_1(\tau)i_1^*(\tau)d\tau + \dfrac{S_1^*}{N_1^*} \displaystyle\int_0^\infty \beta_1(\tau)z_1(\tau)d\tau \\ \qquad - \dfrac{S_1^*}{N_1^*} \cdot \dfrac{n}{N_1^*} \displaystyle\int_0^\infty \beta_1(\tau)i_1^*(\tau)d\tau, \end{cases} \qquad (6.2.24)$$

求解 (6.2.24)

$$z_1(\tau) = z_1(0)e^{-\lambda\tau - \int_0^\tau m_1(V_1(\sigma))d\sigma}.$$

定义

$$\rho_1(\lambda) = \int_0^\infty e^{-\lambda\tau - \int_0^\tau m_1(V_1(\sigma))d\sigma}d\tau,$$

$$\mathcal{R}_1(\lambda) = \int_0^\infty \beta_1(\tau)e^{-\lambda\tau - \int_0^\tau m_1(V_1(\sigma))d\sigma}d\tau,$$

由 (6.2.24) 的第一和第三个方程得

$$x = -\frac{z_1(0)}{\lambda + m_0}. \qquad (6.2.25)$$

线性化总人口方程得

$$n = -\frac{z_1(0)}{\lambda + m_0} + z_1(0)\rho_1(\lambda). \tag{6.2.26}$$

将 x 及 n 代入 $z_1(0)$ 中得

$$\mathcal{F}_1(\lambda) = \frac{1}{\lambda + m_0} \cdot \frac{i_1^*(0)}{N_1^*}\left[1 - \frac{N_1^*}{S_1^*}\right] - \frac{i_1^*(0)}{N_1^*}\rho_1(\lambda) + \frac{S_1^*}{N_1^*}\mathcal{R}_1(\lambda).$$

注意到 $\beta_1(\tau) = c_1 V_1(\tau)$ 和 $m_1(V_1(\tau)) = m_0 + m_1 V_1(\tau)$, 利用分部积分法易知

$$\begin{aligned}
\mathcal{R}_1(\lambda) &= \int_0^\infty \beta_1(\tau)e^{-\lambda\tau - \int_0^\tau m_1(V_1(\sigma))d\sigma}d\tau \\
&= c_1 \int_0^\infty V_1(\tau)e^{-(\lambda+m_0)\tau}e^{-m_1\int_0^\tau V_1(\sigma)d\sigma}d\tau \\
&= \frac{c_1}{m_1}\left[1 - (\lambda + m_0)\rho_1(\lambda)\right],
\end{aligned}$$

或

$$\rho_1(\lambda) = \frac{1}{\lambda + m_0}\left[1 - \frac{m_1}{c_1}\mathcal{R}_1(\lambda)\right].$$

若 $\lambda = 0$, 则

$$\mathcal{R}_1 = \frac{c_1}{m_1}\left[1 - m_0\rho_1\right].$$

将

$$\frac{S_1^*}{N_1^*} = \frac{1}{\mathcal{R}_1}, \quad \frac{i_1^*(0)}{N_1^*} = \frac{\mathcal{R}_1 - 1}{\mathcal{R}_1\rho_1}$$

代入 $\mathcal{F}_1(\lambda) = 1$ 得

$$\frac{\lambda + m_0 + (\mathcal{R}_1 - 1)/\rho_1}{\lambda + m_0 + (m_1/c_1)(\mathcal{R}_1 - 1)/\rho_1} = \frac{1}{\mathcal{R}_1}\mathcal{R}_1(\lambda).$$

由于 $\mathcal{R}_1 > 1$, $m_1/c_1 < 1$, 故

$$\left|\frac{\lambda + m_0 + (\mathcal{R}_1 - 1)/\rho_1}{\lambda + m_0 + (m_1/c_1)(\mathcal{R}_1 - 1)/\rho_1}\right| > 1.$$

另一方面, 若 $\mathcal{F}_1(\lambda) = 1$ 有非负实部复根, 则

$$\left|\frac{1}{\mathcal{R}_1}\mathcal{R}_1(\lambda)\right| \leqslant \frac{1}{\mathcal{R}_1}\mathcal{R}_1(\Re\lambda) < \frac{1}{\mathcal{R}_1}\mathcal{R}_1(0) = 1.$$

因此, $\mathcal{F}_1(\lambda) = 1$ 只有负实部特征根. 从而, $\mathcal{E}_1$ 局部渐近稳定.   □

6.2.3 共存平衡点存在性

本节讨论系统 (6.2.15) 菌株共存平衡点的存在性. 假设系统有共存平衡点 $\mathcal{E}^*$ $= (S^*, i_1^*(\tau), i_2^*(\tau), j^*(\tau))$, 且满足

$$
\begin{cases}
0 = \Lambda - \dfrac{S^*}{N^*}\displaystyle\int_0^\infty \beta_1(\tau)\left(i_1^*(\tau) + q_1 j^*(\tau)\right)d\tau \\[2mm]
\qquad - \dfrac{S^*}{N^*}\displaystyle\int_0^\infty \beta_2(\tau)\left(i_2^*(\tau) + q_2 j^*(\tau)\right)d\tau - m_0 S^*, \\[3mm]
\dfrac{di_1^*(\tau)}{d\tau} = -m_1(V_1(\tau))i_1^*(\tau) - \rho_{12}\displaystyle\int_0^\infty \beta_2(\tau)\left(i_2^*(\tau) + q_2 j^*(\tau)\right)d\tau \cdot \dfrac{i_1^*(\tau)}{N^*}, \\[3mm]
i_1^*(0) = \dfrac{S^*}{N^*}\displaystyle\int_0^\infty \beta_1(\tau)\left(i_1^*(\tau) + q_1 j^*(\tau)\right)d\tau, \\[3mm]
\dfrac{di_2^*(\tau)}{d\tau} = -m_2(V_2(\tau))i_2^*(\tau) - \rho_{21}\displaystyle\int_0^\infty \beta_1(\tau)\left(i_1^*(\tau) + q_1 j^*(\tau)\right)d\tau \cdot \dfrac{i_2^*(\tau)}{N^*}, \\[3mm]
i_2^*(0) = \dfrac{S^*}{N^*}\displaystyle\int_0^\infty \beta_2(\tau)\left(i_2^*(\tau) + q_2 j^*(\tau)\right)d\tau, \\[3mm]
\dfrac{dj^*(\tau)}{d\tau} = -m_j(V_1, V_2)j^*(\tau), \\[3mm]
j^*(0) = \dfrac{\rho_{12}}{N^*}\displaystyle\int_0^\infty \beta_2(\tau)\left(i_2^*(\tau) + q_2 j^*(\tau)\right)d\tau \cdot \int_0^\infty i_1^*(\tau)d\tau \\[3mm]
\qquad + \dfrac{\rho_{21}}{N^*}\displaystyle\int_0^\infty \beta_1(\tau)\left(i_1^*(\tau) + q_1 j^*(\tau)\right)d\tau \cdot \int_0^\infty i_2^*(\tau)d\tau,
\end{cases}
$$

$$(6.2.27)$$

其中 $m_j(V_1, V_2) = m_0 + \tilde{m}_1 V_1 + \tilde{m}_2 V_2$. 定义

$$Q_1 = \frac{1}{N^*}\int_0^\infty \beta_1(\tau)\left(i_1^*(\tau) + q_1 j^*(\tau)\right)d\tau,$$

$$Q_2 = \frac{1}{N^*}\int_0^\infty \beta_2(\tau)\left(i_2^*(\tau) + q_2 j^*(\tau)\right)d\tau,$$

则方程 (6.2.27) 转化为

$$\begin{cases} 0 = \Lambda - S^*Q_1 - S^*Q_2 - m_0 S^*, \\[2mm] \dfrac{di_1^*(\tau)}{d\tau} = -m_1(V_1(\tau))i_1^*(\tau) - \rho_{12}Q_2 i_1^*(\tau), \\[2mm] i_1^*(0) = S^*Q_1, \\[2mm] \dfrac{di_2^*(\tau)}{d\tau} = -m_2(V_2(\tau))i_2^*(\tau) - \rho_{21}Q_1 i_2^*(\tau), \\[2mm] i_2^*(0) = S^*Q_2, \\[2mm] \dfrac{dj^*(\tau)}{d\tau} = -m_j(V_1,V_2)j^*(\tau), \\[2mm] j^*(0) = \rho_{12}Q_2 \cdot \displaystyle\int_0^\infty i_1^*(\tau)d\tau + \rho_{21}Q_1 \cdot \int_0^\infty i_2^*(\tau)d\tau. \end{cases} \quad (6.2.28)$$

求解 (6.2.28) 得

$$S^* = \frac{\Lambda}{Q_1 + Q_2 + m_0},$$

$$i_1^*(\tau) = S^*Q_1 e^{-\int_0^\tau (m_1(V_1(\sigma))+\rho_{12}Q_2)d\sigma} = S^*Q_1 e^{-\rho_{12}Q_2\tau} e^{-\int_0^\tau m_1(V_1(\sigma))d\sigma},$$

$$i_2^*(\tau) = S^*Q_2 e^{-\int_0^\tau (m_2(V_2(\sigma))+\rho_{21}Q_1)d\sigma} = S^*Q_2 e^{-\rho_{21}Q_1\tau} e^{-\int_0^\tau m_2(V_2(\sigma))d\sigma},$$

$$j^*(\tau) = \left(\rho_{12}Q_2 \cdot \int_0^\infty i_1^*(\tau)d\tau + \rho_{21}Q_1 \cdot \int_0^\infty i_2^*(\tau)d\tau\right) e^{-\int_0^\tau m_j(V_1,V_2)d\sigma}.$$

首先, 将 $i_1^*(\tau), i_2^*(\tau)$ 代入 $j^*(\tau)$ 得

$$j^*(\tau) = \left(\rho_{12}Q_2 \cdot S^*Q_1 \int_0^\infty e^{-\rho_{12}Q_2\tau - \int_0^\tau m_1(V_1(\sigma))d\sigma} d\tau \right.$$

$$\left. + \rho_{21}Q_1 \cdot S^*Q_2 \int_0^\infty e^{-\rho_{21}Q_1\tau - \int_0^\tau m_2(V_2(\sigma))d\sigma} d\tau\right) e^{-\int_0^\tau m_j(V_1,V_2)d\sigma},$$

其次, 将 $i_1^*(\tau), j^*(\tau)$ 代入 Q_1 得

$$Q_1 = \frac{1}{N^*}\left[S^*Q_1 \int_0^\infty \beta_1(\tau)e^{-\rho_{12}Q_2\tau - \int_0^\tau m_1(V_1(\sigma))d\sigma} d\tau \right.$$

$$+ q_1 Q_1 Q_2 S^* \left(\rho_{12} \int_0^\infty e^{-\rho_{12}Q_2\tau - \int_0^\tau m_1(V_1(\sigma))d\sigma} d\tau \right.$$

$$\left. \left. + \rho_{21} \int_0^\infty e^{-\rho_{21}Q_1\tau - \int_0^\tau m_2(V_2(\sigma))d\sigma} d\tau\right) \cdot \int_0^\infty \beta_1(\tau)e^{-\int_0^\tau m_j(V_1,V_2)d\sigma} d\tau\right].$$

令

$$f_1(Q_2) = \int_0^\infty \beta_1(\tau) e^{-\rho_{12}Q_2\tau - \int_0^\tau m_1(V_1(\sigma))d\sigma} d\tau,$$

$$g_1(Q_1,Q_2) = q_1 Q_2 \left(\rho_{12} \int_0^\infty e^{-\rho_{12}Q_2\tau - \int_0^\tau m_1(V_1(\sigma))d\sigma} d\tau \right.$$

$$\left. + \rho_{21} \int_0^\infty e^{-\rho_{21}Q_1\tau - \int_0^\tau m_2(V_2(\sigma))d\sigma} d\tau \right),$$

则

$$Q_1 = \frac{S^*}{N^*} Q_1 \left[f_1(Q_2) + g_1(Q_1,Q_2) \int_0^\infty \beta_1(\tau) e^{-\int_0^\tau m_j(V_1,V_2)d\sigma} d\tau \right].$$

两边消去 Q_1 得

$$1 = \frac{S^*}{N^*} \left[f_1(Q_2) + g_1(Q_1,Q_2) \int_0^\infty \beta_1(\tau) e^{-\int_0^\tau m_j(V_1,V_2)d\sigma} d\tau \right].$$

同理

$$1 = \frac{S^*}{N^*} \left[f_2(Q_1) + g_2(Q_1,Q_2) \int_0^\infty \beta_2(\tau) e^{-\int_0^\tau m_j(V_1,V_2)d\sigma} d\tau \right].$$

注意到 $\tilde{m}_1 = q_1 m_1, \tilde{m}_2 = q_2 m_2$,

$$\frac{dN}{dt} = \Lambda - m_0 S - m_0 \int_0^\infty i_1(\tau,t)d\tau - \frac{m_1}{c_1} \int_0^\infty c_1 V_1(\tau) i_1(\tau,t)d\tau$$

$$- m_0 \int_0^\infty i_2(\tau,t)d\tau - \frac{m_2}{c_2} \int_0^\infty c_2 V_2(\tau) i_2(\tau,t)d\tau - m_0 \int_0^\infty j(\tau,t)d\tau$$

$$- \frac{q_1 m_1}{c_1 q_1} \int_0^\infty q_1 c_1 V_1(\tau) j(\tau,t)d\tau - \frac{q_2 m_2}{c_2 q_2} \int_0^\infty q_2 c_2 V_2(\tau) j(\tau,t)d\tau.$$

化简得

$$\frac{dN}{dt} = \Lambda - m_0 \left(S + \int_0^\infty i_1(\tau,t)d\tau + \int_0^\infty i_2(\tau,t)d\tau + \int_0^\infty j(\tau,t)d\tau \right)$$

$$- \frac{m_1}{c_1} \int_0^\infty c_1 V_1(\tau) (i_1(\tau,t) + q_1 j(\tau,t)) d\tau$$

$$- \frac{m_2}{c_2} \int_0^\infty c_2 V_2(\tau) (i_2(\tau,t) + q_2 j(\tau,t)) d\tau.$$

由

$$0 = \Lambda - m_0 N^* - \frac{m_1}{c_1} Q_1 N^* - \frac{m_2}{c_2} Q_2 N^*,$$

则

$$N^* = \frac{\Lambda}{m_0 + \alpha_1 Q_1 + \alpha_2 Q_2}, \quad \text{其中} \quad \alpha_1 = \frac{m_1}{c_1}, \quad \alpha_2 = \frac{m_2}{c_2}.$$

因此, 共存平衡点 E^* 满足

$$
\begin{aligned}
1 &= \frac{S^*}{N^*}\left[f_1(Q_2) + g_1(Q_1,Q_2)\int_0^\infty \beta_1(\tau)e^{-\int_0^\tau m_j(V_1,V_2)d\sigma}d\tau \right], \\
1 &= \frac{S^*}{N^*}\left[f_2(Q_1) + g_2(Q_1,Q_2)\int_0^\infty \beta_2(\tau)e^{-\int_0^\tau m_j(V_1,V_2)d\sigma}d\tau \right],
\end{aligned}
\tag{6.2.29}
$$

其中

$$f_2(Q_1) = \int_0^\infty \beta_2(\tau)e^{-\rho_{21}Q_1\tau - \int_0^\tau m_2(V_2(\sigma))d\sigma}d\tau,$$

$$
\begin{aligned}
g_2(Q_1,Q_2) = q_2 Q_1 \Bigg(& \rho_{21}\int_0^\infty e^{-\rho_{21}Q_1\tau - \int_0^\tau m_2(V_2(\sigma))d\sigma}d\tau \\
& + \rho_{12}\int_0^\infty e^{-\rho_{12}Q_2\tau - \int_0^\tau m_1(V_1(\sigma))d\sigma}d\tau \Bigg).
\end{aligned}
$$

记

$$F_1(Q_1,Q_2) = \frac{S^*}{N^*}\left[f_1(Q_2) + g_1(Q_1,Q_2)\int_0^\infty \beta_1(\tau)e^{-\int_0^\tau m_j(V_1,V_2)d\sigma}d\tau \right],$$

$$F_2(Q_1,Q_2) = \frac{S^*}{N^*}\left[f_2(Q_1) + g_2(Q_1,Q_2)\int_0^\infty \beta_2(\tau)e^{-\int_0^\tau m_j(V_1,V_2)d\sigma}d\tau \right].$$

注意到 $F_1(Q_1,Q_2)$ 关于 Q_1 递减, $F_2(Q_1,Q_2)$ 关于 Q_2 单调递减. 由 S^* 和 N^* 定义得

$$\frac{S^*}{N^*} = \frac{m_0 + \alpha_1 Q_1 + \alpha_2 Q_2}{m_0 + Q_1 + Q_2}.$$

令 $C_1 = \displaystyle\int_0^\infty \beta_1(\tau)e^{-\int_0^\tau m_j(V_1,V_2)d\sigma}d\tau$, $C_2 = \displaystyle\int_0^\infty \beta_2(\tau)e^{-\int_0^\tau m_j(V_1,V_2)d\sigma}d\tau$. 故, 我们有

$$F_1(0,0) = \int_0^\infty \beta_1(\tau)e^{-\int_0^\tau m_1(V_1(\sigma))d\sigma}d\tau = \mathcal{R}_1 > 1,$$

$$F_1(0,Q_2) = \frac{m_0 + \alpha_2 Q_2}{m_0 + Q_2}[f_1(Q_2) + g_1(0,Q_2)C_1].$$

实际上, $Q_2^* = (\mathcal{R}_2 - 1)/\rho_2 = B_2$, 因此,

$$
\begin{aligned}
F_1(0, Q_2^*) &= \frac{S_2^*}{N_2^*}\bigg[\int_0^\infty \beta_1(\tau) e^{-\rho_{12} B_2 \tau - \int_0^\tau m_1(V_1(\sigma)) d\sigma} d\tau \\
&\quad + q_1 \frac{\displaystyle\int_0^\infty \beta_2(\tau) i_2^*(\tau) d\tau}{N_2^*} \bigg(\rho_{12} \int_0^\infty e^{-\rho_{12} Q_2 \tau - \int_0^\tau m_1(V_1(\sigma)) d\sigma} d\tau \\
&\quad + \rho_{21} \int_0^\infty e^{-\int_0^\tau m_2(V_2(\sigma)) d\sigma} d\tau \bigg) C_1 \bigg] \\
&= \frac{S_2^*}{N_2^*} \int_0^\infty \beta_1(\tau) e^{-\rho_{12} B_2 \tau - \int_0^\tau m_1(V_1(\sigma)) d\sigma} d\tau \\
&\quad + \bigg[q_1 \frac{S_2^*}{N_2^*} \cdot \frac{\mathcal{R}_2 - 1}{\rho_2 \mathcal{R}_2} \mathcal{R}_2 \cdot \rho_{12} \int_0^\infty e^{-\rho_{12} Q_2 \tau - \int_0^\tau m_1(V_1(\sigma)) d\sigma} d\tau \\
&\quad + q_1 \frac{1}{\mathcal{R}_2} \cdot \frac{i_2^*(0)}{N_2^*} \mathcal{R}_2 \cdot \rho_{21} \int_0^\infty e^{-\int_0^\tau m_2(V_2(\sigma)) d\sigma} d\tau \bigg] C_1 \\
&= \frac{S_2^*}{N_2^*} \int_0^\infty \beta_1(\tau) e^{-\rho_{12} B_2 \tau - \int_0^\tau m_1(V_1(\sigma)) d\sigma} d\tau \\
&\quad + \bigg(q_1 \frac{\rho_{21}}{N_2^*} \int_0^\infty i_2^*(\tau) d\tau + q_1 \rho_{12} B_2 \frac{S_2^*}{N_2^*} \cdot \widetilde{B}_2 \bigg) C_1 = \mathcal{R}_1^2 > 1.
\end{aligned}
$$

注意到 $F_1(Q_1, Q_2)$ 关于 Q_1 递减. 若 $Q_1 = 0$, 则 $F_1(0, Q_2) > 1$; 当 $Q_2 = 0$ 且 $Q_2 = Q_2^*$ 时, 对于 $Q_2 \in (\widetilde{Q}_{21}^*, \widetilde{Q}_{22}^*)$, 则 $F_1(0, Q_2) < 1$. 对任意 Q_1, 有 $F_1(Q_1, Q_2) < 1$. 因此, $F_1(Q_1, Q_2) = 1$ 无解.

令 $Q_1 = h(Q_2)$, $h(\widetilde{Q}_{21}^*) = 0$, $h(\widetilde{Q}_{22}^*) = 0$. 定义

$$
Q_1 = \begin{cases} h(Q_2), & Q_2 \notin (\widetilde{Q}_{21}^*, \widetilde{Q}_{22}^*), \\ 0, & Q_2 \in (\widetilde{Q}_{21}^*, \widetilde{Q}_{22}^*). \end{cases}
$$

下证, 对于任意 Q_2 及充分大 Q_1 有 $F_1(Q_1, Q_2) < 1$. 事实上, 当 $Q_1 \to \infty$ 时, 有

$$
\begin{aligned}
F_1(\infty, Q_2) &= \alpha_1 \left[f_1(Q_2) + g_1(\infty, Q_2) C_1 \right] \\
&= \alpha_1 \left[f_1(Q_2) + q_1 Q_2 \rho_{12} \int_0^\infty e^{-\rho_{12} Q_2 \tau} e^{-\int_0^\tau m_1(V_1(\sigma)) d\sigma} d\tau \cdot C_1 \right] \\
&= \alpha_1 \bigg[f_1(Q_2) + q_1 C_1 \Big(-e^{-\int_0^\tau m_1(V_1(\sigma)) d\sigma} e^{-\rho_{12} Q_2 \tau} \Big|_0^\infty \\
&\quad - \int_0^\infty (m_0 + m_1 V_1(\tau)) e^{-\int_0^\tau m_1(V_1(\sigma)) d\sigma} e^{-\rho_{12} Q_2 \tau} d\tau \Big) \bigg]
\end{aligned}
$$

$$= \alpha_1 \left[f_1(Q_2) + q_1 C_1 \left(1 - m_0 \int_0^\infty e^{-\int_0^\tau m_1(V_1(\sigma))d\sigma} e^{-\rho_{12}Q_2\tau} d\tau \right) \right.$$

$$\left. - q_1 C_1 \frac{m_1}{c_1} \int_0^\infty \beta_1(\tau) e^{-\int_0^\tau m_1(V_1(\sigma))d\sigma} e^{-\rho_{12}Q_2\tau} d\tau \right]$$

$$= \alpha_1 \left(1 - q_1 C_1 \alpha_1 \right) f_1(Q_2)$$

$$+ \alpha_1 q_1 C_1 \left(1 - m_0 \int_0^\infty e^{-\int_0^\tau m_1(V_1(\sigma))d\sigma} e^{-\rho_{12}Q_2\tau} d\tau \right)$$

$$\leqslant \alpha_1 \mathcal{R}_1 \left(1 - q_1 C_1 \alpha_1 \right) + \alpha_1 q_1 C_1$$

$$= \alpha_1 \cdot \frac{1 - m_0\rho_1}{\alpha_1} \left(1 - q_1 C_1 \alpha_1 \right) + \alpha_1 q_1 C_1$$

$$= 1 - m_0\rho_1 + m_0\rho_1 \cdot q_1 C_1 \alpha_1.$$

由于

$$\alpha_1 q_1 C_1 = q_1 \frac{m_1}{c_1} \int_0^\infty \beta_1(\tau) e^{-\int_0^\tau m_j(V_1,V_2)d\sigma} d\tau$$

$$= q_1 \frac{m_1}{c_1} \int_0^\infty c_1 V_1(\tau) e^{-\int_0^\tau (m_0 + \tilde{m}_1 V_1 + \tilde{m}_2 V_2)d\sigma} d\tau$$

$$\leqslant q_1 \left(-\int_0^\infty e^{-m_0\tau} de^{-\int_0^\tau m_1(V_1)d\sigma} \right)$$

$$= q_1 \left(1 - m_0 \int_0^\infty e^{-\int_0^\tau m_1(V_1)d\sigma} \cdot e^{-m_0\tau} d\tau \right)$$

$$< q_1 < 1.$$

故, $F_1(\infty, Q_2) < 1$. 因此 $F_1(Q_1, Q_2) = 1$ 有唯一的正解. 因此, 当 $q_1 C_1 \alpha_1 < 1$ 时, $1 - m_0\rho_1 + m_0\rho_1 \cdot q_1 C_1 \alpha_1 < 1$.

定义 $G_2(Q_2) = F_2(h(Q_2), Q_2)$, $F_1(0, Q_2) > 1$. 故

$$G_2(0) = F_2(h(0), 0) = F_2(Q_1^*, 0) = \mathcal{R}_2^1 > 1,$$

$$G_2(Q_2) = F_2(h(Q_2), Q_2) = \frac{S^*}{N^*} \left[f_2(h(Q_2)) + g_2(h(Q_2), Q_2)C_2 \right].$$

若 $Q_2 \to \infty$, 则 $Q_1 \to \infty$. 从而

$$\lim_{Q_2 \to \infty} G_2(Q_2) < 1.$$

命题 6.2.4 假设 $\mathcal{R}_1 > 1, \mathcal{R}_2 > 1$ 且 $\mathcal{R}_1^2 > 1, \mathcal{R}_2^1 > 1$, 则系统 (6.2.15) 至少存在一个正平衡点.

6.2.4 数值模拟

本节主要考虑宿主内参数对宿主间动力学的影响. 选取表 6.2.1 及表 6.2.2 中的参数. 从图 6.2.1(a)—(d) 发现, 被菌株 k 感染的细胞 y_k 峰值到达时间比被菌株 k 感染的病毒 V_k 峰值到达时间晚. 图 6.2.1(c) 表明 V_1 随 δ_1 增加而减少. 图 6.2.2(a) 表明随 δ_1 增加, 宿主间基本再生数 $\mathcal{R}_1$ 及侵入再生数 $\mathcal{R}_1^2$ 递减, 但 $\mathcal{R}_2$ 及 $\mathcal{R}_2^1$ 递增. 因此, 提高 δ_1 有利压制被菌株 1 感染的风险, 但提高了被菌株 2 感染的风险. 图 6.2.2(b) 表明随 δ_1 增加, 宿主间菌株 1 占比递减; 图 6.2.2(c) 表明宿主间被菌株 2 感染占比递增. 图 6.2.2(d) 表明宿主间总染病占比递减. 从而, 提高宿主内病毒清除率有利于控制疾病总流行规模.

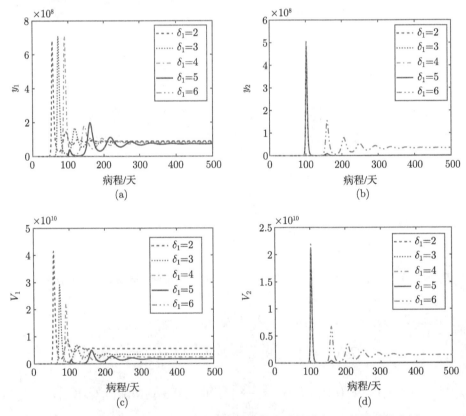

图 6.2.1　宿主内被菌株 k 感染细胞及病毒 k 随清除率 δ_1 的敏感性分析

当 $\delta_1 = 2, 3, 4, 5$ 时, $\mathcal{R}_1 > 1, \mathcal{R}_2 > 1, \mathcal{R}_2^1 < 1$ 且 $\mathcal{R}_1^2 > 1$. 当 $\delta_1 = 6$ 时, $\mathcal{R}_1 > 1, \mathcal{R}_2 > 1$, $\mathcal{R}_2^1 > 1$ 且 $\mathcal{R}_1^2 < 1$

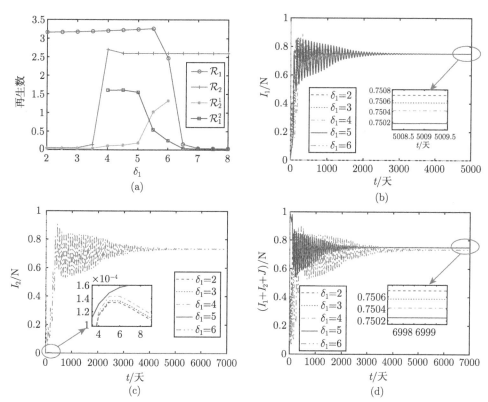

图 6.2.2 (a) 宿主间基本再生数 $\mathcal{R}_1$, $\mathcal{R}_2$ 及侵入再生数 $\mathcal{R}_2^1$, $\mathcal{R}_1^2$ 与清除率 δ_1 的关系; (b)—(d) 宿主间被菌株 k 及共存感染菌株占比随清除率 δ_1 的敏感性

6.3 多尺度竞争排斥免疫-禽流感模型

H7N9 禽流感传播途径主要包括感染的禽类或污染的环境. 禽流感能感染家禽, 甚至导致大范围传播. 据报道, H5N1 和 H7N9 已实现跨物种传播, 实现禽到人的传播. 本节主要考虑高致病性禽流感环境对人及人和人的传播机制. 由于高致病性禽流感在禽类出现症状开始两天内死亡率达到 90%—100%, 感染周期较短, 因此可忽略重叠感染. 另外, 高致病性禽流感明显有别于其他禽流感病毒, 故忽略共同感染. 本节主要探讨两类核心问题[43]:

(1) 高致病性禽流感免疫-流行病模型是否会产生周期解;

(2) 宿主内个体病毒载量如何影响宿主间传染病基本再生数和流行率.

6.3.1 宿主内竞争排斥模型

延拓模型 (6.2.1), 采纳模型 (6.1.4) 的结构, 考虑宿主内多菌株模型

$$\begin{cases} \dfrac{dx}{dt} = r - \sum_{j=1}^{n} \beta_{n_j} V_j x - mx, \\[3mm] \dfrac{dy_{n_j}}{dt} = \beta_{n_j} x V_j - d_{n_j} y_{n_j}, \\[3mm] \dfrac{dV_j}{dt} = v_{n_j} d_{n_j} y_{n_j} - (\delta_{n_j} + s_{n_j}) V_j - \beta_{n_j} x V_j, \end{cases} \quad (6.3.1)$$

其中 r 表示宿主内健康细胞输入率, m 表示健康细胞死亡率, β_{n_j} 表示病毒与健康细胞间的传播率, d_{n_j} 表示菌株 n_j 的死亡率, v_{n_j} 表示菌株 n_j 的释放率, δ_{n_j} 表示病毒清除率, s_{n_j} 表示病毒的降解率. 形如 (6.3.1) 仓室的模型已被广泛用来研究 HIV 传播动力学和 HCV 传播动力学[115,123]. 同上节内容, 我们可以定义宿主内菌株 n_j 对应的基本再生数为

$$R_j = \frac{\beta_{n_j}(v_{n_j} - 1)}{\delta_{n_j} + s_{n_j}} \frac{r}{m}.$$

模型 (6.3.1) 存在两个平衡点: 无病平衡点 $E_0 = (x^0, 0, 0) = (r/m, 0, 0)$ 及菌株 n_j 占优平衡点 $E^* = (x^*, y_{n_j}^*, V_j^*)$, 其中

$$x^* = \frac{x^0}{R_j}, \quad y_{n_j}^* = \frac{\beta_{n_j}}{d_{n_j}} V_j^* x^*, \quad V_j^* = \frac{m}{\beta_{n_j}}(R_j - 1).$$

6.3.2　宿主间竞争排斥模型

宿主间模型遵循和宿主内模型 (6.3.1) 相同的作用机制. 考虑环境对疾病传播的影响. 易感个体可以被污染的环境传播, 如霍乱、肺结核及新冠肺炎等. 模型满足

$$\begin{cases} \dfrac{dS}{dt} = \Lambda - S \sum_{j=1}^{n} \int_0^{\infty} \beta_j(\tau) i_j(\tau, t) d\tau - S \sum_{j=1}^{n} \int_0^{\infty} \xi_j(a) W_j(a, t) da - \mu S, \\[3mm] \dfrac{\partial i_j(\tau, t)}{\partial \tau} + \dfrac{\partial i_j(\tau, t)}{\partial t} = -(\mu + \mu_j V_j(\tau)) i_j(\tau, t), \\[3mm] i_j(0, t) = S \left(\int_0^{\infty} \beta_j(\tau) i_j(\tau, t) d\tau + \int_0^{\infty} \xi_j(a) W_j(a, t) da \right), \\[3mm] \dfrac{\partial W_j(\theta, t)}{\partial \theta} + \dfrac{\partial W_j(\theta, t)}{\partial t} = -\delta_j(\theta) W_j(\theta, t), \\[3mm] W_j(0, t) = \int_0^{\infty} \eta_j(\tau) i_j(\tau, t) d\tau, \end{cases} \quad (6.3.2)$$

其中 W_j 表示环境中病毒浓度; ξ_j 表示环境中病毒 j 的传播率; δ_j 表示环境中病毒的降解率; η_j 表示菌株 j 个体释放病毒的速率. 假设宿主内模型和宿主间模型衔接参数定义为 $\beta_j(\tau) = b_j V_j(\tau)$, $\eta_j(\tau) = c_j V_j(\tau)$. 模型 (6.3.2) 具有初值

$$S(0) = S_0, \quad i_j(\tau, 0) = i_{j0}(\tau) \in L_+^1(\mathbb{R}_+), \quad W_j(\theta, 0) = W_{j0}(\theta) \in L_+^1(\mathbb{R}_+).$$

模型 (6.3.2) 参数 $\delta_j(\cdot), \eta_j(\cdot) \in L^\infty(\mathbb{R}_+)$.

定义泛函空间

$$\mathbb{R} \times \prod_{j=1}^n \left(L^1(\mathbb{R}_+) \times L^1(\mathbb{R}_+) \right).$$

定义总人口 $N = S + \sum_{j=1}^n \int_0^\infty i_j(\tau, t) d\tau$ 且满足

$$N' = \Lambda - \mu N,$$

故, $\lim\limits_{t \to \infty} N(t) = \dfrac{\Lambda}{\mu}$. 定义总病毒数 $W_j(t) = \sum_{j=1}^n \int_0^\infty W_j(\theta, t) d\theta$ 且满足

$$\limsup_{t \to \infty} W(t) \leqslant \frac{\eta \Lambda}{\delta \mu},$$

其中 $\eta = \max\{\bar{\eta}_1, \cdots, \bar{\eta}_n\}$, $\underline{\delta} = \min\{\underline{\delta}_1, \cdots, \underline{\delta}_n\}$. 因此, 定义

$$\Omega = \left\{ \phi \in X \Big| N_0 \leqslant \frac{\Lambda}{\mu}, W_0 \leqslant \frac{\bar{\eta} \Lambda}{\delta \mu} \right\},$$

其中 $\phi = (S_0, i_{10}(\cdot), \cdots, i_{n0}, W_1(\cdot), \cdots, W_j(\cdot))$. 定义存活概率

$$\pi_j^1(a) = e^{-\mu a} e^{-\mu_j \int_0^a V_j(s) ds}, \quad \pi_j^2(a) = e^{-\int_0^a \delta_j(s) ds}.$$

定义菌株 j 对应的基本再生数为

$$\mathcal{R}_j = \frac{\Lambda}{\mu} \left(\int_0^\infty \beta_j(\tau) \pi_j^1(\tau) d\tau + \int_0^\infty \eta_j(a) \pi_j^1(a) da \int_0^\infty \xi_j(a) \pi_j^2(a) da \right). \quad (6.3.3)$$

故模型 (6.3.2) 的基本再生数定义为

$$\mathcal{R}_0 = \max_{j \in \mathbb{N}} \{\mathcal{R}_j\}.$$

定理 6.3.1 系统 (6.3.2) 总存在无病平衡点 $E_0 = \left(\dfrac{\Lambda}{\mu}, 0, 0, 0, 0\right)$. 当 $\mathcal{R}_j > 1$ 时, 系统存在菌株 j 占优平衡点 $E_j = (S_j^*, 0, i_j^*, W_j^*, 0)$, 其中

$$S_j^* = \frac{\Lambda}{\mu \mathcal{R}_j}, \quad i_j^*(\tau) = i_j^*(0)\pi_j^1(\tau), \quad W_j^*(\theta) = W_j(0)\pi_j^2(\theta),$$

这里

$$i_j^*(0) = \Lambda\left(1 - \frac{1}{\mathcal{R}_j}\right), \quad W_j^*(0) = i_j^*(0)\int_0^\infty \eta_j(a)\pi_j^1(a)da.$$

定理 6.3.2 当 $\mathcal{R}_0 < 1$ 时, 无病平衡点 E_0 局部渐近稳定.

证明 在无病平衡点 E_0 处的线性方程为

$$\mathcal{G}_j(\lambda) := \frac{\Lambda}{\mu}\left(\int_0^\infty \beta_j(\tau)e^{-\lambda\tau}\pi_j^1(\tau)d\tau + \int_0^\infty \eta_j(a)e^{-\lambda a}\pi_j^1(a)da\right.$$
$$\left. \times \int_0^\infty \xi_j(a)e^{-\lambda a}\pi_j^2(a)da\right) = 1. \tag{6.3.4}$$

注意到 $\mathcal{G}(0) = \mathcal{R}_j$, 由 $\mathcal{R}_0 < 1$ 及 $\mathcal{G}(\lambda)$ 的性质知特征方程 (6.3.4) 只有负实部特征根. 因此, 无病平衡点 E_0 局部渐近稳定. □

定理 6.3.3 若 $\mathcal{R}_0 < 1$, 则无病平衡点 E_0 全局渐近稳定.

证明 定义泛函

$$p_j(\theta) = \int_\theta^\infty \xi_j(s)\pi_j^2(s)ds, \quad q_j(\tau) = \int_\tau^\infty (\beta_j(s) + p_j(0)\eta_j(s))\pi_j^1(s)ds.$$

定义 Lyapunov 泛函

$$V(t) = g\left(\frac{S}{S^0}\right) + \sum_{j=1}^n \int_0^\infty q_j(\tau)\frac{i_j(\tau,t)}{\pi_j^1(\tau)}d\tau + \sum_{j=1}^n \int_0^\infty p_j(\tau)\frac{W_j(\tau,t)}{\pi_j^2(\tau)}d\tau.$$

沿系统 (6.3.2) 对 $V(t)$ 求全导数得

$$\frac{dV(t)}{dt} = -\frac{\mu(S - S^0)^2}{SS^0} - \left[\sum_{j=1}^n \frac{S}{S^0}\left(\int_0^\infty \beta_j(\tau)i_j(\tau,t)d\tau + \int_0^\infty \xi_j(\theta)W_j(\theta,t)d\theta\right)\right]$$
$$= -\frac{\mu(S - S^0)^2}{SS^0} - \frac{1}{S^0}\sum_{j=1}^n i_j(0,t) + \frac{1}{S^0}\sum_{j=1}^n \mathcal{R}_j i_j(0,t)$$

$$= -\frac{\mu(S - S^0)^2}{SS^0} - \frac{1}{S^0}\sum_{j=1}^{n}(1 - \mathcal{R}_j)i_j(0,t).$$

若 $\mathcal{R}_0 < 1$, 则 $dV/dt \leqslant 0$. 最大不变集

$$\Theta_1 = \{\phi \in \Omega | V'(t) = 0\} = \{E_0\},$$

因此, 无病平衡点 E_0 全局渐近稳定. □

6.3.3 半群性质

由 Volterra 积分公式, 系统 (6.3.2) 变量 i_j 和 W_j 可分别表示为

$$i_j(\tau,t) = i_j(0, t-\tau)\pi_j^1(\tau)\Big|_{t>\tau} + i_j(\tau - t, 0)\frac{\pi_j^1(\tau)}{\pi_j^1(\tau)}\Big|_{t\leqslant\tau}, \tag{6.3.5}$$

$$W_j(\theta,t) = W_j(0, t-\theta)\pi_j^2(\theta)\Big|_{t>\theta} + W_j(\theta - t, 0)\frac{\pi_j^2(\theta)}{\pi_j^2(\theta)}\Big|_{t\leqslant\theta}, \tag{6.3.6}$$

则系统 (6.3.2) 可定义半流 $\psi : \mathbb{R}_+ \times \Omega \to \Omega$:

$$\psi(t,\phi) = (S(t), \mathbf{i}(t, \cdot), \mathbf{W}(t, \cdot); S_0, \mathbf{i}_0, \mathbf{W}_0).$$

定义 6.3.1 假设 Υ_0 是最大紧不变集, 若对于任意开集 $U \in \Upsilon_0$ 及闭集 $B \in \Omega$, 存在一个 $t_0 > 0$ 使得当 $t > t_0$ 时, 有 $\psi(t, B) \subset U$, 则称 Υ_0 是半流 ψ 的全局吸引子.

命题 6.3.1 系统 (6.3.2) 的解半流 ψ 是渐近光滑的.

证明 将半流分解为

$$\psi(t,\phi) = \bar{\psi}(t,\phi) + \tilde{\psi}(t,\phi),$$

其中

$$\bar{\psi} = (0, \bar{i}, \overline{W}), \quad \tilde{\psi} = (S, \tilde{i}, \widetilde{W}),$$

这里

$$\frac{\partial \bar{i}_j}{\partial \tau} + \frac{\partial \bar{i}_j}{\partial t} = -(\mu + \mu_j V_j(\tau))\bar{i}_j(\tau),$$
$$\bar{i}_j(0,t) = 0, \quad \bar{i}_j(\tau, 0) = i_{j0}(\tau), \tag{6.3.7}$$

$$\frac{\partial \overline{W}_j}{\partial \tau} + \frac{\partial \overline{W}_j}{\partial t} = -\delta_j(\theta)\overline{W}_j(\theta),$$
$$\overline{W}_j(0,t) = 0, \quad \overline{W}_j(\theta, 0) = W_{j0}(\theta), \tag{6.3.8}$$

且

$$\begin{cases} \dfrac{\partial \tilde{i}_j}{\partial \tau} + \dfrac{\partial \tilde{i}_j}{\partial t} = -(\mu + \mu_j V_j(\tau))\tilde{i}_j(\tau), \\[2mm] \tilde{i}_j(0,t)=S\left(\displaystyle\int_0^\infty \beta_j(a)i_j(a,t)da + \int_0^\infty \xi(a)\widetilde{W}_j(a,t)da\right), \quad \tilde{i}_j(\tau,0)=0, \\[2mm] \dfrac{\partial \widetilde{W}_j}{\partial \tau} + \dfrac{\partial \widetilde{W}_j}{\partial t} = -\delta_j(\theta)\widetilde{W}_j, \\[2mm] \widetilde{W}_j(0,t) = \displaystyle\int_0^\infty \xi(a)\tilde{i}(a,t)da, \quad \widetilde{W}_j(\tau,0)=0. \end{cases} \quad (6.3.9)$$

方程 (6.3.7)-(6.3.8) 沿特征线求解得

$$\bar{f}_j(z,t) = \begin{cases} 0, & t>z, \\ \bar{f}_{j0}(z-t)\dfrac{\pi_j^l(z)}{\pi_j^l(z-t)}, & t\leqslant z, \end{cases} \quad f=i,W;\ z=\tau,\theta;\ l=1,2.$$

$$(6.3.10)$$

注意到

$$\int_t^\infty \bar{f}_{j0}(z-t)\frac{\pi_j^l(z)}{\pi_j^l(z-t)}dz = \int_0^\infty \bar{f}_{j0}(z)\frac{\pi_j^l(z+t)}{\pi_j^l(z)}dz \leqslant e^{-\nu t}\|f_{j0}(\cdot)\|, \quad (6.3.11)$$

故当 $t\to+\infty$ 时, $\displaystyle\int_t^\infty \bar{f}_{j0}(z-t)\frac{\pi_j^l(z)}{\pi_j^l(z-t)}dz \to 0$. 从而, 对于任意 $\phi\in B_0\subset\Omega$ (B_0 是一个以 r 为半径的球), $\hat{\psi}(t,\phi)\to 0$.

同理, 方程 (6.3.9) 沿特征线积分得

$$\tilde{f}_j(z,t) = \begin{cases} B_j^l(t-a)\pi_j^l(z), & t>z, \\ 0, & t\leqslant z, \end{cases} \quad f=i,W;\ z=\tau,\theta;\ l=1,2, \quad (6.3.12)$$

其中

$$B_j^1(t) = S(t)\left(\int_0^t \beta_j(a)B_j^1(t-a)\pi_j^1(a)da + \int_0^t \xi(a)B_j^2(t-a)\pi_j^2(a)da\right),$$

$$B_j^2(t) = \int_0^t \eta(a)B_j^2(t-a)\pi_j^2(a)da.$$

接下来估计 B_j^l 的有界性. 对于任意 $\phi\in\Omega$, $S(t)\leqslant\dfrac{\Lambda}{\mu}$. 我们有

$$B_j^1(t) = S(t)\left(\int_0^t \beta_j(a)B_j^1(t-a)\pi_j^1(a)da + \int_0^t \xi(a)B_j^2(t-a)\pi_j^2(a)da\right)$$

$$\leqslant \frac{\Lambda}{\mu}\left(\bar{\beta}_j\int_0^t B_j^1(a)da + \bar{\xi}\bar{\eta}\int_0^t\int_0^{t-a} B_j^1(t-a-s)e^{-\mu s}dsda\right)$$

$$= \frac{\Lambda}{\mu}\left(\bar{\beta}_j\int_0^t B_j^1(a)da + \bar{\xi}\bar{\eta}\int_0^t e^{-\mu s}\int_0^{t-s} B_j^1(a)dads\right)$$

$$= \frac{\Lambda}{\mu}\left(\bar{\beta}_j + \frac{\bar{\xi}\bar{\eta}}{\mu}\right)\int_0^t B_j^1(a)da.$$

由 Gronwall 不等式得

$$B_j^1(t) \leqslant B_j^1(0)e^{k_1 t}, \tag{6.3.13}$$

其中

$$k_1 = \frac{\Lambda}{\mu}\left(\bar{\beta}_j + \frac{\bar{\xi}\bar{\eta}}{\mu}\right).$$

同理估计 B_j^2 得

$$B_j^2(t) = \int_0^t \eta(a)B_j^1(t-a)\pi_j^1(a)da \leqslant \bar{\eta}B_j^1(0).$$

关于 τ 和 θ 求导数得

$$\left|\frac{\partial f_j(z,t)}{\partial z}\right| = \begin{cases} (\tilde{B}_j^l(t-z))'\pi_j^l(\tau) + \tilde{B}_j^l(t-z)(\pi_j^l(z))', & t > z, \\ 0, & t < z, \end{cases} \tag{6.3.14}$$

其中 $z = \tau, \theta; l = 1, 2; f = i, W.$ 注意到

$$|B_j^1(t)'| \leqslant S'\int_0^t \beta_j(a)B_j^1(t-a)\pi_j^1(a)da + S\beta_j(t)\tilde{B}_j^1(0)\pi_j^1(t)$$

$$+ S\int_0^t \beta_j(a)(B_j^1(t-a))'\pi_j^1(a)da + S'\int_0^t \xi(a)B_j^2(t-a)\pi_j^2(a)da$$

$$+ S\xi_j(t)\tilde{B}_j^2(0)\pi_j^2(\tau) + S\int_0^t \xi(a)(B_j^2(t-a))'\pi_j^2(a)da$$

$$\leqslant M_1 + M_2\int_0^t (B_j^1(t-a))'da + M_3\int_0^t (B_j^2(t-a))'da, \tag{6.3.15}$$

$$|(B_j^2(t))'| \leqslant M_4 + M_5 \int_0^t (B_j^1(t-a))' da, \tag{6.3.16}$$

故 $|(B_j^l(t))'| \leqslant \overline{M}_l e^{\widetilde{M}_l t}, j = 1, 2.$ 因此,

$$\|\partial f_j\| \leqslant \overline{M}_{f_j}, \quad f = i, W, \tag{6.3.17}$$

$$\int_0^\infty |\tilde{f}_j(\tau + h, t) - \tilde{f}_j(\tau, t)| dt \leqslant \|\partial \tilde{f}_j\| h \leqslant \overline{M}_{f_j} h. \tag{6.3.18}$$

故 $\tilde{f}_j$ $(f = i, W)$ 是等度连续的. 由 Fréchet-Kolmogorov 定理知, ψ 是拟紧的.　□

定义 6.3.2　对于函数 $z : \mathbb{R} \to \Omega$ 及 $s \in \mathbb{R}, z(0) = \phi$, 若满足 $\psi(t)z(s) = z(t+s)$, 则称 z 为算子 ψ 通过 ϕ 的全轨道.

定义 6.3.3　定义半流 ψ 经过 ϕ 的 ω 极限集为

$$\omega(\phi) = \{ y \in \Omega | \exists \, t_n \to \infty \ \text{使得} \psi(t_n) \to y \}.$$

α 的极限集定义为

$$\alpha_z(\phi) = \{ y \in \Omega | \exists \, t_n \to -\infty \ \text{使得} z(t_n)\phi \to y \}.$$

定义 6.3.4　对于任意 $t \geqslant 0$ 及 $M \subset \Omega$, 若 $\psi(M) = M$, 则称 M 是半流 ψ 的正向不变集. 定义

$$W^s(A) = \{ x \in \Omega | \omega(x) \neq \varnothing \, \text{且} \omega(x) \subset A \}$$

为紧不变集 A 的稳定流形; 定义

$$W^u(A) = \{ x \in \Omega | \alpha_z(x) \neq \varnothing \, \text{且} \alpha(x) \subset A \}$$

为紧不变集 A 的不稳定流形.

命题 6.3.2　若 $\phi \in W^s(\{E_j\})$, 则当 $t \to +\infty$ 时, $\psi(t)\phi \to E_j$.

证明　假设对于任意 $\epsilon > 0$ 及 $\phi \in \Omega$, 存在 $t_n \to +\infty$, 使得 $\|\psi(t)\phi - E_j\| \geqslant \epsilon$. 由命题 6.3.1 知, $\psi = \bar{\psi} + \tilde{\psi}$. 由 $\tilde{\psi}$ 的拟紧性知存在收敛子列使得 $\psi(t_{n_k}) \to E_j^*$. 注意到 $\|\bar{\psi}(t_{n_k})\| = 0$, $\psi(t_{n_k}) \to E_j^*$. 因此, $E_j^* \in \omega(x)$, 且 $E_j \neq E_j^*$. 这与稳定流形定义相矛盾.　□

对于任意 $\phi \in \Omega$, 定义系统 ψ 的全轨道

$$z(t) = (S(t), i(t), W(t), \phi), \quad t \in \mathbb{R},$$

则其满足

$$\begin{cases} \dfrac{dS}{dt} = \Lambda - \displaystyle\sum_{j=1}^{n} B_j^l(t) - \mu S, \\[2mm] i_j(\tau, t) = B_j^1(t - \tau)\pi_j^1(\tau), \\[2mm] B_j^1(t) = S(t)\left(\displaystyle\int_0^\infty \beta_j(a)\pi_j^1(a)da + \int_0^\infty \xi(a)\pi_j^2(a)da\right), \\[2mm] W_j(\theta, t) = B_j^2(t - \theta)\pi_j^2(\theta), \\[2mm] B_j^2(t) = \displaystyle\int_0^\infty \eta(a)B_j^1(t - a)\pi_j^1(a)da. \end{cases} \qquad (6.3.19)$$

命题 6.3.3 对于任意 $\phi \in \Omega$, 全局轨道 (6.3.19) 是拟紧的; $\alpha_z(\phi)$ 是非空紧的不变集. 若 $\alpha_z(\phi) = E_j$, 则 $t \to -\infty$, $z(t) \to E_j$.

证明 注意到

$$\lim_{h \to 0} \int_0^\infty (f_j(\tau + h, t) - f_j(\tau, t))d\tau \leqslant \lim_{h \to 0} \|\partial f_j\| h = 0, \qquad (6.3.20)$$

且

$$\lim_{h \to \infty} \int_h^\infty f_j(\tau, t)d\tau = \lim_{h \to \infty} \int_h^\infty B_j^l(t - \tau)\pi_j^l(\tau)d\tau = 0. \qquad (6.3.21)$$

由 Fréchet-Kolmogorov 定理知全局轨道 $\{z(t), t \in \mathbb{R}\}$ 是拟紧的. 进而 $\alpha_z(\phi)$ 是非空紧集. 由文献 [132] 定理 2.48 知, 若 $\alpha_z(\phi) = E_j$, 则

$$\lim_{t \to -\infty} z(t) = E_j. \qquad \square$$

命题 6.3.4 当 $\mathcal{R}_0 = \mathcal{R}_1 = \max\{\mathcal{R}_1, \mathcal{R}_2, \cdots, \mathcal{R}_n\}$ 时, 对于任意 $\phi \in X^0$, 存在全局轨道 $z(t)$ 使得当 $t \to \infty$ 时有 $z(t) \to E_1$.

证明 首先, 对于 $\tau, \theta \in \mathbb{R}_+$, 定义加权函数

$$P(\theta) = S_1^* \int_\theta^\infty \xi_1(s)\frac{\pi_1^2(s)}{\pi_1^2(\theta)}ds, \quad Q(\tau) = \int_\tau^\infty (S_1^*\beta_1(\tau) + P(0)\eta_1(s))\frac{\pi_1^1(s)}{\pi_1^1(\theta)}ds,$$

$$p_j(\theta) = \int_\theta^\infty \xi_j(s)\pi_j^2(s)ds, \quad q_j(\tau) = \int_\tau^\infty (\beta_j(s) + p_j(0)\eta_j(s))\pi_j^1(s)ds.$$

定义 Lyapunov 函数

$$U(t) = U_S(t) + U_I(t) + U_W(t) + U_{\theta\tau}(t),$$

其中

$$U_S(t) = S_1^* g\left(\frac{S}{S_1^*}\right), \quad U_W(t) = \int_0^\infty P(\theta) W_1^*(\theta) g\left(\frac{W_1(\theta,t)}{W_1^*(\theta)}\right) d\tau,$$

$$U_I(t) = \int_0^\infty Q(\tau) i_1^*(\tau) g\left(\frac{i_1(\tau,t)}{i_1^*(\theta)}\right) d\tau,$$

$$U_{\theta\tau}(t) = S_1^* \sum_{j=2}^n \int_0^\infty q_j(\tau) \frac{i_j(\tau,t)}{\pi_j^1(\tau)} d\tau + S_1^* \sum_{j=2}^n \int_0^\infty p_j(\theta) \frac{W_j(\theta,t)}{\pi_j^2(\theta)} d\theta.$$

分别对 $U_j\ (j=S,I,W,\theta\tau)$ 求导得

$$\frac{dU_S(t)}{dt} = -\frac{\mu(S-S_1^*)^2}{S} + S_1^* \int_0^\infty \beta_1(\tau) i_1^*(\tau) \left(1 - \frac{S_1^*}{S} - \frac{S}{S_1^*}\frac{i_1(\tau,t)}{i_1^*(\tau)} + \frac{i_1(\tau,t)}{i_1^*(\tau)}\right) d\tau$$

$$+ S_1^* \int_0^\infty \xi_1(\theta) W_1^*(\theta) \left(1 - \frac{S_1^*}{S} - \frac{S}{S_1^*}\frac{W_1(\theta,t)}{W_1^*(\theta)} + \frac{W_1(\theta,t)}{W_1^*(\theta)}\right) d\theta$$

$$- \left(1 - \frac{S_1^*}{S}\right) \sum_{j=2}^n i_j(0,t). \tag{6.3.22}$$

$$\frac{dU_I(t)}{dt} = \int_0^\infty (S_1^*\beta_1(\tau) + P(0)\eta_1(\tau)) i_1^*(\tau)$$

$$\times \left[\frac{i_1(0,t)}{i_1^*(0)} - \frac{i_1(\tau,t)}{i_1^*(\tau)} - \ln\frac{i_1(0,t)}{i_1^*(0)} + \ln\frac{i_1(\tau,t)}{i_1^*(\tau)}\right] d\tau, \tag{6.3.23}$$

$$\frac{dU_W(t)}{dt} = \int_0^\infty S_1^*\xi_1(\theta) W_1^*(\theta)$$

$$\times \left[\frac{W_1(0,t)}{W_1^*(0)} - \frac{W_1(\tau,t)}{W_1^*(\tau)} - \ln\frac{W_1(0,t)}{W_1^*(0)} + \ln\frac{W_1(\tau,t)}{W_1^*(\tau)}\right] d\tau \tag{6.3.24}$$

及

$$\frac{dU_{\theta\tau}(t)}{dt} = \sum_{j=2}^n \frac{\mathcal{R}_j}{\mathcal{R}_1} i_j(0,t) - \sum_{j=2}^n \frac{S_1^*}{S}\left[S\int_0^\infty \beta_j(\tau) i_j(\tau,t) d\tau + S\int_0^\infty \xi_j(\theta) W_j(\theta,t) d\theta\right]$$

$$= \sum_{j=2}^n \frac{\mathcal{R}_j}{\mathcal{R}_1} i_j(0,t) - \sum_{j=2}^n \frac{S_1^*}{S} i_j(0,t). \tag{6.3.25}$$

将公式 (6.3.22)—(6.3.25) 相加得

$$\frac{dU(t)}{dt} = -\frac{\mu(S-S_1^*)^2}{S} + \sum_{j=2}^n \left(\frac{\mathcal{R}_j}{\mathcal{R}_1} - 1\right) i_j(0,t)$$

$$- S_1^* \int_0^\infty \beta_1(\tau) i_1^*(\tau) \left[g\left(\frac{S_1^*}{S} \right) + g\left(\frac{S}{S_1^*} \frac{i_1(\tau,t)}{i_1^*(\tau)} \frac{i_1^*(0)}{i_1(0,t)} \right) \right] d\tau$$

$$- S_1^* \int_0^\infty \xi_1(\theta) W_1^*(\theta) \left[g\left(\frac{S_1^*}{S} \right) + g\left(\frac{S}{S_1^*} \frac{W_1(\theta,t)}{W_1^*(\theta)} \frac{i_1^*(0)}{i_1(0,t)} \right) \right] d\theta$$

$$- P(0) \int_0^\infty \eta_1(\tau) i_1^*(\tau) g\left(\frac{W_1^*(0)}{W_1(0,t)} \frac{i_1(\tau,t)}{i_1^*(\tau)} \right).$$

故 $U'(t) \leqslant 0$. 最大不变集

$$\Theta_2 = \{ \phi \in X^0 | V'(t) = 0 \} = \{ E_1 \}.$$

由命题 6.3.3 知, 对于任意 $\bar{\phi} \in \alpha_z(\phi)$, 存在序列 $t_n \to -\infty$, 使得 $\phi_n := z(t_n) \to \bar{\phi}$, 即, $i_1(\tau, t_n) \to \bar{i}_1^*(\tau)$, $W_1(\theta, t_n) \to \overline{W}_1^*(\theta)$. 进而, 当 $t_n \to -\infty$ 时, 有

$$|U_I(i_1(\tau, t_n)) - U_I(\bar{i}_1^*(\tau))|$$

$$= \left| \int_0^\infty Q(\tau) i_1^*(\tau) \left[g\left(\frac{i_1(\tau, t_n)}{i_1^*(\tau)} \right) - g\left(\frac{\bar{i}_1^*(\tau)}{i_1^*(\tau)} \right) \right] d\tau \right|$$

$$= \left| \int_0^\infty \int_\tau^\infty (S_1^* \beta_1(s) + P(0)\eta_1(s)) \frac{\pi_1^1(s)}{\pi_1^1(\tau)} ds \, i_1^*(\tau) \left[g\left(\frac{i_1(\tau, t_n)}{i_1^*(\tau)} \right) - g\left(\frac{\bar{i}_1^*(\tau)}{i_1^*(\tau)} \right) \right] d\tau \right|$$

$$= k_1 \int_0^\infty \int_\tau^\infty \frac{\pi_1^1(s)}{\pi_1^1(\tau)} ds \, i_1^*(\tau) \max_{\epsilon_1 \leqslant \sigma \leqslant M_1} |g'(\sigma)| \left| \frac{i_1(\tau, t_n)}{i_1^*(\tau)} - \frac{\bar{i}_1^*(\tau)}{i_1^*(\tau)} \right| d\tau$$

$$\leqslant k_2 \int_0^\infty \int_\tau^\infty e^{-\mu(s-\tau)} ds \, |i_1(\tau, t_n) - \bar{i}_1^*(\tau)| d\tau$$

$$\leqslant \frac{k_2}{\mu} \int_0^\infty |i_1(\tau, t_n) - \bar{i}_1^*(\tau)| d\tau \longrightarrow 0.$$

同理, 我们能找到序列 $t_n \to -\infty$, 使得

$$W_1(\theta, t_n) \to \overline{W}_1^*(\theta), \quad U_W(W_1(\theta, t_n)) \to U_W(\overline{W}_1^*(\theta)).$$

由 U 的连续性可得 U 收敛. 因此, 当 $t_n \to -\infty$ 时, $U \circ (z(t_n)) \to U \circ (\bar{\phi})$. 注意到 $U \circ (z(t))$ 的非增性, 则当 $t \to -\infty$ 时, $U \circ (z(t)) \to c < \infty$. 因此, 对于任意 $\hat{\phi} \in \alpha_z(\phi)$, $U \circ (z(t)) = c$. 结合 $\alpha_z(\phi)$ 的不变性, 对于任意 $U \circ (f(t)) = c$, 其中 $f(t)$ 是一条通过 $f(0) = \hat{\phi}$ 的全轨道. 故, 对任意 $t \in \mathbb{R}$, 有 $d/dt(U(f(t))) = 0$. 从而, 对于任意 $t \in \mathbb{R}$, $f(t) = E_1$. 特别地, 当 $t = 0$ 时, $\hat{x} = E_1$, 即, $\bar{x} = E_1$. 注意到对任意 $t \in \mathbb{R}$, 有 $U \circ (z(t)) \leqslant U \circ (E_1)$, 则 $z(t) = E_1$ 或 $\phi = E_1$. $\square$

定义 $\Omega = \overline{X}_1 = X_1 \cup \partial X_1$ 及限制半流 $\psi|_\partial = \psi_{\partial X_1}$ 且

$$\bar{A}_\partial = \bigcup_{x \in A_\partial} \omega(x).$$

定理 6.3.4　*若半流 ψ 满足如下条件:*

(1) ψ 渐近光滑;

(2) ψ 点耗散;

(3) 若 $\psi(\phi) \in \Omega$, $\gamma^+(\phi) := \bigcup_{t \geqslant 0} \{\psi(t)\phi\}$ 有界;

(4) $\bar{A}_\partial$ 孤立且不存在无环覆盖 $\overline{M}$, 其中 $\overline{M} = \{M_1, M_2, \cdots, M_n\}$;

(5) $W^s(\{M_j\}) \cap X_1 = \varnothing$, $j = 1, 2, \cdots, n$,

则半流 ψ 一致排斥 ∂X_1; 即存在 $\epsilon > 0$, 使得对于 $\phi \in X_1$, $\liminf\limits_{t \to \infty} d(\psi(t)\phi, \partial X_1) \geqslant \epsilon$.

对于任意 $j \in \mathbb{N}$, 定义

$$\bar{\tau}_j = \sup\{\tau \in \mathbb{R}_+ | \beta_j(\tau) > 0, \eta_j(\tau) > 0\}, \quad \bar{\theta}_j = \sup\{\theta \in \mathbb{R}_+ | \xi_j(\theta) > 0\},$$

$$\partial M_j^0 = \left\{\phi(\cdot) \in L_+^1 \Big| \int_0^{\bar{\tau}_j} \phi(\tau) d\tau = 0\right\}, \quad M_j^0 = L_+^1 \backslash \partial M_j^0,$$

$$\partial N_j^0 = \left\{\phi(\cdot) \in L_+^1 \Big| \int_0^{\bar{\theta}_j} \phi(\theta) d\theta = 0\right\}, \quad N_j^0 = L_+^1 \backslash \partial N_j^0,$$

$$\partial X_j = \mathbb{R}_+ \times \prod_{i=1}^{j} (\partial M_j^0 \times \partial N_j^0) \times \prod_{i=j+1}^{n} L_+^1(\mathbb{R}_+ \times \mathbb{R}_+),$$

$$X_0 = \partial X_n, \quad X^0 = \Omega \backslash X_0, \quad X_1 = \Omega \backslash \partial X_1,$$

$$X_l = (\Omega \backslash \partial X_l) \cap \partial X_{l-1}, \quad l = 2, 3, \cdots, n,$$

$$Z_j = \mathbb{R}_+ \times \prod_{i}^{j-1} (L_+^1(\mathbb{R}_+) \times L_+^1(\mathbb{R}_+)) \times (M_j^0 \times N_j^0) \times \prod_{i=j+1}^{n} L_+^1(\mathbb{R}_+ \times \mathbb{R}_+),$$

$$(X_j)_+ = X_j \cap Z_j.$$

命题 6.3.5　X_j, ∂X_j 及 X^0 是前向不变集, 且当 $\phi \in X^0$ 时, $\lim\limits_{t \to +\infty} \psi(t)\phi = E_0$. 另外, 对于任意 $t > 0$, 半流满足 $\psi(t)X_j \subset (X_j)_+$.

证明　首先, 证明 ∂X_j 的前向不变性. 假设对于某个 j_0, 存在 $\phi \in \partial X_{j_0}$ 和 t_1, 使得 $\psi(t_1)\phi \in \Omega \backslash \partial X_{j_0}$. 令

$$t_0 = \inf\{t > 0 | \phi(t) \in \Omega \backslash \partial X_{j_0}\}.$$

由半群的连续性, 则 $\psi(t_0)\phi \in \partial X_{j_0}$, 且对于充分小 ϵ, 存在 $n_0 < j_0$ 使得 $i_{n_0}(\tau, t_0 + \epsilon) \in M_{j_0}^0$ 或 $W_{n_0}(\theta, t_0 + \epsilon) \in N_{j_0}^0$. 另外,

$$i_{n_0}(\tau, t_0) = i_{n_0}(0, t_0 - \tau)\pi_{i_{n_0}}^1(\tau) + i_{n_0}(\tau - t_0)\frac{\pi_{i_{n_0}}(\tau)}{\pi_{i_{n_0}}(\tau - t_0)} \in \partial M_{n_0}^0,$$

$$W_{n_0}(\tau, t_0) = W_{n_0}(0, t_0 - \tau)\pi_{i_{n_0}}^2(\tau) + W_{n_0}(\tau - t_0)\frac{\pi_{W_{n_0}}(\tau)}{\pi_{W_{n_0}}(\tau - t_0)} \in \partial N_{n_0}^0,$$

对于任意 $t \in \mathbb{R}_+$, 定义

$$x_{n_0}(\tau, t) = i_{n_0}(\tau, t + t_0), \quad y_{n_0}(\tau, t) = W_{n_0}(\theta, t + t_0),$$

则

$$V(t) = (S(t + t_0), i_1(\tau, t + t_0), W_1(\theta, t + t_0), \cdots, x_{n_0}(\tau, t), y_{n_0}(\tau, t),$$

$$\cdots, i_n(\tau, t + t_0), W_n(\tau, t + t_0))$$

是系统 (6.3.2) 从初值 $v(0) = \psi(t_0)\phi$ 出发的解. 由解的唯一性知对于任意 $t \in \mathbb{R}_+$, $x_{n_0} \in \partial M_{n_0}^0$, $y_{n_0} \in \partial N_{n_0}^0$. 这与 ϵ 定义相矛盾. 故 ∂X_j 是前向不变集.

接下来证明 X_j 的前向不变性. 假设 $\phi \in X_j$, 首先考虑情形 (1): $i_j(\tau, 0) \in M_j^0$ 或情形 (2): $W_j(\theta, 0) \in N_j^0$.

若 $i_j(\tau, 0) \in M_j^0$, 由 $i_j(\tau, 0)$ 连续性知存在 $\delta > 0$, 对于任意 $\epsilon > 0$ 使得 $0 < \tau - \delta < \tau - \epsilon < \tau + \delta$, $i_j(\tau - \epsilon, 0) \in M_j^0$.

$$M_j^0 \ni i_j(\tau, \epsilon) = i_j(\tau - \epsilon, 0)\frac{\pi_j^1(\tau)}{\tau_j^1(\tau - \epsilon)}.$$

由半群的性质 $T(t + \epsilon) = T(t)T(\epsilon)$, 有

$$M_j^0 \ni i_j(\tau, t_2 + \epsilon) = i_j(\tau - t_2, \epsilon)\frac{\pi_j^1(\tau)}{\tau_j^1(\tau - t_2)}.$$

因此, 对于 $t \in \mathbb{R}_+$, $i_j(\tau, t) \in M_j^0$. 由于

$$W_j(0, t) = \int_0^\infty \eta_j(\tau)i_j(\tau, t)d\tau, W_j(0, t) \in N_j^0,$$

$$N_j^0 \ni W_j(\theta, t) = W_j(0, t - \eta)\pi_j^2(\theta) + W_j(\theta, 0)\frac{\pi_j^2(\theta)}{\pi_j^2(\eta - t)} \geqslant W_j(0, t - \theta)\pi_j^2(\theta).$$

若 $W_j(0,t) \in N_j^0$, 则

$$M_j^0 \ni i_j(0,t) \geqslant S \int_0^\infty \eta_j(\theta) W_j(\theta,t) d\theta.$$

从而, $i_j(\tau,t) \in M_j^0$, 即, X_1 前向不变. 重复上述过程, 对于任意 $j \in \mathbb{N}$, $\partial X_{j-1}(j = 2,3,\cdots,n)$ 前向不变, 进而, 对任意 $t \in \mathbb{R}_+$, 有 $\psi(t)X_j \subset (X_j)_+$.

由 $X_j \in X^0$ $(j = 1,2,\cdots,n)$, 有 X^0 的前向不变性. 由 ∂X_n 的前向不变性知当 $t \to \infty$ 时,

$$\psi(t)\phi \to E_0. \qquad \qquad \square$$

引理 6.3.1   若 $\phi \in X_l$ $(l = 2,3,\cdots,n)$, 则当 $t \to +\infty$ 时, $\psi(t)\phi \to E_j$.

证明   对于 $l = 2,3,\cdots,n$, 定义空间 $\mathbb{R}_+ \times \prod_1^{m-l+1}(L_+^1 \times L_+^1)$ 上系统 (6.3.2) 对应的投影算子 (前 $l-1$ 种菌株灭绝)

$$P_l : (S,i_1,W_1,\cdots,i_n,W_n) \mapsto (S,i_l,W_l,i_{l+1},W_{l+1},\cdots,i_m,W_m).$$

由 P_l 的前向不变性知, 对于任意 $t \in \mathbb{R}_+$ 及 $\phi \in X_l$, $P_l(\psi(t)\phi) = \psi(t)P_l(\phi)$. 由归纳法知, 对于任意 $x \in X_l$, 当 $t \to +\infty$ 时, $\psi_l(t)P_l(\phi) \to P_l(E_l)$, 即, $P_l(\psi(t)\phi) \to P_l(E_l)$. 由命题 6.3.5 知 $\psi(t)\phi \in X_l$, 当 $t \to +\infty$ 时,

$$\|i_h(\tau,t) - 0\| \to 0, \quad \|W_h(\theta,t) - 0\| \to 0, \quad 1 \leqslant h \leqslant l-1.$$

故, 当 $x \in X_l$, $l \geqslant 2$ 时, 有 $\psi(t)\phi \to E_l$. $\qquad \qquad \square$

引理 6.3.2[101]   对于任意 $\phi \in X^0$, 假设半流 $\psi(t)$ 渐近光滑、一致持续且存在一个全局吸引子 $\mathcal{A}_0$, 则限制半流 ψ_{X_1} 有一个全局吸引子 $\mathcal{A}$.

引理 6.3.3   半群 ψ 关于 $(X_1,\partial X_1)$ 一致持续, 即, 存在 X_1 上全局吸引子 $\mathcal{A} \subset X_+$, 存在 $\epsilon > 0$ 使得

$$\liminf_{t \to +\infty} d(i_1(\tau,t),\partial M_1^0) \geqslant \epsilon, \quad \liminf_{t \to +\infty} d(W_1(\theta,t),\partial N_1^0) \geqslant \epsilon.$$

证明   注意到

$$\partial X_1 = X_0 \cup \sum_{l=2}^m X_l, \quad \bar{\mathcal{A}}_\partial = \bigcup_{\mathcal{A}_\partial} w(x).$$

由命题 6.3.5 及引理 6.3.1 知

$$\bar{\mathcal{A}}_\partial = \{E_0, E_2, \cdots, E_m\}.$$

接下来我们将证明 $\{E_j\} \in \bar{A}_\partial, k = 0, 2, 3, \cdots, m$ 是孤立的不变集. 定义

$$B = B_r(E_j), \quad j = 0, 2, 3, \cdots, m,$$

其中 r 表示覆盖 E_j 的开球半径. 设 $M \subset B$ 且 $M \neq \{E_j\}$, 对于任意 $\phi \in M \setminus \{E_j\}$, 存在一条全轨道 $\gamma(x) \subset M$. 假设 $\kappa \in \{2, 3, \cdots, m\}$ 或 $\kappa = 0$, 若 $\phi \in X_\kappa \cup X_{\kappa+1} \cup \cdots \cup X_m$, 由命题 6.3.4, $\phi = E_j$, 与假设矛盾. 若 $x \in X_{\bar{k}}, \bar{k} = 0, 2, 3, \cdots, \kappa - 1$, 则 $\phi = E_j$. 这与 $E_{\bar{k}} \notin B$ 矛盾.

下证, $\bar{A}_\partial$ 不存在可形成环的子集. 由引理 6.3.1, 若 $\phi \in X_l$, 当 $t \to \infty$ 时, $\psi(t)\phi \to E_l$. 由命题 6.3.2,

$$\phi \in W^s(E_l) \Leftrightarrow x \in X_l.$$

由命题 6.3.5 知, 若 $\phi \in X_0$, 当 $t \to \infty$ 时, $\psi(t)\phi \to E_0$. 故

$$\phi \in W^s(E_0) \Leftrightarrow x \in X_0.$$

首先, 考虑存在一个有环覆盖且其半径大于等于 2, 则存在链传递集 $\{E_b\} \hookrightarrow \{E_l\}, b < l$. 若 $\phi \in W^u(E_b) \cap W^s(E_l)$ ($b \in \{0, 2, 3, \cdots, m-1\}, l \in \{2, 3, \cdots, m\}$), 则 $\phi \in X_l$ 或 $i_b(\tau, 0) \in \partial M_b^0, W_b(\theta, 0) \in \partial N_b^0$. 由 X_l 的不变性知 $i_b(\tau, t) \in \partial M_b^0$, $W_b(\theta, 0) \in \partial N_b^0$. 因此, $\alpha(\phi) \subset \partial X_b, x \notin W^u(E_b)$.

若 $\{E_l\} \hookrightarrow \{E_b\}$ 存在一个有环覆盖, 则对于 $\phi \in W^u(E_l) \cap W^s\{E_b\}$, 其中 $\phi \in X_0$ 或 $\phi \in X_z, z = 2, 3, \cdots, m-1$. 若 $\phi \in X_0$, 则 $i_l(\tau, 0) \in \partial M_l^0$, $W(\theta, t) \in \partial N_l^0$. 由 X_z 的前向不变性及 $\psi(t)X_z \subset (X_z)_+$, 对于任何经过 ϕ 的后向轨道满足 $i_z(\tau, t) \in M_z^0, W_z(\theta, 0) \in N_z^0$. 由解的连续性知 $\lim\limits_{t \to -\infty} i_z(\tau, t) \in M_z^0$, $\lim\limits_{t \to -\infty} W_z(\theta, t) \in N_z^0$, 即, 对于任意 $z < l, x \notin W^u(E_l)$. 因此, 半流 $\psi|_{\partial X_1}$ 不存在长度大于等于 2 的环覆盖.

考虑半流 $\psi_{\partial X_1}$ 不存在自覆盖, 或存在某些 $k = 0, 2, 3, \cdots, m$ 使得 $\{E_k\} \hookrightarrow \{E_k\}$. 首先, 证明 E_0 不存在自环. 需证明 $(X_0 \setminus \{E_0\}) \cap W^u(E_0) = \varnothing$. 令 $\phi \in X_0 \setminus \{E_0\}$, 由于 X_0 是前向的, 故通过 ϕ 的后向轨道一定在 X_0 中. 如果 $i_e(\tau, 0) \in \partial M_e^0, W_e(\theta, 0) \in \partial N_e^0$ ($e = 1, 2, \cdots, m$), 则系统 (6.3.2) 只有唯一正平衡点且 $\lim\limits_{t \to +\infty} \psi(t)\phi = 0$ 或 ∞. 由 X_0 的前向不变性知 $\int_0^{\bar{\tau}_e} i_e(\tau, t)d\tau = 0$ 及 $\int_0^{\bar{\theta}_e} W_e(\theta, t)d\theta = 0$. 若存在某个 e 使得 $\int_{\bar{\tau}_e}^{\infty} i_e(\tau, 0)d\tau > 0$ 或 $\int_{\bar{\theta}_e}^{\infty} W_e(\theta, 0)d\theta > 0$, 则 $\int_0^{\bar{\tau}_e} i_e(\tau, t)d\tau > 0$ 或 $\int_0^{\bar{\theta}_e} W_e(\theta, t)d\theta > 0$. 这与 X_0 的前向不变性相矛盾. 因此, E_0 不是 $X_0 \setminus \{E_0\}$ 的 α 极限点.

接下来, 考虑 $\phi \in X_l$ $(l = 2, 3, \cdots, m)$ 不存在同宿轨. 假设对于任意 $\phi \in (W^u\{E_l\} \cap W^s\{E_l\}) \setminus \{E_l\}$, 存在一条全轨道 $z(t)$ 使得当 $t \to \pm\infty$ 时, $z(t) \to E_l$, 或 $z(t)$ 是一条同宿轨. 由 i_l 和 W_l 的连续性, $\lim\limits_{t \to \pm\infty} i_l(\tau, t) = i_l^*(\tau) \in M_l^0$, $\lim\limits_{t \to \pm\infty} W_l(\theta, t) = W_l^*(\theta) \in N_l^0$. 因此, 存在 $\epsilon > 0$ 使得对任意 $t \in \mathbb{R}_+$, 有 $i_l(\tau, t) > \epsilon$ 及 $W_l(\theta, t) \geqslant \epsilon$. 同理, 可得 $S(t) \geqslant \epsilon$. 由 X_l 及 $\Omega \setminus X_l$ 的前向不变性知对于任意 $t \in \mathbb{R}_+$, $z(t) \in X_l$. 由 P_j 和 ψ_j 在集合 X_l 上的定义知, 模型 (6.3.2) 等价于具有 $m - l + 1$ 种的菌株模型且 $\mathcal{R}_l$ 是最大基本再生数. 由命题 6.3.4, $\phi = E_l$. 与假设相矛盾, 故 $\bar{A}_\partial$ 不存在环形覆盖.

最后, 证明
$$W^s(E_k) \cap X_1 = \varnothing, \quad k = 0, 2, 3, \cdots, m.$$

假设存在 $\phi \in X_1$, 且 $i_1(\tau, 0) \in M_1^0$ 或 $W_1(\theta, 0) \in N_1^0$ 使得 $\phi \in W^s(E_k)$, $k = 0, 2, 3, \cdots, m$. 因此, 当 $t \to +\infty$ 时, $\psi(t)\phi \to E_k$. 由 X_1 的前向不变性及 $\psi(t)X_1 \subset (X_1)_+$, 即, $i_1(\tau, t) \in M_1^0$ 或 $W_1(\theta, t) \in N_1^0$. 从而,
$$\lim_{t \to +\infty} i_1(\tau, t) \in M_1^0 \quad \text{或} \quad \lim_{t \to +\infty} W_1(\theta, t) \in N_1^0.$$

故, $\psi(t)\phi \nrightarrow E_k$ 与假设相矛盾. 由此可得 $W^s(E_k) \cap X_1 = \varnothing$. 由引理 6.3.2, 半流 $\psi(t)$ 关于 $(X_1, \partial X_1)$ 一致持续或 ∂X_1 是强排斥子. 由引理 6.3.2, $\psi(t)$ 在 X_1 中存在全局紧吸引子 $\mathcal{A}$. 再由 $\psi(t)X_1 \subset (X_1)_+$, 存在 $\epsilon > 0$ 使得
$$\liminf_{t \to \infty} S(t) \geqslant \epsilon, \quad \liminf d(i_1(\tau, t), \partial M_1^0) \geqslant \epsilon, \quad \liminf_{t \to \infty} d(W_1(\theta, t), \partial N_1^0) \geqslant \epsilon.$$

由全局吸引子 $\mathcal{A}$ 的不变性, 我们能找到一条通过 $\mathcal{A}$ 中每一点的全轨道. 对于任意全轨道 $z(t) : t \in \mathbb{R} \subset \mathcal{A} \subset (X_1)_+$, 存在 $\epsilon > 0$, 使得对于任意 $t \in \mathbb{R}$ 有 $S(t) \geqslant \epsilon$, $i_1(\tau, t) > \epsilon$, $W_1(\theta, t) > \epsilon$. 由命题 6.3.4 知 $\mathcal{A} = E_1$. 因此, 若
$$\int_0^\infty \beta_1(\tau)i_1(\tau, t)d\tau + \int_0^\infty \xi_1(\theta)W_1(\theta, t)d\theta > 0,$$

则 E_1 是全局渐近稳定的. □

6.3.4　宿主内病毒载量对宿主间疾病传播的影响

本节主要考察宿主内个体病毒载量的浓度如何影响疾病的流行率与宿主间的基本再生数. 为了探究病毒载量与宿主间基本再生数 $\mathcal{R}_j$ 的关系, 利用公式 (6.3.3) 及 β_j 和 ξ_j 与病毒载量的关系重新改写 $\mathcal{R}_j$,
$$\mathcal{R}_j = \frac{\Lambda}{\mu}\left(\int_0^\infty \beta_j(a)\pi_j^1(a)da + \int_0^\infty \xi_j(a)\pi_j^1(a)da \int_0^\infty \eta_j(a)\pi_j^2(a)da\right)$$

$$= \frac{\Lambda}{\mu}\left(\int_0^\infty c_j V_j(a)e^{-\mu a}e^{-\mu_j \int_0^a V_j(s)ds}da + \int_0^\infty b_j V_j(a)e^{-\mu a}e^{-\mu_j \int_0^a V_j(s)ds}da\right.$$

$$\left. \times \int_0^\infty \eta_j(a)\pi_j^2(a)da\right)$$

$$= \frac{\Lambda}{\mu}\left(\int_0^\infty \beta_j(a)\pi_j^l(a)da + \int_0^\infty \xi_j(a)\pi_j^1(a)da \int_0^\infty \eta_j(a)\pi_j^2(a)da\right)$$

$$= \frac{\Lambda}{\mu}\left(-\frac{c_j}{\mu_j}(\mu - \mu - \mu_j V_j(a))\int_0^\infty c_j V_j(a)e^{-\mu a}e^{-\mu_j \int_0^a V_j(s)ds}da\right.$$

$$\left. -\frac{b_j}{\mu_j}\int_0^\infty (\mu - \mu - \mu_j V_j(a))e^{-\mu a}e^{-\mu_j \int_0^a V_j(s)ds}da \int_0^\infty \eta_j(a)\pi_j^2(a)da\right).$$

注意到

$$\int_0^\infty (\mu + \mu_j V_j(a))e^{-\mu a}e^{-\mu_j \int_0^a V_j(s)ds}da = 1,$$

故

$$\mathcal{R}_j = \frac{\Lambda}{\mu}\left(1 - \mu \int_0^\infty e^{-\mu_j \int_0^a (\mu_j + V_j(s))ds}da\right)\left(\frac{c_j}{\mu_j} + \frac{b_j}{\mu_j}\int_0^\infty \xi_j(a)e^{-\int_0^a \delta_j(s)ds}da\right),$$

$$(6.3.26)$$

因此, 基本再生数 $\mathcal{R}_j$ 是关于病毒载量 V_j 的增函数, $\mathcal{R}_j$ 是关于环境降解率 δ_j 的减函数.

为了考察流行率 I_j 与宿主内病毒载量的关系, 变形 I_j^* 得

$$I_j^* = \int_0^\infty i_j^*(a)d\tau = i_j^*(0)\int_0^\infty e^{-\mu\tau}e^{-\mu_j \int_0^\tau V_j(s)ds}d\tau$$

$$= \Lambda\left(1 - \frac{1}{\mathcal{R}_j}\right)\int_0^\infty e^{-\mu\tau}e^{-\mu_j \int_0^\tau V_j(s)ds}d\tau.$$

定义

$$\rho = \int_0^\infty e^{-\mu\tau}e^{-\mu_j \int_0^\tau V_j(s)ds}d\tau,$$

则

$$I_j^* = \Lambda\rho\left(1 - \frac{1}{\mathcal{R}_j}\right),$$

$$\mathcal{R}_j = \frac{\Lambda}{\mu}(1 - \mu\rho)\left(\frac{c_j}{\mu_j} + \frac{b_j}{\mu_j}\int_0^\infty \xi_j(a)e^{-\int_0^a \delta_j(s)ds}da\right).$$

对 I^* 关于 ρ 求导得

$$\frac{dI_j^*}{d\rho} = \Lambda\left(1 - \frac{1}{\mathcal{R}_j}\right) + \frac{\rho\Lambda^2}{\mathcal{R}_j^2}\left(-\frac{c_j}{\mu_j} - \frac{b_j}{\mu_j}\int_0^\infty \xi_j(a)e^{-\int_0^a \delta_j(s)ds}da\right)$$

$$= \frac{\Lambda\mathcal{R}_j^2 - \Lambda\mathcal{R}_j + \rho\Lambda^2\left(-\frac{c_j}{\mu_j} - \frac{b_j}{\mu_j}\int_0^\infty \xi_j(a)e^{-\int_0^a \delta_j(s)ds}da\right)}{\mathcal{R}_j^2}.$$

记

$$\mathcal{R}_j^* = \frac{1 + \sqrt{1 + 4\rho\Lambda\Delta}}{2} > 1,$$

其中

$$\Delta = \left(\frac{c_j}{\mu_j} + \frac{b_j}{\mu_j}\int_0^\infty \xi_j(a)e^{-\int_0^a \delta_j(s)ds}da\right).$$

因此, 若 $\mathcal{R}_j^* > \mathcal{R}_j > 1$, $dI_j^*/d\rho < 0$. 由于 ρ 是关于病毒载量 V_j 的减函数, 故流行率 I_j^* 是关于 V_j^* 的增函数. 当 $\mathcal{R}_j > \mathcal{R}_j^*$ 时, $dI_j^*/d\rho > 0$, 则 I_j^* 是关于 ρ 的增函数, 从而, I_j^* 是关于病毒载量 V_j 的减函数.

该现象可以诠释为什么公共卫生部门提倡联合策略控制禽流感, 即联合净化环境和扑杀病禽. 当 $\mathcal{R}_j^* > \mathcal{R}_1 > 1$ 时, 净化环境能同时降低 $\mathcal{R}_j$ 和禽流感流行水平 I_j^*; 当 $\mathcal{R}_j^* < \mathcal{R}_j$ 时, 净化环境虽然能降低 $\mathcal{R}_j$, 但流行水平 I_j^* 却在增加.

6.4　本 章 小 结

自从 Gilchrist 和 Sasaki[60] 提出多尺度免疫-HIV 感染模型, 许多学者初步建立了两个尺度上的嵌入式无向模型, 包括常微分方程模型、类年龄结构模型、大小结构模型等研究病原体演化对群体传播的影响. 本章提出搭建多尺度模型的理论框架, 具体提出宿主内动力学模型的选择方案及连接宿主内模型和宿主间模型的规则 (参见 6.1节), 即假设传染率和因病死亡率是病原体载量的增函数 (线形、S 型或希尔函数[59,60]), 康复率是病原体载量的减函数或免疫细胞的增函数 (表 6.1.1 和图 6.1.1). 通过讨论两类多菌株免疫-传染病模型, 试图延拓多菌株传染病模型研究的新领域或新方向. 系统揭示宿主内病毒演化与疾病传播间的内在联系 (图 6.2.2(a) 和 6.3.4 节), 试图为精准治疗提供理论指导.

参 考 文 献

[1] 李延保, 秦国强, 王在华. 有界线性算子半群应用基础. 沈阳: 辽宁科学技术出版社, 1992.

[2] 中商情报网 [eb/ol]. https://baijiahao.baidu.com/s?id=1709233943092939965&wfr=spider&for=pc.

[3] Japanese Ministry of Health, Labour, and Welfare. reported cases of sexually transmitted diseases. http://www.mhlw.go.jp/topics/2005/04/tp0411-1.html.

[4] Japanese Ministry of Health, Labour, and Welfare. The 22nd life tables. https://www.mhlw.go.jp/english/database/db-hw/lifetb22nd/index.html.

[5] MatCont, https://sourceforge.net/projects/matcont/.

[6] Population Estimates by Age (Five-Year Groups) and Sex, Portal Site of Official Statistics of Japan. https://www.stat.go.jp/english/data/jinsui/tsuki/index.html.

[7] 黄永忠. 算子半群及应用. 武汉: 华中科技大学出版社, 2011.

[8] Allen L J S, Bolker B M, Lou Y, et al. Asymptotic profiles of the steady states for an SIS epidemic reaction-diffusion model. Discrete Cont. Dyn. Syst., 2008, 21: 1-20.

[9] Allen L J S, van den Driessche P. The basic reproduction number in some discrete-time epidemic models. Journal of Difference Equations and Applications, 2008, 14: 1127-1147.

[10] Alvey C, Feng Z, Glasser J. A model for the coupled disease dynamics of HIV and HSV-2 with mixing among and between genders. Mathematical Biosciences, 2015, 265: 82-100.

[11] Anderson R M, May R M. Infectious Diseases of Humans: Dynamics and Control. Oxford: Oxford University Press, 1992.

[12] Aniţa S, Arnăutu V, Capasso V. An Introduction to Optimal Control Problems in Life Sciences and Economics. New York: Springer, 2011.

[13] Arendt W. Resolvent positive operators. Proceedings of the London Mathematical Society, 1987, 3(2): 321-349.

[14] Arendt W. Vector-valued Laplace transforms and Cauchy problems. Israel Journal of Mathematics, 1987, 59(3): 327-352.

[15] Baltimore D. Lessons from people with nonprogressive HIV infection. The New England Journal of Medicine, 1995, 332(4): 259-260.

[16] Barril C, Calsina À, Ripoll J. A practical approach to R_0 in continuous-time ecological models. Mathematical Methods in the Applied Sciences, 2018, 41(18): 8432-8445.

[17] Barril C, Calsina À, Cuadrado S, et al. On the basic reproduction number in continuously structured populations. Mathematical Methods in the Applied Sciences, 2021, 44: 799-812.

[18] Bilal S, Michael E. Effects of complexity and seasonality on backward bifurcation in vector-host models. Royal Society Open Science, 2018, 5(2): 171971.

[19] Blower S M, Small P M, Hopewell P C. Control strategies for tuberculosis epidemics: New models for old problems. Science, 1996, 273(5274): 497-500.

[20] Liang X, Zhang L, Zhao X Q. Basic reproduction ratios for periodic abstract functional differential equations (with application to a spatial model for Lyme disease). J. Dyn. Diff. Equat., 2019, 31: 1247-1278.

[21] Breda D, Kuniya T, Ripoll J, et al. Collocation of next-generation operators for computing the basic reproduction number of structured populations. Journal of Scientific Computing, 2020, 85: 40.

[22] Bremermann H J, Pickering J. A game-theoretical model of parasite virulence. Theory of catastrophic diseases of cultivated plants. Journal of Theoretical Biology, 1983, 100(3): 411-426.

[23] Bremermann H J, Thieme H R. A competitive exclusion principle for pathogen virulence. Journal of Mathematical Biology, 1989, 27(2): 179-190.

[24] Bugalia S, Tripathi J P, Wang H. Mutations make pandemics worse or better: Modeling SARS-CoV-2 variants and imperfect vaccination. arXiv preprint arXiv:2201.06285 (2022).

[25] Butler G J, Waltman P. Bifurcation from a limit cycle in a two predator-one prey ecosystem modeled on a chemostat. Journal of Mathematical Biology, 1981, 12(3): 295-310.

[26] Cai L M, Tuncer N, Martcheva M. How does within-host dynamics affect population-level dynamics? Insights from an immuno-epidemiological model of malaria. Mathematical Methods in the Applied Sciences, 2017, 40(18): 6424-6450.

[27] Cai L M, Xiang J, Li X, et al. A two-strain epidemic model with mutant strain and vaccination. Journal of Applied Mathematics and Computing, 2012, 40(1): 125-142.

[28] Callaway E. Delta coronavirus variant: Scientists brace for impact. Nature, 2021, 595(7865): 17-18.

[29] Candela M G, Serrano E, Martinez-Carrasco C, et al. Coinfection is an important factor in epidemiological studies: The first serosurvey of the aoudad (ammotragus lervia). European Journal of Clinical Microbiology & Infectious Diseases, 2009, 28(5): 481-489.

[30] Cao Y, Qin L, Zhang L, et al. Virologic and immunologic characterization of long-term survivors of human immunodeficiency virus type 1 infection. The New England Journal of Medicine, 1995, 332(4): 201-208.

[31] Castillo-Chavez C, Song B. Dynamical models of tuberculosis and their applications. Mathematical Biosciences and Engineering, 2004, 1(2): 361-404.

[32] Castillo-Chavez C, Feng Z. To treat or not to treat: The case of tuberculosis. Journal of Mathematical Biology, 1997, 35(6): 629-656.

[33] Castillo-Chavez C, Feng Z, Huang W. On the computation of $\mathcal{R}_0$ and its role on global stability. Mathematical Approaches for Emerging and Reemerging Infectious Diseases: An Introduction, 2002, 125: 31-65.

[34] Chen S, Wang K, Sun M, et al. Spread of competing viruses on heterogeneous networks. Philosophical Transactions of the Royal Society A: Mathematical, Physical and Engineering Sciences, 2017, 375(2096): 20160284.

[35] Cheng X, Wang Y, Huang G. Dynamics of a competing two-strain SIS epidemic model with general infection force on complex networks. Nonlinear Analysis: Real World Applications, 2021, 59: 103247.

[36] Chowell G, Brauer F. The basic reproduction number of infectious diseases: Computation and estimation using compartmental epidemic models//Chowell G, Hyman J M, Bettencourt, L M A, Castillo-Chavez C. Mathematical and Statistical Estimation Approaches in Epidemiology. Dordrecht: Springer, 2009.

[37] Cleary T G. Cytotoxin-producing escherichia coli and the hemolytic uremic syndrome. Pediatric Clinics of North America, 1988, 35(3): 485-501.

[38] Cohen R, Havlin S, Ben-Avraham D. Efficient immunization strategies for computer networks and populations. Physical Review Letters, 2003, 91(24): 247901.

[39] Coombs D, Gilchrist M A, Ball C L. Evaluating the importance of within-and between-host selection pressures on the evolution of chronic pathogens. Theoretical Population Biology, 2007, 72(4): 576-591.

[40] Da Prato G, Grisvard P. Maximal regularity for evolution equations by interpolation and extrapolation. Journal of Functional Analysis, 1984, 58(2): 107-124.

[41] Da Prato G, Sinestrari E. Differential operators with non dense domain. Annali della Scuola normale superiore di Pisa-Classe di scienze, 1987, 14(2): 285-344.

[42] D'Agata E M C, Magal P, Ruan S, et al. Asymptotic behavior in nosocomial epidemic models with antibiotic resistance. Differential and Integral Equations, 2006, 19(5): 573-600.

[43] Dang Y X, Li X Z, Martcheva M. Competitive exclusion in a multi-strain immuno-epidemiological influenza model with environmental transmission. Journal of Biological Dynamics, 2016, 10(1): 416-456.

[44] Davies E B. One Parameter Semigourps. London: Academic Press, 1980.

[45] Davies N G, Abbott S, Barnard R C, et al. Estimated transmissibility and impact of SARS-CoV-2 lineage b. 1.1. 7 in England. Science, 2021, 372(6538): eabg3055.

[46] de Camino-Beck T, Lewis M A, Van den Dressche P. A graph-theoretic method for the basic reproduction number in continuous time epidemiological models. Journal of Mathematical Biology, 2009, 28: 503-516.

[47] de León U A P, Avila-Vales E, Huang K. Modeling COVID-19 dynamic using a two-strain model with vaccination. Chaos, Solitons & Fractals, 2022, 157: 111927.

[48] Diekmann O, Heesterbeek H, Britton T. Mathematical Tools for Understanding Infectious Disease Dynamics. Princeton: Princeton University Press, 2012.

[49] Diekmann O, Heesterbeek J A P, Metz J A J. On the definition and the computation of the basic reproduction ratio R_0 in models for infectious diseases in heterogeneous populations. Journal of Mathematical Biology, 1990, 28: 365-382.

[50] Dietz K. The estimation of the basic reproduction number for infectious diseases. Statistical Methods in Medical Research, 1993, 2: 23.

[51] Dietz K, Schenzle D. Proportionate mixing models for age-dependent infection transmission. Journal of Mathematical Biology, 1985, 22(1): 117-120.

[52] Dye C, Williams B G. Criteria for the control of drug-resistant tuberculosis. Proceedings of the National Academy of Sciences, 2000, 97(14): 8180-8185.

[53] ElMennaoui O. Asymptotic behaviour of integrated semigroups. Journal of Computational and Applied Mathematics, 1994, 54(3): 351-369.

[54] Esteva L, Vargas C. Analysis of a dengue disease transmission model. Mathematical Biosciences, 1998, 150(2): 131-151.

[55] Feng Z, Iannelli M, Milner F A. A two-strain tuberculosis model with age of infection. SIAM Journal on Applied Mathematics, 2002, 62(5): 1634-1656.

[56] Feng Z, Qiu Z, Sang Z, et al. Modeling the synergy between HSV-2 and HIV and potential impact of HSV-2 therapy. Mathematical Biosciences, 2013, 245(2): 171-187.

[57] Funk S, Salathé M, Jansen V A A. Modelling the influence of human behaviour on the spread of infectious diseases: A review. Journal of the Royal Society Interface, 2010, 7(50): 1247-1256.

[58] Garba S M, Gumel A B, Abu Bakar M R. Backward bifurcations in dengue transmission dynamics. Mathematical Biosciences, 2008, 215(1): 11-25.

[59] Gilchrist M A, Coombs D. Evolution of virulence: Interdependence, constraints, and selection using nested models. Theoretical Population Biology, 2006, 69(2): 145-153.

[60] Gilchrist M A, Sasaki A. Modeling host-parasite coevolution: A nested approach based on mechanistic models. Journal of Theoretical Biology, 2002, 218(3): 289-308.

[61] Goldstein J A. Semigroups of Linear Operators and Applications. New York: Courier Dover Publications, 2017.

[62] Grabowski A, Kosiński R A. Epidemic spreading in a hierarchical social network. Physical Review E, 2004, 70(3): 031908.

[63] Grais R F, Conlan A J K, Ferrari M J, et al. Time is of the essence: Exploring a measles outbreak response vaccination in Niamey, Niger. Journal of the Royal Society Interface, 2008, 5(18): 67-74.

[64] Hale J K, Waltman P. Persistence in infinite-dimensional systems. SIAM Journal on Mathematical Analysis, 1989, 20(2): 388-395.

[65] Handel A, Rohani P. Crossing the scale from within-host infection dynamics to between-host transmission fitness: A discussion of current assumptions and knowledge. Phil. Trans. R. Soc. B, 2015, 370: 20140302.

[66] Heesterbeek J A P, Dietz K. The concept of r_0 in epidemic theory. Stat. Neerl., 1996, 50: 89-110.

[67] Heesterbeek J A P, Metz J A J. The saturating contact rate in marriage-and epidemic models. Journal of Mathematical Biology, 1993, 31(5): 529-539.

[68] Hellriegel B. Immunoepidemiology-bridging the gap between immunology and epidemiology. TRENDS in Parasitology, 2001, 17(2): 102-106.

[69] Henrard D R, Phillips J F, Muenz L R, et al. Natural history of HIV-1 cell-free viremia. JAMA, 1995, 274(7): 554-558.

[70] Hoppenstaedt F. Mathematical theories of populations: Demographics, genetics and epidemics. SIAM, 1975.

[71] Huang W, Li C. Epidemic spreading in scale-free networks with community structure. Journal of Statistical Mechanics: Theory and Experiment, 2007, 2007(1): P01014.

[72] Hyman J M, Li J. Differential susceptibility epidemic models. Journal of Mathematical Biology, 2005, 50(6): 626-644.

[73] Hyman J M, Li J. Differential susceptibility and infectivity epidemic models. Mathematical Biosciences & Engineering, 2006, 3(1): 89.

[74] Hyman J M, Li J, Ann Stanley E. The differential infectivity and staged progression models for the transmission of HIV. Mathematical Biosciences, 1999, 155(2): 77-109.

[75] Iannelli M. Mathematical theory of age-structured population dynamics. Giardini Editori E Stampatori in Pisa, 1995.

[76] Iannelli M, Martcheva M, Li X Z. Strain replacement in an epidemic model with super-infection and perfect vaccination. Mathematical Biosciences, 2005, 195(1): 23-46.

[77] Inaba H. On a new perspective of the basic reproduction number in heterogeneous environments. Journal of Mathematical Biology, 2012, 65: 309-348.

[78] Inaba H. The basic reproduction number R_0 in time-heterogeneous environment. Journal of Mathematical Biology, 2019, 79: 731-764.

[79] Inaba H. Age-structured Population Dynamics in Demography and Epidemiology. Singapore: Springer, 2017.

[80] Jung E, Lenhart S, Feng Z. Optimal control of treatments in a two-strain tuberculosis model. Discrete & Continuous Dynamical Systems-B, 2002, 2(4): 473-482.

[81] Karrer B, Newman M E J. Competing epidemics on complex networks. Physical Review E, 2011, 84(3): 036106.

[82] Kellerman H, Hieber M. Integrated semigroups. Journal of Functional Analysis, 1989, 84(1): 160-180.

[83] Kirschner D. Dynamics of co-infection with $M.$ tuberculosisand HIV-1. Theoretical Population Biology, 1999, 55(1): 94-109.

[84] Kuniya T. Global behavior of a multi-group SIR epidemic model with age structure and an application to the chlamydia epidemic in Japan. SIAM Journal on Applied Mathematics, 2019, 79(1): 321-340.

[85] Legros M, Bonhoeffer S. A combined within-host and between-hosts modelling framework for the evolution of resistance to antimalarial drugs. Journal of the Royal Society Interface, 2016, 13(117): 20160148.

[86] Lenhart S, Workman J T. Optimal Control Applied to Biological Models. London: Chapman and Hall/CRC, 2007.

[87] Lewis M A, Renclawowicz J, van den Driessche P. A comparison of continuous and discrete time West Nile virus models. Bulletin of Mathematical Biology, 2006, 68: 491-509.

[88] Li X, Yang J Y, Martcheva M. Age Structured Epidemic Modelling. Switzerland: Springer, 2020.

[89] Li X Z, Gao S, Fu Y K, et al. Modeling and research on an immuno-epidemiological coupled system with coinfection. Bulletin of Mathematical Biology, 2021, 83(11): 1-42.

[90] Li X Z, Liu J X, Martcheva M. An age-structured two-strain epidemic model with super-infection. Mathematical Biosciences & Engineering, 2017, 7(1): 123-147.

[91] Lipsitch M, Cohen T, Cooper B, et al. Transmission dynamics and control of severe acute respiratory syndrome. Science, 2003, 300(5627): 1966-1970.

[92] Liu J, Wu J, Yang Z R. The spread of infectious disease on complex networks with household-structure. Physica A: Statistical Mechanics and its Applications, 2004, 341: 273-280.

[93] Liu Z, Hu B. Epidemic spreading in community networks. EPL (Europhysics Letters), 2005, 72(2): 315.

[94] Long E F, Vaidya N K, Brandeau M L. Controlling co-epidemics: Analysis of HIV and tuberculosis infection dynamics. Operations Research, 2008, 56(6): 1366-1381.

[95] Low-Beer D, Stoneburner R L. An age-and sex-structured HIV epidemiological model: Features and applications. Bulletin of the World Health Organization, 1997, 75(3): 213.

[96] Lv J P, Jin Z. Multistrain edge-based compartmental model on networks. Mathematical Methods in the Applied Sciences, 2019, 42(5): 1529-1552.

[97] Ma Z, Liu J, Li J. Stability analysis for differential infectivity epidemic models. Nonlinear Analysis: Real World Applications, 2003, 4(5): 841-856.

[98] Madar N, Kalisky T, Cohen R, et al. Immunization and epidemic dynamics in complex networks. The European Physical Journal B, 2004, 38(2): 269-276.

[99] Magal P, McCluskey C C, Webb G F. Lyapunov functional and global asymptotic stability for an infection-age model. Applicable Analysis, 2010, 89(7): 1109-1140.

[100] Diekmann O, Heesterbeek J A, Metz J A J. On the definition and the computation of the basic reproduction ratio, R_0 in models for infectious diseases in heterogeneous populations. Journal of Mathematical Biology, 1990, 28: 365-382.

[101] Magal P, Zhao X Q. Global attractors and steady states for uniformly persistent dynamical systems. SIAM Journal on Mathematical Analysis, 2005, 37(1): 251-275.

[102] Martcheva M. Methods for deriving necessary and sufficient conditions for backward bifurcation. Journal of Biological Dynamics, 2019, 13(1): 538-566.

[103] Martcheva M, Inaba H. A Lyapunov-Schmidt method for detecting backward bifurcation in age-structured population models. Journal of Biological Dynamics, 2020, 14(1): 543-565.

[104] Martcheva M. An immuno-epidemiological model of paratuberculosis. AIP Conference Proceedings. vol. 1404, American Institute of Physics, 2011: 176-183.

[105] Martcheva M. An introduction to mathematical epidemiology. vol. 61. New York: Springer, 2015.

[106] Martcheva M, Iannelli M, Li X Z. Subthreshold coexistence of strains: The impact of vaccination and mutation. Mathematical Biosciences & Engineering, 2007, 4(2): 287-317.

[107] Martcheva M, Li X Z. Linking immunological and epidemiological dynamics of HIV: The case of super-infection. Journal of Biological Dynamics, 2013, 7(1): 161-182.

[108] Martcheva M, Pilyugin S S. The role of coinfection in multidisease dynamics. SIAM Journal on Applied Mathematics, 2006, 66(3): 843-872.

[109] Mideo N, Alizon S, Day T. Linking within-and between-host dynamics in the evolutionary epidemiology of infectious diseases. Trends in Ecology & Evolution, 2008, 23(9): 511-517.

[110] Moghadas S M, Gumel A B. An epidemic model for the transmission dynamics of HIV and another pathogen. The ANZIAM Journal, 2003, 45(2): 181-193.

[111] Naresh R, Tripathi A. Modelling and analysis of HIV-TB co-infection in a variable size population. Mathematical Modelling and Analysis, 2005, 10(3): 275-286.

[112] Naresh R, Sharma D, Tripathi A. Modelling the effect of tuberculosis on the spread of HIV infection in a population with density-dependent birth and death rate. Mathematical and Computer Modelling, 2009, 50(7/8): 1154-1166.

[113] Nelson P W, Gilchrist M A, Coombs D, et al. An age-structured model of HIV infection that allows for variations in the production rate of viral particles and the death rate of productively infected cells. Mathematical Biosciences & Engineering, 2004, 1(2): 267-288.

[114] Neubrander F. Integrated semigroups and their applications to the abstract Cauchy problem. Pacific Journal of Mathematics, 1988, 135(1): 111-155.

[115] Neumann A U, Lam N P, Dahari H, et al. Hepatitis C viral dynamics in vivo and the antiviral efficacy of interferon-α therapy. Science, 1998, 282(5386): 103-107.

[116] Nguyen N M, Duong T H K, et al. Host and viral features of human dengue cases shape the population of infected and infectious Aedes aegypti mosquitoes. Proc. Natl Acad. Sci. USA, 2013, 110: 9072-9077.

[117] Nieto A, Beraún Y, Callado M D, et al. HLA haplotypes are associated with differential susceptibility to trypanosoma cruzi infection. Tissue Antigens, 2000, 55(3): 195-198.

[118] Numfor E, Bhattacharya S, Martcheva M, et al. Optimal control in multi-group coupled within-host and between-host models. Electr. J. Differ. Equ, 2016: 87-117.

[119] O'Brien T R, Blattner W A, Waters D, et al. Serum HIV-1 RNA levels and time to development of AIDS in the multicenter hemophilia cohort study. JAMA, 1996, 276(2): 105-110.

[120] World Health Organization. Dengue hemorrhagic fever: Diagnosis, treatment and control. WHO, Geneva, 1986.

[121] Pastor-Satorras R, Vespignani A. Epidemic spreading in scale-free networks. Physical Review Letters, 2001, 86(14): 3200-3203.

[122] Pazy A. Semigroups of Linear Operators and Applications to Partial Differential Equations. vol. 44, New York: Springer Science & Business Media, 2012.

[123] Perelson A S, Neumann A U, Markowitz M, et al. HIV-1 dynamics in vivo: Virion clearance rate, infected cell life-span, and viral generation time. Science, 1996, 271(5255): 1582-1586.

[124] Porco T C, Small P M, Blower S M, et al. Amplification dynamics: Predicting the effect of HIV on tuberculosis outbreaks. JAIDS (Journal of Acquired Immune Deficiency Syndromes), 2001, 28(5): 437-444.

[125] Qiu Z, Li X, Martcheva M. Multi-strain persistence induced by host age structure. Journal of Mathematical Analysis and Applications, 2012, 391(2): 595-612.

[126] Ratchford C, Wang J. Modeling cholera dynamics at multiple scales: Environmental evolution, between-host transmission, and within-host interaction. Mathematical Biosciences & Engineering, 2019, 16(2): 782-812.

[127] Rodrigues P, Gomes M G M, Rebelo C. Drug resistance in tuberculosis: A reinfection model. Theoretical Population Biology, 2007, 71(2): 196-212.

[128] Roeger L W, Feng Z, Castillo-Chavez C. The impact of HIV infection on tuberculosis. Mathematical Biosciences & Engineering, 2009, 6: 815-837.

[129] Rosenthal S R, Clements C J. Two-dose measles vaccination schedules. Bulletin of the World Health Organization, 1993, 71(3/4): 421-428.

[130] Saenz R A, Bonhoeffer S. Nested model reveals potential amplification of an HIV epidemic due to drug resistance. Epidemics, 2013, 5(1): 34-43.

[131] Shen M, Xiao Y, Rong L. Global stability of an infection-age structured HIV-1 model linking within-host and between-host dynamics. Mathematical Biosciences, 2015, 263: 37-50.

[132] Smith H L, Thieme H R. Dynamical Systems and Population Persistence. American Mathematical Society, 2011, 18.

[133] Sun H J, Gao Z Y. Dynamical behaviors of epidemics on scale-free networks with community structure. Physica A: Statistical Mechanics and its Applications, 2007, 381: 491-496.

[134] Tanabe H. Equations of Evolution. London: Pitman, 1979.

[135] Thieme H R. Semiflows generated by Lipschitz perturbations of non-densely defined operators. Differential and Integral Equations, 1990, 3(6): 1035-1066.

[136] Thieme H R. Persistence under relaxed point-dissipativity (with application to an endemic model). SIAM Journal on Mathematical Analysis, 1993, 24(2): 407-435.

[137] Thieme H R. "Integrated semigroups" and integrated solutions to abstract Cauchy problems. Journal of Mathematical Analysis and Applications, 1990, 152(2): 416-447.

[138] van den Driessche P. Reproduction numbers of infectious disease models. Infectious Disease Modelling, 2017, 2: 288-303.

[139] van den Driessche P, Watmough J. Reproduction numbers and sub-threshold endemic equilibria for compartmental models of disease transmission. Mathematical Biosciences, 2002, 180(1/2): 29-48.

[140] van Segbroeck S, Santos F C, Pacheco J M. Adaptive contact networks change effective disease infectiousness and dynamics. PLoS Computational Biology, 2010, 6(8): e1000895.

[141] Walker J A. Dynamical Systems and Evolution Equations: Theory and Applications. vol. 20, Springer Science & Business Media, 2013.

[142] Wang W D, Zhao X Q. A nonlocal and time-delayed reaction-diffusion model of dengue transmission. SIAM J. Appl. Math, 2011, 71: 147-168.

[143] Wang W D, Zhao X Q. Basic reproduction numbers for reaction-diffusion epidemic models. SIAM J. Appl. Dyn. Syst., 2012, 11: 1652-1673.

[144] Wang X, Yang J. Dynamical analysis of a mean-field vector-borne diseases model on complex networks: An edge based compartmental approach. Chaos: An Interdisciplinary Journal of Nonlinear Science, 2020, 30(1): 013103.

[145] West R W, Thompson J R. Modeling the impact of HIV on the spread of tuberculosis in the United States. Mathematical Biosciences, 1997, 143(1): 35-60.

[146] Watarai S, Yokota K, Tana, et al. Relationship between susceptibility to hemolytic-uremic syndrome and levels of globotriaosylceramide in human sera. Journal of Clinical Microbiology, 2001, 39(2): 798-800.

[147] Webb G F. An operator-theoretic formulation of asynchronous exponential growth. Transactions of the American Mathematical Society, 1987, 303(2): 751-763.

[148] Webb G F, D'Agata E M C, Magal P, et al. A model of antibiotic-resistant bacterial epidemics in hospitals. Proceedings of the National Academy of Sciences, 2005, 102(37): 13343-13348.

[149] Glenn F Webb, et al. Theory of Nonlinear Age-dependent Population Dynamics. New York: CRC Press, 1985.

[150] Wen L, Zhong J. Global asymptotic stability and a property of the SIS model on bipartite networks. Nonlinear Analysis: Real World Applications, 2012, 13(2): 967-976.

[151] Williams B G, Dye C. Antiretroviral drugs for tuberculosis control in the era of HIV/AIDS. Science, 2003, 301(5639): 1535-1537.

[152] Wong M T, Dolan M J, Kozlow E, et al. Patterns of virus burden and T cell phenotype are established early and are correlated with the rate of disease progression in human immunodeficiency virus type 1-infected persons. Journal of Infectious Diseases, 1996, 173(4): 877-887.

[153] Wu Q C, Fu X C, Yang M. Epidemic thresholds in a heterogenous population with competing strains. Chinese Physics B, 2011, 20(4): 046401.

[154] Wu Q, Small M, Liu H. Superinfection behaviors on scale-free networks with competing strains. Journal of Nonlinear Science, 2013, 23(1): 113-127.

[155] Xia C, Wang L, Sun S, et al. An SIR model with infection delay and propagation vector in complex networks. Nonlinear Dynamics, 2012, 69(3): 927-934.

[156] Xue Y, Xiao Y. Analysis of a multiscale HIV-1 model coupling within-host viral dynamics and between-host transmission dynamics. Mathematical Biosciences and Engineering, 2020, 17(6): 6720-6736.

[157] Yan D, Fu X, Zou X. Analysis of an age-structured HIV in-host model with proliferation and two infection modes. European Journal of Applied Mathematics, 2020, 31(5): 806-827.

[158] Yang J. New insight into a sexually transmitted model on heterogeneous networks: A concise approach. IEEE Access, 2019, 7: 53534-53541.

[159] Yang J, Kuniya T, Luo X. Competitive exclusion in a multi-strain SIS epidemic model on complex networks. Electronic J. Differ. Equat., 2019, 6: 1-30.

[160] Yang J, Li C H. Dynamics of a competing two-strain SIS epidemic model on complex networks with a saturating incidence rate. Journal of Physics A: Mathematical and Theoretical, 2016, 49(21): 215601.

[161] Yang J, Xu F. The computational approach for the basic reproduction number of epidemic models on complex networks. IEEE Access, 2019, 7: 26474-26479.

[162] Yosida K. Functional Analysis. Berlin: Springer-Verlag, 1965.

《生物数学丛书》已出版书目

1. 单种群生物动力系统. 唐三一, 肖燕妮著. 2008. 7

2. 生物数学前沿. 陆征一, 王稳地主编. 2008. 7

3. 竞争数学模型的理论研究. 陆志奇, 李静编著. 2008.8

4. 计算生物学导论. [美]M.S.Waterman 著. 黄国泰, 王天明译. 2009.7

5. 非线性生物动力系统. 陈兰荪著. 2009.7

6. 阶段结构种群生物学模型与研究. 刘胜强, 陈兰荪著. 2010.7

7. 随机生物数学模型. 王克著. 2010.7

8. 脉冲微分方程理论及其应用. 宋新宇, 郭红建, 师向云编著. 2012.5

9. 数学生态学导引. 林支桂编著. 2013.5

10. 时滞微分方程——泛函微分方程引论. [日]内藤敏机, 原惟行, 日野义之, 宫崎伦子著.马万彪, 陆征一译. 2013.7

11. 生物控制系统的分析与综合. 张庆灵, 赵立纯, 张翼著. 2013.9

12. 生命科学中的动力学模型. 张春蕊, 郑宝东著. 2013.9

13. Stochastic Age-Structured Population Systems (随机年龄结构种群系统). Zhang Qimin, Li Xining, Yue Hongge. 2013.10

14. 病虫害防治的数学理论与计算. 桂占吉, 王凯华, 陈兰荪著. 2014.3

15. 网络传染病动力学建模与分析. 靳祯, 孙桂全, 刘茂省著. 2014.6

16. 合作种群模型动力学研究. 陈凤德, 谢向东著. 2014.6

17. 时滞神经网络的稳定性与同步控制. 甘勤涛, 徐瑞著. 2016.2

18. Continuous-time and Discrete-time Structured Malaria Models and their Dynamics(连续时间和离散时间结构疟疾模型及其动力学分析). Junliang Lu(吕军亮). 2016.5

19. 数学生态学模型与研究方法(第二版). 陈兰荪著. 2017. 9

20. 恒化器动力学模型的数学研究方法. 孙树林著. 2017. 9

21. 几类生物数学模型的理论和数值方法. 张启敏, 杨洪福, 李西宁著. 2018. 2

22. 基因表达调控系统的定量分析. 周天寿著. 2019.3

23. 传染病动力学建模与分析. 徐瑞, 田晓红, 甘勤涛著. 2019.7

24. 生物数学模型斑图动力学. 王玮明, 蔡永丽著. 2020.12

25. 害鼠不育控制的建模与研究. 张凤琴, 刘汉武著. 2021.12

26. 常微分方程稳定性基本理论及应用. 滕志东, 张龙编著. 2022.4

27. 随机传染病动力学建模及应用. 张启敏, 郭文娟, 胡静著. 2022.12

28. 混杂生物种群模型的最优控制. 裴永珍, 梁西银, 李长国, 吕云飞著. 2022.12

29. 生物数学微分方程模型的分析方法. 史峻平, 苏颖, 王金凤编著. 2022.12

30. 随机传染病动力学模型. 王玮明, 蔡永丽, 王凯著. 2022.12

31. 霍乱传播动力学的数学建模与研究. 徐瑞, 田晓红, 杨俊元, 白宁著. 2023.8

32. 多菌株传染病建模理论与方法. 杨俊元, 李学志, 王晓燕, 狄根虎. 2024.1